名老中医方药心得丛书

纪青山临证拾金

陈新华　徐立光　赵长伟　主编

科学出版社

北京

内 容 简 介

本书是阐述纪青山教授近 60 年学术思想、临床经验集大成之作，全书内容分为上、下两篇。上篇叙述了其独到的学术思想、精确的辨证施治与丰富的临床经验。下篇分析了临床上常见的疾病，从病因病机、诊断治疗等方面入手，叙述了其针灸治疗方法及经验，可谓内、外、妇、儿、皮肤、五官科疾病囊括颇多，时见起沉疴于顷刻间。

本书可供中医、针灸等临床治疗从业者及相关专业的医学生参考使用，还可以为临床工作者及医学生提供帮助。

图书在版编目（CIP）数据

纪青山临证拾金 / 陈新华，徐立光，赵长伟主编. —北京：科学出版社，2021.9

ISBN 978-7-03-069023-4

Ⅰ.①纪… Ⅱ.①陈… ②徐… ③赵… Ⅲ.①中医临床-经验-中国-现代 Ⅳ.①R249.7

中国版本图书馆 CIP 数据核字（2021）第 107734 号

责任编辑：郭海燕 孙 曼 / 责任校对：王晓茜
责任印制：李 彤 / 封面设计：蓝正设计

科 学 出 版 社 出版
北京东黄城根北街 16 号
邮政编码：100717
http://www.sciencep.com
北京中科印刷有限公司 印刷
科学出版社发行 各地新华书店经销

＊

2021 年 9 月第 一 版 开本：787×1092 1/16
2022 年 9 月第二次印刷 印张：19 1/4
字数：517 000
定价：118.00 元
（如有印装质量问题，我社负责调换）

《纪青山临证拾金》编委会

目　录

上篇　思想精华

下篇　临证拾遗

上篇　思想精华

第一章 学 术 精 华

纪青山,男,汉族,1938 年生,吉林省榆树县人。长春中医药大学附属医院(吉林省中医院)教授,硕士研究生导师,全国老中医药专家学术经验继承工作指导老师,国务院特殊津贴获得者。现任吉林省针灸学会顾问;曾任长春中医学院(现名长春中医药大学)针灸骨伤系副主任兼东北经络研究会副秘书长,吉林省针灸学会会长,长春市中医学会副理事长,针灸专业委员会主任等职。1965 年 7 月毕业于长春中医学院中医专业,1965 年 9 月曾于中国中医科学院针灸研究所学习 1 年,1966 年 10 月回长春中医学院附属医院针灸科,从事教学、医疗、科研工作。纪老在从事针灸教学、科研、临床工作的 50 余年间,发表学术论文 60 余篇,参与编写著作 20 部,研制的"经络腧穴智能模型"获卫生部乙级成果奖、国家科学技术进步奖三等奖,"经络感传的研究"获吉林省成果一等奖,培养硕士研究生 15 名,参加全国师带徒第 3、4 期。纪老行医以"为患者解除疾苦"为己任,在经络、穴位、针刺手法、刺灸法等方面都有深刻见解,并发表大量的学术论文。具体为:经络研究包括"特异功能与经络现象"、"经络平衡对面瘫治疗的作用"、"激发经气控制感传的初探"、"从针刺足三里穴出现循经感传看对胃的调整作用"、"激发经气 311 例血流图改变的观察"等;穴位研究包括"谈脏腑背俞穴"、"郄募配穴治急症举隅"、"四神聪穴在临床上的运用";针刺手法研究包括"留针浅谈"、"平补平泻针法小议"等;刺灸法研究包括"微波针灸治疗面瘫24 例临床分析"、"电针治疗肩凝症 35 例的疗效观察"、"隔姜灸治疗周围性面神经麻痹疗效观察"、"隔姜灸治疗贝尔麻痹 90 例"、"穴位注射治疗脱发症 36 例"等;其他研究包括"92例面神经麻痹综合治疗临床观察"、"脾胃学说在针灸临床上的应用"、"子午流注纳子法针治胃脘痛对胃电图影响的临床观察"等。

以下从五个方面介绍纪青山教授学术精华。

第一节 经络平衡,临床指导

经络是中医理论的一大特色,经络学说是祖国医学基本理论的重要组成部分,它和阴阳五行、脏腑、卫气营血等理论有着密切的联系,是用来阐述人体内部脏与脏、腑与腑、腑与脏,以及内脏与五官之间相互关系及其互相影响的一种机体联系学说。经络理论在中医学领域尤其是针灸学领域有着重要地位,被广泛应用于临床,贯穿于人体生理、病理、诊断及防治等各方面,并指导着医疗实践。《灵枢·经脉》云:"经脉者,所以能决死生、处百病、调虚实,不可不通。"且谚语云:"学医不知经络,开口动手便错。"

经络系统是机体的联络系统和平衡系统,它不仅在机体内外起着周密的联络作用,而且还对机体起着调整平衡作用。这种作用主要体现在两个方面:一是对内脏的调节、平衡。人体内脏的功能活动,在经络系统的调节下,一般是六脉调匀,五脏安和;心肾相交,水火既济;肝胆疏泄,肺气归元,脾升胃降,燥湿相济;小肠受盛,大肠传导,三焦主气,膀胱藏津,各司其职,藏泄有度,相辅相成。二是对机体外在的调节、平衡。主要体现在机体前后、左右经脉自身的调节、平衡。例如：督脉行于背脊，总督一身之阳经，诸阳经交会于此，故有"阳脉之海"之称；任脉从腹中行，总任一身之阴经，诸阴经交会于此，故有"阴脉之海"之称。由于任、督二脉均起于胞中，同出于会阴，督行于背，任行于腹，便构成了任督循环，即"小周天"。因此，任督二脉不但主司背、腹的俯、仰运动，还能调节、平衡全身的阴阳。十二经脉、阴维、阳维、阴跷、阳跷，都左右均匀地对称分布。阴阳二跷主司睡眠及下肢的矫健运动，阴维脉维系诸阴经经脉，阳维脉维系诸阳经经脉，带脉围绕腰间一周，而统束诸经经脉。如此诸经相联，共同维持着阴阳之间的相对平衡，所以能使机体保持着有节律性的生命活动。

在正常情况下，经络系统通过自身的调节，以相对平衡的状态存在于机体内。经络一旦失去平衡，就会相应产生一系列病理变化。《黄帝内经》（以下简称《内经》）所谓"上实下虚，上虚下实"、"经虚络满，经满络虚"、"虚实更作，阴阳相移"、"左盛则右病，右盛则左病"，即是此意。气盛的一侧实而有余，气弱的一侧虚而不足。例如，躯体左右经脉失衡容易导致一侧抽痛或半身不遂，在面部则表现为一侧面肌抽动或口眼㖞斜。而身体前后经脉失衡往往使人脊强反折，俯仰不利，站立不稳，行走时前后倾倒，左右摇晃，如同醉汉一般。这与现代医学中小脑共济失调和部分脊髓病变极为相似。癫痫发作也具有经脉失衡的典型症状。

人体的"平衡问题"，可以追溯到阴阳学说及现代的"生物电子运动平衡"学说。现代的"生物电子运动平衡"学说，是以中医学的整体观念为理论，研究有生命物质的微观粒子（"生物电子"）在整个生命机体内的特殊运动规律的一门学说。科学实践早已证明，人体的肌肉、神经、器官、组织的细胞活动，往往会产生微弱的电活动，它是由生命机体中一种"生物电子"的运动形成的，它又是整个有机生命体的重要组成部分，受单元细胞甚至整个生命体的调节控制，能保持单元以至整体的相对平衡，并以生命体为主，在体内相对平衡地运动、变化着。整个人体生命过程是"生物电子"运动所产生的，是"生物电子"始终在不平衡中维持着相对平衡的过程。皮肤电阻测定的大多数资料表明：经穴导电量高，非经穴导电量低，气血旺盛者导电量高，气血不足者导电量低。在正常的生理活动中，人体经络系统的左右、上下的导电性等一系列物理性能，都处于相对平衡的状态。当气血运行发生变化时，左右经络就出现了不平衡的现象，当机体内"生物电子"自行恢复正常状态的功能不足，人体又不能产生足够的电能用来完成调整"生物电子"运动趋于平衡时，就需要从体外给予"充电"以恢复平衡状态——通过针刺作用以补其不足，泻其有余，调整阴阳使其由不平衡转化为平衡。这两种学说可以充分解释经络不平衡造成的病态及平衡状态对生命的重要意义。

根据数据整理分析，纪青山教授治疗的疾病中，经络疾病所占比例较大，而经络疾病中尤其以面瘫为主。纪青山教授早期曾通过肌电图观察周围性面瘫患者地仓—下关、翳风—丝竹空、阳白—听会3条经线的传导时间，经试验表明，正常人双侧对称经线传导时间无差异，而面瘫患者早期患侧经线传导时间长于健侧，而中期时两侧的差异性逐渐缩小，后期痊愈时患侧与健侧传导时间基本平衡。通过试验纪老发现，机体在正常状态下，对称的两侧经线传导时间与速度应该是基本相等的，因此纪老提出"经络平衡"的思想。

"经络平衡"就是同名经络的左右路径有着相一致的对称性，在正常的状态下，对它们的传导时间和传导速度进行测定，两侧是均衡相等的。而在病态情况下，健、患双侧绝对不等，差值的大小与疾病的程度成正比。早在1979年，孟昭威教授提出了"第三平衡系统"学说。人体的"平衡"问题，在《内经》中阐述得十分清楚，"阴平阳秘，精神乃治，阴阳离决，精气乃绝"。现代的"生物电子运动平衡理论"，以中医学的整体观念为基点，发现整个人体生命过程是生物电子运动所产生的，是生物电子始终在不平衡中维持着相对平衡的过程。这种中医理论体系的精髓通过现代研究得到证实，运用到临床结果也是可以肯定的。且现代人体经络静电荷检测研究认为，经络是一种低电阻、高电容的线，同时生物电在人体内是普遍存在的物理现象。可以认为，在经络内流动的物质中有生物电、电荷力存在，在正常态时是左右相对平衡的，而在病理功能态时即呈现经络失衡现象。由此表明，经络系统是一种全开放的功能巨系统，这与纪老的经络平衡思想不谋而合。

这种平衡有整体与局部之分，整体平衡是指整体机体的气血平和，而局部平衡则指人体上下左右的对称性平衡。在治疗过程中，纪老认为可以通过对比查体来确定机体的状态，针刺前必须进行详细的查体，健侧与患侧都要查，通过对比分析出谁强谁弱，再进行针刺治疗。因此纪青山教授针刺之时，往往采用局部针刺、整体治疗，或者左病右治、上病下治，对机体进行整体调节。

《素问·厥论》指出："阴气盛于上则下虚，下虚则腹满……"《素问·调经论》说，"喜怒不节，则阴气上逆，上逆则下虚"、"阳虚则外寒，阴虚则内热，阳盛则外热，阴盛则内寒"。凡此都是列举由于机体受病而引起的经络上下内外失衡的病理表现，同时还记载了神、气、血、形、志的有余和不足的症状。经络失衡的病理变化，多与十二经筋和奇经八脉的病候密切相关。《灵枢·经筋》说："经筋之病，寒则反折筋急，热则筋弛纵不收，阴痿不用。阳急则反折，阴急则俯不伸。"例如，足太阳之筋，脊反折，项筋急，不可左右摇；足阳明之筋，卒口僻，急者目不合，热则筋纵、目不开；足少阴之筋，在外者不能俯，在内者不能仰；手阳明之筋，颈不可以左右视。结合临证所见，上述沿经抽痛、面肌抽动便是寒则筋急的表现。而半身不遂、口眼㖞斜也正是筋弛纵不收、阴痿不用的结果。"足少阳之筋……左络于右，故伤左角，右足不用"，与现代医学中枢神经对机体的运动、感觉呈左右交叉、上下颠倒的支配形式完全吻合。阳急反折与《素问·骨空论》"督脉为病，脊强反折"完全一致，阴急俯不伸则属任脉失衡的病变范畴。

《灵枢·经脉》说："经脉者，所以能决死生，处百病，调虚实，不可不通。"经络调节平衡的功能还突出地表现在以纠正阴阳气血偏盛偏衰为最终目的的针灸治病过程中。赤羽氏的"天平学说"认为，如果机体一侧有病，除在同侧施治外，也可以刺激对侧以调节经络失衡，使疾病好转或痊愈。如对于半身不遂、口眼㖞斜的治疗就是通过调节、纠正机体左右经脉的失衡而发挥治疗作用的。经络对机体治疗性调节的结果，一方面减轻或消除了疾病的症状，另一方面可以使经穴皮肤导电量或电阻值趋于平衡。对内脏病的调节可在 X 线、B 超下有所显示。对神经精神类疾病的调节可在脑电波的显示下看到病理改变趋于正常。又如，合谷、后溪既发汗又止汗，内关、中脘既止吐又催吐，天枢、足三里既止泻又通便，等等，也是经穴对机体的一种双向调治作用。经络的这种调治作用，是以它在正常情况下能调节机体阴阳平衡为基础的。《素问·三部九候论》指出："实则泻之，虚则补之……无问其病，以平为期。"这是针灸调治脏腑、经络失衡的总则。在具体运用上有主张先补后泻者，如《灵枢·终始》、《难经·六十九难》，也有主张先泻后补者，如《素问·三部九候论》、《素问·血气形志》等。但不论先补后泻，还是先泻后补，都是以补虚泻实、调节经气为手段，最终达到"阴阳不相移，虚实不相倾"、"阴平阳秘，精神乃治"的目的。《素问·阴阳应象大论》说："善用针者，从阴引阳，从阳引阴，以右治左，以左治右。"《素问·离合真邪论》说："气之盛衰，左右倾移，以上调下，以左调右。"为针灸调治脏腑、经络的失衡创立了左右交叉、前后对应、上下颠倒、内外相合等多种形式。

左右交叉调治法：由于经络在人体是左右对称分布的，并有左右交叉、交会的现象，所以，对于左右经络失衡的病证，就可以采用《灵枢·癫狂》所说"左强者攻其右，右强者攻其左"。这在《内经》中称为"缪刺"（左右交叉、浅而刺络）和"巨刺"（左右交叉、深而刺经）。《素问·阴阳应象大论》云："故善用针者，从阴引阳，从阳引阴，以右治左，以左治右。"当邪客于络脉或身形有痛而脉象无异常时用缪刺法，邪客于经或一侧有病而对侧脉象出现异常时用巨刺法。此法对口眼㖞斜、半身不遂、单侧肢体疼痛、跌仆损伤、落枕、牙痛、偏头痛等疗效显著。具体可在与病痛部位相应的对侧局部选穴，也可以在对侧肢体循经远端选穴。

前后对应调治法："前"指身前、胸腹，"后"指身后、腰背，是一种"阳病治阴、阴病治阳"的调治方法，《内经》中称之为"偶刺"。具体有前后随意选穴、对应部位取穴和俞募选穴等几种形式。对于脏腑病证和躯干部疼痛疗效较好。

上下颠倒调治法："上"指上肢或腰以上，"下"指下肢或腰以下。《灵枢·终始》说："从腰以上者，手太阴阳明皆主之，从腰以下者，足太阴阳明皆主之。病在上者下取之，病在下者高取之，病在头者取之足，病在腰者取之腘。"即是本法的纲领性条文——是以经脉循行为依据的远端取穴法，《内经》称之为"远道刺"，体现了"经脉所通，主治所及"的治疗特点。临床以此法治疗关节疼痛，还可以按上下部位相应选穴。例如，左肘关节扭伤可选用左膝关节的阳陵泉，也可结合左右交叉法选取右侧的阳陵泉。

内外相合调治法："内外"一指身体的表里深浅部位，一指脏腑、经脉的阴阳表里。《素问·至真要大论》说："调气之方，必别阴阳，定其中外，各守其乡。内者内治，外者外治""从内之外者，调其内；从外之内者，治其外，从内之外而盛于外者，先调其内而后治其外，从外之内而盛于内者，先治其外而后调其内"。从身体的表里部位而言，内病内治，外病外治，为直接调治。内脏病以针灸治其外，体表病以汤药调其内，为间接调治。从脏腑、经脉的表里关系而言，既可以以表治里，也可以以里治表，还可以表里同治（如原络配穴法）。此法属于阳病治阴、阴病治阳的范畴。

以面瘫为例，通过"经络平衡"与面瘫治疗的机制来分析针刺与经络平衡的调节作用。《素问》曰："天地者，万物之上下也，阴阳者，血气之男女也，左右者，阴阳之道路也。"《内经》受浑天说的影响，认为自然界的阴阳之气不断在左右升降运动，人体的经气运行是这样，患病过程也是如此。这种理论通过面瘫治疗调整经络的平衡得到了证实。从经络受损与时间来看，面瘫患者经络的损伤在20天内对治疗效果影响不大，但超过了这个范围，则时间越长对足阳明胃经的恢复越不利，气血损耗过多，面部难恢复。经络感传与疗效方面，通过人为的刺激分成感传敏感、中等感传、无感传三等，在临床上有较准确的判断预后作用，经观察，感传敏感的痊愈期在15天之内，中等感传的在1个月左右，无感传的通常在2个月以上而且易留后遗症，如再配合分析差值的大小程度，那么这种判断是相当准确的。反错现象出现，这与自身的抗病能力和针刺治疗中阴阳调节的量有关，出现这种现象时，可以采用巨刺法和双侧同刺法，造成一种新的平衡，临床疗效良好。

周围性面瘫为针灸科的常见疾病，大多由于正气不足或感受风寒之邪导致面部筋脉失养。临床上表现为口眼向一侧㖞斜，眼睑闭合不全，额纹、鼻唇沟、人中沟变浅或消失，饮水漱口漏水，吃饭夹饭偶伴耳后疼痛，并可能伴有舌尖麻木及味觉减弱等。本病相当于西医学的面神经麻痹。纪老在施治之时，早期多针刺患侧，因患侧神经传导受损，但对于一些患病时间较久的患者，纪老往往会在健侧针刺。这是因为纪老在研究中发现有时患者患侧的传导时间较健侧反而短，有一些患者到后期会出现健侧传导时间长于患侧的现象，即所谓面瘫"倒错现象"。这在面瘫的早期和晚期尤易见到，疾病早期，正气未衰，邪气未盛，就有可能出现患侧传导时间变快。疾病的末期，通过长期治疗，正胜邪衰，也会出现新的不平衡，我们一般采用健、患两侧同针或针健侧、停患侧的方法，均取得满意结果。

综上所述，经络在人体既是一个联络系统，又是一个传导系统；既是一个运动系统，又是一个调节系统。经络平衡既是维护机体生理活动、适应各种自然变化的基础，又是强身健体、预防疾病的保证，也是疾病被治愈的一种体现。而经络失衡既是病理变化的重要因素，又能为疾病的诊断提供依据。在人的生命活动中，有着十分重要的作用。因此，对于有机体来说，维护经络的相对平衡和纠正经络的失衡，具有同等重要的意义。

第二节 升降出入，五原三才

升降出入指针对人体气机而言，人体气机的升降出入是人体生命活动的首要功能，它直接影响着人体五脏与五脏之间、五脏与六腑之间、五脏与气血津液之间的运化状态，能够起到吐故纳新、活化机体功能的作用。在《素问·六微旨大论》中说到："出入废，则神机化灭；升降息，则气力孤危。故非出入，则无以生、长、壮、老、已；非升降，无以生、长、化、收、藏。是以生降出入，无器不有。故器者生化之宇，器散则分之，生化息矣。故无不出入，无不升降，化有大小，期有远近，四者之有，而贵常守，反常则灾害至矣。"可见升降出入是万物变化的根本，是生命活动的体现，一旦升降出入失去协调平衡，就会出现各种病理变化；而升降出入止息，则生命活动也就终止，可以说气机的升降出入功能状态直接影响着人体的健康与寿命。

气机的升降出入是中医学认识人体生命活动的理论之一，也是人体脏腑功能和生命活动的基本形式之一，是人体进行新陈代谢、维持生命活动的根本。气机的升降出入使人体体内气机与体外气机有了很好的交流与沟通，从而带动了五脏六腑功能的运化，形成了很好的作用机制。人体每时每刻都在进行吐故纳新，因此，保持气机升降出入功能状态的稳定，对人体来说是非常重要的，否则，人体就会出现各种各样的疾病，健康就会受到危害。

纪老从事临床工作50余年，他临证期间非常重视治神、得气、守神，要求针刺的时候要全神贯注，聚精会神，心无旁骛，先治术者之神气，后要守神而针刺之，纪老的这种治神之道，常常令患者感觉不到疼痛，针就已经刺入腧穴了。在针刺的过程中，纪老注重对针的提插捻转以达到患者得气的目的，并要求术者认真体会针下的感觉，重视针感得气，强调气至有效是纪老在临床中遵循的重要原则之一。除此之外，在一些慢性疾病的治疗上，浅刺疾出效果不好的情况下，纪老重视患者得气后要留针守气，以保持患者的针感和刺激量，取得了较好的疗效，即在针刺得气后，多以长时间留针守气为主。

得气，是通过针灸的方法使穴位得到振奋，发挥自我改善功能，使气血向穴位处集聚，穴位出现明显调动和调整经络中的气血运行的能力；是施行针刺产生治疗作用的关键；也是判定患者经气盛衰、病候预后、正确定穴、行针手法、针治效应的依据。《灵枢·九针十二原》说："刺之要，气至而有效。"针刺的根本作用在于通过针刺腧穴，激发经气，调整阴阳，补虚泻实，达到治病的目的。针刺气至，说明经气通畅，气血调和，并通过经脉、气血的通畅，调整"元神"（人体内在调整功能），使元神发挥主宰功能，则相应的脏腑器官、四肢百骸功能亦起到平衡协调，消除病痛的作用。

除此之外，得气也与补泻手法有关，针下得气，是施行补泻手法的基础和前提，《针灸大成》说："若针下气至，当察其邪正，分清虚实。"说明针下得气，尚有正气、邪气之分。如何分辨，则根据《灵枢·终始》所说"邪气来也紧而疾，谷气来也徐而和"的不同，辨别机体的气血、阴阳、正邪等盛衰情况，施以或补或泻的刺法。针刺补泻就是通过针刺腧穴，采用适当的手法激发经气以补益正气、疏泄病邪而调节人体脏腑经络功能，促使阴阳平衡而恢复健康。

得气与否直接关系到针刺的效果能否达到，纪老在临床上常重用捻转提插联用补泻手法以达到得气的效果，进而达到治疗疾病的目的。针刺手法虽多，但老师认为，不管采用何种手法，都以捻转提插为其基本手法，并强调用粗针捻转进针得气快，进针时运用捻转快速进针，可以减少针痛感，导气之时用提插手法来加强针感得气是其针刺操作手法的要点之一。纪老在临床工作中重视得气。用各种方法刺激穴位时，使患者从被刺激的经穴开始，沿着经脉循行路线而产生的如酸、麻、胀、痛等感觉传导现象，称为循经感传现象。一般说来，只要术者有足够的指力，押手运用得适当，针的深度合适，在操作上，把"揣""爪""搓""弹""摇""扪""捻"等方法灵活地结合起来应用，是可以控制针感的性质的。

正是因为纪老对待针刺施治的严格要求，才能对一些疑难杂症提出相对的治疗方案，得到患者的尊敬和认可。

纪老的另一针刺要点在于善用"五输穴""原穴"治疗临床常见多发病。原穴，是脏腑原气（也称元气）经过和留止的腧穴。十二经脉在腕、踝关节附近各有一个原穴，合为十二原穴。原气源于肾间动气，是人体生命活动的原动力，通过三焦运行于五脏六腑，通达头身四肢，是十二经脉维持正常生理功能的根本。因此脏腑发生疾病时，就会反映到相应的原穴上来，通过原穴的各种异常变化，又可推知脏腑的盛衰。在临床上，针刺原穴能使三焦原气通达，调节脏腑经络功能，从而发挥其维护正气、抗御病邪的作用。五输穴，是十二经脉各经分布于肘膝关节以下的五个重要腧穴，各经的五输穴从四肢末端起向肘膝方向依次排列，即井、荥、输、经、合。五输穴各有所主病证。《难经·六十八难》说："井主心下满，荥主身热，俞主体重节痛，经主喘咳寒热，合主逆气而泄。"在临证期间，老师多次以五输穴、原穴配合使用，达到了很好的治疗效果。

在治疗呃逆病时，纪老运用"五原三才"配穴，起到了很好的疗效。三才穴分布在人体的上、中、下三部，首见于窦汉卿的《标幽赋》"天地人三才也，涌泉同璇玑、百会"。元代王国瑞在《扁鹊神应针灸玉龙经》中注道："百会在顶，应天主乎气；涌泉在足底，应地主乎精；璇玑在胸，应人主乎神。得之者生，失之者亡，应乎三才者也。"纪老把璇玑改为膻中，重在调气，膻中为八会穴之气会，又因为两个穴都在胸中，同为任脉之穴，又同处肺系之上，取膻中能泻有余之气，祛瘀通滞，解郁宽胸。百会居于巅顶，为人体的最高处，各经络上行的阳气汇集于此，取百会意在统领全局。涌泉处在人体的最低处，受以万物生发之地气，涌泉又为肾经腧穴，肾主纳气，取涌泉穴，意在引气下行。三穴同取，布穴合理，阴阳相应，共同调节人体的气机和阴阳。太冲、内关、足三里佐之以三焦，三焦主气机之升降出入，三焦功能正常，则气机调畅。太冲为肝经之原穴，为肝之原气留止之处，肝主疏泄，调畅气机，其经脉布两胁，贯膈入腹。太冲有疏肝调气、平冲降逆之功效（病在上，取之下）；内关为心包经的络穴，又是八脉交会穴。心包经起于胸中，系于心包，向下过横膈膜，从胸至腹，联络上、中、下三焦。足三里为胃经合穴、胃经下合穴，合治内腑，《灵枢·邪气脏腑病形》载："胃病者，腹胀，胃脘当心而痛，上支两胁，膈咽不通，食饮不下，取之三里也。"

呃逆是临床较为常见的症状，是指气从胃中上逆、喉间频频作声和声音急而短促的一个生理上常见的现象，由横膈膜痉挛收缩引起。这种疾病给患者的日常生活带来较大的影响。针灸治疗呃逆具有见效快、无危险、副作用小等其他疗法所不具备的优势。纪老所提倡的"三才法"治疗呃逆，无疑给了我们启示。在治疗疾病时，不能被疾病的局部症状所局限，应放眼全局。中医学的两个基本特点——整体观念和辨证论治，在针灸治疗时同样不能忽略。在临床上，我们要以整体观念来衡量疾病的发生发展过程，根据临床症状判断疾病的证型，以采取有效的治疗方案。

纪老认为，中医治病要始终遵循"整体观念和辨证论治"两个原则，但中医一般偏重于辨证论治，而针灸不但要注重辨证论治，还要注重辨证和辨病相结合、辨病和辨经相结合。老师认为临床辨证是中医治病的先决条件，临床诊治重在疗效，但疗效是建立在辨证的基础上的，只有深入细辨，透过纷繁复杂的现象看到其本质，抓住节要，才能达到取穴精确、疗效显著的目的。证治临床综合分析从整体出发，才能妙悟其理。

纪老的"五原三才"针刺理论在治疗失眠上也同样取得了很好的疗效。失眠在中医学中属"不寐"的范畴,是以经常不能获得正常睡眠为特征的一类病证,多由情志所伤、饮食不节、劳逸失调、久病体虚等因素引起脏腑功能紊乱、气血失和、阴阳失调、阳不入阴而发病。病位主要在心,涉及肝、胆、脾、胃、肾,病性有虚有实,且虚多实少。治疗以补虚泻实、调整脏腑阴阳为原则,是一种临床常见疑难病症。

纪老从多年临床治疗中,总结出用"五原三才穴"治疗失眠的配穴方法。"五原三才穴"指的是肺原太渊、脾原太白、心原神门、肝原太冲、肾原太溪,百会、璇玑、太冲。纪老认为失眠的辨证论治当从"脏腑气机"论治,《素问·六微旨大论》云:"出入废,则神机化灭;升降息,则气立孤危。故非出入,则无以生、长、壮、老、已;非升降,则无以生、长、化、收、藏。是以升降出入,无器不有。"脏腑气机升降出入的外在表现为人体生理活动的正常运转。心肺在上,其气机以降为宜;肝肾在下,其气机以升为宜;脾胃则处于中焦,为一身升降之枢纽,通连上下。气机升降动态平衡才是维持正常生命活动的关键,也是维持正常睡眠的条件。

纪老认为,治疗失眠,取穴应以"原穴"为主,"三才穴"为辅。原气,由先天之精所化生,而赖后天水谷精气的滋养。它发源于肾,藏于丹田,借三焦道,通达全身。它的主要功能是推动人体的生长和发育,温煦和激发各个脏腑、经络等组织器官的生理活动,是人体生命活动的原动力,是维持生命活动的最基本物质。《难经·三十六难》曰:"命门者,诸神精之所舍,原气之所系也。"脏腑经络只有在原气得到濡养推动作用下,才能发挥其正常的生理功能,原气也为脏腑经络之气的产生提供了动力与营养。十二原穴是十二经脉原气所输注和留止的地方,所以原穴就是人体一身经络与脏腑之间交通的必经之路,是人体气血集中汇集之地。《灵枢·九针十二原》曰:"五脏有疾,应出十二原,十二原各有所出。"五脏功能正常,则神调。

纪老认为,在治疗失眠症时选穴上改璇玑为膻中更为恰当,膻中为八会穴之气会,舒畅气机之作用更加突出,故换为膻中。三才思想,兼顾整体,布穴合理,阴阳相应,共调人体之气机、阴阳。单纯针刺"五原三才穴"治疗失眠为纪老多年临床经验的总结,疗效巩固而持久、无不良反应,简便易行,并且取穴方便,且都在肘膝关节以下,痛苦小。治疗不寐应注意调整脏腑气血阴阳的平衡。如补益心脾,以体现"体阴用阳"之意。"补其不足,泻其有余,调其虚实",使气血调和,阴平阳秘;在辨证论治的基础上施以安神镇惊之法;还要注意精神治疗的作用,消除顾虑及紧张情绪,保持精神舒畅。

第三节　针感之秘,治病关键

人体是一个超级复杂的生命体,每个人对针灸的感应也各有不同。每每患者描述针灸疗效如何好,针灸时如何舒服,针灸时气机在自己身体如何循行时,作为医生,都从心底里为针灸而自豪。

一、何谓针感

经络中有经气,针灸刺激经络穴位,即可产生感应,俗称为"针感"。针感是现代名称,古医籍中未见论述。所谓针感,即指患者对针刺所产生的局部或较大范围的酸、麻、胀、重等感觉及医者手指所感觉到的针下沉紧等反应。有研究发现,受刺者的"酸、麻、重、胀感"和针灸医师的"手下沉、紧感"是由针刺得气后穴位下的肌肉中梭内肌纤维的收缩产生的。这与得气时发生经气反应产生的得气感不完全是一回事。可以说,针感是针刺治疗时能感觉到的一种反应,这种反应是穴位被刺激后机体内气血变化的一种状态,针感只是针刺得气后可体察的现象。有针感且要伴随着得气,这样就能达到"气速效速"的效果。临床上针感也常常伴随得气的出现而同时存在。

二、何谓得气

那什么是得气呢?得气是指针刺后候得经气的感应,是针灸补泻的前提。早在《内经》中就有关于"得气"的记载,如《素问·离合真邪论》曰:"吸则内针,无令气忤。静以久留,无令邪布。吸则转针,以得气为故。"而窦汉卿《针经指南·标幽赋》中则谓:"轻滑慢而未来,沉涩紧而已至。气之至也,如鱼吞钩饵之浮沉;气未至也,如闲处幽堂之深邃。"历代医家均重视针刺时得气,认为用针之法,候气为先。《难经》谓:"不得气是为十死不治也。"《素问·离合真邪论》谓:"静以久留,以气至为故,如待所贵,不知日暮。其气以至,适而自护。"《灵枢·小针解》谓:"空中之机,清静以微者,针以得气,密意守气勿失也。"

针灸得气的神妙,笔墨难以形容,尤其是对经络尤为敏感的人,其反应也最为强烈,针刺效果最为迅速。

在治疗过程中,患者和医者二者都能体会到气感:患者自觉酸、麻、胀、重,或循经如蚁行,如虫爬,如泄洪,或如闪电,如温热,如水沃,或清凉如吹风等均是。而医者则手下沉、紧、涩、滞如鱼之吞钩。患者在接受针灸治疗时,一定要重视"治神",如此有助于医者和患者"得气",从而经络通畅,提高疗效。具体可包括以下几个方面:一则使手机静音,做到不说话、不思虑杂事,平心静气;二则调整自己的呼吸,鼻吸鼻呼,使之绵长而深远;三则可把精神放于足底,或者放于病痛部位,以引气至病所。

三、影响得气的因素

通过阅读归纳总结古医籍文献,我们整理概括近年来国内外的现代文献,分别从外在因素和内在因素两个方面对针刺得气的影响进行概述。

(一)外在因素

影响得气的外在因素是指来自患者机体以外的可以影响得气与否、得气强弱的因素,其主要来源于医师、针具和环境三个方面。

1. 医师因素

(1)"治神":与得气息息相关,包括医师治自身之神和治患者之神。古代在针刺治疗疾病时,对于"治神"方面的重视度极高。如《灵枢·官能》曰:"用针之要,勿忘其神。"《灵枢·终始》曰:"令志在针……以移其神,气至乃休。"《素问·宝命全形论》曰:"凡刺之真,必先治神,五脏已定,九候已备,后乃存针。"《针经指南·标幽赋》云:"凡刺者,使本神朝而后入,既刺也,使本神定而气随。神不朝而勿刺,神已定而可施。"以上说明在进行针刺之前,医师必须先"治神",平心静气、集中精神乃得气之前提。此外,在《素问·针解》中,也提到"神无营于众物者,静志观病人,无左右视也。义无邪下者,欲端以正也。必正其神者,欲瞻病人目制其神,令气易行也"。《针灸大成·四明高氏补泻》中则要求必须做到"心无内慕,如待贵宾,心为神也。医者之心,病者之心,与针相随上下",这说明了医师除治自身之神外,还须做到治患者之神,二者相互配合,精神集中,方可得气,从而取得良好的临床疗效。

（2）取穴时间及其精准度：《灵枢·四时气》中曰："四时之气，各有所在，灸刺之道，得气穴为定。"说明针刺疗效的关键在于刺中穴位而得气。《灵枢·邪气脏腑病形》中曰："刺此者，必中气穴，无中肉节。中气穴，则针游于巷；中肉节即皮肤痛。"这段话说的是针刺得当，刺中穴位，才会产生一种"针游于巷"的得气感，而未刺中穴位则会产生痛感，并非得气，体现了针刺穴位及非穴位对得气的不同意义。此外，得气与取穴的准确度也密不可分。一般来说取穴准确者易于得气，取穴不准者则不易得气。纪老在临床实践中总结，要使针刺得气，气至病所，必须取穴定位准确，若定位不准则可能影响得气，不仅达不到预期的治疗效果，甚至会引起不良后果。

（3）运针手法（也称行针）：主要包括两种基本手法：提插、捻转，七种辅助手法：循、弹、刮、摇、搓、震、颤等。医师操作手法的不同，能直接导致针刺刺激量的不同，而刺激量的不同则能导致得气强弱的差异，进而影响临床疗效。纪老在临床实践中发现，针刺曲池穴双向捻针与假捻针相比，双向捻针可明显提高热敏痛痛阈。同时发现，针刺行手法与不行手法对贝尔面瘫患者的面部神经功能、残疾指数和生活质量有明显的差别，针刺行手法疗效显著。

（4）角度和深度：在针刺操作过程中，如何正确把握针刺的角度和深度是获得针感、提高疗效并体现医师操作水平的重要技术。《灵枢·逆顺肥瘦》中提到："年质壮大，血气充盈，肤革坚固，因加以邪，刺此者，深而留之……瘦人者，皮薄色少，肉廉麻然……刺此者，浅而疾之。"这些都说明了针刺操作时要根据患者的体型、体质、年龄等情况，从而灵活调整针刺的角度和深度，否则会影响针刺的得气，进而影响疗效。

（5）留针时间：《素问·离合真邪论》中曰："静以久留，以气至为故。"《灵枢·小针解》中也提出"空中之机，清静以微者，针以得气，密意守气勿失也"，二者均说明留针对得气的重要性。纪老认为，在临床具体运用中，必须仔细辨认得气的情况，得气后不要轻易改变针刺的深度和方向，应持针不动，针尖不要偏离得气之所，运用治神、运气的方法，贯气于指，使气得守勿失，或用平补平泻手法使经气缓缓而至，绕于针下。因此，在一定的时间内守气，能有效维持针刺对穴位、经脉的有效刺激，长时间留针能够使针刺刺激的时间延长，可以更好地激发经气，使针与经气相得，提高疗效。

2. 针具因素　针具的粗细长短与针刺刺激量相关，针具粗细的不同可发挥出不同的治疗效果。《灵枢·官针》中提到，"病小针大，气泻太甚，疾必为害；病大针小，气不泄泻，亦复为败"，这就说明古人已经发现了针具的粗细长短与治疗效果有着必然联系。现代针灸理论也同样认为，针具的粗细长短与针刺的刺激强度有关，粗针刺激强度较大，细针刺激强度较小，但均能影响临床疗效。由此可见，针具的粗细长短，在一定程度上影响得气的产生，提示在今后的研究中或许可考虑将针具粗细长短作为得气的影响因素之一纳入研究。

3. 环境因素　气候的暖寒可以影响人体气血的运行。正如《素问·八正神明论》所载："天温日明，则人血淖液而卫气浮，故血易泻，气易行；天寒日阴，则人血凝泣而卫气沉。"《刺法灸法学》中也明确提到，环境对机体时时刻刻都在产生着影响，就气候而言，在晴天，气候较温暖时，针刺就容易得气；而阴天，气候较寒冷时，针刺得气较慢就不易得气。环境因素有很多，除气温的寒热外，还有空气的湿度、地处的海拔、光线等，都会对针刺得气产生直接或间接的影响。纪老在总结针刺得气的临床应用后认为，气候的温度、湿度、光线均关系着患者得气感的产生。多项研究也表明，四时之气与得气息息相关。环境对得气的影响体现了"天人相应"的学术思想，夏日针灸，往往事半功倍。此时阳气外浮，血易泄，气易行，针灸最容易得气，也最容易取效。建议各种慢性病症患者趁夏天炎热及时选择针灸。夏天的诊室，温度以多少为合适？纪老认为，从临床疗效出发，针灸诊室不能太冷。针灸时人体经络气血通畅，毛孔打开，此时不可吹风受寒，否则反易招邪。况且，略热点亦有助于得气，更能提高临床疗效。针灸诊室建议以在屋内不会汗出淋漓为度。若觉热，建议针灸时缓缓深呼吸，其心自静。

（二）内在因素

内在因素是指来自患者身体内的可对得气与否、得气强弱造成影响的因素，其主要概括为患者的生理因素和心理因素两个方面。

1. 生理因素

（1）功能状态：患者的功能状态是影响得气的主要生理因素之一。人的身体具有自我调节的功能，当机体出现某种功能失衡，不能自我调节时，医师就可以通过针灸的手段，启动经络系统的自我调控功能，通过经气的自主调节，使机体功能恢复正常，而针刺得气除了与针刺的手法有关外，还取决于患者自身的功能状态。纪老通过对气至的分析也认为，机体功能状态是影响气至的内在因素之一，针刺对机体功能的调节同其原有功能状态亦密切相关。研究证明，得气这种现象本身就是人体生物信息的变化，得气时人体生物电（肌电）、血管运动（指尖微细动脉容积脉搏波变化）及神经系统的兴奋性都会随着针刺补泻手法的不同发生相应的客观变化。由此可见，患者的功能状态对得气的产生至关重要。

（2）自身体质类型：在《灵枢·通天》中根据中医学的阴阳理论，按人体内阴阳含量的多少，将人的体质类型分为五种，而不同体质类型的人对针刺得气的反应也不一样。纪老通过对《内经》的研究总结出以下五种人对针刺得气的影响：太阳之人针刺得气最快，在针还未刺入皮肤时就有可能出现针感；少阳之人对针刺得气的敏感性稍差，得气速度介于太阳之人和阴阳平和之人之间；阴阳平和之人针刺得气快，针尖刺入皮肤后可适时产生针感；少阴之人针刺得气缓慢，出针后才会产生针感；太阴之人针刺得气比较困难，往往数刺之后才会出现微弱的反应。知晓各种体质类型人的特点及其对针刺得气的敏感度，对针刺疗效的发挥和对疾病的预后，具有极其重要的意义。

2. 心理因素 针刺疗法注重形神合一，强调治疗过程中心理因素的积极参与。心理因素也是影响针刺的重要因素之一。早在《内经》原文中就有相关记载，即《素问·五脏别论》所云："恶于针石者不可与言至巧。病不许治者病必不治，治之无功矣。"说明了患者针刺前对施针时针刺态度的重要性，强调了精神方面和物质方面之间的联系是不可分割的。

针刺是一种操作性极强的治疗方法，因此医患之间的良好协作对临床疗效的保证尤为重要。纪老在针刺治疗原发性痛经的研究中发现，患者的性格因素与针刺疗效有着密切关系，即性格因素中的特强性和紧张性与疼痛持续时间减少值相关。在《针灸学辞典》中也明确说明了，患者在安静状态下接受针刺，更易于得气和经络的感传，疗效较高，反之在精神紧张、情绪不稳时接受针刺治疗，则得气差、疗效差，甚至会出现一些异常情况，如晕针、滞针等，可见精神情绪状态与针刺得气密切相关。

综上所述，纪老对得气的影响因素进行了思考和研究，现归纳总结如下：①外在因素，主要来源于医师、针具和环境因素。在针刺时，医师注意力集中，准确选取穴位，施以适当的行针手法，并留针一定的时间，同时还要兼顾针具的粗细长短及环境的温度和湿度等，方可使针下得气。②内在因素，主要包括患者的生理因素和心理因素，患者自身的功能状态、体质类型及对针刺的心理预期等都在一定程度上影响着得气的产生。

四、针刺时是否要追求酸、麻、胀感

在临床治疗时当努力寻求得气的感觉。一般来说得气是取效的关键。当然，也有不得气亦能取效者，如腹针、穴位埋针、头皮针等，就要求没有针感方好。针刺临床讲究气至病所，往往气至而立效。纪老在临床时边针刺边问患者针感是否达到了病灶，若到，则病灶部位诸多不适如疼痛、痉挛、胀感、烧灼、耳鸣等症状立见缓解，患者常常感叹不可思议。但亦有些患者针刺后每治每效，移时又复发，这是由于经络气虚，针刺后暂时气通，但不能长久。传统的观念认为，针灸取效的关键在于先要得气，气速至则速效，气迟至则迟效。但酸、麻、胀感只是针刺时患者的感觉，并不意味着已经得气。以纪老的临床经验来看，有没有酸、麻、胀感并不要紧，有时针灸后患者没有任何针感，却一样有效，不能把酸、麻、胀等感觉等同于得气，要与医师手下有沉、紧、涩、滞如鱼之吞钩之感相结合。

五、是否取穴越多，疗效越好

治病扎针自然要以效为是，同时也要考虑到患者针刺时的疼痛，若能一针治好就不用第二针，若能两针治好就不用第三针，尽量减轻患者的痛苦，用针贵精而不贵多，用针烂多，一是表示技术不过关，二是表示没有医德。不过在这个社会节奏加快的时代，每个人都很忙碌，来针刺的时间有限，且想治疗的病种又多，常常好几种病一起治疗，总体治疗不必用太多针就可解决，假若有好几个不相连属的病，则纵然每病一针，都可能要很多针，在这种情况下想少用针都难，但若平时养成尽量少针的习惯，再多针也不会多到哪里的。

治疗疾病纵然讲求一针疗法，也最好有几组特效一针，可以有所选择，以使患者方便，也可在用针不多的状况下，起到互相加强的作用。例如，纪老治疗梅尼埃病，曲池及内关都是特效针，透过手足阳明同名经与胃之关系可解决呕吐，一针即效。针内关透过手足厥阴同名经与肝之关系能治头晕，透过包络与通胃穴可治呕吐，一针即效。如这种两穴同用效果更强，多加一针又何妨。

在临床治疗疾病中纪老总结了三种临证窍门：

一则重视穴法：凭取穴来扶正祛邪。穴法要求精研穴位的属性及经络连属，若能精于穴法，往往可以用极少的穴位取得良效，若不能详细辨证辨经，容易导致取穴泛滥。

二则重视手法：依补泻法调理平衡。手法重视手下的针感，要求精细操作，往往可少穴高效。二者结合，疗效甚好。

三则重视临床：不要过多地拘泥于理论，应当于临床中亲自体会针感，观察病情变化，体悟针灸治疗各种疑难杂症的效果，并总结临床经验。读书得来的经验终归是别人的，只有亲自从临床中学到的，才真正是自己的。

六、针刺感传病例数则

一年轻女职员经常来医院诊治，先前曾单用针灸治愈了她的抑郁、失眠与焦虑症，她也非常相信针灸，且依赖针灸。当日来诊诉说昨日于空调下受凉，右颈及右肩部疼痛难忍。触诊时可见右颈部及肩井穴明显压痛。诊断为风寒束表，寒滞筋肉，拘急挛痛。刺风池、风府、大椎、肩井以祛风通阳，针感至指尖而症状立减。临床中发现，针刺大椎穴时，刺入一寸半至两寸深，并未触及脊髓时，患者自述会出现全身气机通畅感，十分舒服。出现这样的针感时临床效果也极好。而针刺风池、风府时，常见整个头部有气行感，头痛患者往往针入而痛立止，鼻塞不通气者也能速效。一外国友人来诊时自觉项紧、不能转侧，已持续数天，头痛如酒醉感，用上法刺之立愈。

一女患痛经2年，当日来诊时，自觉下腹痛甚，按常规方法先针足三里、三阴交、归来、中极，其痛稍去，继而复作，自述呈波浪状，时甚时轻。出其针，翻身，更取十七椎下及承山穴，使针感下达腹部，其痛止而又作。再去针，取内关，嘱患者用鼻缓缓深呼吸，意念气机下沉至下腹，数分钟后其痛霍然若失。患者微笑离去。

一女患耳鸣、腹胀、头痛2个月余，为经络敏感之人，为其针刺，即取内关穴，针入即述气行到胸腹部。数分钟后，将针自内关透到外关穴，针感随之沿手少阳经上行至肩、颈及侧头部。一针而透刺两穴，且出现两经感传。经治疗后，上述症状立消。人体经络之贯通，针刺之奇妙，以至于斯，叹为观止。

第四节 灵活思维，法从心出

灵活思维是指在治疗某一疾病时，纪老师根据患者的主诉和病史并结合中医的望、闻、问、切，从不同的方向和角度思考疾病的发生和发展及转归，进而得出各种可能的方法来治疗某种疾病。随着时代的改变，许多新知识、新问题都不断地产生，这就需要再学习，再创新，纪老师在临床治疗疾病中强调要以中医古代著作为基础，在此基础之上运用灵活思维为患者治疗疾病。纪老师常说，针灸学是中医学的重要组成部分，其有完整的理论体系，针灸学以经络理论为基础，集诊察、治疗、预后为一体。我们应熟读古代的历史文献，背诵中医古籍、经典，以此来分析疾病的病因、病机以明确诊断、施以治疗、掌握预后，以中医的古代经典指导临床实践，做到临床诊断疾病有理可依、有理可查、有方可处、有针可下。纪老师不仅具有多年丰富的教学经验，而且有精专的专业理论知识，老师在临床上注重辨病和辨经相结合。纪老师针灸治疗疾病时，善用五输穴、原穴、郄穴、募穴，重视治神、得气，并且非常重视中医基础理论的研究。纪老师通过几十年钻研古代医家的学术思想及临床著作，结合自身的临床经验总结深知，应以古代医家对针灸的思维模式为基础，建立自己的思维，方能达到法从心出。纪老师在多年的临床实践中深刻理解针灸需要灵活的思维，其不仅擅长以针灸手法为患者治疗疾病，还会运用多种治疗手法为患者进行特色治疗，以取得手到病除的效果。

纪老师治病讲究"整体观念和辨证论治"，"整体观念"是指中医学对人体自身的完整性及人与自然、社会环境的统一性的认识。此观点认为人体是一个由多层次结构组成的有机整体，构成人体的各个部分之间和各个脏腑形体官窍之间，结构上是不可分割的，功能上相互协调、相互为用，病理上相互影响。人生活在自然环境和社会环境中，人体的生理功能和病理变化，必然受到自然环境、社会条件的影响。"辨证论治"是指运用中医学理论辨析有关疾病的资料以确立证型，论证其治则治法和方药并付诸实施的思维过程和实践过程。"辨证"和"论治"是诊断治疗疾病过程中相互衔接不可分割的两个方面：辨证是认识疾病，确立证型；论治是依据辨证的结果，确立治法和处方遣药。辨证是论治的前提和依据，论治是辨证的延续，也是对辨证正确与否的检验。针灸应注重辨病和辨证相结合。纪老师认为，中医治病首先要临床辨证，临床诊治应注重疗效，疗效应在深入辨证的基础上，通过复杂的现象看到本质，才能使针灸达到令人满意的疗效。纪老师认为，西医诊断也是治疗疾病不可缺少的诊疗手段，提倡中医和西医应该取长补短，把辨证和辨病相结合，在明确西医诊断的基础上，使中医的辨证思路更加清晰，以便更明确地给患者施针治疗。例如，纪老师几年前施治的一位慢性泄泻患者，纪老师初次诊断其为脾虚湿盛证，故取穴章门、脾俞、太白以健脾，阴陵泉以除湿，针灸后患者症状得以减轻，此后患者病情变化为肾虚之证，遂取穴改为太溪、关元以补肾，公孙、天枢以健脾，此法一直用到患者痊愈。纪老师认为，治疗疾病应按中医基础理论以辨证选穴治疗，同时也应该继承与发展现代医学思维，采取新的治疗方法。纪老师认为，应把辨证与辨病相结合，同时也应把辨病和辨经相结合。辨病和辨经相互贯通才能达到针灸治病的疗效。纪老师临床上经常通过望、闻、问、切四诊合参来治疗某些内脏疾病，运用疾病在经络上表现的证候和脏腑辨证，来诊断所属疾病和疾病的证型。

纪老师在临床针灸上取穴，善用"五输穴"和"原穴"，"五输穴"是指十二经脉分布在肘膝关节以下的穴位，其各有名称，分别为井、荥、输、经、合五个腧穴。"原穴"是指脏腑原气留止的部位，其在十二经脉上分布在腕、踝关节附近。纪老师从临床跟师学习针灸以来就熟背"五输穴"和"原穴"，深知"五输穴"和"原穴"的要义。在纪老师临床 50 余年中，善用"五输穴"和"原穴"治疗临床疾病，并深有感悟。临床上纪老师常用少商、商阳、中冲、关冲、少冲、少泽等井穴，刺络放血来治疗神志昏迷；用鱼际、二间、劳宫、液门等荥穴浅刺来治疗热病；用中渚、后溪等输穴治疗头项强痛；陷谷、大陵、足临泣、束骨直刺治疗关节痛；用阳溪、经渠等经穴治疗喘咳；用曲池、阳陵泉、足三里等合穴治疗胃脘部疾病，用阴陵泉、阴谷、委中治疗妇科病。纪老师常说，原气源于肾间动气，是人体生命活动的原动力，是十二经的根本。临床上纪老师治疗哮喘病用肺经的原穴太渊，治疗心悸、怔忡用心经的原穴神门，治疗胃痛、泄泻、痢疾等脾胃疾病用肝经的原穴太冲，治疗耳聋、耳鸣、腰痛用肾经的原穴太溪。纪老师针灸取穴常用四肢肘膝以下"五输穴"和"原穴"，因为其既方便又安全并且临床效果奇佳。纪老师说，如果能深知并运用"五输穴"和"原穴"的原理，通过辨证配伍可以做到取穴少而精，进而达到事半功倍之效。如纪老师治疗慢性胃炎，首选胃经之合穴足三里，再取脏腑之背俞穴胃俞，在足三里、胃俞处针刺，再行补法，加之虚证在足三里处，施以灸法，以加强疗效。再如咽喉肿痛的患者，纪老师选取肺经的井穴少商，在少商点刺放血，如果放血未见好转，则在鱼际浅刺放血，因为鱼际是肺经的荥穴，荥穴治疗热病效果最佳，两者合用可清热泻火、消肿止痛。

纪老师在临床上常依据经络和疾病的关系，以针刺某些经络上的穴位来治疗疾病。例如，其经常取胃经的募穴中脘配合胃经的合穴足三里，合募配穴来治疗胃病；取大肠经的原穴合谷和大肠经的募穴天枢、下合穴上巨虚，配合胃经的合穴足三里来治疗胃肠疾病；取胆经的募穴日月，肝经的募穴期门和肝俞，三焦经的支沟和胆经的合穴阳陵泉，肝经的原穴太冲，以上经穴相互配伍来治疗肝病和胆病。纪老师还善用郄穴和募穴，其位于四肢肘膝关节以下，是经气深聚之处。阴经的郄穴多治疗血证，阳经的郄穴多治疗痛证，也就是"阴郄偏止血，阳郄偏止痛"。募穴是脏腑之气结于胸腹部的腧穴，用于治疗脏腑疾病。如纪老师善用郄募配穴治疗急性胃痛，因为"胃腑以通为用"，故治疗急性胃痛应重视通降胃气，以复其和顺之性。因郄穴治疗痛证、血证，募穴治疗脏腑病的急症、实证，急性胃痛是痛证又是急症，并且其属于腑病的范畴，纪老师常以脾胃分治法治疗，常用胃经的郄穴梁丘及募穴中脘。梁丘穴可清热消积、疏肝和胃，针刺可以通调腑气，使胃气通畅，胃气通则不痛。胃之募穴中脘穴为腑会，中脘是脾胃生化输布的枢纽，此为气血之源，且腑以通为顺，故针刺中脘，可以使三焦在五脏六腑散布精微，可行气化痰，和胃止痛。总结来说，中脘和梁丘可以调畅胃之气机，通腑止痛，此两穴为治疗胃痛之要穴。胃经的寒邪客胃证，此为寒气阻滞于胃肠气机而致胃气不利上逆，患者表现为面色苍白，口唇略青，手足逆冷，四肢不温等寒证，纪青山老师多用温针之法针刺之，以温经散寒、行气止痛。忧思易怒，肝气横逆犯胃致肝气犯胃证，其临床表现为胃脘部胀满疼痛，痛连两胁，气怒痛甚，嗳气，胸胁部嘈杂吞酸，舌红，苔薄白，脉沉弦。

纪老师在临床上常在郄穴和募穴相配的基础上加合谷和太冲穴。合谷属阳主气，其性升散；太冲属阴主血，其性下行，两者一气一血，一升一降，相互制约，两者相合可以调和气血，相得益彰。

纪老师也善用多针浅刺法治疗周围性面瘫，此病多因正气不足或感受风寒之邪导致面部筋脉失养，临床上表现为口眼向一侧㖞斜，眼睑闭合不全，额纹、鼻唇沟变浅或消失，饮水漱口难，偶伴耳后压痛，并可能伴有舌尖麻木等。本病相当于西医学的面神经炎。多针浅刺法具有操作简便、减少疼痛、安全便捷等作用，并且纪老师也常说治疗疾病首先要回归经典，例如，《灵枢·经筋》"治在燔针劫刺，以知为数，以痛为腧"，《玉龙歌》"口眼㖞斜最可嗟，地仓妙穴连颊车"、《铜人腧穴针灸图经》"客主人，治偏风口歪斜"，《针灸大成》"中风口眼㖞斜，听会、地仓。凡㖞向左，宜灸右；向右者，宜灸左。各㖞陷中二七壮，艾炷如麦粒大，频频灸之，取尽风气，口眼正为度"等。以上都是古代著作中关于周围性面瘫的治疗方法，纪老师常按古代著作对周围性面瘫的治疗方法进行归纳和总结，以此可以推陈出新，以新的方法治疗患者。《素问·长刺节论》曰："病在筋，筋挛节痛，不可以行，名曰筋痹。刺筋上为故，刺分肉间，不可中骨也；病起筋炅，病已止。"这段话的含义为病在筋脉，筋脉拘挛，关节疼痛，不能行动，病名为筋痹。针刺应在患病的筋上，由于筋脉在分肉之间，与骨相连，所以针从分肉间刺入，应注意不能刺伤骨。待有病的筋脉出现热感，说明病已好转，可以停止针刺。纪老师常说在经典中参透针法，把经典理论灵活掌握，再用到临床实践中，才能继承与创新。纪老师的多针浅刺法指每次用30～40支1寸针灸针，刺2～5分。确切来说，之前提到"刺筋上为故，刺分肉间"，其中"筋"和"分肉"的界定来源于《说文解字》："筋，肉之力也，从肉力，从竹。""筋"指解剖学的骨骼肌，"分肉"古代分白肉和赤肉，白肉是脂肪，赤肉是肌肉。"刺分肉间"指针刺在脂肪层和肌肉层之间，此层按"三才"属天部，属于浅刺。纪老师认为，针灸治疗疾病的过程中，不能为了盲目追求针感而针刺得过深。例如，纪老师治疗周围性面瘫时，急性期时邪在皮部，故多针浅刺不能伤及皮肉，避免了针刺面积过大以防止病邪入里。纪老师认为，治疗周围性面瘫不仅要针刺患侧，在健侧也应给予适当的刺激，防止面瘫出现倒错现象而延缓患者的治疗疗程。纪老师通过多年临床经验还发现，腹泻、胃炎、荨麻疹等疾病，临床上应用多针浅刺往往会收到意想不到的效果，可为患者提供更多的治疗方案，帮助患者恢复健康。纪老师重视经络平衡，整体调节，通过肌电图观察周围性面瘫患者地仓—下关、翳风—丝竹空、阳白—听会 3 条经线的传导时间，试验的结果回报是，对于正常人双侧对称经线传导时间无差异，而面瘫早期患者患侧经线传导时间长于健侧，而中期时两侧的差异性逐渐缩小，到后期一些患者会出现健侧传导时间长于患侧的现象。通过试验，纪老师发现机体在正常状态下，对称两侧经线传导时间与速度应该是基本相等的。因此纪老师提出"经络平衡"的思想，其认为经络有联系表里并调节机体各方面平衡的作用。这种平衡有整体与局部之分，整体平衡是指整体机体的气血平和，而局部平衡则指人体上下左右的对称性平衡。在治疗过程中，纪老师认为可以通过对比查体来确定机体的状态，针刺前必须进行详细查体，健侧与患侧都要查，通过对比分析出谁强谁弱，再进行针刺治疗。因此纪老师针刺之时，通过左病右治、上病下治，对机体进行整体调节。纪老师施治时，早期多针刺患侧，因患侧神经传导受损，但对于一些时间较长的患者，纪老师往往会在健侧针刺。因纪老师在研究中发现对于面瘫后期患者患侧的传导时间较健侧反而短，因而此时减少对患侧的刺激。

纪老师在临床工作中也善用"通督法"治疗脊柱疾病，如腰椎间盘突出症。腰椎间盘突出症可用针灸、推拿、牵引法、口服药物等治疗，其中针灸是治疗方法中最重要的一种。炎症因子刺激学说和自体免疫学的发展，为中医治疗本病提供了更强大的支持。针灸可以通过调整神经根的状态，进而达到减轻或消除疼痛的作用，使患者更加容易接受针灸治疗腰椎间盘突出症，也使针灸治疗成为中医学非手术治疗中的一个重要方法。根据腰椎间盘突出症的发病部位于椎管内的特点，纪老师认为，此病的发病部位在督脉，因督脉的循行路线贯穿于整个脊柱，并与胸腔各个脏腑密切联系，而且腰椎间盘突出症的发病部位恰巧位于督脉所循行的腰椎节段，并且督脉为阳脉之海，可激发阳气，祛邪外出，以通督止痛。在古代典籍中也有关于"通督法"治疗腰椎间盘突出症的理论依据，例如，《诸病源候论·腰痛候》曰："肾主腰脚，肾经虚损，风冷乘之，故腰痛也。又邪客于足少阴之络，令人腰痛引少腹，不可以仰息。诊其尺脉沉，主腰背痛寸中脉弱；腰背痛尺寸俱浮直下，此为督脉强痛。""经脉所过，主治所及"，故在临床中应通过督脉治疗腰椎间盘突出症，通过针灸腰俞、腰阳关、命门、悬枢、筋缩、水沟、十七椎等督脉穴位可以达到通督止痛的目的，也是最保守的治疗方法。又如临床中常用的后溪穴，此穴与督脉相交，为八脉交会穴之一，有通督之功。以上各个穴位都可激发督脉经气，可以治疗督脉循行障碍所导致的疾病。"通督法"的治疗也可运用夹脊穴，因为夹脊穴与督脉位置相近，可使气血相通，夹脊穴也可像督脉一样激发经气而有通督之功，通则不痛，因此夹脊穴可治疗脊柱疾病。脊柱疾病是由脊柱周围的关节、韧带及肌肉问题所致，针刺夹脊穴可以直达病所。从西医学角度分析看，部分脊柱疾病是由脊柱失稳所致，脊柱失稳是由稳定肌、多裂肌和回旋肌失活所致，夹脊穴位于多裂肌、回旋肌之上，故针刺夹脊穴可激活多裂肌和回旋肌，进而恢复多裂肌和回旋肌的稳定，使脊柱功能恢复，起到稳定脊柱的作用。例如，治疗颈椎病时，以选用夹脊穴为主，以百会、曲池、风池等穴为辅，一来可以恢复颈椎的稳定性，二来可以治疗颈椎失稳导致的颈肩臂痛、头痛等症状。

纪老师常用"以痛为腧"的原则治疗膝骨性关节炎、腱鞘炎、肩周炎、踝关节扭伤、网球肘、腕关节挫伤、梨状肌综合征，"以痛为腧"并不是单纯指疼痛，纪老师会通过对局部疼痛位置触诊，选取触发疾病时疼痛的点。纪老师治疗此类疾病，善于选取局部压痛点治疗，压痛点所过经络且距离压痛点较远处再选一穴位，两穴配合可更好地发挥通络止痛之功。例如，网球肘的治疗，纪老师认为，此病为大肠经经脉痹阻不通所致，故在大肠经经络循行处的局部近端选取压痛点，远端可配合泻合谷穴以疏通经络，通则不痛。纪老师治疗膝关节内侧副韧带损伤时，选取损伤处附近的1～3个压痛点施以针刺，并配合压痛点所经过的脾经上的三阴交穴进行针刺以疏通脾经并缓解疼痛。

纪老师通过多年的针灸教学、临床及科研工作，对针灸学研究深刻，临床中以"为患者解除疾苦"为己任，对经络、穴位、针刺手法、刺灸法都有深刻的见解和感悟，并且多次发表有医学价值的论文。纪老师虽已年过七旬，却依然坚持出诊，以自己多年阅读的针灸书籍和古代的典籍指导临床治疗。纪老师经常教学学生们要建立灵活的思维，中医学生应敢于树立创新的思维，在临床中用灵活的思维为患者治疗疾病，达到法从心出的效果。纪老师以身作则，通过自己几十年的临床实践，并且反复地验证，然后发展和改良，逐步形成了自己独特的学术思想体系，用多年的临床经验为新一代的医学生学习中医学指明了方向。当代中医学的发展，更是需要学习纪青山老师对学术的继承和创新精神，也就是纪青山老师治疗疾病时运用的灵活思维，达到法从心出的效果，才能振兴和发展中医学。

第五节　特定经穴，生克有道

一、特定经穴

特定经穴是在十四经腧穴中具有特定称谓、特殊治疗作用的腧穴，也称特定穴，主要分为五输穴、原穴、络穴、郄穴、背俞穴、募穴、八会穴、八脉交会穴、下合穴、交会穴十类，主病规律强、应用范围广、临床效果极其显著是其主要特点，被广泛应用于临床和科研当中。

纪老师对特定经穴的研究颇深并有其独到的见解，在1986年就曾根据"合治内腑"理论研究针刺足三里出现循经感传对胃的调整作用。在1987年曾发表过有关大肠募穴——天枢在临床运用的文章，在治疗腹痛、泄泻、痢疾、便秘、肠痈、妊娠恶阻等方面提供了经典的案例分析，为后辈提供了宝贵经验。"采用俞募配穴法"治疗脾虚湿盛型单纯性肥胖。在五输穴方面，纪老师对五输穴的主病规律及其应用也进行了研讨，如井穴主治中风猝倒，不省人事、咽痛，施用泻法，刺之出血，可达到清热开窍、恢复神志之效。还根据《灵枢·本输》所说，将具体应用分为"补母泻子法"和"按时辨证取穴法"。对"子午流注针法"的编纂和应用进行详细讲解和说明，并以子午流注纳甲法治疗风湿痹病。在治疗痿证时认为无论是从痿证的病因，还是病位所涉及经脉脏腑的五行属性，荥穴和输穴都有很好的作用。纪老认为，针灸取穴能运用好肘膝以下的五输穴及原穴，既方便安全又确实有效。如果能辨证配伍运用得当，能做到取穴少而精，可收到事半功倍之效。纪老师还通过郄募配穴来治疗急症，如治疗胆绞痛时，取足少阳经郄穴外丘，配足厥阴经郄穴中都，以疏肝利胆、缓急止痛。日月为胆之募穴，期门为肝之募穴，两穴相合共奏疏肝理气、健脾化湿、利胆排石之功。在治疗急性腹泻时，取大肠经之募穴天枢配大肠经之郄穴温溜以止痛止泻，脾经之募穴章门配脾经之郄穴地机以清利湿热，兼运脾胃，加足阳明经之郄穴梁丘以健中州、调肠胃。在急症胃痛的治疗中认为，急症胃痛多以胃气中阻，不通则痛，采用郄募配穴法通胃气止痛，临床疗效满意。纪老根据多年临床经验总结认为，特定经穴在人体腧穴中是多种连接关系的枢纽，为经气升降出入汇聚之地。通过本经与他经的内外互应关系，使其的腧穴主治病证范围应用比较广泛。

（一）五输穴

五输穴是指十二经脉在四肢肘、膝关节以下的井、荥、输、经、合五个腧穴，是经气始发、溜行、渐充、盛实、深入的部位。其最早见于《灵枢·九针十二原》："所出为井，所溜为荥，所注为输，所行为经，所入为合，二十七气所行，皆在五输也。"这也是对五输穴经气流注的形象概括。《灵枢·本输》记载了十一条经脉的五输穴，对于手少阴心经的五输穴未予记述，而代之以心包经的五输穴。直到《针灸甲乙经》补充完善了十二经的五输穴"心出少冲……神门者，土也。一名兑冲，一名中都，在掌后锐骨之端陷者中，手太阴脉之所注也，为输"，改"心者，其原出于大陵"之说为"大陵者……手心主脉之所注也，为输"明确了手少阴心经之输穴为神门，又为原穴；手厥阴心包经之输穴为大陵，又为原穴。至此填补了手少阴经的五输穴。其还提出了"少商者，木也。在手大指端内侧，去爪甲角如韭叶……为井。刺入一分，留一呼，灸一壮"等，进一步补充了各穴的操作方法，使十二经得以完善，对后世影响深远。《灵枢·本输》首次将五输穴配以五行，提出"阴井木，阳井金"，《难经》补充完善了阴阳各经五输穴的五行配属关系，在《灵枢》的基础上，按五行的相生关系，把五输穴各配以五行，即"阴荥火，阳荥水；阴俞土，阳俞木；阴经金，阳经火；阴合水，阳合土"。

在临床应用方面，根据五输穴主病特点，《灵枢·顺气一日分四时》云："病在脏者，取之井；病变于色者，取之荥；病时间甚者，取之输；病变于音者，取之经；病满而血者，病在胃及以饮食不节得病者，取之合。"《难经·六十八难》云："井主心下满，荥主身热，俞主体重节痛，经主喘咳寒热，合主逆气而泄。"又有《灵枢·热病》云："喉痹舌卷，口中干……取手小指次指爪甲下，去端如韭叶（关冲）；肠中热……及下诸指间（厉兑）。"说明井、荥、输、合穴均可治疗热病。《灵枢·四时气》也云"著痹不去，久寒不已，卒取三里"等，指出合穴是治疗痹病的特效经穴。《灵枢》中未见有经穴治疗痛证的论述，但在《素问·刺腰痛》中有记载："昌阳之脉（少阴）令人腰痛……在内踝上大筋前太阴后，上踝二寸所（复溜）。"取复溜穴治疗肾病引起的腰痛，由此可见经穴亦有治疗痛证之功效。《灵枢·四时气》云："邪在腑，取之合。"《灵枢·邪气脏腑病形》则提出："合治内府。"根据时间选用则有《灵枢·本输》所云："凡刺之道，必通十二经络之所终始……四时之所出入，五脏之所溜处。"提出五输穴与四季阴阳消长密切相关。《难经》云："春刺井，夏刺荥，季夏刺俞，秋刺经，冬刺合。"这是五输穴与一年四季，四时相应的季节取穴。另外根据一日之中十二经脉气血盛衰开合又提出"子午流注法"。

（二）原穴

原穴是指脏腑原气经过和留止于十二经脉的腧穴。"十二原"首载于《灵枢·九针十二原》，"阳中之少阴，肺也，其原出于太渊，太渊二。阳中之太阳，心也，其原出于大陵，大陵二。阴中之少阳，肝也，其原出于太冲，太冲二。阴中之至阴，脾也，其原出于太白，太白二。阴中之太阴，肾也，其原出于太溪，太溪二。膏之原，出于鸠尾，鸠尾一。肓之原，出于脖胦，脖胦一"。关于十二原穴的部位，《灵枢·九针十二原》曰："五脏有六腑，六腑有十二原，十二原出于四关，四关主治五脏。"明确指出"十二原"分布于"四关"，对于"四关"的部位历代医家有 3 种不同的解释：一是指肘、膝、腋、髋等大关节；二是指肘膝关节及其以下，包括五输穴；三是指太冲、合谷。这里我们认为第二种较为贴切。

原气，又称元气、真气、真元之气。原穴与原气密切相关。《难经·六十六难》云："脐下肾间动气者，人之生命也，十二经脉之根本也，故名曰原。三焦者，原气之别使也，主通行三气，经历于五脏六腑。原者，三焦之尊号也，故所止辄为原。"说明原气是生命之根本，是推动人体生命活动的根本动力。

原穴的临床诊疗作用，早在《灵枢·九针十二原》中就有记载"五脏有疾应出十二原"，"五脏有疾当取十二原"，五脏有疾时，往往在其对应的原穴部位出现一定的反应，而当原穴部位出现异常反应时，同样可以推断出五脏是否有疾，在临床应用中，原穴既可以诊断又可以主治五脏的病证。如肺系疾病可取肺之原穴太渊，而现代临床研究也多证明太渊主要用来治疗慢性支气管炎、哮喘等肺系疾病。

（三）络穴

络穴是指络脉由本经分出处的部位，具有独特的临床治疗作用，被历代针灸医家所重视。络穴首载于《灵枢·经脉》，其曰："手太阴之别名曰列缺……手少阴之别名曰通里……手心主之别名曰内关……手太阳之别名曰支正……手阳明之别名曰偏历……手少阳之别名曰外关……足太阳之别名曰飞阳……足少阳之别名曰光明……足阳明之别名曰丰隆……足太阴之别名曰公孙……足少阴之别名曰大钟……足厥阴之别名曰蠡沟……任脉之别名曰尾翳……督脉之别名曰长强……脾之大络名曰大包。"共计 15 穴，故称"十五络穴"。《难经·二十六难》曰："经有十二，络有十五，余三络者，是何等络也？然：有阳络，有阴络，有脾之大络。阳络者，阳跷之络也，阴络者，阴跷之络也。故络有十五焉。"而《素问·平人气象论》云："胃之大络，名曰虚里，贯膈络肺，出于左乳下，其动应衣，脉宗气也。"故又有十六络之说。

十二经络穴的部位皆位于肘膝关节以下，任脉之络穴鸠尾散于腹，督脉之络穴长强散于头上，脾之大络大包穴布于胸胁。

络穴在临床应用上治疗表里二经的病证，有"一络通二经"之说，《灵枢·根结》把四肢部六阳经的络穴称入，即由表入里。既可治疗各自所属络脉的病证，又可治疗本经及表里经的病证，如肝经络穴蠡沟，既可治疗肝经病证，又可同时治疗与其相表里的胆经病证；反之，胆经络穴光明，既可治疗胆经病证，也可同时治疗与其相表里的肝经病证。同时，络穴在临床应用时可单独使用，也可与络穴相配伍，我们把先病经脉的原穴和后病的与其相表里的络穴相配伍，称为"原络配穴法"，其首载于明代杨继洲的《针灸大成》，其中《针灸大成》说明了表里经主客原络配穴的具体应用，如肺经先病，则肺经为主，先取其原穴太渊，大肠后病，则大肠为客，后取大肠络穴偏历。

（四）背俞穴

背俞穴是指脏腑之气输注于背腰部的穴位，首载于《灵枢·背腧》，其曰："肺腧在三焦之间，心腧在五焦之间……脾腧在十一焦之间，肾腧在十四焦之间。皆挟脊相去三寸所，则欲得而验之，按其处，应在中而痛解，乃其腧也。"只提及五脏背俞穴名称及位置，未提及六腑背俞穴的具体位置。《脉经》又补充了"胆俞在背第十椎，胃俞在背第十二椎，大肠俞在背第十六椎，小肠俞在背第十八椎，膀胱俞在背第十九椎"的内容，明确了肺俞、肾俞、心俞、脾俞、大肠俞、膀胱俞、胆俞、小肠俞、胃俞等十个背俞穴的名称和位置。此后《针灸甲乙经》补充了三焦俞的内容，指出三焦俞的位置为"第十三椎下两傍一寸五分"。唐代医家孙思邈《备急千金要方》补充了厥阴俞，在"第四椎下两旁"，才始完备。

背俞穴可用来诊断和治疗相应脏腑疾病，当脏腑器官发生病变时就会在相应的背俞穴上表现出各种异常反应，如压痛、凹陷、隆起、结节、出血点等，这些异常变化对诊断相应脏腑病证有一定价值。《素问·长刺节论》说："迫脏刺背，背俞也。"《灵枢·卫气》云："气在腹者，止之背俞。"都为背俞穴治疗相应脏腑病提供了理论依据。《难经·六十七难》云："阴病行阳……俞在阳。"《素问·阴阳应象大论》"阴病治阳"，则指出了治疗五脏病时当选背俞穴。

（五）募穴

募穴是指脏腑之气结聚于胸腹部的腧穴，首载于《素问·奇病论》，其曰："胆虚气上溢而口为之苦，治之以胆募俞。"其后的《难经·六十七难》"五脏募在阴，俞在阳"，未注明募穴位置及具体穴名。直到《脉经》提出"肝象木……募在期门；胆俞在背第十椎，募在日月；心象火……募在巨阙"，才明确了十个募穴的名称及位置。《针灸甲乙经》的"石门，三焦募也，一名利机，一名精露，一名丹田，一名命门，在脐下二寸，任脉气所发"，补充了三焦的募穴石门，直到近代又补充了心包募穴膻中，使募穴得以完善。

募穴在临床应用上可用于治疗相应脏腑疾病，但以治疗腑病、热病、实病为主。《难经·六十七难》曰："阳病行阴，故令募在阴。"明代张世贤《图注八十一难经辨真》言："阳病行阴，当从阴引阳，其治在募。"皆说明阳性病证当选用募穴来治疗。在临床上募穴可单独使用，也可与背俞穴或合穴配合应用，即"俞募配穴"、"合募配穴"，第五章第一节将详细论述。

（六）郄穴

郄穴是指经脉在四肢部经气深聚部位的腧穴，多分布在四肢肘膝关节以下，是特定针刺要穴，首载于《针灸甲乙经》。其曰："孔最，手太阴之郄，去腕七寸"，"手少阴郄，在掌后脉中"，"郄门，手心主郄"，"温溜，手阳明郄"，"会宗，手少阳郄"，"养老，手太阳郄"，"地机，足太阴郄"，"中都，足厥阴郄"，"水泉，足少阴郄"，"梁丘，足阳明郄"，"外丘，足少阳郄"，"金门，足太阳郄"，"阳交，阳维之郄"，"筑宾，阴维之郄"，"跗阳，阳跷之郄"，"交信，阴跷之郄"。

郄穴的临床应用,《针灸甲乙经》有相关阐述,如"尸厥暴死,金门主之"、"溏瘕,腹中痛,脏痹,地机主之"等。后世医家根据皇甫氏之论,提出了"阳经郄穴多治急性痛证,阴经郄穴多治急性血证"的论点,对临床选穴治疗疾病具有指导作用,如阴经郄穴孔最治咯血,地机治崩漏,阳经郄穴梁丘治胃痛。

(七)八会穴

八会穴是指脏、腑、气、血、筋、脉、骨、髓之气会聚的八个腧穴。首载于《难经·四十五难》,其曰:"腑会太仓,脏会季胁,筋会阳陵泉,髓会绝骨,血会膈俞,骨会大杼,脉会太渊,气会三焦。"

八会穴的临床应用与其所属的脏器组织密切相关,如气病选膻中,血证可选膈俞,腑病选中脘等。《难经·四十五难》中:"热病在内者,取其会之气穴也。"此处也说明了八会穴可用来治疗热病。

(八)八脉交会穴

八脉交会穴也称为"交经八穴"、"流注八穴"、"八脉八穴",是奇经八脉与十二正经脉气相通的八个腧穴,在《针灸甲乙经》中虽未提出八脉交会穴的概念,但厘定照海、申脉的位置的同时,明确指出"照海,阴跷脉之所生","申脉,阳跷之所生也"。亦指出照海、申脉等八脉穴的临床应用,首载于《针经指南》之中,是金元时期窦汉卿得"少室隐者之所传",故又称之为"窦氏八穴"。明代《普济方·针灸门》在《针经指南》的基础上,进一步阐述八穴与八脉相会的关系,如"公孙与冲脉相通,内关与阴维脉相通,外关与阳维脉相通"等。

八脉交会穴在临床应用上,既可治疗本经病证,又可治疗与其相通奇经病证,《针方六集》云:"其分主八脉而该乎十二经也。"明代杨继洲《针灸大成》中也曾谈及八脉交会穴的临床应用:"阳跷阳维并督带,主肩背腰腿在表之病……言此奇经四脉属阳,主治肩背腰腿在表之疾病;阴跷阴维任冲脉,去心腹胁肋在里之疑……言此奇经四脉属阴,能治心腹胁肋在里之疑。"

(九)下合穴

下合穴是指六腑之气下合于足三阳经的六个腧穴,古称为"合"。

下合穴临床应用方面,早在《灵枢·邪气脏腑病形》中就有提及:"大肠病者,肠中切痛而鸣濯濯,冬日重感于寒即泄,当脐而痛,不能久立,与胃同候,取巨虚上廉。"《灵枢·四时气》曰:"邪在府,取之合。"《素问·咳论》曰:"治府者治其合。"《针灸大成》言:"三里主胃中寒,心腹胀满,肠鸣……水气蛊毒,鬼击……目不明,产妇血晕。"此皆说明了"合治内腑"的理论。

(十)交会穴

交会穴是指两经或两经以上相交汇合的腧穴,分布以头面及躯干部位为主,首载于《针灸甲乙经》。该书首次提出"交会穴"之名,而且对交会穴进行了系统的阐述,可以说交会穴的大多数内容都出自《针灸甲乙经》。

在临床治疗方面,交会穴既可以治疗本经病证,也可以治疗相交会经脉的病证,如大椎为督脉腧穴,同时与手足三阳经所交会,因此大椎不仅可以治疗督脉病证,也可以治疗诸阳经病证,如发热,可采用大椎放血。

二、生克有道

生克有道的思想，这里主要是指特定经穴中五输穴的生克关系。《灵枢》为五输穴生克理论奠定了基础，其中《灵枢·热病》中说："苛轸鼻索皮于肺，不得索之于火，火者，心也。"明确指出不能按五行相克的关系来取经脉穴位。《难经·六十九难》则在此基础上提出"虚者补其母，实则泻其子"的补泻理论，将五输穴按照五行属性以"生我者为母，我生者为子"的原则进行选穴配伍，根据"子能令母实，母能令子虚"的原理，虚证选用母穴，实证选用子穴。王好古在《此事难知》中曰："假令见肝病，欲实其脾者，先于足太阴脾经中补土字一针，又补火字一针，后于足厥阴肝经内泻木字一针，又泻火字一针。"强调本经和相克之经的子穴或母穴的配合运用。具体应用时可主要分为本经子母补泻和异经子母补泻两种补泻方法，其基本理论方法如下，例如，肺经实证，"实则泻其子"，肺属"金"，"金生水"，"水为金之子"，"阴井木，阳井金"，故可选本经五输穴属"水"的合穴（尺泽）；肺经虚证，"虚则补其母"，肺属"金"，"土生金"，"土为金之母"，"阴井木，阳井金"，故选本经五输穴属"土"的输穴（太渊）。若异经选穴时，如肺经实证，肺属"金"，肾属"水"，"水为金之子"即"肾经为肺经的子经"，则应在肾经上选取"金的子穴"，即属水的合穴（阴谷）。

纪老生克有道思想的应用如下。

（一）肝郁及肝虚病变

纪老师认为，选用"补母泻子"法可以调整经气的偏盛偏衰从而使之平衡，依托五行"母能令子实，而子又能令母虚"的关系，最终达到治疗疾病的目的。在临床上治疗肝郁患者时，由于肝木实，其子火得木母之气，亦必因之而实，火旺则肺金受克而更虚，木不受其制则木无所畏而更实，其最终结果必将形成"恶性循环"的病理变化，患者多伴有心火旺盛所导致的烦心叹息，火克金所引发的干咳症状，此时治疗就应采用"实泻其子"来打破疾病的恶性循环，治疗时可取肝经火穴行间泻之，也可以取肝经的子经心经之火穴少府泻之，从而使火衰不去克金，金不畏火以制木，木受金制则不实，此为"实则泻其子"的具体应用；如遇到肝虚患者时，常伴有惊悸善恐，脘闷不舒，身重，耳鸣腰痛，这是由于木虚则土无所制而必有余，故身重，土有余则过克其水，使肾水亏少，故耳鸣腰痛。然水为木之母，母虚则不能养其子，则木气亦虚，最终导致恶性循环的病理变化，治疗时可取肾经水穴阴谷及肝经水穴曲泉补之，补母即补水，水为木之母，补水可使其子气自肥，木受水滋则不虚，不虚则能制其土，土受制则无力犯水，因之水亦不亏，最终达到三者平衡，这是"虚则补其母"的具体应用。

（二）乳痈

纪老师在治疗乳痈时从"厥阴论治"，采用"疏泻厥阴"法，调畅气机，祛壅滞积热，宣通乳络，从而达到治疗乳痈的目的。在治疗上，选取期门、行间、内关、少府、肩井为主穴，并行捻转泻法。其中行间、少府取穴即是对生克有道的具体体现，五输穴配属五行，行间为足厥阴经荥穴、少府为手少阴经荥穴，阴经荥穴属火，且手少阴心经属火，足厥阴肝经属木，木生火，故足厥阴经为母经，手少阴经为子经，行间为本经子穴。本着《难经·六十七难》提出的"实则泻其子"的原则，以及十二经脉之间的五行生克关系，欲泻厥阴之郁热，须泻本经之"荥火"行间及子经之"荥火"少府。

（三）特发性耳聋

纪老师诊治经典案例：患者，男，52 岁，2011 年 8 月初诊。自述 1 年前夜寐，睡至夜半子时许忽发右耳隐痛，耳内闷胀作痛，晨起现右耳失聪。于多家医院中西医诊治，CT、内诊等查无器质性病变，诊为"突发性耳聋"，治疗效果欠佳。现右耳听力明显下降；8 月 6 日前来纪老诊室就诊。患者自述近日情志不舒，伴神疲倦怠、面色失华，目赤，眠差心烦，口苦，咽干，便秘，夜寐欠佳，脉弦数，舌红，苔黄腻。

纪老师诊为"暴聋（突发性聋）"，证属中气不足，肝郁化火。选穴左侧四渎、液门、行间、百会、天牖。百会位于头巅，为诸阳之会，为各经脉气汇聚之处，可通阳达邪。天牖、四渎为三焦经之穴，能疏耳部郁滞之经气，通利三焦气机。其中液门、行间的选用则是五输穴配以五行生克关系的具体体现，肝郁化火则肝实，肝属木，根据实则泻其子，取本经子穴荥火（行间），引肝热下行，同时泻三焦经之荥火（液门）以泻热开窍。

（四）痿证

纪老师根据生克理论形成了治疗痿证的治疗特色——"益阴补虚"。《脾胃论》曰："脾病则下流乘肾，土克水则骨乏无力。"由此可见"治脾"是"治痿"的关键。纪老认为治疗痿证脾胃是关键，益阴补虚应重点从脾胃论治。另外纪老师重视利用特定经穴治疗痿证（五输穴），《难经·六十八难》中亦言："荥主身热，俞主体重节痛。"又按照五输穴的属性，阴荥火，阳荥水，阴输土，阳输木，因此无论从痿证的病因，还是病位所涉及的经脉脏腑的五行属性，荥穴和输穴都有很好的治疗作用。

第二章　承百家之长

第一节　取《针灸大成》辨证思想

一、《针灸大成》成书背景

纪老师读《针灸大成》后深有体会，并做出总结，以便应用于临床治疗。《针灸大成》为明代杨继洲所著，初刻于明朝万历辛丑年（1601 年），是在杨氏家传《卫生针灸玄机秘要》的基础上，结合杨继洲个人的临床经验，精选了《针灸大全》、《针灸聚英》等 20 余种文献资料，以《内经》、《难经》的思想体系为指导编撰而成。全书理论完备，集明代以前针灸之大成，深得同道赞许。

该书包含甚广，共十卷，卷一辑"针道源流"及《内经》、《难经》有关针灸、经络之经文。卷二、卷三辑录各家之治症取穴歌赋及杨氏四篇策论。卷四为《内经》、《难经》及诸家论针刺补泻手法。卷五辑录子午流注及灵龟八法。卷六、卷七系十四经穴主治、奇经八脉、十五络脉及经外奇穴。卷八分二十余门，详述内、外、妇、儿各病之辨证取穴。卷九载治症总要、名医治法、各种灸法及杨氏医案。卷十为《保婴神术》、《小儿按摩经》的相关论述。全书 36 万余字，内容之丰富，为明清以后诸针灸专著之冠。

二、作者情况

作者杨继洲，名济时，浙江三衢（今衢县）南乡六都杨村人，生活于明嘉靖元年至泰昌元年（1522—1620）。在其生活的年代里，医药迅速发展，针灸名家辈出，既出现了诸如李时珍、张景岳、吴又可等医学大家，又有徐凤《针灸大全》、高武《针灸聚英》等著作问世。在这样一个医学迅速发展的时代，他不仅受到同时代医学家、药学家和针灸学家的影响，而且还有继承家传的得天独厚的条件，杨氏世代以医为业，其祖父曾做太医。杨继洲幼年曾有志于科举功名，然而多次受挫，因而改习医学。他熟读家藏医书典籍，刻苦攻读《内经》、《难经》等经典古医籍，对针灸学术独有领悟，因此使他形成了自己独特的临床辨证思维模式，在临床实际应用中，活人无数，从而使其成为针灸学发展史上声名赫赫的一代翘楚。

杨继洲本人也曾做过太医院医官，声望很高，其医学事迹遍及福建、江苏、河北、河南、山东、山西等地，是我国明代杰出的针灸学家。平生著述除《针灸大成》外，无考。

三、辨证思维形成

（一）追本溯源，穷流诸家

杨氏在《针灸大成》一书中，追本溯源，穷流诸家。引用了明代刘纯的《医经小学》，陈会、刘瑾的《神应经》，朱权的《乾坤生意》，徐凤的《针灸大全》（又名《针灸捷要》），高武的《针灸聚英》、《针灸节要》，徐春甫的《古今医统大全》，陈宅之的《小儿按摩经》等书的相关内容。但是在所有著作中杨氏最推崇的还是《内经》和《难经》，这在其《针灸大成·卷三·诸家得失策》中可见一斑，"溯而言之，则惟《素》《难》为最要，盖《素》《难》者，医家之鼻祖，济生之心法，垂之万世而无弊者也"，"不溯其源，则无以得古人立法之意；不穷其流，则何以知后世变法之弊"。《针灸大成》一书的指导思想和理论基础主要来自《内经》和《难经》的阴阳、五行、脏腑、经络学说。在卷一中引用了大量《素问》、《难经》中的有关原文，并在以后的论述中多次引用《素问》、《难经》的相关论述，以为佐证。

杨氏认为良工应该在临床中"探脉络，索荣卫，诊表里，虚则补之，实则泻之，热则凉之，寒则温之，或通其气血，或维其真元"。故其潜心攻读轩岐，对各家学说兼收并蓄，从《素问》、《难经》溯源，穷究百家，详彻脏腑经络，营卫气血，同时考证穴位，研讨手法，因深感"诸家书弗会于一"，于是"参合指归，汇同考异，手自编摩，凡针药调摄之法，分图析类，为天、地、人卷，题为《玄机秘要》"，该书后经扩充，成为在针灸学术史上影响深远、流传至今的《针灸大成》。《针灸大成》中，不仅收录了历代针灸医家的临床经验，而且杨氏还对部分最有价值的文献（如《标幽赋》、《百症赋》、《席弘赋》、《金针赋》、《五输穴》、《五脏募穴》、《四总穴歌》、《八穴配合歌》、《奇经八脉歌》等）进行了注解，其中很多是杨氏独特的针灸学思想和秘传。其中很多治疗取穴方法沿用至今，继续在临床实践中发挥作用。如杨氏认为《标幽赋》中"巨刺"是刺经脉，适用于痛在左而右脉病的患者，强调左痛刺右，右痛刺左；"缪刺"是刺络脉，适用于身形有痛、九候无病的患者。两者刺法相同，部位不同。正因为他博览群书，上逮《内经》、《难经》，下历百家，采众家之长，所以其临床思维敏捷，施治方法灵活，师古而不泥古，在针灸学术方面有精深的造诣。

（二）家学渊源，实践总结

史书载，杨继洲祖父官太医，他家祖传医籍甚多，因此家学渊源。杨继洲针药兼精，医术高明，在明世宗时"侍内廷"，"万历中"为"医官"，他的行医生涯涉及许多地方。他临证治病，遵循《内经》"谨守病机，各司其属"的原则，治法有度，处方严谨而又灵活多变。其在几十年行医生涯中，钻研经络，考证腧穴，探求手法，采众家之长为己用，总结了很多符合针灸临床实际的心得体会，积累了丰富的临床经验。其临证选穴，穷经返约，辨证剀切，因证施治，往往能出奇制胜，救急于俄顷。他治病务求实效，善于将理论与实践相结合，最终融会贯通，由博而返约，从而形成了独树一帜的临证思维方式。

杨氏精读《内经》、《难经》，将《内经》、《难经》中有关针灸的重要著述作为阐发针灸的理论基础，反复参详，阐发经旨，印证临床，渐渐形成了自己在临床上行之有效的临床思维模式，这些临证思维，既足以启迪后学，亦足以窥见杨氏医学的渊源。

四、辨证特点

（一）重视脉诊，脉症合参

杨氏辨证重视脉诊价值，将其作为辨证的关键，多根据脉诊审病因，查病机，辨病位。如《针灸大成》中杨氏医案所载，"滕柯山母患手臂不举，背恶寒而体倦困，虽盛暑喜穿棉袄"案中，症现一派虚寒之象，莫怪"诸医俱作虚冷治之"，俱无效验。而杨氏"诊其脉沉滑"，舍症从脉，断其病证当属"痰在经络"，即"予针肺俞、曲池、三里穴"，患者当日即觉"身轻手举，寒亦不畏，棉袄不复着矣"。此案获效如此捷速，全赖杨氏临证精思脉理，不惑于表象，审脉以求因，据脉以辨病位，辨证精当，据证选穴施针，故可收到桴鼓之效。

然而杨氏辨证并不独偏重脉诊，亦重视其他诊法的意义，通过四诊所得脉症合参以详辨病机。如"户部尚书王书翁患痰火炽盛，手臂难伸"一案，杨氏观其形体强壮，而考虑"多是痰湿流注经络之中"，此即于脉诊基础上，参合望诊所得，方得精确之辨证。

（二）重视经络腧穴，强调奇经八脉

在诊断上，杨氏把诊脉与察经络之变结合起来，认为临证时应："先诊人迎气口，以知阴阳有余不足，以审上下经络，循其部分之寒热，切其九候之变易，按其经络之所动，视其血脉之色状，无过则同，有过则异。"这种循按经络所动、审视经脉色状的方法，实为后世经络诊断法之滥觞。杨氏也非常重视经络学说，强调循经选穴，认为："执简可以御繁，观会可以得要，而按经治疾之余，尚何疾之有不愈。"他提出了"宁失其穴，勿失其经；宁失其时，勿失其气"的论述，把经络提高到腧穴的作用之上。这和他的一贯思想——重视气血循行在针灸治疗中的作用是一脉相承的。不仅如此，杨氏还归纳了一些经脉治疗的规律：如"阳跷阳维并督带，主肩背腰腿在表之病"，"阴跷阴维任冲脉，去心腹胁肋在里之疑"。

（三）审证求因，治病求本

据统计，在杨氏医案中，有很多地方都体现了他审证求因、治病求本的辨证思维特点，这在其临证用穴上尤有充分的展示。他取穴执简驭繁，切中病机，在所记载的医案中，仅用1穴者9例，用2穴者8例，余大多皆用3～5穴。杨氏重视循经选穴，治病多"按经治疾"，如他治梅核气、手臂痹病、面疾等时，均体现了循经选穴的思维特征。杨氏善用"要穴"，他说"不得其要，虽取穴之多，亦无以济之，苟得其要，则虽会通之简，亦足已成功"。在他的医案中，四肢部用穴以合谷、手足三里、内关、环跳居多，胸腹部多用膻中、中脘、气海、章门，这些要穴既能使四肢部经气上下贯通，又能沟通头身部的脏气，从而达到了治病求本的目的。正因为他审证求因，擅用关键性的要穴，所以"虽会通之简亦足以成功"。如他在治许鸿宇两腿风时，虽患者"两腿及足，无处不痛"，但他认为"得其本穴会归之处，痛可立而止"，针环跳、悬钟，随针而愈。又如在治风痛时，治不思饮食、目闭不开、"六脉似有如无"时及治伤寒六脉微细时，尽管患者病情危重，但他审证求因，辨证求本，均仅取内关一穴以调治心神，就能使患者转危为安。再如治杨后山患疳疾而人形瘦时，以为"虽是疳症，而腹内有积块"，故先针膻中、灸章门消积，后次第理治脾胃。"如妄以疳证皆是虚证，一味用补，徒治其疳，不消其癖，是舍本求末也"，其治病求本的临证思维模式可见一斑。

五、辨证方法

（一）经络辨证

《灵枢·海论》曰："十二经脉者，内属于脏腑，外络于肢节。"《素问·皮部论》曰："外邪客于皮，则腠理开，开则邪入客于络脉……经脉满，则入舍于腑脏也。"可见经脉是病邪入侵的道路，消灭病邪又必须以畅通经络入手，所以杨氏主张"宁失其穴，勿失其经"。故可见经络辨证的理论已经形成，经络系统包括十二经脉、十五络脉、十二经筋和奇经八脉等，经络辨证的要点在于审症定经，推求病机，辨别虚实。

十二经脉"内属脏腑，外络肢节"，故其表现有经络病与脏腑病两大类。经络病突出的临床表现是其所过部位的疼痛症状，若指、趾不用，则主要由经气虚所致。脏腑病是由五脏"藏精气"与六腑"传化物"的功能失常所致。如病在手少阴心经，导致心不藏神而失寐，心神不安，或心脉不畅而心痛。病在手阳明大肠经，则传化失职，燥化太过，突出表现是津液耗伤，出现口渴引饮、牙痛、大便秘结。

十五络脉，病在络脉，既见于病之初期，亦见于久病。如《素问·皮部论》曰："邪客于皮，则腠理开，开则邪入客于络脉。络脉满，则注于经脉。经脉满，则入舍于腑脏也。"

十二经筋隶属于十二经脉，内则维系脏腑，外则联络百骸。如经筋为病，寒则局部疼痛拘急，热则缓纵不收，属瘀血者，局部疼痛并放散，常见于四肢关节或腰腿部。奇经八脉在经络系统中起"缓冲"、"调节"作用，即"正经之脉隆盛，则溢于奇经"。冲、任、督皆起于会阴，一源三歧，头项脊柱诸病，胸腹冲气喘息，腹痛引阴，以及天癸病变，与之密切相关。二跷维系筋肉运动的平衡，二维一行卫分诸阳之会，一行营分诸阴之交。

（二）脏腑辨证

脏腑辨证法在《针灸大成》取穴配伍中多体现于特定穴，如俞、募、原、络等穴。

据统计，《针灸大成》按此法所选用的腧穴，除孙真人十三针穴外，共29穴（1例有经无穴的，未记在内）。其中门、海、俞、募穴及原、络、交会穴占18穴，分别应用于24个病例，4例随证选用经验效穴（1例经穴未详）。脏腑病取门、海、背俞穴、募穴。门，即精气出入的门户；海，乃脉气众流所归；背俞穴是脏腑经气输注于背部的孔穴；募穴则是脏腑精气汇聚于胸腹部的腧穴。以门、海命名的穴位及背俞穴、募穴，均与脏腑的关系十分密切。许多门、海穴都是主治脏腑各种疾病的要穴；而背俞穴、募穴则因与脏腑有直接沟通的关系，作用更大。

经络辨证与脏腑辨证相互交集又密不可分。辨证论治是中医的精髓所在，如进行细分，《针灸大成》一书中也可体现八纲辨证、卫气营血辨证、气血津液辨证、病因辨证等，但从整体归类来看，不外乎经络与脏腑两类。故以上辨证方法在此不作细论。杨氏辨证圆机活法，且见解独到，在此方面，其发挥得淋漓尽致。杨氏治病往往于疾病千头万绪中辨虚实，抓主症，明标本，其辨证之准、用穴之精，为后世叹为观止。如治熊可山患痢兼吐血不止、绕脐痛至死、脉气将危绝时，虽患者病情危急，诸症丛生，但杨氏于众多症状错综复杂处，悉心审度，精细推敲，力挽狂澜。再如治张少泉夫人20年痫证，杨氏认为治当从痰入手，取鸠尾、中脘治痰于根本，再取肩髃、曲池理痰于经络，再继之以化痰健脾之药。治标以救其急，治本以善其后，标本兼治，主次分明。由此可见，杨氏治病进退次第不紊，自有法度，能在复杂病情中正确区分疾病的邪正盛衰、标本缓急，收效立竿见影。

杨氏尊古而不泥古，在法古的基础上，吸收新知，灵活变通的思维方法，也值得我们借鉴。学不博无以通其变，思不精无以烛其微，在面对新的疾病谱，我们只有知常达变，与时俱进，圆机活法才能在临证之际驾驭自如。读经典，做名师，在对经典著作的学习上，杨氏也为我们树立了光辉的典范，其在浩瀚医海之中勤求古训，博采众法，取精祛浮，最后返博为约、融会贯通。继承，才能发扬，这种崇尚经典的学习方法实乃吾辈之标杆，所以从杨氏的经验之中可以看出，经典著作的学习，是成为中医名家的必由之路，只有熟读经典、理解经典，最后在临床实践之中才能更好地运用经典，达到融会贯通，举一隅以反三隅，左右逢源，圆机活法，最后形成科学的临床辨证思维方法。

第二节 辨《针灸甲乙经》治疗疾病的虚实

一、《针灸甲乙经》概述

《针灸甲乙经》，简称《甲乙经》，成书于公元 256～282 年。作者皇甫谧（215—282），字士安，号玄晏先生，是魏晋时期的文史学家和医学家，在魏甘露年间因患病而研读医经，以《灵枢》、《素问》、《明堂孔穴针灸治要》三本书为蓝本，进行深入的研究，同时还广泛汲取了秦汉时期针灸临证实践的经验，最终融汇编纂成为《甲乙经》。它是我国现存最早的一部理论系统、临床经验丰富的针灸学专著，它在中国针灸医学史上具有非常重要的文献研究价值，其被后世称为"中医针灸学之祖"，具有深远影响。

《针灸甲乙经》全书共有 12 卷，128 篇，其内容可分为两大类，卷一到卷六为基础理论，卷七至卷十二为临床治疗部分。治疗部分共计 6 卷，包括内、外、妇、儿等科病证的针灸治疗，全书共收载腧穴主治 800 余条，该书对腧穴主治的论述，是将同一类疾病集于一起，先详述病机，再根据疾病的不同证候而取用不同的穴位，且从治疗上来看不离补虚泻实。

虚实是鉴别人体正气强弱和邪气盛衰的两个纲领。虚证，指人体正气不足的证候，泛指人体脏腑、经络、气血不足而导致的疾病，多见于慢性病或重病之后，或禀赋不足，正气虚弱。实证，指邪气亢盛的证候，多见于急性病，或体质强壮、病势较盛者。辨别虚实在针灸临床中十分重要，它决定并指导着施治补泻。虚证多取任脉、手足三阴经穴，宜补宜灸；实证多取督脉、手足三阳经穴，宜泻，多针少灸。临床之中对虚证当分清阴虚、阳虚、气虚、血虚，并区别脏腑之虚，治疗上分别采取补阴、补阳、补气、补血和调补有关脏腑功能等治法。实证当分清气实、血实、实热、实寒的不同，分别采用破气、活血、清热、祛寒之法。

二、治疗原则，补虚泻实

（一）虚则补之、陷下则灸之

"虚则补之"就是虚证采用补法治疗。针刺治疗虚证用补法主要通过针刺手法的补法及穴位的选择和配伍等来实现。对于各种气血虚弱者，诸如精神疲乏、肢软无力、贫血、气短、腹泻、遗尿、乳少及身体素虚、大病久病后气血亏损、肌肉萎缩、肢体瘫痪失用等，常取关元、气海、命门、膏育俞、足三里等偏补性能的腧穴和有关脏腑经脉的背俞穴、原穴。针灸并用，施行补法，能够振奋脏腑的功能，促进气血的生化，达到益气养血、强身健体的目的。

"陷下则灸之"，属于虚则补之的范畴，也就是说气虚下陷的治疗原则是以灸治为主。当气虚出现陷下证候时，应用温灸方法可较好地达到温补阳气、升提举陷的目的。如因脏腑经络之气虚弱，中气不足，对气血和内脏失其固摄能力而出现的久泻、久痢、遗尿、崩漏、脱肛、子宫脱垂、内脏下垂等，常灸百会、神阙、气海、关元、中脘、脾俞、胃俞、肾俞、足三里等穴以补中益气、升阳举陷，对失血过多、大汗不止、四肢厥冷、阳气暴脱、血压下降、脉微欲绝的虚脱危象，更应重灸上述腧穴，以升阳固脱、回阳救逆。

（二）实则泻之、菀陈则除之

"盛则泻之"、"满则泻之"、"邪盛则虚之"都是泻损邪气的意思，可统称为"实则泻之"。"实则泻之"就是指实证采用泻法治疗。针刺治疗实证用泻法主要是通过针刺手法的泻法、穴位的选择和配伍等来实现的。如在穴位上施行捻转、提插、开阖等泻法，可以起到祛除人体病邪的作用；应用偏泻作用的腧穴（如十宣穴、水沟、素髎、丰隆、血海等），也可起到祛邪的目的。例如，对高热、中暑、昏迷、惊厥、痉挛及各种原因引起的剧痛等实证，取大椎、合谷、太冲、委中、水沟、十宣、十二井等穴，针用泻法，或点刺出血，即能达到泻实之目的。

"菀陈则除之"，"菀"同"瘀"，有瘀结、瘀滞之意；"陈"即"陈旧"，引申为时间长久。"菀陈"泛指络脉瘀阻之类的病证；"除"即清除，指清除瘀血的刺血疗法等，《素问·针解》说："菀陈则除之者，出恶血也。"就是对络脉瘀阻不通引起的病证，宜采用三棱针点刺出血，达到活血化瘀的目的。如由于闪挫扭伤、毒虫咬伤、丹毒等引起的肌肤红肿热痛、青紫肿胀，即可于局部络脉或瘀血部位施行三棱针点刺出血法，以活血化瘀、消肿止痛。如病情较重者，可点刺出血后加拔火罐，这样可以排出更多的恶血，促进病愈；又如腱鞘囊肿、小儿疳证的点刺放血治疗也属此类。

（三）不盛不虚以经取之

"不盛不虚以经取之"，并非病证本身无虚实可言，而是脏腑经络的虚实表现不甚明显。主要是由于病变脏腑经脉本身受病，而未传变于其他脏腑、经脉，属本经自病。《灵枢·禁服》说："不盛不虚，以经取之，名曰经刺。"《难经·六十九难》说："不虚不实以经取之者，是正经自病也。"在针刺时，多采用平补平泻的针刺手法。

三、治疗方法，脏腑证治

（一）肺与大肠证治

1.肺证治　肺，居胸中，开窍于鼻，司呼吸，主一身之气，外合皮毛，与大肠互为表里。肺又为娇脏，不耐寒热，外邪侵入首先犯肺而致肺的功能失调。其病变可概括为虚实两大类，实证主要包括风寒束肺、热邪蕴肺、痰浊阻肺，虚证主要为肺阴虚、肺气虚。

（1）风寒束肺：症见恶寒发热，头痛，骨节酸痛，无汗，鼻塞流涕，咳嗽，痰涎稀薄，舌苔薄白，脉浮紧等。治宜取手太阴、手阳明和足太阳经穴为主，针用泻法并可施灸。

（2）邪热蕴肺：症见咳嗽，气息喘促，痰多黄黏，甚则咯脓血，胸闷胸痛，身热口渴或鼻流黄涕，鼻衄，咽喉肿痛，舌红而干，脉数。治宜取手太阴、手阳明经穴为主，针用泻法或三棱针点刺放血。

（3）痰浊阻肺：症见咳嗽气喘，喉中痰鸣，痰稠量多，胸胁支满疼痛，倚息不得安卧，舌苔白腻，脉多滑数。治宜取手太阴、足太阴和足阳明经穴为主，针用泻法并可施灸。

（4）肺阴虚：症见干咳少痰或痰中带血，咽干，潮热盗汗，舌红少苔，脉细数。治宜取手太阴、足少阴经穴和背俞穴为主，针用补法。

（5）肺气虚：症见咳嗽气短，痰液清稀，面白，倦怠懒言，形寒自汗，舌淡苔白，脉虚弱。治宜取手太阴、足太阴经穴和背俞穴为主，针用补法或针灸并用。

2. 大肠证治　大肠，居于腹部，与肺互为表里，为传导之官，其病变主要是传导功能失常，可分为虚证和实证。

（1）大肠虚证：症见大便失禁，脱肛，舌淡苔薄，脉细弱。治宜取足太阴、足阳明和任督经穴为主，针灸并用，针用补法，重灸。

（2）大肠实证：症见大便秘结或下痢不爽，里急后重，腹痛拒按，舌苔黄厚，脉沉实有力。治宜取手阳明、足阳明经穴为主，针用泻法。

（二）脾与胃证治

1. 脾证治　脾，居于腹中，与胃相联络，互为表里。在体为肉，开窍于口。脾胃对饮食有受纳、腐熟、消化、吸收及输布功能，为气血生化之源。脾主运化，以升为顺，胃主受纳，以降为顺，两者共同完成升清降浊的功能。脾的主要病变表现在运化失常、统摄无权方面，其病证有虚实之分。

（1）脾虚证：症见面色萎黄，少气懒言，倦怠乏力，肌肉消瘦，呕吐纳呆，腹胀便溏，甚则四肢不温，足跗浮肿，舌淡苔白，脉濡数。治宜取足太阴、足阳明经穴和本脏背俞穴、募穴为主，针用补法，并灸。

（2）脾实证：症见腹部胀满，或有疼痛；若因湿热蕴蒸，则见肤黄溺赤；若由湿阻而脾阳不振，则见脘闷腹满，大小便不利。治宜取足太阴、足阳明经穴为主，针用泻法。

2. 胃证治　胃，居于中焦，其脉络脾。病变主要表现为胃腑功能失常，有虚实两类。

（1）胃虚证：症见胃脘隐痛，得食痛减，气短无力，面色少华，唇舌淡红，脉缓细弱。治宜取足阳明经穴和本腑俞穴、募穴为主，针用补法，多灸。

（2）胃实证：包括两种情况，一是胃火炽盛，症见消谷善饥，口渴欲饮；一是食滞留阻，症见脘腹胀闷，甚则疼痛拒按，舌红苔黄，脉滑实。治宜取足阳明经穴和本腑募穴为主，针用泻法。

（三）心与小肠证治

1. 心证治　心，居胸中，其经脉联络小肠，与小肠互为表里。在体为脉，开窍于舌。心主血脉，司神明，是维持人体生命和精神思维活动的中心。其病变主要表现在血脉功能和精神思维活动失常方面，可分为虚实两类。虚证主要有心阳不足、心阴不足；实证主要包括痰火扰心、心火上炎、心血瘀阻。

（1）心阳不足：症见心悸，胸闷，气短，心痛，面色无华，舌淡苔白，脉细弱或虚大无力。治宜取手厥阴经穴和本脏俞穴、募穴为主，针用补法或针灸并用。

（2）心阴不足：症见心悸，心烦，少寐多梦，甚或健忘，盗汗，梦遗，舌质红干苔少，脉细数。治宜取手厥阴、手少阳、足少阴肾经为主，针用补法。

（3）痰火扰心：症见心悸不寐，心胸烦热，或癫狂，或痴呆，哭笑无常，面赤口渴，或吐血、衄血，小便赤热，舌红苔黄，脉滑数。治宜取手少阳、手厥阴、足阳明经穴和本脏背俞穴为主。

（4）心火上炎：症见口腔糜烂，烦躁，喉痛，目赤而痛，头痛，或鼻衄，舌红苔黄，脉弦数。治宜取手少阴经穴为主，针用泻法。

（5）心血瘀阻：症见心悸不宁，胸闷，甚则刺痛，痛甚连及左背与肩胛部，严重时可见面色发青，爪甲青紫，舌质淡红，或有瘀斑，脉多结代。治宜取手厥阴、手少阴经穴和本脏背俞穴为主，针用泻法，或补泻兼施。

2. 小肠证治 小肠，居于腹中，其脉络心而互为表里。小肠的功能主要是分清泌浊。其病变主要表现在肠中水液不能充分泌渗吸收，以致水谷不分，清浊混淆。本证可分虚实两类。

（1）小肠虚证：症见小腹隐痛喜温，肠鸣溏泄，小便频数，舌淡苔薄白，脉细而缓。治宜取本腑俞穴、募穴及下合穴为主，针用补法，或针灸并用。

（2）小肠实证：症见心烦，口舌生疮，咽痛，小便短赤，甚或溺血，茎中痛，小腹胀痛，舌红苔黄，脉滑数。治宜取手少阴、手太阳经穴及本腑募穴、下合穴为主，针用泻法。

（四）肾与膀胱证治

1. 肾证治 肾，居于腰部，为水脏，主藏精，主骨生髓，其脉联络膀胱，与膀胱互为表里。耳为肾之官，肾开窍于二阴。肾为先天之本，主统摄一身之水而封藏精液，是生长发育之源。其病变表现为水液代谢、生殖、纳气功能的失常。

（1）肾气不足：症见面色淡白，腰膝酸软，下肢无力，阳痿早泄，溺多或遗尿，头晕耳鸣，或听力减退，舌淡苔白，脉弱无力。治宜取本脏俞穴、募穴和任、督、足少阴经穴为主，针用补法或针灸并施，重灸为宜。

（2）肾不纳气：症见短气喘促，动则尤甚，自汗懒言，头晕，畏寒，两足逆冷，面色浮白，舌淡苔薄，脉细弱或无力。治宜取本脏俞穴、募穴和任、督、足少阴经穴为主。针用补法或针灸并用。

（3）肾阳不足：症见周身浮肿，下肢尤甚，咳逆上气，动则喘息，痰多稀薄，大便溏薄，腰酸肢冷，面白，神疲乏力，舌淡苔薄白，脉沉。治宜取任、督和足少阴经穴为主，针用补法，或针灸并用，多灸为宜。

（4）肾阴亏虚：症见形体虚弱，头晕，耳聋耳鸣，少寐健忘，多梦遗精，腰酸腿软，或颧赤唇红，潮热盗汗，口干咽燥，或干咳无痰，或痰中带血，舌红少苔，脉多细数。治宜取足太阳、足少阴经穴为主，可配手太阴、手少阴经穴，针用补法。

2. 膀胱证治 膀胱，居于少腹，其脉联络肾而与之互为表里。膀胱主要功能为贮藏津液，行气化水。其病变主要为膀胱启闭失常，临床上多分为虚寒证和实热证。

（1）膀胱虚寒：症见小便频数或遗溺，舌淡苔白滑，脉细弱。治宜取本腑俞穴、募穴和足太阳、足少阴经穴为主，宜针灸并用。

（2）膀胱实热证：症见小便短涩不利，溺黄赤而浑浊，或淋涩不畅，或闭而不通，或兼溺血砂石，茎中热痛，舌红苔黄，脉滑数。治宜取足三阴、足太阳经穴和任脉穴为主，针用泻法。

（五）心包与三焦证治

1. 心包证治 心包，乃心之外围，有护卫心神的作用，代心受邪，代心行令，其络三焦而与之互为表里。心包病变主要表现在神志失常方面，其病机与临床表现、治法治则与心之病变大致相同。

2. 三焦证治 三焦，为上、中、下三焦的总称，其脉络心包而与之互为表里。三焦与肺、脾、肾、膀胱关系最为密切。人体津液的正常输布与代谢等，都有赖于三焦的气化作用。其病变主要表现在气化功能失常、水道通调不利两个方面。

（1）三焦虚证：症见肌肤肿胀，腹中胀满，气逆腹冷，或遗尿，小便失禁，舌淡苔白滑，脉沉细。治宜取本腑俞穴、募穴、下合穴和任脉经穴为主，针灸并用，补法。

（2）三焦实证：症见身热气逆，肌肤肿胀，小便不利，舌红苔黄腻，脉滑数。治宜取本腑俞穴、募穴、下合穴和足三阴经穴为主，针用泻法。

（六）肝与胆证治

1. 肝证治　肝，居胁下，主筋，藏血，开窍于目。其脉络胆，其性刚强，喜条达而恶抑郁，凡精神情感之调节，与肝有密切关系。按虚实来分，实证包括肝气郁结、肝火上炎、肝风内动等，虚证主要有肝阴亏虚。

（1）肝气郁结：症见胁肋疼痛或走窜不定，胸闷不舒，易怒，食欲不振，气逆，喉中如物梗塞，干呕，或呕吐吞酸，或吐出黄水，或腹痛便泄，舌淡苔黄，脉弦。治宜取足厥阴、足少阳、足阳明、足太阴经穴为主，针用泻法。

（2）肝火上炎：症见头目胀痛，或头晕目眩，或目赤肿痛，心烦易怒，不寐，耳鸣耳聋，吐衄，舌红苔黄，脉细数或弦而有力。治宜取足厥阴、足少阳经穴为主，针用泻法，或三棱针点刺出血。

（3）肝风内动：症见突然昏倒，不省人事，或高热，神昏，谵语，四肢抽搐，角弓反张，或口㖞，半身不遂，语言謇涩，或舌体㖞斜颤动，舌苔白腻或黄腻，脉弦滑而数。治宜取足厥阴、督脉经穴和十二井穴为主，针用泻法，或三棱针点刺出血。

（4）肝阴亏虚：症见眩晕头痛，耳鸣耳聋，视物不清或雀盲，善恐，肢体肌肉眴动，口燥咽干，午后潮热，舌红少津少苔，脉细弦或弦数。治宜取足厥阴、足少阴、足少阳经穴为主，针可补泻兼施。

2. 胆证治　胆，附于肝，与其互为表里，其性刚直果断，为中精之府，内藏胆汁。其病变主要表现在胆液疏泄失常和情志变化方面。

（1）胆火亢盛：症见头痛目眩，口苦咽干，耳鸣耳聋，胁痛，呕吐苦水，舌红起刺，脉弦数。治宜取足少阳、足厥阴经穴为主，针用泻法。

（2）胆热蕴结：湿热郁结而致胆液分泌不循常道，出现往来寒热，黄疸，舌红苔黄腻，脉弦数。治宜取足少阳经穴及本腑俞穴、募穴，针用泻法。

（3）胆气虚怯：症见易惊善恐，胆怯，善太息或夜寐不安，视物不清，头晕欲呕，舌苔薄滑，脉弦细。治宜取本腑背俞穴和足少阳、手厥阴、足厥阴经穴为主，针用补法，或针灸并施。

第三节　论《标幽赋》中针感与得气的关系

得气，在针灸过程中，经络气血集中在穴位的一种表现。气血在经络中运行，通常按照五十营的方式进行，也就是气血28分钟出现一次高潮，其他时间处于低潮。当患病时则可能在某些经络中打乱这种运行规律，或使气血运行量减少。通过针灸的方法使穴位得到振奋，发挥自我改善功能，使气血向穴位处集聚，使穴位具有明显地调动和调整经络中的气血运行的能力，这时穴位就处于得气状态。所以得气首要是穴位的振奋。穴位要达到振奋状态，就需有气血的集聚，有了气血的集聚，穴位的感觉和活动能力就会增强。得气一词见于《灵枢·小针解》。它是气至的继续，是守气的依据。得气，从词义理解，即与"气"相"得"。要明确得气的含义。

《灵枢·终始》指出："凡刺之属，三刺至谷气……三刺则谷气至，谷气至而止。"《灵枢·官针》记载："三刺则谷气出者……已入分肉之间，则谷气出。"后世张景岳将其解释为"谷气，即正气，亦曰神气"。即得气，"得"的就是正气。针刺治疗之后，邪气去，正气复，经气达到调和，即得气。《灵枢·终始》记载："男内女外，坚拒勿出，谨守勿内，是谓得气。"即在针刺治疗后经脉调和，这种经脉调和的状态称为"得气"。

《标幽赋》为金元时期著名中医针灸学家窦汉卿所著，原载于《针经指南》中，为针灸歌赋中最重要的著作之一，对后世针灸学的发展产生了深远的影响。

《标幽赋》中治神与得气及得气与疗效的关系

（一）治神利于得气

在针刺穴位后，经过手法操作或较长时间的留针，患者出现酸、麻、胀、重等感觉，行针者则觉得针下沉紧称为得气。这种针感产生的程度及其持续时间的长短，往往和疗效的好坏有密切的关系，特别是与镇痛效果的好坏有关。得气是针刺治疗中很关键的一个阶段，是一切补泻法的基础，或者是一切补泻法实施的前提，要使针刺达到顺利得气的目的，首先必须做好治神。关于治神，应从两个方面来理解，一为患者之治神，二为医者之治神。《标幽赋》中指出："凡刺者，使本神朝而后入；既刺也，使本神定而气随。神不朝而勿刺，神已定而可施。"此即为窦氏所讲的患者之治神。窦汉卿谨遵经旨，认为医者首先应掌握患者的精神和气血循行情况。患者针刺环境要安静，温度适宜，床铺舒适，治疗室内不要有太多人，以免干扰患者的心理状态。其次医者要消除患者的恐惧感，鼓舞患者要有战胜疾病的信心，树立患者对针灸治疗的信任感，使患者情绪稳定，精神乐观，然后才能进针；反之，则不宜进针。临床上，可看到大凡接受针刺治疗的患者施术前能心平气和地配合治疗，则易于得气；反之若患者精神疲惫，恐惧不安则难以得气。进针后医者要注意患者的状态变化，如果患者表现为疼痛、畏惧、汗出、面色苍白或黄、肌肉颤动或抽动等症状，医者要进行适当的处理措施，或轻提针体1~2分，或轻微捻转，或调整针尖方向和角度，避开痛点，消除患者的一切不适感，然后才能实施易于得气的手法。《标幽赋》云："目无外视，手如握虎；心无内慕，如待贵人。"此为窦氏所讲的医者之治神。窦氏对《内经》尤为谙熟并认同其观点，如《素问·保命全形论》也曰："如临深渊，手如握虎，神无营于众物。"即医者要加强医德的修养，思想端正、态度和蔼，绝不可精力涣散、粗心大意，要专心致志地进行针刺操作，细心体会手下的针感，要像对待贵人、长辈一样对待患者，同时仔细观察患者的反应，一旦有意外发生，应及时处理，以免失治、误治，贻误病情。

（二）得气时的感觉

由于穴位有三层，每一层都可以出现得气感，因此每一个穴位就可以出现3次得气现象。但每一次的得气感不尽相同，得气感与刺中的部位有关。如第一层疼痛感比较明显，第二层酸胀感比较明显，第三层麻重感比较明显。从刺中的内容上来说，刺中外周神经痛感较明显，刺中神经干或神经干附近酸感比较明显，刺中血管刺痛感比较明显，刺中骨头胀痛感比较明显，刺中肌肉出现得气的，则胀重感比较明显。由于穴位包含这些组织，所以这些感觉就可能出现在不同的得气感中，从而形成了理论上的酸、麻、胀、痛、重的综合得气感。实际上，不同穴位、不同层次所出现的得气感，仅仅是其中的一部分感觉，不一定是五种感觉同时出现。临床上主要以医者本人的感觉为主。

1. 得气时医者的感觉 《标幽赋》云："轻滑慢而未来，沉涩紧而已至。"此句对偶工整严谨，摹状形象生动。又云："气之至也，若鱼吞钩饵之浮沉；气未至也，似燕处幽堂之深邃。"此句取为明喻，喻深以浅、喻难以易。窦氏对针刺得气时医者手下的感觉情况进行了细致而贴切的描述，并作了形象而生动的比喻，至今仍为临床医师辨别针下气至与否时所遵循，可谓"千古绝唱"。针刺感应的产生因人而异，影响因素很多，表现多样，古人把这些反应现象统称为气的"已至"与"未至"。窦氏认为气至的表现为"沉涩紧而已至"，"如鱼吞钩饵之沉浮"，即凡针下出现沉重、干涩、紧实的现象均为气至，感觉就像鱼儿食钩饵，一沉一浮；气未至的表现为"轻滑慢而未来"，"似燕处幽堂之深邃"，即凡针下出现轻松、虚滑、缓慢的现象均为气未至，感觉就像燕子处在空旷之幽堂，深邃宁静。针刺是不可能出现完全不痛的那种"无痛"情况的。但是针刺穴位的疼痛是可以忍耐的，正如《灵枢·邪气脏腑病形》说："必中气穴，无中肉节。中气穴则针游于巷，中肉节即皮肤痛。"这是因为得气后，穴位中的气血比较充足，针尖游于巷的余地比较大，避让疼痛点的可能性增强，所以能有效地减轻疼痛。若是刺得非常痛，就说明针刺点不在穴位上，说明选穴有问题。当然，针灸医师在针刺时能得神，也能够明显地减轻疼痛，在比较满意的时候也可能出现有感觉、无明显疼痛的情况。有人为了得气，在进针后不停地向一个方向捻转，由于肌肉纤维在针体上缠绕而产生一种滞针感，于是误认为这就是古人所说的"如鱼吞钩"。其实"如鱼吞钩"是针下的一种沉滞感，这种感觉的产生是由于穴位处呈现紧张状态（只有这样才能够出现调动和调整气血的力量），而肌肉纤维缠绕不会有紧张的力度，产生不了调动和调整气血的力量，所以应该区分滞针和得气两种完全不同的"如鱼吞钩"感；也不宜用很大的力度、捻转很大的角度，使患者产生疼痛，以此作为得气感。由于过分的疼痛，经络的气机就会散乱，而与得气的聚气根本不同，也达不到得气的效果。

2. 得气时患者的感觉　针感包括患者的感觉——主要有酸、麻、胀、重、凉、热、触电感、跳跃感、蚁走感、气流感、水波感和不自主的肢体活动，医者的感觉——主要是医者手下可感知的沉、涩、紧或"如鱼吞钩"的感觉。隐性针感少有研究，陈佑邦曾提出"辨隐性得气"，如有的患者得气感不明显，或没有什么得气感觉，而经过一段时间的治疗后，病情却逐渐好转，或者在治疗时病痛即刻消失，就是对隐性针感的叙述。田道正提出了"隐性针感"的概念（针感得气相等），而且认为相较陈佑邦提出的"隐性得气"，隐性针感概念更合适。

（三）得气、未得气时的操作

养精蓄锐是得气的基础。《灵枢·终始》说："男内女外，坚拒勿出，谨守勿内，是谓得气。"也就是通过男女有别，减少接触，使精气不流失，才有得气的基础。耐心用针，反复琢磨各种情况是得气必须经过的阶段。《灵枢·九针十二原》说："刺之而气不至，无问其数。刺之而气至乃去之，勿复之。"说明针刺不得气的时候要用针寻找气机，不要考虑针刺的次数、时间，而得气以后，则马上停止动作，不要再移动针体，否则会失气。《标幽赋》云："既至也，量寒热而留疾；未至也，据虚实而候气。"经气已至，慎守勿失，应根据病候的寒证、热证、虚证、实证及患者的体质等具体情况，决定留针与否，寒证、虚证宜留针，热证、实证不宜留针。气不至时，采用不同的候气法静留以待气至，或施行进退、提插的针法以催气。窦氏秉承了《灵枢》的宗旨。得气可指导补泻手法。

《灵枢·九针十二原》说："虚实之要，九针最妙。补泻之时，以针为之。"在检索"得气"和"气至"的相关条文中，涉及的补泻方法有四类：呼吸补泻、提插补泻、徐疾补泻及迎随补泻。其中尤以呼吸补泻论述最多，以下分述各家。

1. 呼吸补泻　《素问·离合真邪论》说："吸则内针……呼尽乃去，大气皆出，故命曰泻……呼尽内针……候吸引针，气不得出……故命曰补。"以泻法为例，唐代医家王冰在《素问·离合真邪论》

引用了呼吸泻法的描述"吸则转针，以得气为故，候呼引针，呼尽乃去，大气皆出，故命曰泻。"

2. 提插补泻 清代医家丁锦在《古本难经阐注》中对此做了具体的说明："此言补泻用针之法也。欲补，从卫取气浅针之，俟得气乃推内针于所虚之处；欲泻，从荣置气深针之于所实之处，俟得气引针泄之。"按捺或伸提是提插补泻法的基本动作，后世寒热补泻各法都由此发展而来。杨继洲《针灸大成·针有深浅策》在《难经》的基础上针对疾病寒热进行了补泻手法的改良，即："先寒后热者，须施以阳中隐阴之法焉。于用针之时，先入五分，使行九阳之数，如觉稍热，更进针令入一寸，方行六阴之数，以得气为应。其先热后寒者，用以阴中隐阳之法焉。于用针之时，先入一寸，使行六阴之数，如觉微凉，即退针，渐出五分，却行九阳之数，亦以得气为应。"

3. 徐疾补泻 《灵枢·九针十二原》说："徐而疾则实，疾而徐则虚。"《灵枢·小针解》解释为："徐而疾则实者，言徐内而疾出也；疾而徐则虚者，言疾内而徐出也。"明代医家张介宾的《类经·用针虚实补泻》、吴崑的《黄帝内经素问吴注·针解篇》及清代医家高士宗的《黄帝素问直解·针解论》均对此有所阐述，如《类经》中载："针下得气已盛而徐出之，则经脉无伤，疾按之则真气不泄，此补法也，故能实。若针已及病而疾出之，徐按之，则菀滞行，邪气去，此泻法也，故能虚。"

4. 迎随补泻 杨继洲在《针灸大成·三衢杨氏补泻》中载有："得气以针头逆其经络之所来，动而伸之，即是迎；以针头顺其经脉之所在，推而内之，即是随。"

（四）得气与疗效的关系

《灵枢·九针十二原》曰："至而有效，效之信，若风之吹云，明乎若见苍天气。"《灵枢·终始》曰："浅而留之，微而浮之，以移其神，气至乃休。"《灵枢》强调得气的重要性，气至后效果明显，如风吹云，显而易见，并以得气为度、得气即止。《标幽赋》既强调行针必以得气为要，又云："气速至而效速，气迟至而不治。"这是窦氏对得气与疗效的关系的高度概括，得气迅速疗效就好，得气缓慢疗效就差，不得气则无效。泻法是为了使病气虚，泻法操作后，虽然患者脉象大小和治疗前差不多，但只要脉象和软不坚硬，即有效，若脉象同治疗前一样坚硬，虽然医者说治疗后疾病能够痊愈，但实际病邪并没有被清除。补法是为了使正气实，补法操作后，虽然患者脉象大小和治疗前差不多，但只要脉象较治疗前饱满了，即有效，若脉象同治疗前一样不够饱满，虽然医者说疾病快好了，但实际病邪并没有被清除。所以说补法是为了使正气充实，治疗后脉象一定要饱满起来；泻法是为了使邪气虚弱，治疗后脉象一定要和软不坚硬，只要达到这样的效果，病痛虽然没有针刺后即刻消失，但是病邪已经在逐渐衰退了。可以此判断预后。在临床上总结出临床疗效的好坏与得气的快慢关系密切，得气快的患者，往往正气旺盛、气血充盈，针刺治疗时效果较好、预后较好；得气慢的患者，往往正气虚弱、气血亏虚，针刺治疗时效果较差，预后不好。

历代针灸医家对得气极为看重，《针灸聚英》曰"气至病已"；《类经·九针之要》、《黄帝内经灵枢集注·小针解》及《黄帝内经灵枢注证发微·九针十二原》皆要求"针以得气，密意守气勿失也"。正是基于此，我们才认为得气在传统针刺治疗中具有无可替代的重要作用，是传统针刺的基石、骨架与血肉，犹如中医治疗中的理法方药。贯穿于整个针灸诊治过程中的得气，便是传统针灸治疗的理法。明其理，循其法，方得方与药。因此，无论在临床操作还是科研中得气都是不可缺少的核心成分，抛却"得气"谈传统针刺将是无源之水、无本之木，失去了针刺治疗的真正意义。基于文献整理研究，制定合理可行的操作标准与评价标准将是未来工作中的重要内容。

第四节 探《灵枢》痛证的治法

痛证包括以所有疼痛为主要表现的各种病证。《内经》对其病因病机的描述有寒邪、热邪、风寒湿、气逆、瘀血、寄生虫和脏腑亏虚等，但主要不离"不通则痛"和"不荣则痛"两种。《灵枢·周痹》曰："风寒湿气，客于外分肉之间，迫切而为沫，沫得寒则聚，聚则排分肉而分裂也，分裂则痛，痛则神归之。"指出寒邪侵犯血脉而引起的疼痛，是由于寒性凝滞，气血行而不通，或寒性收引，导致经脉收缩，故不通则痛。血病致痛多因瘀血，《灵枢·厥病》"头痛有所击坠，恶血在于内"就是说瘀血引起，血瘀气滞，气血不痛，不通则痛。除六淫、气血不畅致痛外，胃肠受实积或有形之邪所塞，亦可出现"不通则痛"。如伤于食者，胃肠为六腑，六腑传化物，以通为用，故食物或糟粕留于胃肠之中，不得下降则可出现胃肠腹痛。《灵枢·厥病》"肠中有虫瘕及蛟蛕……心肠痛。"提出寄生虫引起的疼痛，虫为有形之体，虫体汇聚，窜动攻冲作痛。"不通则痛"致痛原因较多，而"不荣则痛"主要是气、血、阴、阳不足导致机体失养作痛，诸如经后血虚腹痛、阳虚腰痛等失养作痛。

（一）头痛

1. 寒邪头痛 《素问·奇病论》曰："帝曰：人有病头痛以数岁不已，此安得之？名为何病？岐伯曰：当有所犯大寒，内至骨髓，髓者以脑为主，脑逆故令头痛，齿亦痛，病名曰厥逆。帝曰：善。"提到两种情况，一是寒邪直伤头部引起头痛又或寒先伤骨髓，后逆于脑，皆可致痛。头痛特点除见主症头痛外，亦见寒象，如恶寒、不渴、苔白等，且可见腰腿冷痛，背常恶寒、后头痛，病机为寒凝瘀滞。寒凝使头部气血不通，故痛，且遇寒痛甚，遇热痛减，又因齿为骨之余，寒邪上犯，故牙齿亦受其害；脑为髓之海，髓由肾精所化而后充于脑，今寒证犯内至骨髓，致头脉不通而痛。《灵枢·经脉》曰："足太阳之脉是动则病冲头痛，目似脱，项如拔，脊痛，腰似折。"《灵枢·厥病》曰："真头痛，头痛甚，脑尽痛，手足寒至节，死不治。"上述两条经文均指出寒邪侵犯人体，导致头痛，但分外邪袭表和寒邪直中髓海之不同。寒邪伤人，入足太阳之脉，经脉循脊而行，故脊痛腰似折，治以葛根汤。如见脑尽痛而手足寒至节，且又见恶寒无汗、少精神、脉细等症状，是少阴病。治疗头痛病证时，有些头痛不能取远端的腧穴，如打击跌落下坠，使恶血留存于头部组织。如若有肉伤，疼痛不已，可以针刺伤痛部位，却不可以远取穴。头痛不可针刺的类型，是由一些严重的痹证所引起的，假如每天都发作，针刺只能稍为减轻症状，无法根除。偏头痛半侧发凉者，治疗时应该首先施针于手少阳三焦经、手阳明大肠经的穴位，然后施针于足少阳胆经、足阳明胃经的穴位。

2. 热邪头痛 《素问·刺热》曰："肝热病者，小便先黄，腹痛多卧，身热，热争则狂言及惊，胁满痛，手足躁，不得安卧……其逆则头痛员员，脉引冲头也"、"心热病者……烦闷善呕，头痛面赤，无汗"、"脾热病者，先头重颊痛，烦心，颜青，欲呕，身热，热争则腰痛不可用俯仰，腹满泄，两颔痛"、"肺热病者，先渐然厥，起毫毛，恶风寒，舌上黄身热。热争则喘咳，痛走胸膺背，不得大息，头痛不堪，汗出而寒"。此述是热伤内脏引起的头痛，"头痛不堪"是指头痛如刀劈，且每遇热加重，得寒稍减，病机多与肺、肝、胃三脏有关。肺热者，"喘咳，痛走胸膺背，不得大息"；肝热者"胁满痛"；胃热者"欲呕，腹满泄"。并"身热"、"舌上黄"、"小便先黄"几种证候为热邪伤人之共症。治疗时以"热者寒之"、"高者抑之"为原则，选用辛苦寒的药物，针灸亦以泻法为主，多选用三阳经之穴位，并可酌情使用刺络清血之法，以泻热外出。

3. 太阳经头痛 《灵枢·经脉》"膀胱足太阳之脉，是动则病冲头痛，目似脱，项如拔"和《灵枢·厥病》"厥头痛，项先痛，腰脊为应，先取天柱，后取足太阳"都是指邪犯足太阳经脉，邪气循经上逆，故头项痛，腰脊相应。治疗上以太阳经为表，多用祛风散寒的方药或穴位。方药治疗上，张景岳对《灵枢·经脉》"膀胱足太阳之脉，是动则病冲头痛，目似脱，项如拔"的理解是"足太阳支者从巅下行，还出别下项，循肩髆内，是为病"，认为治疗应以葛根汤为主。针灸治疗上仍以足太阳膀胱经为主，可先取天柱，再取足太阳下俞穴昆仑，以"上病取之下"导上部病邪下行，以治在上之疾病。又《灵枢·杂病》曰："项痛不可俯仰，刺足太阳；不可以顾，刺手太阳也。"提出项部乃手足太阳所行之处，外邪易侵而致项痛。故杨太素说："足太阳脉行项，故不可俯仰居之。手太阳脉行项左右，故不得屡取之也。"所以足太阳膀胱经脉受病邪时，常取天柱、昆仑等，手太阳小肠经脉受病时，取后溪以疏风通络。

4. 阳明经头痛 《灵枢·厥病》"厥头痛，面若肿，起而烦心，取之足阳明太阴"和《素问·腹中论》"病热而所痛者，病热者阳脉也，以三阳之动也，人迎一动少阳，二盛太阳，三盛阳明，入阴也，夫阳入于阴，故病在头与腹，乃膜胀而头痛也"，虽有提及不同经脉犯病致头痛，但都是以阳明为主，并有里气不和之症，表里不痛，故病头痛。《素问》又曰："头痛耳鸣，九窍不利，肠胃之所生也。"指出"肠胃之所生"的头痛，主要由于厥气上逆。阳明于上，常因胃火上冲或胃肠食滞，浊气上逆引起。胃火上冲之头痛，多伴头胀面赤，舌红多黄，脉洪；胃肠浊气所致者，多见便秘、腹胀、苔厚等。足阳明经脉循行于面部，故其邪气致病，除有头痛主症外，亦会出现面肿、心烦等症，治疗用穴只循经取穴，当用泻法即可，如足三里、解溪等。以泻法、疏法疏导足阳明上逆之经气，经脉畅行，诸症自解。

5. 少阴经头痛 《灵枢·厥病》曰："厥头痛，贞贞头重而痛，泻头上五行，行五，先取手少阴，后取足少阴。"是指肾病头痛，病机多因下虚上实，治疗可根据《灵枢·终始》"阴虚而阳盛，先补其阴，后泻其阳而和之"的原则，法宜补肾，泻上补下；《素问·五脏生成》曰："是以头痛巅疾，下虚上实，过在足少阴，巨阳，甚则入肾。"论述肾经、膀胱经产生的头痛，亦由于肾虚之来。肾虚头痛的特点是：久病头痛，其痛隐隐，遇劳或色而发。《灵枢·五乱》"清气在阴，浊气在阳，营气须脉，卫气逆行，清浊相干乱于头"和上文相应，都是指清浊气相干，经气逆乱于上，肾虚于下，不能上制于心，心火上炎冲于头，出现头痛，针灸治用头上二十五穴，以"越诸阳之热厥，再取手少阴心经和足少阴肾经的穴位，消心火，滋肾阴，使其水火相济"，此即所谓"泻南补北"之法。

（二）心胸痛

《灵枢·经脉》"心手少阴之脉，是动则病嗌干心痛渴而欲饮"和《灵枢·邪气脏腑病形》"心脉微急为心痛引背，引不下"，均指出心肺居于胸中，故胸部疼痛必然与心、肺二脏关系密切，但由于经络循行，也可由他脏所致。

1. 心病胸痛 《素问·脏气法时论》曰："心病者，胸中痛，胁支满，胁下痛，膺背肩甲间痛，两臂内痛……取其经，少阴，太阳，舌下血者，其变病，刺郄中血者。"说明心病产生的胸痛，但心者与胸痛何关？除心位于胸中外，心经和心包经脉均于胸中行于脉外，故心失养或邪阻滞可引起胸部疼痛。胸痛的同时，多伴"膺背肩甲间痛，两臂内痛"。"膺"为乳上高处，"甲"同"胛"。小肠经脉循行于肩胛，绕肩胛，交肩上；心经起于胸中，循臂内后廉。当心脉不通，"肩胛间"和"臂内"必痛。《灵枢·五邪》曰："邪在心，则病心痛，喜悲，时眩仆，视有余不足，可调之其输也。"就是心络受邪而心痛，心气虚，神志方面必出现如喜悲、时眩仆等症，治疗则根据"独其经于掌后锐骨之端"，使用神门穴调其虚实，现代临床上常用于治疗冠心病（冠状动脉粥样硬化性心脏病，简称冠心病）。《灵枢·经脉》曰："手心主之别，名曰内关，去腕二寸，出于两筋之间，循于心经，系于心包，络心系，实则心痛，虚则头强，取之两间筋也。"指出内关治疗心痛。这两条经文分别指出神门和内关二穴治疗心病。在临床上，两穴均是常用穴，但内关多治实证，神门多治虚证。

2. 肺病胸痛 《素问·刺热》曰："肺热病者热争则喘咳，痛走胸膺背，不得大息汗出而寒。"论述了肺病胸痛的机制，其主要是由肺痰热壅塞而致，其是主症，亦可为兼症。因是瘀热，所以治应清肺化瘀宽胸。《灵枢·杂病》"心痛，但短气不足以息，刺手太阴"，《灵枢·厥病》"厥人痛，卧若徒居，心痛间，动作痛益甚，色不变，肺心痛也，取之鱼际、太渊"，都是指肺病导致的心痛。肺主一身之气，司呼吸，为心之华盖，且气能行血，如今邪在肺，肺气则虚，虚而血不运，故心络阻碍则病心痛，病虽表现心病证候，但治疗应以肺经鱼际、太渊等为主，以调理肺气之气机。

3. 肾虚胸痛 《素问·脏气法时论》曰："肾病者虚则胸中痛，大腹，小腹痛，清厥，意不乐。取其经，少阴，太阴血者。"指肾阳虚而作胸痛，若肾经失温作寒，心阳失去温煦，脉寒则凝，凝则痛，且阳气不升，浊阴不降，亦加重了胸痛。且依经文中"大腹，小腹痛，清厥，意不乐"等表现分析，肾阳不足，致中、下二焦及肾经失去温养而生寒，寒则痛，故腹痛，肾阳不温四肢，故四肢厥冷。《灵枢·厥病》指出"心痛，与背相控，如从后触其心，伛偻者，肾心痛也。先取京骨、昆仑，发狂不已，取然谷"，《灵枢·杂病》指出"心痛引腰脊，欲呕，取足少阴"，本条指肾病所致的心痛，足少阴肾经脉上贯于肝膈，走于心包，若邪犯之，则上逆而心痛，故刺肾经，刺出血，以泻其邪气。又肾主骨生髓，与膀胱相表里，腰又为肾之府，后背为肾脏经所过，故肾心痛，多牵引腰背，弯曲不伸等。

（三）胃痛

《灵枢·邪气脏腑病形》曰："胃病者，腹胀，胃脘当心而痛，上支两胁，膈咽不通，食饮不下，取之三里也。"《灵枢·经脉》曰："脾足太阴之脉是动则病胃脘痛，腹胀善噫，得后与气则快然如衰，身体皆重。"治疗此类病，临床上多以足三里、中脘、内关三穴组方，足三里为足阳明胃经之合穴，正如《灵枢·本输》所说"六腑皆出足之三阳，上合于手者也"，其有和胃降浊之效。

（四）腹痛

1. 寒邪腹痛 《素问·举痛论》"寒气客于小肠，小肠不得成聚，故后泄腹痛"和"寒气客于胃肠之间，膜原之下，血不得散，小络急引故痛，按之则血气散，故按之痛止"所述之病，根据《灵枢·五邪》"邪在脾胃阳气不足，阴气有余，则寒中，肠鸣，腹痛皆调于三里"，使用针加灸，取足三里、天枢、三阴交等穴。其中足三里系胃经的合穴，在《四总穴》和《马丹阳十二穴歌》中都是重要的穴位，可治一切胃肠疾病，此因胃经络脾，直行自缺盆向下至脐腹，故"经脉所过，主治所及"。

2. 热邪腹痛 《素问·举痛论》曰："热气留于小肠，肠中痛，瘅热焦渴，则坚干不得出，故痛而闭不通矣。"《素问·至真要大论》曰："岁少阴在泉，热淫所胜……民病腹中常鸣，气上冲胸……少腹中痛，腹大。"仍以足三里为主穴，但此因热邪多在胃腹，故再加天枢合为主穴，《灵枢·杂病》曰："腹痛，刺脐左右动脉，已刺按之，立已，不已，刺气街，已刺按之，立已。"已说明针刺腹部附近穴位来治疗腹痛，天枢可疏导大肠气机，为治疗肠道疾病的要穴，针刺后再按揉针孔，以使气不上逆，则腹痛可止。

（五）胁痛

胁痛是临床上常见的症状，引起胁痛的常见疾病为肝胆病，原因为肝脉布胁，胆脉循胁。如《灵枢·脏气法时论》指出："肝气实则怒，盖肝为将军之官而志怒，肝气郁不舒怒。"是指肝病所致，除胁痛是主症外，情志不畅、郁怒、善太息等亦是常见兼症。如肝气郁结太过，日久化火目赤，头昏，烦躁，不得卧等，如肝热病者热争则狂言及惊，胁满痛，手足躁，不得安卧，刺足厥阴、少阳。《灵枢·五邪》曰："邪在肝，则两胁中痛，寒中，恶血在内，行善掣节，时脚肿，取之行间以引胁下，补三里以温胃中，取血脉以散恶血，取耳间青脉，以去其掣。"就是指肝气郁久成瘀，其胁痛部位固定，有刀刺感，且日轻夜重。胁痛多由肝气而致，故针灸取穴多主足厥阴肝经，除肝经外，胆经亦是常用经脉，如《素问·脏气法时论》曰："肝病者，两胁下痛引少腹，令人善怒，虚则目䀮䀮无见，耳无所闻，善恐，如人将补之，取其经，厥阴与少阳，气逆则头痛，耳聋不聪，颊肿，取血者。"提出治疗胁痛，当以疏泄厥阴、少阳之气为主。足厥阴肝经布于胁肋，抵于少腹，故肝病两胁胀痛；肝志怒则善怒；肝开窍于目，病则目视不明；肝与胆相表里，胆脉从耳后入耳中，虚则耳无所闻。针刺二经之穴，虚则补之，实则泻之。《灵枢》中指出肝脉布两胁，故肝气郁阻经络，则两胁中痛，肝藏血，肝主筋，肝郁则血不藏，筋脉失养，关节失利而脚肿，针刺行间以疏肝解郁行血，再针刺足三里以温中散寒，若有血络瘀阻，更在耳后取青脉的瘈脉穴。

针对"不荣则痛"的治疗原则，《灵枢·五邪》曰："阳气不足，阴气有余，则寒中，肠鸣，腹痛。"治疗上除单用针法"皆调于足三里"外，更多留针加灸。后世对虚寒痛证多沿用此法则，如《扁鹊神应针灸玉龙经》曰："肾虚腰痛最难当，起坐艰难步失常。肾俞穴中针一下，多加艾火灸无妨。"对虚寒的腹痛，治宜温里养血散寒。不论后世的医家是从针灸还是方药上发展，对痛证的论述都不离此两点。

第五节　寻《金针赋》飞经走气四法的本源

飞经走气四法是泉石心《金针赋》（全名《梓岐风谷飞经走气撮要金针赋》）首次提出的概念，"若夫过关过节催运气，以飞经走气"，其法包括青龙摆尾、白虎摇头、苍龟探穴、赤凤迎源四种手法。"飞经走气"概念在教材中并没有给出明确的解释，对其内涵的理解也有不同的阐释。飞经走气四法是《内经》调气、导气理论的具体运用和发展。此四法具有促进针感通经过节、趋达病所的作用，是通经接气的催气手法，适用于经络气血阻滞、经气不能通关过节者。

飞经走气是青龙摆尾、白虎摇头、苍龟探穴、赤凤迎源的合称。青龙、白虎、朱雀、玄武是四方之神。东之青龙，西之白虎，南之朱雀，北之玄武，黄为中央正色。这些名称出现在明代之前，就是说早于徐凤的《针灸大全》。

何谓"飞经"，何谓"走气"，由于操作手法比较繁复，且须积累一定的操作经验才能达到走气，所以，纪老往往将此四法作补泻手法来解释。近代文献也是"指催行经气的一些针刺手法"，即便在明代的一些文献中除了针刺手法的繁简之争，对飞经走气针法亦颇多疑义。近代各家对"飞经走气"的解释各不相同，张缙《针灸大成校释》曰："运用手法使经气循经流注，并送气到病所，叫飞经走气。"安徽中医学院等编著的《针灸学辞典》曰："指催行经气的一些针刺手法。"盛燮荪认为："飞经走气的词义，酷似中国书画笔法中的枯笔露白线条，即书画艺术中的'飞白'，是运用针刺手法，使针下之气迅速地循经远传，在针感传导时呈显性和隐性交相传递的一种现象。"王富春《实用针灸技术》："飞经走气是用于治疗经络气血壅滞之证或关节附近针刺而不得气的针刺手法。"虽然各家对"飞经走气"的解释不同，但其内涵不外乎《内经》调气、导气理论的具体运用和发展。下面对飞经走气四法的具体操作及内涵做具体阐述。

《金针赋》曰："青龙摆尾，如扶船舵，不进不退，一左一右，慢慢拨动。"纪老在临床上的操作运用的是在穴位浅层以针向行气，以摆动针柄为特征的复式手法。是针尖朝病所斜向浅刺，或先深后浅，得气后抵住有针感处，手持针柄左右慢慢摆动（45°），促使针感传导扩散。本法以行气为主，兼能补虚，能促进针感向病所传导，必须在浅层操作，均匀、自然地左右摆动，不可上下摆动，摆动次数为9或9的倍数。龙为阳，此法为补阳之法，故手法应缓慢左右摆动，刺激量小，摆兼按者或回拨法，则刺激强度增大，多用于过关节处，使针感通过关节传入病所，亦可用于针感不太敏感者。《难经》云"当补之时，从卫取气"，在操作中须直针浅刺或卧针斜刺或深刺后提针到浅层，然后做此手法。

纪老解释道：青龙摆尾的操作有摆动针柄和摆动针尖的不同，哪种操作更符合原文的意思呢？可以从龙蛇的行走及"如扶船舵"来找答案。龙蛇之行走必有头尾的摆动，"如扶船舵"是借用行船时对舵的操作来比喻摇针。舵、橹是行船的动力和控制船行方向的要素，不管是掌舵还是摇橹，均不用大幅度摇动，即可控制好船行的方向。由于现有针具弹性的原因，不管是摆动针柄，还是摆动针尖，都可获得针尖和针柄的同时摆动。因此，摆动针柄和摆动针尖两种操作本质上是一致的。这就是"青龙摆尾"、"如扶船舵"所揭示的行针方法的内涵。

《金针赋》曰："白虎摇头，似手摇铃，退方（提插）进圆（捻转），兼之左右，摇而振之。"纪老在临床上操作运用的是在穴位深层左右摇动针身以行气的复式手法，常用白虎摇头法。具体操作是直刺进针至深层，得气后捻转提插，并将针快速左右摇动，边摇边提针；同时，用手按压病所远端，促使气至病所。郑魁山白虎摇头法具体操作是进针至深层，得气后退针，随患者呼吸摇动针体，左转一呼一摇，呈半圆形，由右下方摇进至左上方（进圆）；右转一吸一摇，呈半方形，由左上方摇退至右下方（退方）。本法行气泻实、化痰降火，治疗实证、热证。如癫狂，取内关、丰隆，施白虎摇头法。本法必须在深层得气后施术，摇动针身时用力均匀自然。白虎摇头法有摇铃和摇橹两种操作。摇铃者，摇动时动作均匀，在摇到左右的终止时有一瞬间的停顿；摇橹者，左右呈弧形摆动，且在摇出与收回之间有一个稍做停顿并翻转抖动的动作，以增加针刺效应。"摇者，疾速之义"，"振者，抖动也"，故与"青龙摆尾"相比，此手法在操作过程中速度要稍快、幅度更明显，以拨动针感区的组织，增强或控制针感。

纪老强调白虎摇头的操作重在理解"退方进圆"、"似手摇铃"及"摇而振之"的内涵。对于"方"、"圆"的理解有三种：补泻之意、针柄的运动轨迹及提插之意。现有教材认为，"方"、"圆"均指针体运动的轨迹。有医家认为"方"指左转、插针，"圆"指右转、提针，如汪机《针灸问对》曰："进则左转，退则右转，然后摇动是也。又云……行针之时，插针地部，持针提而动之，如摇铃之状，每穴各施五息。退方进圆，非出入也，即大指进前往后，左右略转，提针而动之，似虎摇头之状……"有医家由此认为白虎摇头主要由提插捻转和摇法组成。白虎摇头中"方"、"圆"的操作术式，要结合"似手摇铃"、"摇而振之"的动作内涵来理解。"摇铃"时"摇"须配合"振"的动作，《广雅·释诂一》曰："振，动也，当动词，奋力挥手。"摇铃时可以使铃的击打锤呈弧线（圆）与直线（方）的轨迹来撞击铃壁，可以是前后（进退）的击打，也可以是左右的击打（兼之左右），但在进退的末端都要配合"振腕"动作。因此，白虎摇头操作时摇动针柄，弧线（圆形的构成）与直线（方形的构成）的轨迹结合，可以是在前后或左右的方向上摇动，在方向转换时配合振动动作。这样分析，郑魁山教授的白虎摇头针法比较符合《金针赋》的原意。其操作运用的是在穴位深层左右摇动针身以行气的复式手法。

《金针赋》曰："苍龟探穴，如入土之象，一退三进，钻剔四方。"纪老在临床上操作运用的是以搜法和徐疾补法相结合的复式手法。"一退"指退针时直接从深层退至浅层；"三进"指进针时如龟探穴，即从浅层缓慢逐层深入，"三"并非指具体数字，而是强调分层缓慢进入的趋势；"四方"包括"钻"的方向（即行针的各个方向）和"剔"的方向（在钻的方向基础上作拨动手法的各个方向），此处的"四"亦非指具体数字。新世纪教材苍龟探穴法具体操作是直刺进针得气后，从深层依次退至浅层皮下，按上、下、左、右顺序斜刺进针，向每一方向针刺时都必须分浅、中、深三层缓慢搜寻针感，依上法反复行针，以获取最佳刺激量。六版教材苍龟探穴法是将针刺入穴位得气后，先退至浅层，然后更换针尖方向，前后左右多向透刺，浅、中、深三层逐层加深，从不同方向寻找最佳针感。此法具有行气止痛、通经活络、益气补虚的作用，可用于痛证、瘫痪及经气不足而针感迟钝者。如梨状肌综合征，可在局部施术；中风偏瘫，可在肩髎、环跳等穴施术。

纪老表示苍龟探穴的操作重在理解龟入土时的动作："探"、"钻"、"剔"。"探"有"寻"之意，表明手法重点在于探寻；"钻"，进入；"剔"，本义"分解骨肉，把肉刮下"。龟入土时，头往土里钻，爪往后刨土，反复进行。"三进"探钻，"四方"钻剔。《针灸问对》的操作方法还要配合捻转，"将针似龟入土之状，上下左右探之。上下，出内（纳）也；左右，捻针也"，捻针，带有典型的"探"、"钻"、"剔"动作。

《金针赋》曰："赤凤迎源，展翅之仪，入针至地，提针至天，候针自摇，复进其原，上下左右，四围飞旋。"《针灸问对》发展为"下针之时，入天插地，复提至天，候气入地，针必动摇，又复退至人部，持住针头，左盘按而捣之，如凤冲摆翼之状，盘而捣者，行络脉也"，增加了盘按捣法。纪老在临床上操作运用的是以飞法为特征的复式手法。先将针直刺入深层；得气后上提至浅层，摇针候气；再插入中层，然后捻转提插，一捻一放，促使针感扩散传导。《针灸问对》中的"左盘按而捣之"，"捣"属于上下"扇动"的动作，捻后放开手指如展翅之状，下插的趋势消失，借惯性自动弹起向上，如赤凤飞翔时翅膀上下扇动。此法具有行气通经的作用，用于痛、痹、痿、瘫。如肩周炎，取健侧条口穴或上巨虚，施赤凤迎源法，并配合患部运动（互动针法）。本法必须在肌肉丰厚处操作，浅、中、深三层都必须得气，重在中层施术，四周飞旋时动作要自然协调。

对于赤凤迎源的操作，纪老强调重在理解"展翅之仪"、"复进其原"和"四围飞旋"的内涵。赤凤是传说中的神鸟，北周庾信《道士步虚词》曰："赤凤来衔玺。青鸟人献书。"源，指水流所从出的地方，"赤凤迎源，展翅之仪"描写的是赤凤展开翅膀迎着水源起舞的样子，故此法又称凤凰展翅。"展翅之仪"的"仪"，指外表或举动，即赤凤翅翼上下扇动、左右翻飞的样子。"上下左右，四围飞旋"指赤凤展翅自由而自如的状态。"复进其元"的"元"当起始讲，也可当元气讲，还当天、人、地三部之人部讲。"入针至地，提针至天，候针自摇，复进其元"，体现在操作上，应是针插入至地，再上提至天，待针得气摇动时，稍进人部，再行"展翅之仪"。"展翅之仪"有形似，有神似。教材所说"用拇指肚及食指第一节桡侧由下而上沿针柄的一搓一放"，这是形似，仅仅将针尖左右摆动丝毫，此即神似。可以看出，赤凤迎源手法主要由三才法、提插捻转法和飞法组成。

"飞经走气"四法是当今针灸临床常用的催气、行气手法。青龙摆尾浅层斜刺，针向病所，行针尾摆动，为卧针而摇，有浅部催气、行气的作用；白虎摇头深层直刺，提插捻转结合摇振，为直针而摇，有深部催气、行气的作用；苍龟探穴向前后左右四方透刺，且每一方向又分天、人、地三层由浅入深地操作，有上下催气、四方行气的作用；赤凤迎源分天、人、地三层操作，但仅在人部行提插捻转结合飞法，为上下、浅深搜气和行气法。在上述四法的行施过程中，为了加强手法的效果，使气感能向病所传导，宜配合循、按、爪、切、刮等法，如《金针赋》所言："若关节阻涩，气不过者，以龙虎龟凤通经接气大段之法，驱而运之，仍以循摄爪切，无不应矣。"而其中尤以按法为要，以达到按之在前，使气在后，按之在后，使气在前。虽然后世医家结合九六、呼吸等补泻法而提出龙补虎泻和凤补龟泻，但临床单纯取其补泻之意而用之则为数不多。

针刺获得疗效的关键是手法，飞经走气手法是针灸界有代表性的手法。《金针赋》四种手法通过形象化的动作描述（如摆尾、摇头、探穴、展翅等）来表现这些手法的操作要点，临床应用意义重大。纪老说，针灸治疗疾病，不但补泻手法要到位，还要依据腧穴的部位来进行补泻，在肌肉丰厚的地方可以施行提插补泻，重插轻提为补，轻插重提为泻；在皮薄肉少的地方（如头部、面部）就应该施行捻转补泻，拇指向前用力、向后不用力为补法，拇指向后用力、向前不用力为泻法；此外，还要注意针刺角度、频率和刺激量的问题。针刺角度大、频率快、刺激量强为泻法；针刺角度小、频率慢、刺激强度弱为补法；而角度适中、频率适中、刺激强度适中就是平补平泻。另外，轻重刺激还要依据患者的耐受程度而定，经络敏感之人，轻刺激就有很强的感觉，经络不敏感之人，重刺激感觉仍然很弱。因此，在临床上要依据不同情况，灵活运用。纪老强调"飞经走气"四法操作必须都在得气层操作，"气至而有效"，在"气未至"时任何手法都不会起到良好的临床疗效。

第六节 思标本根结与穴位的深层关系

经络学说从人体经络系统方面阐述了生理、病理与脏腑气血的相互联系、相互影响，也是中医基础理论中不可缺少的重要组成部分，它将人体的脏腑气血和四肢百骸看成一个有机的整体进行探索研究。纪老师认为，十二经脉循行首尾相连，气血运行如环无端。而经络理论中标本根结纵横分布，则从另一个方面说明经络分布和经气循行的形式是多种多样的。

《灵枢·根结》云："奇邪离经，不可胜数，不知根结，五脏六腑，折关败枢，开阖而走，阴阳大失。"《灵枢·卫气》云："然其分别阴阳，皆有标本虚实所离之处……能知六经标本者，可以无惑于天下。"在此指出掌握标本根结理论的重要性。马玄台注："脉气所起为根，所归为结。"张隐庵注："根者，经气相合而始生；结者，经气相将而归结。"《灵枢·根结》指出根结的具体部位："太阳根于至阴，结于命门。阳明根于厉兑，结于颡大。少阳根于窍阴，结于窗笼。太阴根于隐白，结于太仓。少阴根于涌泉，结于廉泉。厥阴根于大敦，结于玉英，络于膻中。"谨守《内经》本义，论证了手六经之根结具体部位："手太阴根于少商结于中府；手厥阴根于中冲结于天池、腹中；手少阴根于少冲结于巨阙；手阳明根于商阳结于迎香；手少阳根于关冲结于窗笼；手太阳根于少泽结于命门（睛明）。"在上述已知的根结内容中，能够发现每一经的根结都有其明显的分布规律，而其中十二经脉分别根于各自所属经脉之井穴。根结循经而走，特别强调以四肢为经气的始发点，以上达头、胸、腹、背为终点的联系特点，其中结部且与十二经脉的终点也是不完全相同。在根结理论的表述中，根穴具有的两个特点是：一是同在四肢末端部位，二是同治上端头、胸、腹部病证。就在一条经络上而言，这两处的特点是类似于都在本经的两端。根结理论独特之处是，不仅归纳了在腧穴部位所在位置的共性，而且在其主治病证的共性方面也予以归纳总结。根结理论以其所特有的形式表达出经络上某些特定腧穴的主治规律，也是经络腧穴理论不断发展完善所达到的另一形式。但是根结理论不同于一般经络上的腧穴，有其所特有的性质，一方面，根结理论不能完全对腧穴进行解释；另一方面，根结具有很强的单一指向性，明确地限定了两者之间的极性，在远治作用方面仅限于以下对上，而不能讲以上对下，这与脉络走向存在一致性，所以头身腧穴对身体其他部位的治疗作用实际并不属于根结理论的内涵，是属于经络上腧穴在局部治疗作用的体现，不是根结理论的体现。

《灵枢·卫气》则指出标本的具体部位："足太阳之本，在跟以上五寸中，标在两络命门。命门者，目也。足少阳之本，在窍阴之间，标在窗笼之前。窗笼者，耳也。足少阴之本，在内踝下上三寸中，标在背俞与舌下两脉也。足厥阴之本，在行间上五寸所，标在背俞也。足阳明之本，在厉兑，标在人迎颊颃颡也。足太阴之本，在中封前上四寸之中，标在背俞与舌本也。手太阳之本，在外踝之后，标在命门之上一寸也。手少阳之本，在小指次指之间上二寸，标在耳后上角下外眦也。手阳明之本，在肘骨中，上至别阳，标在颜下合钳上也。手太阴之本，在寸口之中，标在腋内动也。手少阴之本在锐骨之端，标在背俞也。手心主之本，在掌后两筋之间二寸中，标在腋下三寸也。"由此可以看出，十二经的本部及足六经的根部，全在四肢肘、膝关节以下，其标部和结部在头面和躯干，其中六阳经的标部在头面，六阴经的标部在胸部募穴或背俞穴及其附近。足六经之根皆为各经的井穴，足三阳经结在头面，足三阴经则结在胸腹部。这为后世经络辨证及配方选穴奠定了理论基础。从上述标本理论中可以看出，标本更重要的是部位而不是具体穴位，标本的"本"部范围在内容上常常比较大，不像"根"那样是专指井穴；而标本的"标"部，也不像"结"那样是具体的腧穴，而更倾向于指较广的部位。其理论多强调两端部位的作用，不强调某一具体的穴位，所以文中可见"之中"、"之间"、"之端"、"所"等描述，并没有直接谈到经络上具体的腧穴。

经络的标本理论主要用以阐明四肢部与头面、躯干部之间经气循行的升降出入的关系，说明经气聚集与流转的关系，与根结理论相似，同是《内经》中重要的针灸理论。根于《内经》中关于标本理论的论述，标本理论也是中医学辨证论治的通用理论之一，故有《灵枢·卫气》云"能知六经标本者，可以无惑于天下"，在此，纪老师强调了标本理论在中医基础理论与治疗上的重要性。

标本根结在阴经和阳经中的分布：十二阴经的标部和结部，在胸腹部募穴或其附近，或是在背部背俞穴处，是脏腑经气汇聚之处，说明阴经经气由四肢输注于背部的背俞穴或胸腹部募穴附近，然后对本经脏腑起作用。故临床常根据标本根结理论，用四肢末端腧穴及部位来治疗脏腑疾病，达到治疗根本的目的；纪老师在临床上常用局部背俞穴治疗五脏疾病，以达从阳引阴之效；常选用募穴治疗六腑病，以奏从阴引阳之功，疗效确切。而阳经的标部和结部在头面部，说明阳经之气血常不直接作用于本腑。此外阳气善行，也可以对循行所过之处发生作用，治疗范围比较广。阳经通过六腑下合穴作用本腑，"荥俞治外，经合治内腑……胃合入于三里，大肠合入于巨虚上廉，小肠合入于巨虚下廉；三焦合入于委阳；膀胱合入于委中央；胆合入于阳陵泉。"所以在临床上遇到胃病患者，纪老师常选用足三里来治疗，而且疗效显著。

一、标本与根结之间的联系

由上述标本根结理论可以看出十二经的本部和根部，全在四肢肘膝关节以下，而其标部和结部在头面和躯干。十二经之根皆为各经的井穴，根部也在四肢末端。六阳经结在头面部，六阴经则结在胸腹部；六阳经的标部也在头面部，六阴经的标部在胸部募穴或背俞穴附近。一方面，根结和标本理论之间内容上相近而不相同，根结重在具体位置，而标本指一段经脉，更注重较大的范围；另一方面，两者含义上也不完全相同，根结更表现的是下上极之间的方向性，不可反过来讲，根结专指经脉之根（井穴）对经脉之结（头身部）某器官的治疗作用；而标本更趋向的是两者之间性质属性的不同，强调两端的作用，标本理论包含经气布散的范围。另外，在时间上标本理论出现得更早，根结理论出现得较晚。"下虚则厥，下盛则热痛；上虚则眩，上盛则热痛，故实者绝而止之，虚者引而起之"，标本根结理论在疾病发生和治疗中的作用相互区别而又彼此联系，为后世在经络辨证论治及配方选穴方面奠定了理论基础。标本根结理论与中医学气血、经络腧穴理论也存在密切的联系。

《灵枢·根结》说："不知根结，五脏六腑，折关败枢，开阖而走，阴阳大失，不可复取。"张志聪《黄帝内经灵枢集注》说："奇邪离经者，邪不入于经，流于大络，而生奇病，言邪之变易，不可胜数也。根结者，六气合六经之本标也。"标本根结理论着重强调根本的重要性。纪老师指出，在此理论基础上，将手足的腧穴与头身的腧穴相互配合使用，首尾进针、疏经通络、调气和血可达到治疗疾病的目的。由此，可以对四肢肘膝关节以下腧穴主治病证的范围进行扩充。标本根结理论说明上下两极存在一定的关联性和方向性，是"上病下取，中病旁取"选穴原则的基础。标结部穴位因其靠近头面、脏腑，常广泛地用于局部或邻近脏腑的疾病。根据标本根结理论的方向性，标结部不常用于对下部疾病的治疗，仅以治疗局部疾病为主。纪老师举例说，听会、翳风可以治疗耳聋气闭；颊车、地仓穴治疗面瘫所致的口眼㖞斜；伤风项背疼痛可针风府；头晕目眩，可刺风池；肾虚腰痛可补肾俞。标结部穴位也有前后配穴的应用，尤以背俞穴和募穴配合治疗相应脏腑疾病常用。如胁痛不得卧，胸满呕无所出，可以针胆俞、章门为主；胸闷不舒可用中府、意舍；咳嗽不断，针肺俞、天突；哮喘之症顽固，甚者夜卧不安，针天突，艾灸膻中可见效。这些都是纪老师前后配穴法的灵活运用。

二、标本根结与气血之间的联系

气血产生的物质基础及其流转的范围不同，十二经脉经气所处的位置不同，其在经络中流转方式也不完全相同：营气行于脉中，在经脉之间循行而产生经脉气血流注，它活动于整个经脉系统之间；卫气行于表，多强调在其中某一条经脉的运行，有起始亦有终结，它循行多局限在一条经脉之中，适用于标本根结理论，说明四肢末端是该条经脉经气的始发处，强调了经络根结的重要性。

三、标本根结与募穴、背俞穴、下合穴之间的联系

脏腑之气循经流转分别输注于背俞穴和汇聚于募穴，其穴位的位置与相邻的脏腑所处的部位也十分相近。下合穴也是汇足六经之气，上与脏腑之气相承，下与六经原气相合，最后并入脏腑，濡养脏腑。

四、标本根结与气街、四海之间的联系

气街，是经气汇聚，纵横通行所经之路。四肢末端是阴阳经连接汇合之处，也是经气循行的主要脉络，而头、胸、腹、胫四气街，是经气循行的主要路径。十二经络的经气，正常情况下循经而走。经气的流转、分布、聚散，最终归结于脏腑所在的部位。这些部位与标本、根结中的范围是基本一致的。根据气街理论，在头、胸、腹、背部位的腧穴及其附近的位置针灸既能治疗局部疾病又能治疗相关脏腑的疾病。

五、标本根结与背俞穴之间的关系

心包，其经气输注汇聚于胸腹及相应的背俞。因此，胸腹及相关内脏有病，皆可选用胸腹有关腧穴和背俞穴进行治疗。现代研究发现，气街的划分与西医学神经节段的划分是极相似的。从解剖学分析，俞、募穴与相应的脏腑，在经络穴位上所属神经节段与其主治脏腑病的节段在一定程度上存在一致性。如腑会中脘是胃经的募穴，其背部为胃脘下俞，同属胸第 8 节段，主治胃肠病及消化系疾病等。四海是指脑为髓之海；胸为气之海；胃为水谷之海；冲脉为血之海。四海分别位于头、胸、腹、腰背部，与标本根结理论中标结所在的位置吻合。四海所处与十二经脉走行紧密联系，使十二经气血循行内联脏腑、外络肢节的生理功能更加完善。当四海有余或不足时，都会出现相应的临床症状，如《灵枢·海论》"气满胸中"、"少气不足以言"、"腹满"、"饥不受谷食"和"脑转耳鸣，胫酸眩冒"等症状，这是很切合实际的论述。纪老师在临床治疗中应用气街四海理论进行辨证论治，依据通与不通、有余不足的原则在气街、四海相应部位的腧穴施以补泻，对针灸处方治疗疾病具有很好的临床指导意义。

六、在"远道取穴"方面的临床应用

"远道取穴"是根结理论在临床辨证取穴的典型应用。纪老师认为：根据标本根结理论，几乎所有根本部穴位都有治疗头面、胸腹、背等部位病证的作用，而标结部穴位以治疗局部疾病为主，这为远部取穴、近部取穴提供了理论依据，如"肚腹三里留，腰背委中求，头项寻列缺，面口合谷收"、"顶心头痛眼不开，涌泉下针定安泰"等。还可以发挥根本部在临床中其他特殊的作用，如"发热仗少冲、曲池之津"、"刺偏历利小便，医大人水蛊"等。临床中还可用于治疗紧张性头痛，头部取风池、头维、太阳、天柱等，在四肢末端取足窍阴、中渚、昆仑、合谷、厉兑等，其头部为结标，四肢部为根本。在《素问·厥论》中明确指出"阳气起于足五指之表"、"阴气起于手五指之里"，四肢的末端感觉和触觉神经分布密度都比较高，也是阴阳经交接处，有接气通经、交通阴阳之功，所以在一定程度上能治全身性疾病，也具有疏经通络、开窍泻热的功能，有治疗热病、汗证、虚脱、水肿、多梦和癫狂痫等全身性病证的作用，而又与头身特定部位有着密切的关系。所以纪老师在针灸治疗眼疾中，依据其特定的关联性选取相关的根本部穴位进行治疗，常能获得比较满意的疗效。四肢井穴使阴阳之气得以交接，中风患者阻滞之阴阳之气得以通达，肢体运动功能得以恢复。有研究发现，电刺激手指末端的位置在一定程度上对中风后感觉功能的恢复也有效果。四肢末端也是营卫之气通行之道，十二井穴可调整经络阴阳、气血、虚实，开窍醒神，临证如高热、神昏、晕厥等证也多用之以救急。

另外，十二经脉标本和根结的方向是一致的，都是从四肢末端行向头面部或躯干部，六阴经的标部和足三阴经的结部，在胸腹部募穴或其附近，或在背部背俞穴处。说明阴经的经气由四肢作用于本脏，然后再输注于背部的背俞穴或聚积于胸腹部募穴附近。故临床常用背俞穴治疗五脏疾病，以达从阳引阴之效；六腑病常选用募穴治疗，以奏从阴引阳之功。而六阳经的标部和足三阳经的结部全在头面部，说明六阳经之气不能直接作用于本腑，仅能对头面部和外经循行所过之处产生影响，六阳经经过下合穴作用于本腑，故下合穴可以治疗六腑病。

从经脉标本根结的活动规律可以看出标本根结在临床选穴配方中的指导作用，其源均在根、本处，其流在结、标处，这一特点与近代经络研究中四肢末端容易出现感传现象相吻合。所以，进行标本根结理论的研究，对临床选穴配方具有重要的指导作用，为远道取穴提供理论依据。《灵枢·官针》云："远道刺者，病在上取之下。"病在上，取之下，如偏头痛可取足少阳根部穴位窍阴、液门等治疗；病在下，取之上，如偏瘫患者取睛明穴。另外，井穴位于手足之端，为手足六经之根本，具有开窍、醒神、泻热之功，临床常用于急救，治疗神志昏迷等。点刺放血有通行十二经脉、消炎、止痛的作用，如少商点刺放血治疗咽喉疼痛。

此外，标本根结理论还为配穴法提供理论依据。上下配穴法：包括本经上、下配穴，如足少阳胆经的丘墟配听会治疗耳聋；表里经上、下配穴法：如足少阴肾经的照海穴配伍足太阳膀胱经的肾俞穴治疗肾虚腰痛。表里配穴法：如取足太阳膀胱经的睛明穴配足少阴肾经的照海穴治疗色盲。原络配穴亦属此类配穴法，即以先病脏腑的原穴配与其相表里经脉的络穴，十二经的原穴和络穴皆位于四肢肘膝关节以下，如《灵枢·九针十二原》云："五脏有疾者，应出十二原……"络穴则有联络表里两经的作用，"络穴在两经之间，表里皆治"。故原穴与络穴相配治疗脏腑疾病，疗效显著。俞募配穴法：按脏腑所属的背俞穴与募穴相互配合治疗脏腑疾病及与脏腑相关的五体病、五官病。如肺部疾病可取肺俞配合募穴的中府治疗，此种配伍还可治疗过敏性鼻炎和皮肤病。关于标本、根结与俞穴、募穴的关系前已述及，在临床应用中，这种俞穴、募穴相配的应用颇为广泛，且其效甚佳。通过俞穴、募穴位相配，调整脏腑阴阳平衡失调，使其恢复"阴平阳秘"的生理状态。五输穴应用：从六阳经的"根、溜、注、入"可以看出，"根"即为井穴，"注"为经穴，故标本根结理论对五输穴的运用有重要指导意义。井穴为经气所发之处，具有醒神、开窍、清热之功。荥穴为经气所发之处，具有清热泻火的作用，主要用于治疗热性病。输穴为经气所灌之处，有益气化湿止痛的作用，多用于治疗关节疼痛。经穴为经气正盛运行经过的部位，亦为手足三阳经所"注"之处，有通经络散风寒之功，多用于外感咳嗽、气喘。合穴为脉气汇合之处，有调节脏腑功能的作用，多用于治疗六腑病。

最后，纪老师总结说：《灵枢·根结》中的根和结，强调以四肢为出发点，突出各经从四肢上达头、胸、腹相联系的特点，与经脉的起止点不完全相同。标本根结理论对于临床辨证、取穴配方及特定穴的应用具有重要的指导意义，特别值得进一步研究和探讨。

第三章 创一家之言

第一节 谈多针浅刺法的核心思想

多针浅刺针法由纪青山先生通过研究古籍，在临床中反复揣摩应用而提出。多针浅刺针法源于《内经》，是具有悠久历史的针刺方法。纪先生反复阅读《内经》，融合了自身的经验与理解，总结概括出了其独特性，使多针浅刺法独成体系，应用于临床，在特定疾病的治疗上，发挥了显著的效果。

究竟何为多针浅刺法？顾名思义，"多针浅刺法"就是在毫针浅刺的基础上，取穴相对其他疗法较多的针刺方法，是针刺治疗儿科疾病及成人某些疾病初起的主要疗法。可以从以下两个方面理解多针浅刺法，一是理解"多针"，二是理解"浅刺"。"多针"是说纪青山先生针刺使用针的数量多。"浅刺"则有两层含义：一是说针刺的深浅，将针刺深度按部位分为"天"、"地"、"人"三部，进针深度在"天"部；二是对于针刺的部位来讲，针作用于皮肤肌肉浅薄的部位，对于这样的部位无法进行深刺，故而采用浅刺。

一、"多针浅刺法"的思想源流

对于浅刺针法的理解，首要谈到的就是"皮部"，作为浅刺针法的作用部位，对"皮部"的理解一直为中医界所关注，也尤为纪老所重视。

（一）关于"皮部"的位置

《内经》中有关于皮部的论述，当属《素问·皮部论》，其中有述："黄帝问曰：余闻皮有分部，脉有经纪，筋有结络，骨有度量，其所生病各异。别其分部，左右上下，阴阳所在，病之始终，愿闻其道。岐伯对曰：欲知皮部，以经脉为纪者，诸经皆然。"其中所论有皮、脉、筋、骨，其若为病，所见症状也各有不同。后世医家对于其中皮部具体所指，大致分为两类：一是说皮部即指皮肤；二是认为皮部指皮肤及其下的肌肉组织。纪老研习各家之说法，阅读经典，再结合临床，提出"皮部"是指皮肤及其下的脂肪组织。《素问·长刺节论》曰："病在筋，筋挛节痛，不可以行，名曰筋痹，刺筋上为故，刺分肉间，不可中骨也，病起筋灵，病已止。"《说文解字》中说："筋，肉之力也，从肉力，从竹。"从此处可见，筋，即是发力的器官，也就是我们今天所说的骨骼肌，"分肉"是说古时将肉分为赤肉和白肉，赤肉就是我们所见的肌肉，白肉就是脂肪，故"刺筋上为故，刺分肉间"，说的就是针刺在脂肪层之下，在肌肉之上，就是我们说的皮部，按针灸"三才"理论则属天部。

（二）"皮部"的作用

皮部即指十二皮部，我们的经络系统中有正经、有络脉、有经筋、有皮部，它们之间构成复杂的网络系统，网络全身，也联系着人体的内与外，表与里。皮部即是这个系统中位于外层的部分。皮部是十二正经及其络脉在体表相对应的投影及反应区域，是络脉之气汇集的地方。这个概念既说出了皮部的位置，又说出了皮部的作用。而对于皮部作用的理解是我们领会纪老多针浅刺针法的关键。

皮部的作用，简而言之，概括有三：其一，皮部部位表浅，但反映五脏六腑的内在功能状况；其二，皮部为营卫气血通行之地，尤其与卫气关系密切；其三，因其部位表浅，皮部为机体先受邪之地，间接对机体其他部位起到了相对的保护作用。为了方便理解皮部在这些方面的作用，下面将整体对这些作用进行详述。

人体的气血走行由内而外之通道，即是由脏腑而经脉，由经脉而络脉，由络脉而至皮肤表面，然而这个通道也为外邪进入人体提供了道路。《素问·皮部论》中说："皮者，脉之部也。邪客于皮，则腠理开，开则邪入客于络脉。络脉满，则注于经脉。经脉满，则入舍于腑脏也。"即揭示了外邪传至机体的这一通路，皮部—络脉—经脉—脏腑，由表入里，逐层深入，当外邪入侵人体时，首犯皮部，继则循经传入脏腑，故而，皮部受邪而不治，则邪气入内。《素问·皮部论》中记述："视其部中有浮络者，皆其色多青则痛，多黑则痹，黄赤则热，多白则寒，五色皆见，则寒热也。络盛则入客于经。"《灵枢·邪气脏腑病形》关于皮部感觉异常的记载有"面热者……足阳明病"；"小肠病者……当耳前热，若寒甚，若独肩上热甚，及手小指次指之间热"；"膀胱病者……肩上热，若脉陷，及足小指外廉及胫踝后皆热"。后世将此作为五脏六腑之疾在体表的诊断方法，而此处叙述也为皮部与五脏六腑之间的联系提供了依据，也就是说皮部为五脏六腑疾病在体表的反应点，五脏六腑有疾，其查在皮部，其治，亦可取皮部。关于皮部与营卫之气的关系，《灵枢·营卫生会》曰："人受气于谷，谷入于胃，以传与肺，五脏六腑，皆以受气，其清者为营，浊者为卫，营在脉中，卫在脉外，营周不休，五十而复大会。"这是最熟悉不过的关于营卫之气的描述，营气行于脉中，循血气络脉至于浮络，而达于皮部，卫气行于脉外，"循皮肤之中，分肉之间"，通过皮部起着保卫机体、防御外邪的作用，故而对皮部的调节可直接起到调节营卫的作用。

（三）"浅刺"的适用范围

《内经》提供了"多针浅刺"法的理论基础，即对于"皮部"的理解，纪老对于"浅刺"的认识亦出自于此。

《灵枢·逆顺肥瘦》中记述："黄帝曰：刺瘦人奈何？岐伯曰：瘦人者，皮薄色少，肉廉廉然，薄唇轻言，其血清气滑，易脱于气，易损于血，刺此者，浅而疾之……黄帝曰：刺婴儿奈何？岐伯曰：婴儿者，其肉脆，血少气弱，刺此者，以豪刺，浅刺而疾发针，日再可也。"《灵枢·经水》更是提出了关于经脉刺法的深浅，曰："足阳明，五脏六腑之海也，其脉大血多，气盛热壮，刺此者不深勿散，不留不泻……足阳明深六分，足太阳深五分，足少阳深四分，足太阴深三分，足少阴深二分，足厥阴深一分；手之阴阳，其受气之道近，其气之来疾其刺深者皆无过二分。"由此，浅刺就其本身适用人群来讲，无论是瘦人，还是婴儿，都为气血不充盛之人；就其对经脉的适用来讲，"受气之道近，气之来疾"，亦为少气少血之经，可见，浅刺之伤人气血少，甚至不伤及血分，只作用于气分，既无伤人太过，又在作用于"皮部"的同时，起到了调整机体的作用。

二、"多针浅刺"的灵感来源

多针浅刺的针法，纪老的灵感主要来源于《内经》。《内经》中有许多关于针刺方法的记述。下面来谈谈这些针刺方法。

《内经》中具体列举的浅刺针法，集中在《灵枢·官针》中，其中共列举了 26 种具体的针法。这些针法又可分为三种，即为"九刺"、治疗十二经病变的"十二刺"及治疗五脏相关疾病的"五刺"。纪老认真对上述针法进行总结，选取其中的毛刺、半刺、直针刺、分刺、浮刺、扬刺、齐刺作为主要的针刺方法，这些针法有的进针部位较轻浅，针具选用也较细，有的则是针刺数量较多，故而选用多针浅刺的常用针法。

（一）以"浅"为特点的针刺

毛刺，为"九刺之一"，是在皮肤表面进行浅刺的一种刺法。"毛刺者，刺浮痹于皮肤也。"主要治疗病邪居表的"浮痹"，就是皮肤表层的痹病，常用于起针后，在患部表面浅点刺以加强疗效的针法。

半刺，为"五刺之一"，浅刺于皮肤，"半刺者，浅内而急发针，无针伤肉，如拔毛状，以取皮毛，以肺之应也"，是对浅刺针法的描述。同是浅刺针法，但半刺的针刺方法要比毛刺深些，且出针速度也极快，刺入浅，出针快，像在拔毛，并不伤及肌肉。

直针刺，属于"十二刺之一"，"六曰直针刺，直针刺者，引皮乃刺之，以治寒气之浅者也"。直针刺属于一种皮下浅刺针法，其操作是先夹持捏起穴位处的皮肤，然后将针沿皮下刺入而不伤及肌肉，主要治疗寒气较浅的疾病，亦有直对病所之意，故而常被用来透刺穴位，如地仓透颊车，攒竹透鱼腰等。

分刺和浮刺，也被列入了浅刺的范围之内，"分刺者，刺分肉之间也"，指出分刺所刺部位在肌肉之间；浮刺为"十二刺之一"，是斜刺浅刺的一种刺法。"浮刺者，旁入而浮之，以治肌急而寒者也。"浮刺未说明具体的针刺部位，但依据分刺与浮刺的作用，可见其能驱逐肌肉之寒邪，纪老临床选此针法治疗面瘫患者收效颇好，故以其有浅刺勿深以治肌肉寒急之意将其纳入浅刺针法的范围。

（二）以"多"为特点的针刺

扬刺也是"十二刺之一"，"扬刺者，正内一，傍内四，而浮之，以治寒气之博大者也"。扬刺的操作方法为正中刺一针，然后在这一针的前后左右一定距离各刺一针。起名解释为使博大而浅的病邪随多刺之针扬而散之，故名"扬刺"。扬刺治疗寒气在表而引起的局限性疾病，是"因其轻而扬之"治则的体现。

齐刺，也为十二刺的一种，《灵枢·官针》中记载："齐刺者，直入一，旁入二，以治寒气小深者。"操作即是在当病处直下一针，其左右两旁各下一针，齐刺为治疗寒邪所在范围较小但却较深的针法，故不在浅刺的范围讨论，但以其为多针刺，可祛寒邪，故而引起关注。

综上所述，"浅刺"有其由，"多针"亦有其由。纪老指出"浅刺"的主要目的是作用于"皮部"，对皮部的作用因营卫之运行、经络之网络而向内作用于脏腑。明代杨继洲说："百病初起皆起于荣卫，然后淫于皮肉筋脉，是以刺法中但举荣卫，盖取荣卫顺逆则皮骨筋肉之治在其中矣。以此思之，至于部分有深浅之不同，却要下针无过不及为妙。"在外邪侵及人体的最初阶段，浅刺法的应用可调节人体卫气的运行，或可因在"皮部"之病邪未入里时及时阻止。由诸多文献有关浅刺的记载也可见，"多针浅刺"对于祛除未入里的寒邪尤其有作用，如《灵枢·官针》云："所谓三刺则谷气出者，先浅刺绝皮，以出阳邪。再刺则阴邪出者，少益深绝皮，致肌肉，未入分肉间也。已入分肉间则谷气出。故刺法：始刺浅之，以逐邪气，而来血气。后刺深之，以致阴气之邪。最后刺极深之，以下谷气。"这里的叙述，指出了浅刺针法"以逐阳邪，使血气复来"的作用。浅刺于皮肤，可驱逐停留在体表之外邪，使邪不得入内，一定程度上阻止了邪气的内传。既引气血，又祛寒邪，实为用之有源。纪老在解释使用"多针浅刺"治疗一些疾病的原因时说，"多针"即是为了增加刺激量，用浅刺的针法，因人因病施用，达到有效控制疾病的目的。这是对"多针浅刺法"的精准提炼，也是"多针浅刺"针刺方法的核心。

三、针法临证

纪老将多针浅刺法应用于临床，在对经典理论的深入研究中不断扩展"多针浅刺"针法的作用。多针浅刺针法主要用于治疗小儿及成人疾病的初期阶段。

小儿"脏腑娇嫩，形气未充，气血不足"，属于"稚阴未充、稚阳未长"的状态，因为小儿形气未充，卫外不固，外邪久淫易侵入肌肤而致病，故而适于使用多针浅刺法治疗疾病。而对于成人的疾病初期阶段，病邪尚未深入，浅刺针法既可以祛除外邪，又不至于引邪深入，是非常有效的治疗方法。多针浅刺，既可祛肌表之寒邪，又对"气衰血少"之人内在脏腑起到了一定的调整作用。临床上多针浅刺针法常用于治疗小儿腹泻、遗尿、脑炎后遗症、面神经麻痹、皮肤瘙痒症等疾病，均取得了非常好的疗效。下面附多针浅刺法治疗急性期特发性面神经麻痹 120 例的临床观察及具体针刺操作方法。

120 例面神经麻痹患者均来自纪青山教授针灸门诊病历，按就诊先后分为针刺组、对照组各 60 例，针刺组男 27 例，女 33 例，年龄 16～69 岁，病程为 1～7 天。对照组男 28 例，女 32 例，年龄 17～68 岁，病程为 1～7 天。

对照组患者给予甘露醇每次 250ml，每日 1 次静脉滴注，共使用 3～5 天。同时口服甲钴胺片每次 500U，每日 3 次。

针刺组予针刺治疗。

取穴：取患侧阳明、少阳经腧穴为主，选取患侧头维、太阳、阳白、四白、攒竹、鱼腰、瞳子髎、睛明、颧髎、迎香、上关、下关、耳门、大迎、听宫、听会、水沟、地仓、颊车、承浆、翳风、风池、对侧合谷。

操作：选用 30～40mm 毫针，腧穴、针具常规消毒后，快速浅刺腧穴 1～2mm，不捻转，不提插，留针 30 分钟，留针期间有针脱落者，不必补刺，30 分钟后常规起针，留针期间注意安全。

疗效观察：治愈，临床症状和体征全部消失，面部表情肌恢复正常功能；显效，临床症状和体征基本消失，耸鼻动作明显但动作不到位；好转，临床症状和体征有所改善，耸鼻时鼻尖稍动，或眼睑不能完全闭合；无效，临床症状和体征较治疗前无改善或加重。

治疗结果：针刺组痊愈 37 例，显效 10 例，有效 12 例，无效 1 例；总有效率为 98.33%，对照组痊愈 12 例，显效 9 例，有效 32 例，无效 7 例，总有效率 88.33%。

总结：由此可见，多针浅刺治疗急性期特发性面神经麻痹疗效确切，总体治疗效果明显优于对照组。

后记："多针浅刺"针法为纪老研习经典、勤于临床、细心体会经验技巧而总结出的针法。施治于"皮部"，作用广泛，不仅可以治疗体表的病症，还可以循经治疗五脏六腑诸疾，同时因其操作部位浅，手法轻，可适用于气衰血少，气血不充盛的老人、瘦人、小孩。故而，采用多针、浅刺于肌表的针法在一定程度上扩大了针刺的主治范围，尤其在治疗周围性面神经麻痹患者初期的症状表现上，多针浅刺发挥了非常大的疗效，有效地祛除寒邪，并阻滞了病情向内的传变。

不仅是针法，多针浅刺针法给予我们更多的是理论的思考，根据这样的浅刺思想，有的医者甚至仅使用梅花针叩刺就取得了很好的临床疗效，单纯浮针浅刺也收到了很好的疗效。

中医治病之法种类繁多，然其理却一脉相承，明其理，则法从手出。多针浅刺之理源于经典，法根之临床，望本节关于多针浅刺之思想的探讨可以抛砖引玉，更可以激起诸医学同道对经典的热爱，对祖国医学深深的信赖，对中医之道的深刻思考。

第二节　改隔姜灸的治法

"灸"字最早出现于《庄子》"丘所为无病而自灸也"。汉代《说文解字》曰："灸，灼也，从火。"《灵枢·官能》中记载："针所不为，灸之所宜。"《医学入门》中也记载："药之不及，针之不到，必须灸之。"其含义就是：如果药物或针刺不能达到治疗目的的话，用艾灸来治疗就更加适宜。"灸法"出现在人类掌握运用火之后。远古时人类发现通过燃烧产生温热的刺激可以帮助减轻利器所致疼痛，同时可以祛除寒邪，促进身体健康。灸法分为直接灸和间接灸，在间接灸中隔姜灸在现代运用最广，是隔物灸的一种。《本草从新》中记载："艾叶苦辛，生温，熟热，纯阳之性，通十二经，理气血，逐寒湿……以之灸火，能透诸经而去百病。"隔姜施以艾灸，利用生姜与艾灸共同协作，属相须而用。隔姜灸即是利用生姜的温性与艾火热力相结合的一种治疗方法，是中医常用的外治技术。"隔姜灸"采用 2～3mm 厚的姜片置于特定的治疗部位，其上点燃艾炷。通过温热的作用，透达到治疗部位，从而达到治疗疾病的目的。现代由于取材方便，操作简单，已成为最常用的隔物灸法之一。《理瀹骈文》、《针灸大全》等古书亦多次提及隔姜灸的使用，它不仅对虚寒、陷下、虚损之症有较好疗效，并能用于预防保健，其使用方法简单、价格便宜、毒副作用小、容易为广大患者所接受。

一、隔姜灸的发展

考古学者在甲骨文中发现商周时期运用灸法治病的记载，最早的文献记载见于《左传》，公元前 518 年医缓给晋景公诊病时说："疾不可为也，病在肓之下，膏之上攻之不可达之不及，药不治焉。"这里所讲的攻即是指灸法，达指针砭法。可见灸法在春秋战国时期就已经盛行并为之后的理论体系完善做了铺垫。公元前 4 世纪～公元前 3 世纪，《足臂十一脉灸经》、《阴阳十一脉灸经》初步描述了经脉走行及病候，其为经络形成的雏形，也是"灸疗"理论形成的基石，同时说明灸疗与经络有着密不可分的联系。公元前 3 世纪～公元前 2 世纪《内经》的问世，是中医学理论体系建立的标志，同时"艾灸"理论也得到充分的发展。"针所不为，灸之所宜"说明在一些领域灸疗有着独特的治疗作用。灸疗作为与针药并驾于中医药领域的一支力量，具有重要作用。隔姜灸在灸疗的发展上有了长足的发展，最早见于葛洪的《肘后备急方》，其中的隔物灸方法很多，包括隔盐灸、隔蒜灸、隔面饼灸等。《肘后备急方》指出"若烦闷凑满者以盐内其中，上灸二七壮"，这是运用隔盐灸治疗霍乱急症的记载，说明当时隔物灸已经运用于急症的治疗中。"灸肿令消法，取独颗蒜，横截后一分，安肿头上，状如梧桐子大，灸蒜上百壮，余常小腹下患大肿，灸后即瘥。每用之，则可大效"。其反映了晋代以前隔物灸方面的经验总结，对后世隔物灸的发展具有重要意义。该书虽未提及隔姜灸的运用，但也无形中为隔姜灸的运用提供了一种借鉴。南宋医家闻人耆年著《备急灸法》，其中有："大蒜切片如钱厚，如无蒜用净水和泥捻如钱样用之治疗转胞小便不通。"这是运用隔蒜灸治疗小便不通的记载。隔姜灸与隔蒜灸操作方法几乎一样，这种灸式的运用也为隔姜灸治疗疾病提供了参考。

明代时期有关针灸的发展达到了鼎盛时期，同样也促进隔姜灸的发展。杨继洲的《针灸大成》即有记载："灸法用生姜切片如钱厚，搭于舌上穴中，然后灸之。"这充分说明当时的隔姜灸已经在临床中得到运用，置于舌上灸是运用隔姜灸治疗脾胃虚寒疾病的实例。张景岳在其《类经图翼》中亦提到治疗痔疾"单用生姜切薄片，放痔痛处，用艾炷于姜上灸三壮，黄水即出，自消散矣"。隔姜灸在痔疮疾病中的运用具有独创性，利用艾灸的温热刺激与生姜的药理作用相互结合提高局部的抗病能力，体现灸法能够"散寒邪、除阴毒"的作用。同时，张氏亦将其应用于外科的疾病中，如其在原文中提到"痈疽为患，无非血气壅滞，留结不行之所致，凡大结大滞者，最不易散，非藉火力不能速也"。艾灸所表现的温通作用在痔疾的治疗中发挥了作用。金冶田撰的《灸法秘传》中曰："用生姜一大片，原二分许，将灸盏之足钉在姜片上，少顷则药气即可入。"这是姜片及灸器治疗疾病的运用，是对直接将艾炷置于有孔的姜片上进行治疗的创新运用。

灸治方法与古代大体相同，亦有略加改进，如在艾炷中增加某些药物或在灸片下面先填上一层药末，以加强治疗效果。此法不仅对虚寒、陷下、虚损之症有较好疗效，并能用于预防保健，其使用方法简单、价格便宜、毒副作用小、容易为广大患者所接受。

二、隔姜灸的特点

不同灸法的局部温度变化有其各自的特点，这与温和灸燃烧时温度较高、皮肤表皮感热较快有关。隔物灸主要通过热传导和热辐射完成从间隔物到穴位皮肤的传热过程，与间隔物的传热性能和艾炷的大小有关。由于姜片透热慢，且实验中施灸的艾绒体积较小，故施灸时，其峰值相对而言较低。研究表明，不同灸法的透热曲线不同，温和灸则呈缓慢的渐增渐减形，透入皮下的温度较高，具有较好的刺激作用；隔物灸的温度曲线与温和灸相比上升慢，在温度下降时更慢，呈缓升缓降形。且在隔物灸中，一般透热快的隔物灸，温度恢复较快，透热慢的隔物灸，温度恢复较慢，这与所隔之物的传热性能有关。艾灸最主要的疗效为温热效应，即艾灸作用于人体时，能通过刺激人体的温度感受器，产生温热效应。艾灸的温通作用即艾点燃后产生的温度，形成温热刺激，直接或间接作用于人体体表的特定部位，并产生循经通络等作用，从而产生局部和远隔部位的效应。艾灸体表可使机体经气通畅，加速气血运行。生姜，又名姜根，性热，味辛，归心、肺、脾、胃经，具有温中回阳、散寒发汗、温肺化饮、和胃、止呕等多种功效，且生姜中含辛辣和芳香气味的挥发油，能增强和加速血液循环、刺激胃液分泌，具有健脾消食的作用，可祛寒解表、通经活络。艾叶性温、味辛、微苦，具有祛寒除湿、通络止痛、升阳举气、回阳救逆之功效，隔姜灸利用药物与灸法两者相结合，具有双重功效，可增加身体的神经血流量，从而改善神经的缺血缺氧状态，使机体内环境达到稳定。此方法简单易行，适用于所有虚寒病证。隔姜灸扩大了灸法的治疗范围，增强了灸法的治疗效果。

三、隔姜灸的操作方法

明代张景岳的《类经图翼》中提到："单用生姜切薄片，放痔痛处，用艾炷于姜上灸三壮，黄水即出，自消散矣。"

隔姜灸的操作方法如下：根据不同的选穴位置，让患者采用合适体位。将姜切成厚度为 0.2～0.4cm 的薄片，针刺数孔在姜片中心，搁置施灸部位，取艾炷搁置姜片之上，点燃施灸。每次取 3～5 穴，每穴灸 3～7 壮。若患者感到灼热不适时，有以下三种处理方法：①将姜片与艾炷提起数秒。

②取纸片或 0.1cm 薄的姜片隔置于旧姜片之下。③将艾炷立即去掉，更换新的艾炷继续施灸。

四、隔姜灸的临床应用

隔姜灸是将姜之温性与艾灸的火之热力相结合，治疗一切陷下、虚寒、虚损症的方法，具有温中散寒、宣散发表、通经活络的功效。因此纪老常常用隔姜灸治疗一些顽固陈旧的疑难杂症，如痛证、泄泻、鼻炎等，效果显著。

痛证：隔姜灸治疗腰椎间盘突出症之寒湿证。操作：沿脊背正中从大椎外涂姜汁至腰俞，然后铺上大方纱，其上铺 2~2.5cm 厚的姜末，宽度超过两侧夹脊穴，并在铺好的姜末上压出凹槽，放上艾绒灸之，每次灸 3 壮，3 日 1 次，5 次为 1 个疗程。

泄泻：中医学认为泄泻系进食不洁，或寒湿暑热等邪客于胃肠，邪滞交阻，致气机不和，清浊不分，即成泄泻。生姜辛温能温胃和中，隔姜灸神阙穴能调节肠道的功能，增加肠道的吸收能力，抑制过亢的肠蠕动。可用隔姜灸神阙穴治疗急性腹泻。操作：将鲜姜置于患者脐部，其上置枣核大的艾炷点燃施灸。每次灸 20~30 分钟，每日 2 次。

便秘：是由多种原因引起的一种复杂的临床证候，常发生于老年人群，常用泻药容易导致患者对药物产生依赖。可用果桂散隔姜灸脐治疗阳虚型便秘。操作：取生姜片置于患者神阙穴上，以草果、肉桂研磨成粉涂于姜片之上以艾条灸之，每次 10 分钟，每日 2 次，7 日为 1 个疗程。

慢性胃炎：属中医学"胃脘痛"范畴，以反复发作的上腹部疼痛为主要临床表现，病情常迁延不愈。隔姜灸可治疗虚寒型胃脘痛。操作：于初伏、中伏、末伏、末伏后的两个庚日对选神阙、中脘、关元、脾俞、胃俞等穴，以直径 3~4cm，厚 0.3~0.4cm 的生姜薄片搭于穴位之上，其上置直径 0.8~1cm 艾绒灸之，每次 5 壮，5 次为 1 个疗程，连续 2 年。

鼻炎：是一种鼻黏膜的过敏反应，中医学称为"鼻鼽"。本病多因肺、脾、肾三脏亏虚，卫气不固，外感风邪而发。隔姜灸有解表散寒、调整肺脾肾脏腑的功效，可鼓舞人体正气，增强抵抗力。操作：选大椎、肺俞（双）、脾俞（双）、肾俞（双）进行隔姜灸治疗。每日 1 次，10 次为 1 个疗程。

乳腺增生：属中医学"乳癖"范畴，陈实功在《外科正宗》中指出："乳癖乃乳中结核，形如丸卵，或坠重作痛，或不痛，皮色不变，其核随喜怒消长。"隔姜灸既可发挥局部消肿止痛的作用，又有利于调节全身内分泌、免疫系统的功能，从而做到标本兼治。操作：用药艾隔姜灸治疗乳腺增生，穴取膻中、屋翳、乳根、阿是穴（肿块），每穴灸 3 壮，每日 1 次，10 次为 1 个疗程。

寻常疣：是多发于儿童和青少年的一种病毒性皮肤病，艾灸治疗寻常疣在民间流行。操作：将鲜姜片置于所选的皮损上粘贴住。上置枣核大艾炷施灸，每个皮损 2 壮，以皮损周围的皮肤潮红而不起疱为度。每周 2 次，连灸 8 周，同时用转移因子（规格每支含多肽 3mg，核糖 100μg）三角肌皮下注射，每周 2 次，每次 1 支，连续 4 周为 1 个疗程。

荨麻疹：是一种以皮肤上出现成片状瘙痒性风团为特征的变态反应性皮肤病。中医素有"初病在气，久病在血"及"治风先治血，血行风自灭"之理论。隔姜灸具有疏风活血、祛风止痒、清热解毒之功。操作：艾炷隔姜灸双侧曲池、血海、三阴交、膈俞、百虫窝，每穴灸 3~7 壮，每日 1~2 次，至症状完全消失停灸。慢性者应多灸 2~5 次以巩固疗效。

痛经：西医学认为痛经为子宫痉挛所致，隔姜灸关元穴可调节内脏自主神经的兴奋与抑制活动，改善子宫平滑肌的收缩而缓解疼痛，治疗寒湿凝滞型原发性痛经。操作：穴取关元、肾俞、中极、地机等，用大中艾炷点燃放在姜片中心施灸，每次施灸 5~10 壮，行经前 1 周开始治疗，每日 1 次，7 次为 1 个疗程，连续 3 个月经周期。

面瘫：是一侧面神经麻痹引起的口眼㖞斜的病证，隔姜灸具有温通经络、祛风散寒、调和营卫的作用。操作：选取翳风、风池、下关、地仓、迎香、四白、颧髎、阳白、太阳、牵正、颊车、攒竹等穴进行隔姜灸，治疗难治性面瘫，每次选3～4穴，每穴灸4～6壮，以局部皮肤潮红为度。每日1次，10次为1个疗程。

尿潴留：属中医学"癃闭"范畴，《谢映庐医案》载："小便之通与不通，全在气之化与不化。"关元、气海为补气之要穴，刺激该穴位有解除尿道挛缩、促进尿液排出的作用。隔姜灸可治疗产后尿潴留。操作：主穴取关元、气海、中极，肺气虚者加肺俞，肾虚者加肾俞，气滞不通者加三阴交，寒凝气阻者加神阙等，每穴灸5～10壮，以皮肤红晕而不起疱为度。

支气管哮喘：是以反复发作的喘息、胸闷及呼吸困难为主要表现的呼吸道疾病，属中医学"哮病"范畴，因脾气虚弱，水湿不运，湿聚生痰，痰储于肺，遇因而发。西药虽然能控制急性发作，但远期治疗效果尚不理想。隔姜灸利用姜之温性及艾火之热性起到温肺化饮、温经散寒、解痉平喘之功效，达到标本兼治的目的。操作：在常规西药治疗的基础上利用生姜片反复搓擦肺俞穴，直至局部皮肤潮红，之后以姜片搭于肺俞穴，点燃艾绒灸之。每次7壮，每日1次，7天为1个疗程，共灸2个疗程。

五、隔姜灸操作注意事项

隔姜灸虽易于操作，但是如果操作不当也会出现诸多不良后果，所以在施灸过程中要注意以下几点。

施灸顺序：《黄帝明堂灸经》中记载"先灸上，后灸下，先灸少，后灸多……"因此根据患者的病情做到先头身后四肢、先背后腹、先少后多、先急后缓的灸治顺序。

施灸体位：《备急千金要方》中记载"凡点灸法，皆须平直，四体无使倾侧，灸时孔穴不正，无益于事，徒破孔肉耳，若坐点则坐灸之，卧点则卧灸之，立点则立灸之，反此亦不得其穴矣"。因此在给患者灸治时，体位的选择要便于医者操作，并且患者也能保持舒适持久，这样可以减轻患者痛苦，防止烫伤。

注意艾炷：《备急千金要方》中记载："凡言壮数者，若丁壮病根深笃，可倍于方数，老少羸弱可减半……皆视其病之轻重而用之，不可泥一说。"隔姜灸的壮数一般是4～7壮，但也不是绝对的，"惟以病之轻重而增损之"。艾炷的大小应由患者的年龄、病证、体质及腧穴部位决定。

第三节　重针刺与神的关系

针灸的灵魂在于调神，调神则包括治神与守神，针刺疗法的关键因素在于医者在针刺治疗中掌握患者精神状态的情况和调节自身的精神状态。《灵枢·本神》说"凡刺之法，必先本于神"，《灵枢·官能》也说"用针之要，无忘其神"，这说明了在针刺的过程中，首先要以调节患者的"神"为根本；《灵枢·九针十二原》记载："小针之要，易陈而难入。粗守形，上守神。"认为用针的要领，说起来容易，在实践中操作就很困难了，在针刺的过程中医者要调自己的"神"，这样才能察觉到患者体内神气的盛衰。纪老师在临床实践多年，十分重视治神、守神，他不仅不断深入研究其理论基础，而且善于把这些理论充分运用到诊治患者的过程中，使针灸疗法更加显效。

一、治神

治神，是指要求医者在针刺过程中，必须全神贯注，聚精会神，以掌握患者的精神状态和精神变化。神，泛指整个人体生命活动的表现，是人的精神意识、思维活动及脏腑、气血、津液活动的外在表现的高度概括。纪老师明确指出，针刺必须以神为根本，强调神在针刺治疗中的重要作用。在临床中重视治医者的精神与治患者的精神相结合。

（一）治医者的精神

在针刺过程中，纪老始终遵循《内经》中的调神要领，《内经》十分重视治理医者的精神，要求自始至终医者要心无旁骛，将精力专注于针下，专注于患者。在针刺之前，医者首先要正己之神，《灵枢·邪客》云：“持针之道，欲端以正，安以静。”马莳曰：“凡刺家真要之法，必先正己之神气，盖惟神气既肃，而后可专心用针也。”针已入，必使精神专注于针下感觉，即如《灵枢·终始》中所云“必一其神，令志在针”，不要被外界的事物所影响，做到“如临深渊，手如握虎，神无营于众物。”《素问·宝命全形论》中“静意视义，观适之变”。即要细心体察针下神气的变化，及时施用各种手法。《灵枢·九针十二原》中提到“空中之机，清静而微，其来不可逢，其往不可追”。如不能细心体察，往往错过时机，医者要时刻集中注意力，细心体会指下感觉。

在针刺过程中，纪老始终密切观察患者的反应。在《灵枢·九针十二原》中说：“神在秋毫，属意病者。”要注意观察患者神色的变化，防止其晕针。“睹其色，察其目，知其散复；一其形，听其动静，知其邪正”。《素问·针解》中提醒医者尤其要注意患者的眼神变化。“必正其神，欲瞻病人目，制其神，令气易行也”，张景岳对此注释曰：“目者，神之窍。欲正病者之神，必瞻其目，制彼精神，令无散越，则气为神使，脉道易行也。”眼睛是反映人神的重要苗窍，治疗中注意患者的眼神，引导其精神专一，细心体会针下感应，可令经气畅达，有利于疾病向愈。另外对患者形神的观察，可有效地防止晕针等针刺意外的发生。还可根据患者的表情，随时调整针法，如患者面现痛苦之色，往往是刺激量较大或有针下痛，要注意进行相应的调整。精力专注于治疗，关心患者，就可以得到患者的信任，使患者在镇定、放松的精神状态下接受治疗，定能取得最佳疗效。反之，如若医者针刺之时与旁人谈笑风生，不顾患者的反应，给患者留下不负责任的印象，就会影响患者对治疗的配合，甚则造成针刺意外，其施治亦难以成功。《素问·征四失论》对此作了分析：“夫经脉十二，络脉三百六十五，此皆人所明知，工之所循用也，所以不十全者，精神不专，志意不理，外内相失，故时疑殆。”可见即使医者明了经脉穴道，熟练施治手法，但由于精神不能专一，志意杂乱无主，也极容易造成对疾病的误诊，对患者造成伤害。

纪老师熟读古书，认识到古代医家对治神的重视及治神与治疗效果之间的必然联系，因此在临床上特别重视治神的应用。纪老师善于观察患者的精神状态，长于与患者沟通交流，往往能提高疗效，达到事半功倍的效果。

（二）治患者的精神

纪老在针灸临床中也十分重视对患者精神的调理，患者情绪的稳定和对治疗的积极配合有助于疾病的康复。

首先是安定患者的精神，适当地缓解患者的紧张情绪，防止情绪有大波动。针刺疗法往往令人畏惧，特别是初次接受针刺治疗的患者，或多或少怀有恐惧心理，有的甚至发生全身肌肉紧张等，造成操作上的不便，故针前要尽量消除患者的恐惧心理。医者除用言语向患者解释针灸的特点外，手法上也要注意轻柔，要发挥左手的作用，在穴位处按揉，并可随咳嗽进针，尽量减少进针引起的疼痛感，保证针术操作的顺利进行。

其次是对患者进行心理疏导。许多患者来诊之时一见便知其忧心忡忡，另外接受针刺治疗的患者大多是在久治不愈或其他疗法不显著的情况下来诊，对针灸治疗抱着半信半疑的态度，心理状态较为复杂，既有恐惧疑虑的一面，又有求愈心切的一面。患者的心理状态对治疗效果将产生直接的影响。就针刺治疗而言，它的作用在于激发机体的自我调节能力，调动机体固有的各种积极因素来治愈疾病，这也有赖于患者情绪的稳定。情绪既是对内外刺激的一种客观表现，又是一种主观体验。当人的情绪处于低潮或不稳定时，人的兴奋性随之下降，生理功能、心理承受能力、机体的免疫功能也随之下降，不利于疾病的康复。因而针刺时调整患者的心理状态是十分重要的。首先要了解患者的思想状况和心理活动。《灵枢·本神》曰："是故用针者，察观病人之态，以知精神魂魄之存亡得失之意。五者以伤，针不可以治之也。"如果患者情绪低落，针灸疗效肯定不理想。医者应该适时对患者进行心理疏导，消除患者的心理障碍，重建其战胜疾病的信心。正如《灵枢·师传》中所说"人之情，莫不恶死而乐生，告之以其败，语之以其善，导之以其所便，开之以其所苦，虽有无道之人，恶有不听者乎"。在针刺前后及针刺过程中，医者可以通过良好的语言、态度、表情、行为方式等对患者加以影响，获得患者的信任，使患者精神愉快，主动和医者合作，有助于提高针刺疗效。正如《金针梅花诗抄》所说："病者之精神治，则思虑蠲，气血定，使之信针不疑，信医不惑，则取效必宏，事半功倍也。"

纪老师在临床中重视与患者进行沟通，耐心给患者讲解疾病的病因、病机、发展及预后，使每一个患者都对自己的疾病有充分的了解，从而能坚持治疗，这也提高了临床的疗效及患者的信任度。

二、守神

（一）守神的内涵

根据《内经》的解释，针刺"守神"思想中"神"有两层含义：一是针对主宰人体生命活动的功能状态和精神状态，即人体的正气而言；二是针对疾病的发生发展规律而言。由此来说，"守神"一方面代表针刺过程中要守护正气；另一方面针刺治疗要遵循疾病的发生发展规律，行恰当的针刺之法。

（二）针刺守神的具体要求和方法

对于针刺"守神"与调护人体正气，《灵枢·小针解》解释为："粗守形者，守刺法也。上守神者，守人之血气有余不足，可补泻也……神者，正气也。"从这里我们可以看出，"守神"思想要求在针刺过程中，尤其要注意守护患者的正气，要依据患者正气盛衰的情况而选择恰当的补泻手法。元代针灸大家窦汉卿在其《标幽赋》中也指出："凡刺者，使本神朝而后入；既刺也，使本神定而气随。神不朝而勿刺，神已定而可施。"明确提出了针刺调动人体正气在施治过程中的重要性，这也是运用针刺"守神"思想在守护人体正气方面的代表论述。

对于针刺"守神"与正确辨证施治，《素问·八正神明论》论述为："然夫子数言形与神，何谓形？何谓神？愿卒闻之。岐伯曰：请言形。形乎形，目冥冥，问其所病，索之于经，慧然在前，按之不得，不知其情，故曰形。帝曰：何谓神？岐伯曰：请言神。神乎神，耳不闻，目明心开而志先，慧然独悟，口弗能言，俱视独见，适若昏，昭然独明，若风吹云，故曰神。"认为"神"是与"形"相对的概念，这里的"神"更趋近于作为医者要认清疾病的发生发展规律，并熟练掌握疾病的诊断和治疗方法。正如在《灵枢·根结》中所说"故曰用针之要，在于知调，调阴与阳，精气乃光，合形与气，使神内藏。故曰上工平气，中工乱脉，下工绝气危生，故曰下工不可不慎也。必审五脏变化之病，五脉之应，经络之虚实，皮肤之柔粗，而后取之也"；《灵枢·胀论》亦言，"泻虚补实，神去其室，致邪伤正，真不可定，粗之所败，谓之夭命。补虚泻实，神归其室，久塞其空，谓之良工"。这些论述都表明，针刺"守神"都要求医者依据疾病的发生发展规律，正确辨证与施治。

（三）针刺守神与得气的关系

1. 守神是针刺得气的基础 "正气存内，邪不可干"，针刺的目的在于"使神内藏"或者说"使正气内藏"，针刺治疗的过程也是通过针刺"得气"充分调动人体正气的过程。"守神"的重点是守护正气，"得气"的基础是"守神"，如《素问·汤液醪醴论》所言："帝曰：形弊血尽而功不立者何？岐伯曰：神不使也。帝曰：何谓神不使？岐伯曰：针石，道也，精神不进，志意不治，故病不可愈。"无"守神"则无"得气"，无"得气"则针刺"功不能立"。"守神"是"得气"的前提，如《素问·离合真邪论》所言："静以久留以气至为故，如待所贵，不知日暮，其气已至，适而自护。"

2. 得气是针刺守神的结果 《灵枢·小针解》言："上守神者，守人之气血有余不足，可补泻也……上守机者，知守气也。空中之机，清静以微者，针以得气，密意守气勿失也。"针刺"守神"的目的是"得气"进而调气。"得气"是针刺治病的关键，而"得气"是"守神"的结果。依据"守神"思想的要求，医者在加强自身修养的基础上对患者的气血状态做出正确的判断，全神贯注于对患者的针刺行为，患者也集中注意力于针刺对气血失调状态的干预："得气"前"守神"以候气，行针以催气，"得气"时"守神"以守气，"得气"后"守神"以延气。纪老师敏锐的洞察力往往能与患者做到心灵相通、神气相同，前来就诊的患者均能得到纪老师的独特治疗，最终达到满意的疗效。

针刺"守神"思想作为针刺技术的核心主导思想之一，与中医学理论"重神"思想相一致，"得神者昌，失神者亡"；同时，针刺"守神"思想又与中医学辨证论治的特点相一致，要求医者在遵循疾病发生发展规律的基础之上，行恰当的针刺之法。针刺"守神"思想的最大特点是要求医者在加强自我修养的前提下，尤其要注意针刺实施过程中医患双方注意力的集中情况，"守神"以守护正气。"守神"的最终目的是"得气"以调气，"守神"是针刺"得气"的前提和基础，"得气"是"守神"的结果。因此，"守神"思想应该贯穿于针刺施治的整个过程。

人之所以有生命活动，决定于神气之有无，以及五脏精气的盛衰，有神则生，无神则死，治神则效速，守神则病不生，在临床中应予以足够的重视。纪老在临床中十分重视针刺与神的关系，重视针刺与调神相结合，大大减少了患者的病程，显著提高了临床疗效，进一步推动了针刺与调神的临床进展。

第四节　思时间与疗效的契机

纪老师通过钻研古代医家的学术思想，结合自己的临床经验，总结出把握时间的规律，注重四时阴阳结合人体经络气血流注规律，在临床中可取得显著的疗效。原夫起自中焦，水初下漏，太阴为始，至厥阴而方终；穴出云门，抵期门而最后。人之气脉，行于十二经为一周，每日寅时，手太阴肺经而出，丑时肝经而终，周而复始，贯穿人体气血。逐时因人而异的取穴，不仅穴少效佳，而且能缓解患者拒针的心理，更好地达到治疗疾病的目的。天人合一，天人感应，人与自然是一个有机整体，在本质上是相通的，我们要注重时间条件，把握时间与疗效的契机。"与天地相应，与四时相副，人参天地"。人与自然有着统一的本源、结构和规律。时间与疗效有着不可分割的关系，两者的联系并不是凭空捏造而来的，它们是历代医家智慧的产物，是代代传承最美好、最珍贵、最隐蔽的精髓。现代医学研究表明，很多疾病的发生、发展及病理变化都与人体的生理周期节律有关。所谓旦慧昼安夕加夜甚，朝则阳气始生，病气衰，上午为阳，中午为阳中之阳，人体阳气是随着太阳的升起而渐旺，中午是一天中阳气最旺盛的时候，日中人气长，长则胜邪；午后至夜晚，阳气随着日落而渐衰，阳藏阴长，邪气始生，邪气独居于身，故病重。

一、子午流注

子午流注来源于中医学的天人合一思想，经过古人的不断医疗实践，最终形成系统的针灸治疗方法。子午流注时间配穴法，其中包括在十二正经上一日取六十六穴的纳干法，各经井、荥、输、原、经、合共 66 穴；在十二正经上取其原穴的纳支法，一日取十二经之原；以及用奇经八脉之纳卦法，但依八法五门推于十干十变。《灵枢·卫气行》曰："谨候其时，病可与期；失时反候者，百病不治……是故谨候气之所在而刺之，是谓逢时。"为子午流注的发展奠定了基础。古人最早用干记日，日出日落为一天干，用支记月。从阴阳属性来看，日为阳，月为阴，阳气在上为天，阴气在下为地，人体气血盛衰是掌握时间与疗效的重要条件，所出为井，所入为合，开合有序，气血流注有旺盛与虚衰之分，抓住气血流注规律，根据气血盛衰的周期变化而取穴针刺，所谓气开当补泻，气闭忌针刺。运用中医学的辨证思想，确定疾病的性质，从而确定何穴当补，何穴当泻，运用中医学的辨证论治，结合子午流注针法，才能达到最佳的治疗效果。三因制宜，因时因地因人制宜，要考虑环境、时间及个体的差异，随病情变化做相应的治疗措施，不可机械地按照子午流注的针法取穴，同时同穴同补泻，其治疗盲目教条，而且会使一些患者出现补穴未补、泻穴未泻的情况，从而导致治疗效果差。若运用中医学的辨证论治，虽然每位患者的开穴是一样的，但病情不同、辨证的结果就不同、施行针刺补泻的方法也不同。所以，辨证论治是必需的。

子午流注针法的突出优势是按时开穴，某一时间某个经络腧穴会处于一种接受刺激的最佳状态，在此状态下施针，施以适当的补泻手法，补虚泻实的效力可以数倍于平常，临床的疗效也会非常显著。相反，若医者单纯施以常规针刺补泻手法追求得气的效果，就不能将子午流注针法的时间优势突显出来。常规针刺虽然也可得气，但力量薄弱，难以疏通整条经脉的气血，不能使经脉达到一个鼎盛的状态，虽然同样有疗效，能够治疗疾病，但是却难以显著，不能达到立竿见影、针到病除的效果。所以，结合子午流注针法施以补泻是获得最佳疗效的重要方法。施行针刺补泻要按照各种针刺补泻手法的操作要求，提插补法，先浅后深，重插轻提。捻转补法：捻转角度小，用力轻，频率慢，操作时间短，拇指向前，食指向后；开阖补法：快速出针，迅速用棉球按压针孔；疾徐补法：针刺后快速出针；迎随补泻：针刺时迎着经脉循行的方向刺入；呼吸补法：患者吸气的时候进针。针刺泻法则与针刺补法相反操作，否则难以达到针刺补泻所需要的量和度，也会影响疗效。

纪老师总结：不同时辰针刺对人体的多个系统有着或深或浅的影响。比如，免疫系统、心血管系统，不同时辰针刺对痛阈节律、血清酶分泌节律、淀粉酶分泌节律、体温、血清胆固醇、自发活动节律等皆有不同的影响。针灸效应是不同因素共同作用的结果，时间是其中的重要因素之一，时辰不同针灸疗效亦应不同。

一些运用子午流注的初学者认为，针刺时只要满足得气就可以了，也不会在得气的基础上运用补泻手法，这是难以获得良效的一个重要原因。纪老师说，子午流注针法的特点是按时开穴，此时的开穴正处于接受刺激的极佳状态，在这种极佳状态时再施以针刺补泻，能极大地激发经气，其通经络、调脏腑、补虚泻实的效力可数倍于平时，极易产生显著良效。若此时不施以针刺补泻，就不能充分利用这一良机，虽然针刺得气了，但力量太小，难以更好地激发经气，虽有疗效却难以显著，所以针刺补泻是获得良效的重要手段。操作针刺补泻手法时要严格按照各种针刺补泻手法的基本要领，认真细致地操作，不能因怕麻烦而敷衍，怕费时间而草率从事，否则难以达到针刺补泻所需要的量和度，也会影响疗效。

纪老师潜心研究，在临床上治疗中风总结出丰富的经验。中风是威胁人类生命健康的四大疾病之一，发病率位居榜首，《子午流注针经》认为："夫得时谓之开，失时谓之阖，夫开者针之必除其病，阖者刺之难愈其疾。"研究表明，缺血性中风一般发病时间为寅时至巳时，辰时达到高峰，掌握中风的发病规律，在辰时针刺疗效明显优于不定时针刺，血脂、凝血常规、血浆血栓素 B_2（TXB_2）、6-酮前列腺素 $F1\alpha$（6-keto-PGF1α）含量都有明显改善。"天人相应，四时相序"，开阖有节，气血旺盛时予以针刺，可起到最佳的治疗效果，辰时（即上午 7：00～9：00）进行针刺，既可取得最佳针刺治疗效果，也符合现代人的操作习惯。针刺选穴如下：选取肩髃、合谷、曲池、外关、足三里、阳陵泉等作为主穴，再施以辨证加减，若上肢偏瘫麻木加大椎、肩外俞、阳池等穴；下肢加风市、太溪、委中等穴；口角㖞斜者加水沟、地仓等穴。依照患者中风性质采取相应手法，常规毫针消毒后刺入穴位，行提插捻转手法，留针 30 分钟。子午流注法治疗五更泻效果同样显著，卯时可以取阳溪、鱼际、然谷等穴位。因时取穴，辨时而治。

二、留针时间

近年来，留针时间与疗效的关系越来越受到关注，留针时间的长短受诸多因素的影响，如季节、患者的体质、所选经穴、疾病性质，以及新病久病，留针时间各有不同，"久病邪气入深，刺此病者，深内而久留之，间日而复刺之"。各条经脉气血盛衰不同，故留针时间也有所差异。阳明经为多气多血之脉，入邪最深，故要久留针，以助其驱邪外出；太阳、少阳经，留针时间逐渐减少。足阳明可刺六分，留十呼。足太阳可深刺五分，留七呼……手之阴阳，其受气之道近，其气之来疾，其刺深者皆无过二分，其留皆无过一呼。《灵枢·九针十二原》中"刺之而气不至，无问其数；刺之而气至，乃去之，勿复针"。留针时间即为得气，"如鱼吞钩饵之浮沉"即可起针。天时四季定留针时间，古人强调天人相应，因时制宜，认为人体气血运行受到季节时令的影响而变化莫测。如《素问·八正神明论》："是故天温日明，则人血淖液而卫气浮，故血易泻，气易行；天寒日阴，则人血凝泣而卫气沉。"故在针刺时必须要考虑到经气的运行与天时相应的变化；如《灵枢·官能》："用针之服，必有法则，上视天光，下司八正……必知天忌，乃言针意。"针刺时必须要考虑天时，与天时相应方能取效，反之则效不显著甚至有害。《灵枢·四时气》曰："冬取井荥，必深以留之。"《灵枢·本输》曰："冬取诸井诸俞之分，欲深而留之，此四时之序。"结合《内经》的其他相关内容可以看出，冬季、春季针刺宜留针，夏季、秋季不宜留针。正如《子午流注针经》所云："应冬春者，宜留针待气至；应秋夏者，呼吸数毕便宜去针。"根据患者情况定留针时间，就患者本身而言，体质因素及年龄对于留针的时间也起着至关重要的作用。《灵枢·逆顺肥瘦》以体形分为胖人、瘦人、常人；以年龄分为壮年、幼儿；据肤色分为白黑浅深。《灵枢·逆顺肥瘦》曰："……年质壮大，血气充盛……刺此者，深而留之，此肥人也……瘦人者……刺此者，浅而疾之……刺壮士真骨……此人重则气涩血浊，刺此者，深而留之，多益其数；劲则气滑血清，刺此者，浅而疾之……婴儿者，其肉脆，血少气弱，刺此者，以豪针浅刺而疾发针，日再可也。"《灵枢·根结》亦指出："刺布衣者深以留之，刺大人者，微以徐之。"说明根据人体的生理特性确定留针时间长短。

研究表明，治疗中风后偏瘫肩痛，在患侧肩部找压痛点，并在压痛点处选穴，疗效显著。患者取坐位或者侧卧位用毫针针刺腧穴，局部常规消毒后，将毫针快速刺入皮下，然后沿纵向将毫针平贴于皮下，针尖直对压痛点。进针时可见毫针所过之皮肤微微隆起，患者无酸麻胀痛的感觉。日1次，10日为1个疗程。2个疗程的比较后会发现，相同操作手法下，留针30分钟的止痛效果明显高于留针20分钟和40分钟，特别是在10日左右对于疼痛缓解非常有效，可以明显改善患者的疼痛感，从而使患者对于康复锻炼的依从性明显提高。要掌握恰当的留针时间，以达到对机体最适合的刺激量，引起机体应答，同时身体做出相应的反应。

三、临床应用（风湿痹证）

纪青山教授以子午流注纳甲法治疗风湿痹证临床观察：在针刺时多采用以痛为腧的原则，在局部痛点或病位处选穴，并在病位或痛点所过的经络上距病位或痛点较远处选一穴位，与痛点或病点处穴位共奏通络止痛之效。纪青山教授运用纳甲法开穴，经气在这时居于该穴，和该穴有关的身体各部病邪，都可借针灸补泻的作用宣通气血（人身的疾病，归纳起来都是由气血偏盛偏衰和积滞不通所致），所以开穴时取此穴治病，效果最好。针刺治疗痹证对局部关节的疼痛、肿胀，具有良好的消肿止痛和消炎作用，避免口服药物带来的药物性损害，纪青山教授认为针灸不仅可以起到代替非甾体类药物的作用，且具有调节免疫的功效。

第五节　擅多种疗法并用

临床上患者所苦的疾病种类繁杂，甚至在病情发展的时候具有多变的可能。单独使用一种治疗手法时常不能满足疾病的治则，甚至不能使疾病得到痊愈。因此为了达到更好的治疗效果，纪老师通常会在针刺的基础上，配合其他治疗方法，使患者得到更加全面的治疗。多种疗法并用不仅可以加快疾病的治疗，而且能巩固治疗效果，使患者对疗效满意并加深对医者的信任。

在多年的临床工作中，纪老师已经熟练地运用其多种而有效的治疗手法进行特色治疗，手到病除。下面列举三项有代表性的多疗法并用治法。

一、针、药并用

《医学衷中参西录》道："……且临时果能针药并用，证愈必速。"即针刺与药物共同治疗，病证一定会快速痊愈。"针"、"药"皆为中医中的精髓。针，指针刺，泛指用银针作用于体表经络与腧穴，通过改善经络的气血运行来调整脏腑的功能；药，指中药，以各种药材口服或外敷，使其根据不同药物的不同性味、归经，达到治愈疾病、预防保健的目的。

良医既可用针，也可用药。纪老师深知，针刺主要建立在经络理论基础之上，侧重于外治。而药物虽然侧重于内治，但也与经络腧穴理论关系密切。《素问·移精变气论》指出，"毒药治其内，针石治其外"，"病形已成，乃欲微针治其外，汤液治其内"。无论在临床诊疗过程中是选择针灸、中药单独治疗，抑或二者结合治疗，皆为对正气与邪气采取的手段，通过损其有余、补其不足、调整阴阳，以达到"阴平阳秘，精神乃治"的健康状态。

针灸治疗与中药治疗皆为祖国医学体系中的瑰宝，二者都建立在中医的理论基础上，遵循中医辨证论治思想。但由于针灸、中药的作用点各有侧重，若善加辨证，调整主次，表里相合，可达到高效低毒的效果并获得单种治疗手段成倍之效。

从纪老师几十年的临床实践来看，针药并用可通过以下方面发现其针对疾病的不同角度所体现的作用。

（1）治疗顺序：包括针药同时运用，或针灸与药物交替运用，或二者先后应用。

（2）作用目标：包括针刺治疗某一疾病的主证，中药治疗疾病的兼证。或中药治疗主证，针刺治疗兼证。

（3）治疗环节：包括针药共同作用于疾病的相同环节，或作用于不同环节。

（4）治疗结果：包括二者协同增效和拮抗减效。

在治病防病的过程中二者的配合治疗体现了祖国医学的治疗特色，也增强了治疗效果，使其在治疗顽固性疾病时发挥更强大的作用。因此纪老师经常以针药并用的方式治疗顽固性、疑难性疾病。

针刺结合中药治疗斑秃　斑秃，俗称鬼剃头，中医病名油风。病因为患者气机不畅，气血不能濡养体表毛发，气滞血瘀，日久阻于络脉。《医宗金鉴》有云："油风生头发内，毛发脱落成片，皮肤色红光亮，甚痒，亦生须眉间及面部。"中医道："发为血之余。"瘀阻血络日久而瘀血不化，新血不生，是本病的病因病机。正如《外科正宗》所言："油风，乃血虚不能随气荣养肌肤，故毛发根空，脱落成片，皮肤光亮，痒如虫行……"而温经通络、祛瘀生新是本病的治疗原则。

纪老师根据本病的病因病机，反复剖析，推敲治则，总结了一套完整的针药结合治疗方案：用梅花针叩刺患处，以疏通络脉；在叩刺后的患处涂抹姜汁；为患者开"血府逐瘀汤"加减方，并根据患者自身病情加减方中的药物，以加强祛瘀生新之功。因针刺善于行气通络，药物善于从体内活血祛瘀，治疗斑秃时两者结合运用可达到满意的疗效。纪老师的治疗方案基于准确的辨证，因此收效良好，可令病情改善，新发再生。

针药结合看似简单，但囊括着纪青山老师几十年临床经验中的精华，体现了纪老师除"针刺"中选穴、取穴水平高超外，还体现了其用药功底的扎实，熟知药物的性、味、归经，掌握了多种药物之间相须相使，辨证准确到位。因针、药应用的范围广泛，许多疾病都能达到良好的效果，在临床上结合使用更是如虎添翼。

二、针、罐结合

罐，即拔罐，古代典籍中亦称为"角法"。马王堆出土的《五十二病方》中就有如下记载："牡痔……以小角角之。"意指用小角来吸拔。拔罐疗法具有通经活络、行气活血、消肿止痛、祛风散寒等作用。

拔罐疗法在临床治疗及民间的防病保健中应用都十分广泛。因其同样与针刺一样基于经络腧穴理论，且偏重于外治，并皆遵守辨证论治、治病求本的治疗原则。纪老师经常将二者协同运用，以恢复人体的阴阳平衡。历代医家在治疗外邪所致的疾病时都特别注意针刺与拔罐的结合运用，并获得了不错的效果，纪老师也不例外。

临床上针罐结合包括三个方面。

（1）先针刺后拔罐。先进行针刺治疗，再起针后拔罐。

（2）先拔罐后针刺，先拔罐，起罐后再进行针刺治疗。

（3）针刺得气后再针上加罐。

三者都能达到通经脉、调气血、扶正祛邪的作用。

从纪老师几十年的临床实践来看，针罐并用的适应证极其广泛，对虚寒型或急慢性损伤性疾病效果最佳，颈肩腰腿胸腹等部位均可作为治疗的部位。其中，本方法在治疗周围性面神经麻痹中发挥的作用十分强大，现举例说明如下。

（一）针刺结合闪罐治疗周围性面神经麻痹

面瘫，又称面神经麻痹，民间俗称"歪嘴巴"、"吊线风"、"吊斜风"、"面神经炎"等。根据病因不同可分为周围性与中枢性。周围性面神经炎多由面部受冷风吹，潮湿侵袭所致，且发病呈急性，并且累一侧。患者会出现口角下垂，眼睑不能闭合，漱口时从患侧漏水，进餐时食物常停滞于患侧齿颊之间，鼓腮漏气。部分患者耳后、下颌角附近伴有疼痛，以及患侧麻木发胀感。

古籍中大量记载了周围性面瘫的病机研究，如至明代李梴《医学入门》则提出"邪缓正急，相互牵引"的理论，"风邪初入反缓，正气反急，以至口眼㖞僻"。而明代楼英《医学纲目》则认为"左右面颊寒热不同，相互牵引所致"，指出："《内经》治口眼㖞斜，多属足阳明筋病，盖足阳明筋结颊上，得寒则急，得热则弛，左寒右热，则左颊筋急牵引右之弛者，而右随急牵引，㖞向左也。右寒左热，则右颊筋急牵引左之弛者，左随急牵引，㖞向右也。"也就是说，由于寒性收引，热性弛张，所以左侧面颊受寒，右侧面颊受热时，左侧面颊挛急，右侧面颊弛缓，则口歪向左侧；反之，则口歪向右侧。

在治疗过程中，纪老师仔细推敲本病的病因病机，本着疏通经络、祛风活血的原则，凭借多年的临床经验，加上独特的取穴方法，可使患者缩短疗程，达到满意的疗效。这正体现了纪老师仔细辨证、随证针药并用的治疗特色。

纪老师先在患者的面部进行多针浅刺，选穴包括二白、二竹、二风、地仓、颊车，均用患侧，合谷、足三里均用双侧。待针刺完成起针后，施以闪罐疗法。闪罐选取患者腮部、额头，并加上耳后面神经所过之处，即翳风穴附近。闪到局部皮肤潮红为益。

纪老师熟练运用针罐结合缩短疗程，达到使患者满意的疗效，体现了中医的治疗特色与纪老师丰富的临床经验。

（二）针刺结合留罐治疗腰椎间盘突出症

腰椎间盘突出症在现代社会中越来越常见，与人的不良坐姿与体态有密切联系。其属于中医学"腰痛"、"痹证"范畴。表现为双侧腰部疼痛，伴有下肢麻木与放射痛。纪老师采用先针后罐的治法，在针灸起针后留罐10分钟，可活血化瘀，通络止痛。此治法具有独特的理论和治疗特色。

治疗时，纪老师选取腰俞、命门、腰阳关、筋缩等穴。取穴以治疗督脉本身的疾病为主，疏通督脉气机，通络止痛。而拔火罐主要选取肾俞、大肠俞、委中，且每次10分钟左右。针刺配合拔罐活血化瘀的作用，可大幅度减轻患者的痛苦，缩短疗程，达到满意的疗效。

三、针、灸同施

灸法古称"灸焫"，又称艾灸。主要是指以艾绒为主要材料，点燃后直接或间接熏灼体表穴位的一种治疗方法。灸法同样建立在经络腧穴理论中，且以温补为主。所以纪老师常将灸法与针刺同用。

灸法的历史十分久远，《庄子》中就曾经记载"越人熏之以艾"。而灸法的作用虽与针刺有相通之处，但更具特色。如《灵枢·官针》记载"针所不为，灸之所宜"，《医学入门》有云："药之不及，针之不到，必须灸之。"灸法具有温经通络、升阳举陷、行气活血、祛寒逐湿、消肿散结、回阳救逆等作用，并可用于保健。以此法治疗慢性虚弱性疾病和以风、寒、湿邪为患的疾病尤为适宜。

灸法主要为艾炷灸与艾条灸，也有极具特色的温针灸、温灸器灸及能与药物结合生效的隔物灸。在临床上，纪老师根据不同的病情，在针刺治疗的基础上配合灸法对患者进行灸法治疗。

（一）针刺结合隔姜灸治疗痢疾

痢疾是在外感时邪或疫毒之气，并伴随内伤饮食生冷或不洁所导致的一种疾病。《内经》曰："饮食不节，起居不时……下为飧泄，久为肠澼。"即肠腑闭滞不利的意思。《证治汇补》指出："肠澼者，谓湿热积于肠中，即今痢疾也，故曰无积不成痢，痢乃湿、热、食积三者。"痢疾的病机在于邪蕴肠腑，气血壅滞，传导失司，临床以腹痛腹泻、里急后重、下痢赤白脓血为主症。痢疾是具有传染性的外感疾病。作为最常见的肠道传染病，本病并无固定的季节性，四季均可见，但以夏秋季节为多。根据临床表现的不同，又可分为湿热痢、寒湿痢、噤口痢及休息痢等。古代文献将本病之传染性强而病情危重者称为"时疫痢"和"疫毒痢"。

纪老师在临床治疗上对隔姜灸有所偏爱。隔姜灸是一种在施术部位施以艾灸，利用生姜与艾灸共同协作，相须而用的方法。生姜味辛、性温，入肺、脾、胃经，可祛寒解表，通经活络。张景岳《类经图翼》有云："单用生姜切薄片，放痔痛处……"纪老师在使用时先将姜片切薄，再置于穴位上，之后在姜片上放置艾草。与温经散寒的艾灸相须合用，可具有双重效果，从而治疗陷下、虚寒、虚损证。再加上纪老师运用针刺对经络与脏腑的调整作用，三者合同发力，可增强各个治疗方法的作用与治疗范围，增强疗效。

在治疗过程中，纪老师根据本病的病机特点，本着清热利湿、解毒止痢的基本治则，凭借多年的临床经验辨证施治，针灸配合隔姜灸，可明显减轻患者的痛苦，并达到满意的疗效。纪老师先选取天枢、下脘、关元、合谷，关元平补平泻法，其余采用泻法。针刺后进行隔姜灸，选取神阙、中脘。患者在进行了两次治疗后痊愈，腹痛及腹泻症状消失。

（二）针刺结合雷火灸治疗肩周炎

雷火灸为临床上的常用方法。雷火灸的灸条由艾绒、黄芪、防风、甘草等中药材制成。当灸条点燃后，药物燃烧时产生强大的热量和辐射能量，在病灶周围形成高浓度药区。药物可以随着热辐射逐渐渗透到组织深部，改善血液循环。雷火灸灸条在各种药物的相互配伍与药效加成下具有比普通灸条更强的温通经络之功，从而减轻患者的痛感，促进其康复。

肩周炎，又称"肩凝症"、"漏肩风"，临床上患者自觉肩部疼痛、活动受限，对患者生活造成了巨大不便。纪老师认为该病因肩部受风寒湿之邪，导致经络受损，气血不畅。因此治疗时不仅要先以针刺疏通经络，再用雷火灸灸条在痛点进行施灸，用时 30 分钟左右，以温经散寒、活血通络。

针与灸本可称为一体，而许多医家只以针刺为主而弱化灸法，实为不可取。只有两者结合起来的效果才会更加强大，甚可去针之不足之症。而纪老师可充分发挥针刺的作用，再发挥灸法的功能，注意灸法的禁忌证，可以充分发挥针与灸的效果，在临床上达到治病防病的作用。

第四章 立针道之说

第一节 特定穴的配伍规律

特定穴是指具有特殊治疗作用的腧穴,它包括五输穴、原穴、络穴、郄穴、八脉交会穴、下合穴、背俞穴、募穴、八会穴等。这些腧穴在临床中极为常用,许多病证均可选用特定穴治疗。特定穴的使用占据主导地位,非特定穴的使用频率很低。并且它们有一定的配伍规律,在临床中发挥着巨大的作用。

一、合募配穴法

合指下合穴而言,又称六腑下合穴,它是根据《内经》中"合治内府"的理论而提出来的。"募"指募穴,也是以治疗六腑病证为主的腧穴。如《素问·阴阳应象大论》中的"阳病治阴"理论,即指六腑病证可以选取胸腹部的募穴治之,在《难经·六十七难》中也有"阳病行阴,故令募在阴"之说,均为此义。因此可以说,合募配穴是以治疗六腑病证为主的一种配穴法。

二、俞原配穴法

原穴是脏腑原气经过和留止的部位,多位于腕踝关节附近。《灵枢·九针十二原》曰:"五脏有疾者,当取之十二原。"说明五脏原穴善治五脏病证。俞指背俞穴,其主治也以五脏病证为主。如《素问·长刺节论》曰:"迫脏刺背,背俞也。"因此,俞原配穴是以治疗五脏病证为主的一种配穴法。

三、郄会配穴法

郄穴是各经经气深聚的部位,用于治疗本经循行部位及所属脏腑的急性病证。八会穴为脏腑气血筋脉骨髓等经气所会聚的腧穴,治疗与此有关的病证及其急性病证。如《难经·四十五难》说:"热病在内者,取其会之气穴也。"说明急性热病可以取气会、胞中治疗。郄会配穴也多用于急症。

四、五输五行配穴法

输穴是十二经分布在肘膝关节以下的五个重要经穴。纪老临证 50 余年,善用"五输"、原穴治疗临床多种常见疾病,并有很多体会。他认为,由于原气源于肾间动气,既是人体生命的原动力,通过三焦运行于五脏六腑通达头身、四肢、十二经脉以维持正常生理功能,又是脏腑原气留止之处,所以临床上常运用肺经原穴太渊治疗哮喘、咯血等肺系疾病,用心经原穴神门、心包经大陵治疗心悸、怔忡、失眠等神志方面的疾病,用肝经原穴太冲治疗胃痛、泄泻、痢疾、食积不化等脾胃疾病,用肾经原穴太溪治疗耳聋、耳鸣、腰脊痛及遗精、阳痿等。纪老认为针灸取穴能运用好肘膝以下的"五输"穴及原穴，既方便安全又确实有效。如果能深谙其"五输"、原穴之原理，辨证配伍运用得当，能做到取穴少而精，更能收到良效。

五输五行配穴法是指五输穴依据五行生克的原理，遵循《难经》提出的"虚则补其母，实则泻其子"的原则，施以相应的补泻手法，用以治疗脏腑疾病。它既可选用本经母子穴也可选用他经的母子穴。具体来说，如某经发生虚性疾病，就可以补本经的母穴，也可以补母经的母穴。又如某经发生实性病变，就可以泻本经的子穴，也可以泻子经的子穴。五输穴配属五行，阴经井、荥、输、经、合的次序为木、火、土、金、水；阳经井、荥、输、经、合的次序为金、水、木、火、土。根据五行相生关系，各经均有一个母穴和一个子穴。这实际是辨证论治原则在经穴中应用的部分体现。最初的含义是指某经实证，则取某经五输穴中相应的"子穴"，此即"实则泻其子"，"虚则补其母"是指某经虚证，则用该经五输穴中相应的"母穴"。例如，肺属金，肺经的实证，则取肺经五输穴中属"水"的合穴尺泽，因为"金"生"水"，"水"为"金"之"子"，故取尺泽，即所谓"实则泻其子"。若肺经虚证，可取肺经五输穴中属"土"的输穴太渊，因"土"生"金"，"土"为"金"之母，取太渊，即所谓"虚则补其母"。肝实病变，针灸可取肝经火穴行间泻之，也可取子经（心经）的火穴少府泻之，这是"实则泻其子"法的具体应用。再以肝虚病变为例，可取肾经水穴阴谷及肝经水穴曲泉补之，这是"虚则补其母"法则的具体应用。

还可依据《灵枢·本输》所说的"春取荥、夏取俞……"的法则，按时取穴，《灵枢·本输》指出"春取荥，夏取俞，秋取合，冬取井"等按时取穴规律。不过按时取穴，应在辨证的基础上开穴为准，故《难经·七十四难》中指出，春应肝木，病在肝，可刺井，夏应心火，病邪在心，可刺荥；长夏刺俞，因长夏应脾，病邪在脾之故，秋应肺金，病邪在肺，可刺经；冬应肾水，病邪在肾，可刺合穴。由于四时气候，感于人体，则使人体内之气血周流出入也有深浅之不同，所以《灵枢·四时气》中指出："四时之气，各有所在，灸刺之道，得气穴为定。故春取经、血脉、分肉之间，甚者深刺之，间者，浅刺之；夏取盛经孙络，取分间绝皮肤，秋取经俞。"说明春夏宜浅刺肌肉浅薄之井、荥穴，秋冬宜深刺肌肉深层的经、合穴。另外，由于一天之中，阴阳变易之不同，所谓"朝则为春，日中为夏，日入为秋，夜半为冬"的不同，人体经气的运行亦有定时，从而产生了纳甲、纳子法按经气循环流注之盛衰时辰开穴规律。

五、八脉交会配穴法

八脉交会穴，就是八个穴位分别与奇经八脉有着会通关系，也就是奇经八脉与十二正经脉气相通的八个腧穴，它们之间脉气会通，是古人在实践中，发现这些穴位分别对奇经八脉的病候有着很好的疗效，据此做出的推断。这是一次由临床实践上升到理论高度的典范。我们从奇经八脉的走行和病候来看，它们之间存在着共同点，实际上也就是同一生理、病理现象从不同角度加以阐述，使之互相补充，更加完善。《标幽赋》说的"阳跷阳维并督带，主肩背腰腿在表之病；阴跷阴维任冲脉，去心腹胁肋在里之疑。"即指此八穴的治疗作用。八个穴可分为四阴穴、四阳穴。四阴穴：公孙、内关、列缺、照海；四阳穴：临泣、外关、后溪、申脉。四阴同施可以治疗呼吸系统、心血管系统、消化系统、泌尿系统的疾病；四阳同施可以治疗口腔、五官、运动系统及内分泌系统的疾病。临床运用时，可以八个穴交叉选取，灵活掌握。既能治奇经病，又能治正经病。比如冲脉与阴维脉二者合于胃脘部、心胸部，二者在病理上也部分表现为同一性。因此，通于冲脉的公孙穴和通于阴维脉的内关穴，二者在治疗上也就有其共同性，医者常将二穴一同用来治疗胃、心、胸疾病。我们将八脉八穴在治疗上有共同性的穴位放在一起使用，实际可以起到效用累加或更高的结果。上述八穴亦可结合天干、地支、九宫、八卦等应用，称为飞腾八法和灵龟八法，是一种按时取穴治疗疾病的方法。

六、俞募配穴法

俞募配穴法，属前后配穴的范畴，目前在临床上应用较多，效果比较明显。脏腑的募穴都在腹部该脏腑的附近，所以被认为是脏腑经络之气结聚之处，最能反映脏腑的生理、病理变化，作为治疗点也优于其他穴位。阳气为脏腑经络之本，因此作为阳经之长的膀胱经与内脏之间的联系是非常密切的，俞穴在这里就是二者之间的交通点，影响和反映了脏腑的内在变化，与募穴一同相辅相成，共同与脏腑发生着密切的关系。古人还提出了"胸气之街"和"腹气之街"的概念，旨在从横向将胸腹部与腰背部有机地联结为整体，具体的就是反映在俞募穴的有机统一性、相关性上，即表明募穴、脏腑、俞穴三位一体，从前到后构成了一个系统。由此看来，俞穴和募穴在诊断和治疗上均有共同点，因此人们常常将二者配合应用，即所谓俞募配穴。一般来讲，五脏六腑发生病变时，都可取俞募穴配伍应用。如肝俞配期门（肝募）治肝系疾病，心俞配巨阙治心系疾病，肺俞配中府治肺系疾病，脾俞配章门治脾系疾病，肾俞配京门治肾系疾病，胆俞配日月治胆系病变等。从不同角度对脏腑功能加以调整，可以使病程缩短，互相弥补各自的不足，而取捷效。

七、原络配穴法

原络配穴法属表里配穴的一种。原穴与络穴各自在临床上有各自的主治范围。古人依据脏腑经脉表里相关说，提出了"主客原络配穴法"。其取法是：某经病发时，以取本经原穴为主，取相表里经的络穴为客；如手太阴肺经病候，主以本经原穴太渊，配大肠经络穴偏历为客。原络配穴的含义是突出表里经、表里脏腑间在生理、病理上的联系和相互影响。我们应注意到它的局限性，注重表里经脉之间的生理依托、病理传变和治疗作用的互补。

八、八会穴配穴法

八会穴是某些穴位与人体生理因素在治疗上对应关系中的八个腧穴。传统的观念认为，这些穴位是相应生理因素发生病变时的主要治疗点，如章门—脏病，中脘—腑病，太渊—脉病等。也就是说，临床发病偏重于哪一方面，则取其"会穴"为主穴。确实，其中有些穴位的治疗效果优于"非会穴"。如血病多取膈俞，不仅临床有效，实验研究也表明其特异性较优。但是，古人确立的这种对应关系有其模糊性，即"会穴"的主治范围有些夸大。如腑会中脘，对胃腑、大肠腑等病变效果独优，但对膀胱腑、胆腑就不作首选穴。由此看来，有两点需要提出：八会穴并非对所有的相关因素的病变效果均优，而是差异比较大，只对某些病变有特效；临床应用时，须与其他穴位配合应用，或为主穴，或作次穴，依据辨证、辨病之结论而定。

九、郄穴配穴法

郄穴在临床上多用来治疗各经的急性病证，尤对急性痛证和血证具有较好的疗效，也有人认为郄穴具有诊断价值。郄穴的配伍一般较少，认为在急性病证或慢性病证急性发作时，应选郄穴急用，作为治标之法，之后则审因论治。

十、下合穴配穴法

据《内经》所载，并且为后世医家不断证实，下合穴能主治六腑病。如胃病用足三里，胆病取阳陵泉，大肠病针上巨虚等。由此看来，下合穴的应用，主要是针对病位而设。但一个脉腑的同一病变往往源于不同的因素，病变性质常常大相径庭，况且还有病程的长短病变的转化等因素。因此只用一个病位穴（下合穴）是不够的，而应根据实际情况，酌情予以一些配穴，至于配穴的原则，认为应主要以病因为主，如大便泄泻，病位在大肠，取上巨虚（下合穴）为主穴，病因往往有三，即饮食不洁，肝横木克，脾虚失制，所以应配以太冲疏泄肝气，脾俞温阳健脾，中脘调节胃腑运动，这样可以标本兼治，体现了治病必求于本的原则，临床上也可缩短病程。

十一、交会穴配穴法

交会穴的特点是一穴可以兼治二条或二条以上经脉的病变，这只是单纯从经脉之间交会的角度来看的，不包含有辨证的因素。据新版《针灸学》（邱茂良主编）中所载交会穴共有 94 个（除去"臂臑穴"），约占总穴位（361）的 26%，94 个交会穴中交二条经（含本经）的最多，共 65 个，约占 69%，交会三条经的为 22 个，约占 23.4%，交会四条经的为 6 个，交会五条经的只有一个。以交会三条经以上为高频交会穴，共有 29 个。这些"高频穴"虽然来作临床对照和数理统计处理，但它们的临床使用频率并不突出，与非交会穴和低频交会穴（二条经）比较，没有显著差异。这就提示我们交会穴在临床配穴中，其经脉交会的特定并未起主导作用，只不过是在依附于其他原则的前提下，适当地可以考虑穴位的交会性。

纪老师在临床上治疗疾病所用腧穴以特定穴为主。纪老师临床上运用子午流注治疗疾病时，以取用五输穴为主；治疗内脏病时选用背俞穴和募穴配合运用；而特定穴间配合应用、互相配伍治疗效果也会更好。纪老师还提出，在临床上，不同的医家也会根据自己治疗疾病的经验总结自己配穴的规律来治疗疾病。

第二节　针刺手法的妙用

一、针刺操作的练习

指力训练是针灸医师的必修课，进针时医者指力需要稳健匀称，并迅速刺入，方能减轻患者痛苦。纪老认为，针灸医师的基本功扎实是医师临证取得可信疗效的关键所在，尤其在指力及手法训练方面，并指出练习指力包括刺手和押手两个方面；左手在针刺施术中既可固定经穴还可以宣散气血以减轻进针的痛苦；左右手配合训练才能达到熟练地进行针刺操作的目的。要求逐渐做到无痛或微痛进针，刺入顺利，针身挺直，提插和捻转自如。

练针时要将力点集中在针尖，以保证针身不弯，依据个人习惯，可以直刺，也可弹刺。纪老师在开始练习时，经常都是手不离针，揣摩指感，体味针下的细微变化，时间久了指力就会沉稳，手法也会越来越娴熟，操作时动作流畅、美观、得体，这就是长期正确练习的结果。不论何种指力练习方式，都要循序渐进、持之以恒。

二、无痛进针

进针是在整个针刺治疗过程中最基本的一个操作步骤,进针疼痛与否决定着患者是否乐意接受针刺治疗。因此,医者要做到进针迅速、手法轻巧。做到无痛进针,避免进针时的疼痛对于患者来说有其重大的意义。

措施：移神，属调神范畴，是指进针时，可用谈话、咳嗽的方法使患者之神转移到别处，《素问·针解》云："制其神，令气易行也。"正是此意；腧穴局部的按、压、循等可令局部气散，由此可使气散于他处则不痛。《标幽赋》所说"左手重而多按，欲令气散"也是此意；快速进针，缩短致痛的时间，可以减轻疼痛，《流注指微赋》所言："针入贵速，既入徐进"亦是此意。

纪老依据几十年临床实践认为，针在刺入皮肤的一瞬间一定要快，破皮以后再缓慢地将针刺入，这样患者基本上就不会感觉到痛苦。如果在进针的时候患者感觉到疼痛了，就要及时将针向外提出，改变针的方向再刺入。纪老师还指出，进针时要依据不同的部位施以不同的进针术，同时强调了双手协调的重要性。古人也有"知为针者信其左，不知为针者信其右"的说法。纪老师进针时，运用捻转快速进针，这样便可以减少进针的疼痛感，这是纪老几十年临床经验的总结，而纪老师在临床上治疗疾病的效果也印证了这点。

进针时手法要轻，定位准确，可分两步进针，快速刺破皮肤，再进入相应深度，包括进针手法、行针手法和补泻手法。一般而言，手法轻，感觉就轻，手法重，感觉就重。所以，对针刺敏感和初次接受针刺的人，针刺手法应该尽量轻一些，以得气为度。或先针肌肉丰厚部位的腧穴，后针肌肉浅表部位的腧穴。做到"刺入轻巧有力，行针轻便柔和，出针轻快稳顺"。也可遵《针灸大成》所言，对怕痛者施以"指针"。

三、针灸补泻

（一）针灸补泻的理论源泉

中医学认为，"阴平阳秘，精神乃治"，针灸治疗疾病是通过实施补泻手法来调节阴阳平衡，以达到治疗疾病的目的。《灵枢·经脉》指出："盛则泻之，虚则补之，热则疾之，寒则留之，陷下则灸之，不盛不虚以经取之。"根据疾病的虚实，采用或补或泻的针灸手法。病邪属实者用泻法；病邪属虚者用补法；病在经脉者应针刺经脉，因虚实表现不明显或难分虚实，只能分寒热，故针刺其发病经脉。《金针赋》也说："观夫针道，捷法最奇，须要明乎补泻，方可起于倾危。"补泻手法就是根据"邪气盛则实，精气夺则虚"的虚实情况，在针刺得气后施以不同的手法，使"气至病所"，从而使体内气血调和，阴阳平衡，达到扶正祛邪的目的。

（二）补泻手法

纪老特别注重手法中的提插补泻法与捻转补泻法，那么它们又具体是什么呢？

1. 提插补泻法 指以提插手法的用力轻重分补泻的针刺手法。《难经·七十二难》最早提出提插补泻手法，"得气，因推而内之，是谓补；动而伸之，是谓泻"，指出得气后下插推捺为主者为补法，动伸上提为主者为泻法，这时还只是一个提插补泻的原则。明代医家李时珍、杨继洲等则提出了具体的操作方法。《针灸大成》说"凡补，针先浅而后深"，"慢提急按"，"泻，针先深而后浅，急提慢按"。

（1）操作方法

补法：得气后在得气处小幅度提插，重插轻提（慢提急按）。下插时用力重，速度快；上提时用力轻，速度慢。

泻法：得气后在得气处小幅度提插，重提轻插（急提慢按）。上提时用力重，速度快；下插时用力轻，速度慢。

也有人认为，补法提插幅度小，频率慢，时间短；泻法提插幅度大，频率快，时间长。但缺乏文献依据。

（2）临床应用：补法以向内下插推捺为主，引导阳气由浅入深。泻法以向外上提伸引为主，使阴邪由深出浅。

本法补虚泻实，调和阴阳，用于治疗各类虚寒证和实热证。

（3）注意事项

1）提插补泻与行针法中的提插法应区别开来，提插法要求上提下插的幅度、频率一致，用力均匀；而提插补泻法的用力、频率都有明显区别，补法重插轻提，泻法重提轻插。

2）提插补泻与徐疾补泻的区别：徐疾补泻法以进针、出针的速度为标准区分补泻，而提插补泻法以提插时用力轻重为标准区分补泻。

3）提插补泻针感比较理想，敏感者可出现凉热感，操作容易掌握，历代医家分歧较小，被视为基本的针刺补泻手法之一。常单独运用，也可和其他手法配合运用，与徐疾补泻等手法配合运用，构成复式手法"烧山火"、"透天凉"。

2. 捻转补泻法 指根据捻转的方向、用力的轻重分补泻的针刺手法。

捻转补泻法从针刺的基本手法发展为独立的补泻手法，肇始于金元时期。窦汉卿《针经指南》曰："以大指次指相合，大指往上进谓之左，大指往下退谓之右。"《标幽赋》曰："迎夺右而泻凉，随济左而补暖。"

明代很多医家都很重视捻转补泻法。杨继洲在《针灸大成》中说："补针左转，大指努出；泻针右转，大指收入。"对于捻转补泻法的原理，杨继洲还根据《内经》"左右者，阴阳之道路也"的阴阳学说，指出"左转从阳，能行诸阳；右转从阴，能行诸阴。"

（1）操作方法

补法：得气后在得气处小幅度捻转，拇指向前左转时用力重（指力沉重向下），拇指向后右转还原时用力轻，反复操作。

泻法：得气后在得气处小幅度捻转，拇指向后右转时用力重（指力浮起向上），拇指向前左转还原时用力轻，反复操作。

也有以捻转角度、频率、用力、时间分补泻的捻转补泻手法。

补法：针下得气后，捻转角度小、频率慢、用力轻、时间短。

泻法：针下得气后，捻转角度大、频率快、用力重、时间长。

（2）临床应用

1）补虚泻实：用于虚证与实证。

2）守气，催气，行气。

（3）注意事项

1）注意针体还原，灵活自如。防止因捻转角度过大、用力过重、频率太快时，造成肌肉缠针而滞针。

2）捻转补泻应与捻转法区别开来。捻转法是行针的基本手法。要求捻转的用力、角度、频率在往返过程中均匀一致，而捻转补泻法在往返过程中，补法时左转用力重，泻法时右转用力重。

（三）纪老师经验

纪老师说，针灸治疗疾病，不但补泻手法要到位，还要依据腧穴的部位来进行补泻，在肌肉丰厚的地方可以施行提插补泻，重插轻提为补，轻插重提为泻；在皮薄肉少的地方，如头部、面部，就应该实行捻转补泻，拇指向前用力、向后不用力为补法，拇指向后用力、向前不用力为泻法；此外，还要注意针刺的角度、频率和刺激量的问题，针刺角度大、频率快、刺激量强为泻法，针刺角度小、频率慢、刺激强度弱为补法，而角度适中、频率适中、刺激强度适中就是平补平泻。另外，轻重刺激还要依据患者的耐受程度来决定，经络敏感之人，轻刺激就有很强的感觉，经络不敏感之人，重刺激感觉仍然很弱。因此，在临床上要依据不同情况，灵活运用。

纪老师在临床上所用补泻手法的特点是提插和捻转相结合，他强调用粗针捻转进针得气快，还可减轻患者痛苦，候气时用提插手法来加强针感。纪老认为针刺得气是针刺起效的重要支撑点。

（四）适于临床，灵活运用

纪老还提出，临床上常用针尖刺向病所治疗疾病，比如，胸腹部有病痛，将针刺入足三里时，针尖是指向胸腹部的；小腿或足出现疾病，针刺足三里时，针尖是指向小腿或足的。这种治疗方法可能与迎随补泻手法不太符合。在临床上，要灵活运用针灸的各种治疗疾病的方法，以收到确实有效的治疗效果。

四、三才降逆针法

《标幽赋》："天地人三才也，涌泉同璇玑、百会。"纪青山教授改璇玑为膻中，意在调气。膻中为八会穴之气会，又因二穴同在胸中，同为任脉之穴，又处肺系之上，取之能泻有余之气，通滞去瘀、解郁宽胸。此三穴分在上、中、下三部，百会居于巅顶，为人的最高处，各经上传的阳气汇集于此，取百会意在统领全局。涌泉居于人之最低处受以万物生发之地气。涌泉又为肾经腧穴，肾主纳气，取涌泉穴，为引气下行。三穴同取，布穴合理，阴阳相应，共调人体之气机、阴阳。太冲、内关、足三里佐之以三焦，三焦主气机之升降出入，三焦功能正常，则气机调畅。太冲为肝经之原穴，为肝之原气留止之处，肝主疏泄，调畅气机，其经脉布两胁，贯膈入腹。太冲有疏肝调气、平冲降逆之功（病在上，取之下）；内关为心包经的络穴，又是八脉交会穴。心包起于胸中，出属心包络，向下过横膈膜，从胸至腹，联络上、中、下三焦；故取之内关；足三里为胃经的合穴、胃之下合穴，合治内腑，《灵枢·邪气脏腑病形》："胃病者腹胀、胃脘当心而痛，上支两胁，膈咽不通，食饮不下，取之三里也。"此六穴合用可奏降逆止呕之功，治疗气机上逆诸症。

五、子午流注针法

子午流注是指十二经脉气血运行状态，根据不同的时间变化而有相应盛衰变化。子午，即时间变化。流注，即十二经脉气血运行的过程，以及在十二经脉的井、荥、输（原）、经、合等特定腧穴上所呈现的气血盛衰情况，由于年、月、日、时等时间的变化而相应地有所不同，根据这个原理，按时选穴进行治疗，即为子午流注针法。

"系以日时干支推算人体气血流注盛衰的时间，据此选配各经五输穴进行针刺治疗"（《子午流注针经》）。《针灸大全》对开穴有具体记载。总的原则：阳日、阳时取阳经五输穴；阴日、阴时取阴经五输穴。日时干支逢单为阳，逢双为阴。十天干配合脏腑和经脉，即甲胆、乙肝、丙小肠、丁心、戊胃、己脾、庚大肠、辛肺、壬膀胱、癸肾，三焦、心包络并入壬、癸。例如，甲日甲戌时开取胆经井穴足窍阴；丙子时开小肠经荥穴前谷。阳日阴时或阴日阳时无开穴（闭、阖），则可取其相合日干的开穴，如甲日与己日通用，乙与庚、丙与辛、丁与壬、戊与癸等，称作夫妻互用。若相合时均无开穴，可取十二经的子母补泻穴，称为子母互用。本法以日期的天干为主，因称纳甲（干）法；以时辰地支为主的子母补泻配穴则称纳子（支）法，即按照针灸治疗时间选取相应的五输穴和原穴进行针灸治疗的方法，亦是纪老重用五输（原）穴的缘由。

第三节　针感的临床解析

针感，是指毫针刺入腧穴一定深度后，施以一定的手法，使针刺部位获得一定的经气感应，包括患者对针刺的感觉与反应及医者的手下感。"针刺者可在得气时感到针下沉紧等感觉，而被刺者则能体会到酸、麻、胀等各种不同的感受"。

得气即我们常说的"针感"，包括医者的手下感与患者的感觉与反应。

医者的手下感：包括抽象的针下感觉和具体的针下感觉两部分。

最早的古籍中，描述更多的是医者手下抽象的针感，如《灵枢·终始》曰"邪气来也紧而疾，谷气来也徐而和"，"紧"与"和"都是比较抽象的感觉，每个人的理解可能不完全一致。再如《素问·宝命全形论》曰"见其乌乌，见其稷稷，从见其飞，不知其谁"，指出气至时，像乌云集合，像稷繁茂，如鸟之飞翔；要有丰富的想象力才能理解空中飞鸟之往来，忽而积聚，拍打着翅膀的"得气"感觉。唐宋之后的文献对医师针下感觉的描述更加具体化，如宋代《太平圣惠方》记载："至病得气，如鲔鱼食钓，即得其病气也。"元代《标幽赋》曰："轻滑慢而未来，沉涩紧而已至，气之至也，如鱼吞钩饵之沉浮；气未至也，如闲处幽堂之深邃。"明代《针灸大成》中记载，"气来如动脉之状，针下轻滑。未得气者，如鱼之未吞钩，既吞得气，宜用补泻"，"若气不朝，其针轻、滑不知疼痛，如插豆腐；如神气至，针自紧涩"，均具体描述了医者得气后"针下紧涩"，气不至针下空空"滑不知疼痛，如插豆腐"毫无阻力的详细体会。

针灸大家承淡安在《中国针灸治疗学》提到"医家运针，必待气至，病者觉针下酸重，医者捻动针柄亦觉针下沉紧之象是也"，而且提到在施行捻转手法时"每捻只针半转，非若轮之旋转不已，一方问病者觉有酸重散出否，苟只觉痛或痛与酸皆不觉，可将针微深入或退出些而捻运之，待患者觉酸重之后二三分钟"。此后便有了现代针感或得气感的雏形。

患者的感觉：对于"得气"的具体描述，更多是反映在《内经》以后的医籍文献中，且以患者的感觉为主。如《针灸资生经》曰"凡热病刺陷谷，足先寒，寒上至膝，乃出针"；《针灸大成》曰"如针下沉重紧满者，为气已至，若患人觉痛则为实，觉酸则为虚"，"气自然交感左右慢慢拨动，周身遍体，夺流不失其所也"，"停针待气，使上下相接，快然无所苦"，"觉一团火通入肠至胸乃效"。《针灸大成》中杨继洲运用丰富的文字形象地描述了患者接受杨氏针法、灸法后所获得的遍布周身、醉畅痛快的绝佳针感。而《医学入门》中"痞根穴，左患灸右，右患灸左，后灸一晚夕，觉腹中响动是验"，除描述了针刺穴位外，还注意到"腹中响动是验"的特有的患者针感。清代《针灸内篇》中记述了凌云的学术思想，才有了针刺后酸麻痛的记载："凡针入穴，宜渐次从容而进，攻病者，知酸知麻知痛，或似酸似麻似痛之不可忍者即止。"

《内经》中多次提出了"气至乃下之"的观点，阐述针刺行针的目的就是要"得气"，只有获得气感之后，才可以下针、行手法补泻、取针，最后达到治愈疾病的目的；《千金翼方》中描述穴位的具体运用时，最后很多都是"得气即泻"，这些都说明了针刺得气感获得在先，而后运用手法行补泻，最终"气至"治愈疾病的理论原则。

纪老在临床工作中重视循经感传。用各种方法刺激穴位时，使受试者从被刺激的经穴开始，沿着经脉循行路线而产生如酸、麻、胀、痛等感觉传导现象，这种现象称为循经感传现象。一般说来，只要术者有足够的指力，押手运用得当，针刺的深度合适，在操作上，把"揣"、"爪"、"搓"、"弹"、"摇"、"扪"、"捻"等方法灵活地结合起来应用，是可以控制针感的性质的。

酸：是常见的针感之一，多出现在局部，有时也可以传到远端。这种"酸"多出现于深部有肌肉组织之穴位上，末梢敏感之穴位上则不常见。其性质与剧烈运动后肌肉因乳酸蓄积而致酸痛中的"酸"颇相似。控制"酸"时，押手的运用是很重要的。一般针后多产生"麻"或"胀"的针感。如果基础感觉是"麻"，押手要多用些力；如果基础感是"胀"，押手可轻些。

麻：在临床上极为多见，除四肢末梢外，其他穴位均常常出现。有时是条状或线状，也有时成带状，一般全是可传的。"麻"是针后最易出现的针感，如果未出现麻感，可以用下述方法使之变成麻感，主要应用提插与捻转的方法，针的捻转角度要大，提插的幅度要大，针尖的方向要变换。如果因捻转而出现了"疼痛"，则不易产生麻感，若经过捻转胀感加重了，这时就要变捻转为提插，提插的速度要快些，幅度要小些。如果不成功，可依法再作。

胀：在针感中是多见的。在产生酸的针感之前，往往出现胀。此种针感多在局部出现，有的以局部为中心向不同方向呈片状扩散，与局部注射药物所形成的胀感相似。控制胀感的时候，必须在押手上加一定的力量，其捻转方向最好是向一边，捻转速度要慢，一边捻转一边用押手用力，就可以产生胀感。如不成功时可加入提插，提插时速度要快些，幅度要小些，控制针尖方向不要变动。

痛：所说"扎针痛"多是指刺皮时所产生的疼痛。针感"痛"是指进针后组织深部所产生的痛感。这种痛感有时在局部，也有时传到远端。这种疼痛感产生于局部时，只要稍微动转针尖就可以改变过来。因为针下有了痛觉，局部往往出现紧张状态，此时提或捻转反而易于加重疼痛。一般可不提针，只将食指、中指放在针柄之一边，两指之间要有一指的间距，拇指放在另一边对准食、中两指之间隙处，以此三指固定住针体，拇指向中指方向，中指、食指向拇指方向压二三次即可改变过来，或用指轻弹针柄亦可起到相同作用。实在解决不了，就只好提针"豆许"或将针完全提出。

不难看出，针刺后多出现麻。直接出现"胀"、"酸"的针感要少些。虽然"胀"、"酸"是热的基础针感，但为了先使气至病所，也往往要先使之出现麻感，气至病所后，再按上述方法改麻为胀，进而成酸。全身所有腧穴都能产生不同性质的针感，其中除末梢腧穴外，大多数均可传向一定方位。一般来说，术者手技越娴熟，针感出现率就越高，传的也就越远；手法不熟练则出现向远方传去的针感就少，即使能够传也不会传得很远。

循经感传是古人创立经络学说的一个重要依据，循经感传形成的机制和经络实质密切相关。循经感传作为一种主观的感觉现象，它的形成必然涉及神经系统从外周到中枢的各个环节，但人们观察问题的侧重点又各不相同。

就外周过程而言，有人通过对结果初步分析表明，感传到达，可以引起支配该部位的感觉神经的传入放电；无感传者则无此种现象；感传被阻滞，这种传入放电即随之减弱或消失。进一步证明，无论是哺乳动物还是两栖类动物，在切断与中枢的联系之后，神经冲动仍然可以在外周感觉神经末梢之间跨节段传递，传递方向具有一定的循经性。近年来，骨骼肌组织与循经感传的关系也受到一些学者的重视，朱兵观察到人体一些骨骼肌首尾相接，其分布位置与经脉的循行路线非常相似，并在一部分感传显著的志愿者身上记录到了与感传同步的肌电反应。神经和骨骼肌的兴奋连锁的跨节段传递，可能就是取道上述骨骼肌链形成的通路，不断兴奋沿该通路分布的感觉神经和运动神经，从而引起了循经感传和与之伴行的循经肌电反应。

在"中枢"方面也获得了一些新的实验结果，该结果表明：感传过程中，大脑皮质第一体觉区诱发反应的 $C_4 \sim C_5$ 成分（与体觉刺激的知觉过程相关）的空间分布与感传循行经过的体区契合；感传被阻滞，体觉诱发反应的这种特殊空间分布即随之消失；刺激无感传者的同样穴位则无此种现象可见。根据庄鼎实验室的观察，"入静"诱发感传时，大脑皮质的兴奋、抑制过程出现了复杂的动态变化，这可能是循经感传出现的一个重要因素。从神经生理学角度来看，诱发感传的体觉传入信息首先将到达其特异的投射部位（大脑皮质第一体觉区），然后再向皮质的其他部位扩布，经过众多的环节，最后才能形成受试者所体验到的感传。最近，庄鼎等的工作证明针刺穴位时皮质体觉诱发电位的早成分可以扩及大脑皮质许多部位，具有一定的时空特征。因此，探讨大脑皮质在循经感传形成中的作用还是一个十分复杂而困难的问题。

循经感传形成过程中，"外周"和"中枢"协同活动，可能成为循经感传产生的机制。纪老认为循经感传现象的存在正是证明经脉的存在性，而且与治病的疗效密不可分。

另外，针刺的深度必须适当。《素问·刺要论》指出，"刺有浅深，各至其理……深浅不得，反为大贼"，强调针刺的深度必须适当。《内经》进一步也阐述了"三才"和"五体"的针刺层次，"三才"以天、人、地划分三层，"五体"则以皮、脉、肉、筋、骨五种组织结构划分，这是最基本、最具体的层次结构观点。依据不同的病位，可施以不同结构层次的针刺深度。但这些都没有谈到针刺不同层次时，患者的针刺感觉，以及通过患者的针刺感觉，而知道针尖所在的层次和位置。通过对现代组织解剖学层次的理解和自身的临床实践，发现针刺时，针尖所在的层次不同，患者所产生的针感不同，也可通过患者针感的反应，而得知针尖所在的层次和位置。现代学者认为，如针刺到肌肉、肌腱、关节、骨膜等部位则产生酸、胀、沉重等感觉；针刺到神经附近则产生麻感；针刺到神经干则发生触电感；针刺到毛囊、血管及四肢末端敏感部位则多出现痛感。

第五章　论研习之道

一、针到病除之法

针灸疗法是通过在经络和穴位所在部位或针或灸，予以良性刺激，来调节人体内在功能，调动内在的抗病能力，在一定程度上平衡阴阳、协调脏腑功能，从而达到防病、治病、保健的目的，具有简、便、效、廉、安全等特点，且无不良反应。但应用针灸疗法治疗疾病，必须做到取穴准确、针刺深浅适度、刺激参数合理及操作符合要求，才能达到预期效果。

针灸治病，离不开经络，尤以循经取穴。

《灵枢·经脉》曰："经脉者，所以能决死生，处百病，调虚实，不可不通。"

《灵枢·经脉》曰："凡此十五络者，实则必见，虚则必下，视之不见，求之上下。人经不同，络脉异所别也。"

《灵枢·经别》曰："夫十二经脉者，人之所以生，病之所以成，人之所以治，病之所以起，学之所始，工之所止也。"

《灵枢·根结》曰："九针之玄，要在终始，故能知终始，一言而毕，不知终始，针道咸绝。"

《灵枢·卫气》曰："能知六经标本者，可以无惑于天下。"

《扁鹊心书》曰："学医不知经络，开口动手便错"。

经络就是人体中气血运行的道路，其主体部分为十二经脉、奇经八脉、十五络脉。十二经脉包括手、足三阴经与三阳经。各经病证包括经脉循行和所属脏腑的病变。它们的临床表现有三个特点：一是经脉受邪，经气不利，出现的病证多与其循行部位有关；二是脏腑病候与经脉所属部位的症状相兼；三是一经受邪可影响其他经脉，表现多经合病的症状。

"经络平衡"就是同名经络的左右路径有着相一致的对称性，在正常状态下，对它们的传导时间和传导速度进行测定，两侧是均衡相等的。而在病态情况下，健、患双侧绝对不等，差值的大小与疾病的程度成正比，针刺治疗对此发挥着调节平衡的作用，随着两侧差值的缩小，趋向于零，疾病也就宣告痊愈。

纪青山教授在针灸临床中有关于自己的经验总结，尤以内科、伤科、脊柱系统效果极佳。接下来我将举例论述纪青山教授的经验取穴。

治疗内科疾病方面，纪青山教授反复强调"辨证论治"。对于不同的内科疾病，注重望、闻、问、切四诊合参，务必在明确诊断的基础上进行辨证施治。若证候诊断稍有偏差，神针亦不能取效。侧重证而不偏重病，辨病选穴与辨证选穴相结合，以辨证选穴为主，对于不同的病，可能会选择相同的穴位，对于相同的病，可能选用的穴位不同。如治疗寒邪直中的胃痛与腹痛，均在详细辨证的基础上，按证选穴配合按病选穴。均取中脘、足三里、内关、公孙的同时，胃痛配梁丘，腹痛配温溜。

治疗伤科类疾病，纪青山教授强调"以痛为腧"，经络所过主治所及。对于肩周炎、网球肘、腕关节挫伤、梨状肌综合征、膝关节骨关节炎、踝关节扭伤、腱鞘炎等疾病，多采用"以痛为腧"

的原则，在局部痛点或病位处选穴，并在病位或痛点所过的经络上距病位或痛点较远处选一穴位，与痛点或病点处穴位共奏通络止痛之效。如网球肘，为大肠经痹阻不通所致，局部当取曲池穴，远端配以合谷，施以泻法，疏通大肠经，通则不痛，痹痛可止。治疗膝关节内侧副韧带损伤，可在局部伤处选痛点 1～3 个针刺，另外在痛点所过的脾经经线上选取三阴交刺之，以通脾经，止痹痛。

治疗脊柱疾病，如颈椎病、胸椎小关节紊乱症、腰椎间盘突出症、急性腰扭伤等，强调以"夹脊穴为主，随症配穴为辅"。脊柱疾病多为督脉不通所致，从中医学角度看，夹脊穴与督脉接近而气血相通，故选用针夹脊穴以激发经气而通督脉，通则不痛，故可治疗脊柱疾病；脊柱疾病病位多位于脊柱周围的关节、韧带及肌肉，针刺夹脊穴可直达病所，以痛为腧。从西医学角度看，脊柱疾病多为脊柱失稳所致，而局部脊柱失稳的主要原因在于稳定肌、多裂肌和回旋肌失活，夹脊穴为多裂肌、回旋肌所在之所，刺夹脊穴可激活多裂肌和回旋肌，恢复多裂肌和回旋肌稳定脊柱的功能，达到稳定脊柱的作用。如治疗颈椎病，选用颈夹脊穴为主，配合合谷、曲池、风池、百会等随症配穴为辅，可恢复颈椎稳定性，治疗颈椎失稳所致的颈肩臂痛、头晕、头痛等伴随症状。

二、临证针术修习的提升

指力训练是针灸医师的必修课，进针时医者指力需要稳健匀称，并迅速刺入，方能减轻患者痛苦。练针时需要具备坚持不懈的努力、正确的练针方法及治神守神的意志。

（一）纪青山教授经验

纪老认为，针灸医师的基本功扎实与否是医师临证能否取得可信疗效的关键所在，业内名家在针灸基本功上都深究精研，尤其在指力及手法训练方面。而这两个方面能力的提高并非一朝一夕之事，需要坚持不懈的努力，日积月累，熟能生巧才能心手合一。针灸名家们以针刺旧书为法，现代的针灸学者多以刺练针垫为指力练习的主要方式。但纪老认为，不论何种指力练习方式，都要循序渐进，持之以恒。

纪老说，纸垫练针时，一定要用线把纸垫扎紧，硬度要近似皮肤，按照正规的练针方法坚持练习。练针时要将力点集中在针尖，以保证针身不弯，依据个人习惯，可以直刺，也可弹刺。纪老说指力练习平时训练有素，治疗时才能成竹在胸。纪老师在最开始练习时，经常都是手不离针，揣摩指感，体味针下的细微变化，时间久了指力就会恰到好处，手法也会越来越娴熟，操作时动作流畅、美观、得体，这就是长期正确练习的结果。

（二）纸垫练针标准

纸垫练针标准要求是：用松软的纸折成大约厚 2cm、长 8cm、宽 5cm 的纸垫，然后用棉线扎成"井"字型。可练习进针指力和捻转动作。练指力时，左手持纸垫，右手拇、食、中三指持针，如执笔状，针身垂直于纸垫，当针尖抵于纸垫后，三指捻动针柄，将针刺入纸垫，这时，手指向下逐渐施加压力，等到针刺透纸垫背面，再捻转退针，另换一处如前再刺。捻转时，在原处来回做拇指与食指、中指前后交替捻动针柄的动作。先用短针做进针、出针和捻转的方法训练。一段时间后，用较细较长的针，捻转时针身要垂直，切忌摇摆。每天至少练习 1 个小时。

（三）练习指力意义

《标幽赋》："左手重而多按，欲令气散；右手轻而徐入，不痛之因。"指出练习指力包括刺手和押手两个方面，左手在针刺施术中既可固定经穴还可以宣散气血以减少进针的痛苦。左右手配合训练才能达到熟练的针刺操作。练习指力需要持之以恒，循序渐进。

通过坚持不懈的练习，在达到一定指力的基础上，可在自己身体上进行尝试练习，亲身体会指力的强弱、针刺的感觉及行针手法等。常用的练针穴位有合谷和足三里，要求逐渐做到无痛或微痛进针，刺入顺利，针身挺直，提插和捻转自如。

自身练习一段时间后，手法已比较熟练，这时可在同学身上互相练习，以模拟临床实际，练习方法与自身练习方法一样。针灸医师必须要有一定的指力，才能在临床上给患者实施针刺治疗，以保证治疗的效果。

1. 无痛进针的意义 针刺治疗为我国一种传统的非药物疗法，因其疗效显著正日益受到世界的重视。进针是在整个针刺治疗过程中最基本的一个操作步骤，进针疼痛与否决定着患者是否乐意接受针刺治疗。因此，医者要做到进针迅速，手法轻巧。做到无痛进针，避免进针时的疼痛，有其重要的意义。

《素问·针解》："制其神，令气易行也。"故可"以意领气"消除疼痛；从中医理论看，想要避免针刺时引起皮肤疼痛，其措施：移神，属调神范畴，是指进针时，可用谈话、咳嗽的方法使患者之神志转移到别处；腧穴局部的按、压、循等可令局部气散，即《标幽赋》所谓"左手重而多按，欲令气散"，由此可使气散于他处则不痛；快速进针，缩短致痛的时间，可以减轻疼痛。

2. 不同医家的无痛进针方法 关于无痛进针，不同医家有其各自的方法。杜晓山老中医创造了速刺和缓捻两种进针方法，特点就是双手协同进针，手法轻巧。速刺法：以左手拇指或食指切压在穴位上，右手拇、食、中三指捏针柄下端，无名指抵住针身下端，针具靠近在左手指甲缘，在进针时切按稍重，右手运用腕力、指力迅速刺入皮下，而后将针缓慢插入或稍带捻转使针刺至要求的深度。此法适用于 1.5 寸以内的毫针。长针进针法：可用右手拇、食、中三指捏住针身下端，在押手的协同下，一压一刺迅速刺入皮下，再作插入或捻转达一定深度，若针刺头面部等皮肤浅表的部位或实施透刺法时，可改用提捏与押手法相结合的速刺法，这种进针方法定位准确，能达到少痛或无痛的目的。缓捻法：在押手的协同配合下，用轻、慢、细的捻转，微加压力，向皮下捻入，此法常用于体质虚弱者及腹部腧穴。

李文胜有文章记载两种无痛进针方法。第一种称为"飞针"，操作为：拇指和食指捏持针柄中部，中指与食指并拢，无名指和小拇指自然外展，将针柄拢在掌中。进针时，持针三指尽量收缩屈曲、悬腕抬手，对准穴位，手腕骤然上抬，三指顺势持针下刺，猛然打开，将针弹入皮内。因刺入后，五指类似"飞法"手形，故名为"飞针"。由于针刺速度快，作用时间短，刺激量小，所以产生的痛觉较弱。此种方法源于《素问·宝命全形论》，"伏如横弩，起如发机"。意思就是下针时，要像引弩待发那样精神集中；针刺时，要像扣机发弩一样迅速。另一种为"捻针"，与一般捻转进针法不同，是先找无痛点，然后缓慢进针的一种方法。现代研究证明：每一穴位周围各点"痛阈"不同，如从"痛阈"值大的点进针，几乎没有痛感。针刺前，先用针尖在穴位周围轻轻点按，用力要均匀，寻找"痛阈"值最大的点，即无痛点。进针时，嘱患者集中精神，仔细体会针感，医者则屏气凝神，思想集中于针尖。以左手为押手，右手拇、食指把持针柄中部，中指辅助食指，缓慢用力按压，力由小逐渐增大，同时施以小幅度捻转，使针缓慢匀速进入。因进针过程中以捻转手法为主，故称为"捻针"。正如《标幽赋》所载："左手重而多按，欲令气散；右手轻而徐入，不痛之因"。

林文仰也记载了几种无痛进针法：①快速无痛进针法，包括拇食指快速旋刺法，拇指快速前捻法，拇指快速后捻法。这三种进针法要求手指持针要紧，旋转针柄时用力要快，针刺入皮肤时掌握的恰当距离是针尖距皮肤 0.5～0.7cm。②改良管针法，是由管针改革而成，改良的针管是用金属小管两支，并排焊接而成，一支稍长为正管，管长比针身稍短 3～5 分，一支稍短为副管，副管为贮针之用，故其基底都是闭合的。改良管针法适用于较长的毫针，利用针尖接触皮肤，把针从管内击入皮下以达到无痛进针的目的。此法进针无痛是其最大的优点，并且消毒也容易。③拇食指持针速刺进针法，右手拇、食、中指用酒精棉球消毒后，或用酒精棉球夹住针体，针尖露出 3～4 分，在消毒后的皮肤穴位迅速刺入，由于刺入皮肤速度快，因而穿透皮肤时无痛或少痛，然后再用拇食指徐徐将针捻入，达到一定深度，寻找针感，或施行补泻手法，以达到治疗目的。

3. 纪老师无痛进针经验　针灸治疗疾病时，患者要求痛苦少，甚至无痛，这就要求医师除了要有一定的指力外，还要讲求进针的技巧。纪老根据几十年临床实践认为，针在刺入皮肤的一瞬间一定要快，破皮以后再缓慢地将针刺入，这样患者基本上就不会感觉到痛苦。如果在进针的时候患者感觉到疼痛了，就要及时将针向外提出，改变针的方向再刺入。破皮后，如果进针过快的话，容易刺破血管，导致出血。纪老师还指出，进针时要依据不同的部位施以不同的进针术式，同时强调了双手协调的重要性。古人也有"知为针者信其左，不知为针者信其右"的说法。纪老师进针时，运用捻转快速进针法，这样便可以减少进针的疼痛感，这是纪老几十年临床经验的总结，而纪老师在临床上治疗疾病的效果也印证了这点。

从中医理论来看，纪老师认为避免针刺破皮时产生疼痛的措施主要有以下三个方面：腧穴局部的按、压、循、扪等，令局部气散，即《标幽赋》所谓"左手重而多按，欲令气散"；快速进针，即《流注指微赋》所谓"针入贵速，既入徐进"；移神，指进针过程中，可用谈话、咳嗽等方式，使患者的神志转移他处。

进针时手法要轻，意为进针手法、行针手法和补泻手法要轻。一般而言，手法轻，感觉就轻，手法重，感觉就重。所以，对初次接受针刺和对针刺敏感的人，针刺手法应该尽量轻一些，以得气为度。或先针肌肉丰厚部位的腧穴，后针肌肉浅表部位的腧穴。做到"刺入轻巧有力，行针轻便柔和，出针轻快稳顺"。也可遵《针灸大成》所言，对怕痛者施以"指针"。

三、可参考的针灸方面的书籍

（一）熟读经典，奠定良好基础

中医文化博大精深，富有哲理，想要学好中医，必须要阅读中医典籍，读经典、用经典是每个中医学者必须具备的基本素质。中国传统文化是中华文明演化而汇聚的一种反映民族特质和风貌的民族文化，它为中华儿女世世代代所继承和发展，其内涵博大精深、传统精良。纪老师认为，把握中医经典著作是学好中医的关键，历代中医大家皆以熟读经典为根本。任何一门学科的发展，都离不开继承和创新两个方面，而经典恰恰就是这两个方面的桥梁。继承前人的宝贵经验，要从经典入手，而中医的任何创新都是在熟读经典的基础上进行的。纪老师指出，经典一定要熟练，对于经典的内容如果能做到张口就来，动手就做，到临床应用时，不仅能触机即发，左右逢源，还能得心应手，熟能生巧。不然的话，在读书时虽然能达到背诵的程度，但是到了应用时一有障碍，就想不起来或想不全面了。这就是因为读书不够认真，基本功不够熟练。所以学习的时候要天天练，工作期间也要抓紧，业余时间不断地练习，才能打好基本功。背诵经典也需要掌握技巧：①要分清主次，选择重要的篇章作为必读课，或者摘出名句、精句、嘉言，然后攻读，日久见功，不能贪多求快，好高骛远。②在攻读时，要眼看、口念、耳听、心想四结合，即所谓"口而诵，心而维"，这样效果既好又快。孔子曰："学而不思则罔，思而不学则殆。"就是主张学和思维相结合的读书方法。③熟读之后还要常常温习，才不至于忘记，孔子曰"学而时习之"、"温故而知新"，就是说学会之后还要不断地温习，温习可以巩固记忆，加深理解，开阔思路，也就是增加新的知识了。

（二）纪老师从个人成长谈起

纪老师说，前辈名医大家的成功，为我们提供了借鉴与榜样。这些大家之所以成功不外乎两个因素，那就是善于治学、精于临证。中医有一句谚语："熟读王叔和，不如临证多。"这在某种程度上说明了勤于临床、坚持临床的重要性。历代中医大家无一不是在临床中成长的，他们在长期的临床观察中发现了大量的问题，并逐一解决这些问题，为以后取得更好的疗效打下了坚实的基础，并进一步完善和发展了中医理论。纪老师在50余年不断的实践中，勤求古训、博采众长、汲取精髓、推陈出新。

关于如何学好针灸和阅读书籍的问题，纪老师是这样说的：中医的经典是必须要读的，像《黄帝内经》、《难经》、《针灸甲乙经》、《针灸大成》等，这些典籍之所以经久不衰，必然有其存在的道理，正因为它们能很好地指导临床，真正地用于治疗疾病，所以，每个临床工作者都要视它们为珍宝，精勤不倦，认真钻研。

就近现代医家的书籍而言，纪老则建议中医学者进行选择性的阅读，要选择跟自己"志同道合"的书籍去读，否则的话，可能不利于自己的行医之路，容易混乱自己的想法。而当学者遇到跟自己意气相投的书籍，就会提升自己在专业领域的认知能力，专业水平、学术能力、临床能力进步的速度都会很快。因此，纪老建议大家根据自己的需要和喜好选择书籍，不要跟风学习，适合自己的才是最好的。

众所周知，《金针赋》、《标幽赋》在针灸理论方面的指导作用，当然我们每一位针灸科医师也对其有自己的理解。

《标幽赋》强调准确取穴：取穴的准确有利于针刺得气，进而增加疗效。为了做到取穴准确，《标幽赋》进一步指出，"大抵取穴之法，必有分寸；先审自意，次观肉分。或伸屈而得之，或平直而安定"。此句要点有三：一要掌握全身的骨度分寸，用好骨度分寸取穴法；二要结合医者的经验，审视患者的体形肥胖、筋肉分布情况而灵活变通；三要使患者处于一定的体位和姿势，或卧位取穴，或伸屈取穴，如足三里要伸小腿而得之，委中要屈小腿而得之，犊鼻要屈小腿而得之等。实为经验之谈。同时还特别强调重视左手（押手）的作用，如"左手重而多按，欲令气散"，即在取穴时切、按穴位或其周围，感知穴位的经气充盈与否和筋肉的松紧、拘缓状态，并宣散穴位的气血。此为取穴的一个基本步骤。对于某些特殊或显露的部位（如关节周围），不便于用同身寸、骨度分寸定位，窦氏根据他多年的经验，总结出具有普遍指导意义的取穴经验。《标幽赋》曰："在阳部筋骨之侧，陷下为真；在阴分郄腘之间，动脉相应。"也就是说，阳经的穴位多在两筋、两股之间肌肉凹陷处，阴经的穴位多在腘窝、肘窝等经气深聚处、动脉搏动处。这些经验一直为后世医家所习用。《标幽赋》还指出："取五穴用一穴而必端，取三经用一经而可正。"当选取某一穴位时，必须要取好该穴前后左右四穴，根据五穴之间的相互关系来定准该穴位；选用某一经脉时，必须明确周围两经的位置，才能保证该经脉的循行位置准确无误；擅长运用特定穴：《标幽赋》中对特定穴的运用尤为精练，其处方用穴多为特定穴。它提到的特定穴有九种，即八脉交会穴、五输穴、原穴、络穴、俞穴、募穴、八会穴、郄穴、交会穴。如"八脉始终连八会，本是纪纲"、"阳跷阳维并督带，主肩背腰痛在表之病；阴跷阴维任冲脉，去心腹胁肋在里之疑"、"一日取六十六穴之法，方见幽微；一时取十二经之原，始知要妙"、"岂不闻脏腑病，而求门、海、俞、募之微"、"经络滞，而求原、别、交、会之道"、"住痛移疼，取相交相贯之经"、"十二经络十二原，是为枢要"、"头风头痛刺申脉与金门"、"泻阴郄止盗汗，治小儿骨蒸"等；处方选穴少而精：《标幽赋》所载针灸处方有一个突出特点即用穴少而精，每个处方穴位皆为1~2个，最多3个，说明窦氏对特定穴的功能特性有着详尽的了解。处方取一个穴位者如"中风环跳而宜刺，虚损天枢而可取"、"必准者，取照海治喉中之闭塞；端的处，用大钟治心内之呆痴"、"心胀咽痛，针太冲而必除；脾痛胃疼，泻公孙而立愈"、"筋挛骨痛而补魂门；体热劳嗽而泻魄户"。处方取2个穴位者，如"眼痒眼痛，泻光明与地五"、"肩井、曲池，甄权刺臂痛而复射；悬钟、环跳，华佗刺跛足而立行"。取3个穴位者如"天地人，三才也，涌泉同璇玑百会；上中下，三部也，大包与天枢地机"。《标幽赋》曰："岂不闻脏腑病，而求门海俞募之微。"这是根据腧穴的名称选穴的一种宝贵经验。孙思邈在《千金翼方》中云："凡诸孔穴，名不徒设，皆有深意。"经穴的特殊作用往往体现在名称上，361个经穴中，带门的有22个，带海的有5个，它们都是经气出入的门户和经气聚集的处所；俞穴、募穴各12个，分别是脏腑、经络之气转输、灌注于背腰部和胸腹部的部位，它们对脏腑、经络的功能均有较好的调节作用，故脏腑病、经络病常取门海俞募类的穴位治疗。窦氏的这一经验对后世的启发很大，如用带"风"的穴位风池、风门祛风，治疗外风而致的头痛、咽痛、咳嗽；风池、风府息风，治疗肝风内动引起的头痛、眩晕、面肌痉挛、惊风、筋肉瞤动；风市祛风通络，治疗风湿痹阻经络的肢体疼痛。用带"神"的穴位神门、神庭、神堂安神定志，治疗失眠、心悸、易惊。阴市散寒，治疗肩背冷痛、下肢冷痛至骨等；重视按时取穴：为了提高针灸疗效，窦汉卿非常重视按时取穴，如《标幽赋》云："一日取六十六穴之法，方见幽微；一时取十二经之原，始知要妙""推于十干十变，知孔穴之开阖；论其五行五脏，察日时之旺衰"。五输穴为十二经脉位于肘膝关节以下的"井荥输经合"五个穴位，共计60个穴位。五输穴与五行属性相配，阳经的井穴为金，荥、输、经、合分别为水、木、火、土；阴经的井穴为木，荥、输、经、合分别为火、土、金、水。阴经的原穴以输穴代原穴，阳经的原穴另设一个，共计12个，但6个与输穴重合，故五输穴和原穴共计66个。以此66穴为基础，根据井出、溜荥、输注、经行、入合的气血流注、盛衰开合，配合阴阳、五行、天干、地支来逐日按时开穴，这种取穴方法为子午流注针法的纳甲法；根据十二经脉气血的盛衰，分别配合十二时辰，在各经相应的时辰取其经脉的原穴进行治疗，这是子午流注针法的纳子法。子午流注针法对后世影响极大。《标幽赋》又云："但用八法五门，分主客而针无不效。"所讲八法即灵龟八法，五门即甲己、乙庚、丙辛、丁壬、戊癸等十天干，分为土、金、水、木、火五行。它是运用古代哲学的九宫、八卦学说，结合人体奇经八脉气血的汇合，取其与奇经相通的八个经穴（八脉交会穴或窦氏八穴），按照日时干支的推演数字变化，采用相加、相除的方法进行按时取穴的一种针刺法，后世进行补充和发展，演变为灵龟八法、飞腾八法。

窦汉卿为古代针灸之大家，其所著《标幽赋》为腧穴学发展作出了重要贡献，他不仅在取穴、选穴和用穴方面经验丰富独特，值得后人研究，他在治学上表现出来的严谨认真的科学态度，更值得我们学习发扬。

除应熟读针灸方面的文献外，还应熟读《伤寒论》、《黄帝内经》等经典著作，做到针药结合，以达到更好的效果。

下篇 临 证 拾 遗

第六章 内科病

第一节 痢 疾

　　痢疾是以腹痛、里急后重、下痢赤白脓血为主症的病证。本病或具有传染性，多发于夏秋季节。

　　本病《内经》中称为"赤沃"、"肠澼"，认为其发病与饮食不节及湿热下注有关。《难经·五十七难》称之为"大瘕泄"，指出"大瘕泄者，里急后重，数至圊而不能便，茎中痛"。汉代张仲景将泄泻与痢疾统称为"下利"，不但制定了治疗热痢的白头翁汤，而且提出了"下利便脓血者，桃花汤主之"的虚寒久痢主方。《诸病源候论》将痢疾分为"赤白痢"、"脓血痢"、"冷热痢"、"休息痢"等病候，并在病机方面提出"痢由脾弱肠虚，肠虚不复，故赤白连滞……血痢者，热毒折于血，入大肠故也"，强调了热毒致病。痢疾病名首见于宋代严用和《济生方》，其云："今之所谓痢疾者，古所谓滞下是也。"本病在隋唐以前还有称为"大瘕泄"、"滞下"者。金元时期已认识到本病能互相传染，普遍流行而称"时疫痢"，如朱丹溪曰："时疫作痢，一方一家之内，上下传染相似。"金代刘河间提出的"调气则后重自除，行血则便脓自愈"的法则，至今仍属治痢之常法。

　　明清时期对痢疾的认识更趋深入，进一步阐发了痢疾的病因病机和辨证论治。明代张景岳特别强调，治疗痢疾"最当察虚实，辨寒热"。李士材《医宗必读》云："痢之为证，多本脾肾……在脾者病浅，在肾者病深……未有久痢而肾不损者。"在治疗上，《医宗必读》指出："至于治法，须求何邪所伤，何脏受病。如因于湿热者，去其湿热；因于积滞者，去其积滞；因于气者，调之；因于血者，和之。新感而实者，可以通因通用；久病而虚者，可以塞因塞用。"清代喻昌《医门法律》用"逆流挽舟"之法，"引其邪而出之于外"，以活人败毒散治之。李用粹《证治汇补》认为"无积不成痢"，并详尽提出了辨寒热、辨虚实、辨五色等，书中对休息痢的认识颇为深刻，认为"屡发屡止，经年不愈，名曰休息。多因兜涩太早，积热未清所致。亦有调理失宜，亦有过服寒凉，亦有元气下陷，亦有肾虚不固，均能患此"。

　　西医学中的细菌性痢疾、阿米巴痢疾、溃疡性结肠炎等，可参照本病辨证论治。

一、病因病机

　　痢疾多由外感湿热、疫毒之气，内伤饮食，损及脾胃与肠而致。由于邪气客于大肠，与气血搏结，肠道脂膜血络受伤，传导失司，而致下痢赤白脓血、腹痛、里急后重之症。

　　（一）病因

　　（1）外感时疫邪毒：夏秋季节，暑湿秽浊、疫毒易于滋生，人处湿热熏蒸之中，若起居不慎，劳作不休，湿热之邪，侵及肠道，气血与暑湿毒邪搏结于肠之脂膜，化为脓血，而成为湿热痢。

　　（2）内伤饮食：若平素嗜食肥甘厚味者，酿生湿热，或在夏秋季节内外湿热交蒸，再饮食不洁或暴饮暴食，湿热蕴结肠腑，则成湿热痢或疫毒痢。若其人平素恣食生冷，伤及脾胃，中阳不足，湿从寒化，寒湿内蕴，寒湿壅塞肠中，与气血搏结于肠之脂膜，化为脓血而成寒湿痢。

（二）病机

本病病位在大肠，与胃、脾、肾关系密切。其病理因素以湿邪为主，古人云："实则阳明，虚则太阴。"即素体阳盛者，易感受湿热，或感受湿邪后，湿从热化；素体阳虚者、易感受寒湿，或感受湿邪后，湿从寒化。湿热、寒湿疫毒、食积等邪气内蕴肠腑、与肠中气血相搏结，大肠传导功能失司，通降不利，气血瘀滞，肠道脂膜血络受伤，腐败化为脓血而下痢赤白脓血；气机阻滞，腑气不通故见腹痛、里急后重。

病理性质有虚、实、寒、热之不同，且演变多端。暴痢多属实证。外感湿热或湿热内生，塞滞腑气；或疫毒内侵，毒盛于里，熏灼肠道；或湿热、疫毒之气上攻于胃，胃气逆而不降，噤口不纳者皆属于实证、热证；寒湿阴邪所致者为寒证。下痢日久，可由实转虚或虚实夹杂，寒热并见。如湿热、疫毒之气上攻于胃，或久痢伤正，胃虚气逆，则胃不纳食，而成为噤口痢；如痢疾迁延，邪恋正衰，脾气更虚，或治疗不当，收涩过早，关门留寇，则成久痢或时愈时发的休息痢；痢久不愈，或反复发作，不但损伤脾胃而且影响及肾，导致肾气虚惫，关门不固，下痢不止。

痢疾的预后与转归，一般来说，能食者轻，不能食者重。下痢兼见发热不休，口渴烦躁，气急息粗，甚或神昏谵语，虽下痢次数减少，但腹胀如鼓者，常见于疫毒痢及湿热痢之邪毒炽盛、热入营血之重证，如不及时救治，可发展为内闭外脱证。

二、诊断

（一）临床表现

（1）下痢脓血黏液，腹痛，里急后重，大便次数增多。
（2）急性痢疾起病急骤，可伴有恶寒发热；慢性痢疾则反复发作，迁延不愈。
（3）常见于夏秋季节，多有饮食不洁史，或具有传染性。

（二）辅助检查

便常规、便培养、血常规、X 线钡剂灌肠造影及结肠镜检查有助于诊断。

（三）鉴别诊断

泄泻：二者均为排便次数增多。泄泻是粪便稀薄，无脓血，腹痛、肠鸣并见，泻后痛减，其病机为脾失健运，湿邪内盛。痢疾则便脓血、腹痛、里急后重并见，便后不减，其病机为邪客大肠，与气血搏结，气血壅滞，腐败化为脓血。

（四）辨证要点

（1）辨虚实：一般暴痢、年少，形体壮实，腹痛拒按，里急后重便后减轻者多为实；久痢、年长，形体虚弱，腹痛绵绵，痛而喜按，里急后重便后不减或虚坐努责者为虚。
（2）辨寒热：下血色鲜红，或赤多白少，质稠恶臭，肛门灼热，口渴喜冷饮，小便黄或短赤，舌质红，苔黄腻，脉数而有力者，属热；痢下白多赤少或晦暗清稀，频下污衣，无臭，面白，畏寒喜热，四肢微厥，小便清长，舌质淡，苔白滑，脉沉细弱者，属寒。

（3）辨气血：下痢白多赤少，为湿邪伤及气分；赤多白少，或以血为主者，为热邪伤及血分。

（五）治则治法

初痢宜通，久痢宜涩（补）；热痢清之，寒痢温之；寒热错杂者，清温并用；虚实夹杂者，通涩兼施。痢疾初起之时，以实证、热证多见，宜清热化湿解毒；如兼有表证者，宜合解表剂，外疏内通；夹食滞可配合消导药以消除积滞。久痢虚证、寒证，应补虚温中，调理脾胃收涩固脱。因疾为患，不论虚实，均有肠中积滞、气血失调，故调和气血、消积导滞配合使用。

三、辨证分型

1. 湿热痢

症状：腹痛，里急后重，下痢赤白脓血，赤多白少，或纯下赤冻，肛门灼热，小便短赤，发热恶寒，头痛身楚，或口渴欲饮。舌质红，苔黄腻，脉滑数或浮数。

病机析要：湿热壅滞，气血凝滞，肠络受损，传导失司，故腹痛，里急后重；湿热之毒熏灼，伤及肠道脂膜之气血，腐败化为脓血，则见痢下赤白；湿热下注，则肛门灼热，小便少。若兼有表证则恶寒发热，头痛身楚。

2. 疫毒痢

症状：发病急骤，壮热，痢下鲜紫脓血，腹痛剧烈，里急后重明显，口渴，头痛，烦躁，或神昏谵语，或痉厥抽搐，或面色苍白，汗冷肢厥。舌质红绛，苔黄燥，脉滑数。

病机析要：疫毒之邪，壅滞肠中，热迫营血，故发病暴急，下痢鲜紫脓血，壮热口渴，腹痛剧烈，里急后重明显，烦躁；热毒内闭，入于营分，则出现神昏谵语；热灼营阴，热极动风，出现痉厥抽搐。

3. 寒湿痢

症状：腹痛，里急后重，痢下赤白黏冻，白多赤少，或纯为白冻，脘闷，头身困重，口淡饮食乏味。舌质淡，苔白腻，脉濡缓。

病机析要：寒湿滞留肠道，气机阻滞，传导失司而见腹痛，里急后重，下痢白多赤少，或纯为白冻；寒湿困脾，健运失司，故脘闷，头身困重，口淡，饮食乏味。

4. 阴虚痢

症状：下痢赤白黏冻，或下鲜血黏稠，脐腹灼痛，虚坐努责，心烦，口干口渴。舌质红少津，苔少或无苔，脉细数。

病机析要：久痢伤阴，湿热未尽，熏蒸于肠，故痢下赤白或鲜血黏稠；阴亏热灼，湿热交阻，故脐腹灼痛；营阴亏损，则虚坐努责；胃阴不足，津液不能上承，则口干口渴；阴虚火旺上扰心神，则心烦。

5. 虚寒痢

症状：下痢稀薄，带有白冻，甚则滑脱不禁，腹部隐痛，喜温喜按，食少神疲，四肢腰酸怕冷，或脱肛。舌质淡，苔白滑，脉沉细而弱。

病机析要：下痢日久，脾肾阳虚，寒湿凝滞，故下痢稀薄，夹有白冻，腹部隐痛，喜温按；脾虚及肾，关门不固，则滑脱不禁；脾阳不振，健运失司，则食少神疲，四肢不温；气虚下陷，则见脱肛。

6. 休息痢

症状：下痢时发时止，迁延不愈，常因饮食不当受凉、劳累而发，发时大便次数增多夹有赤白黏冻，腹胀食少，倦怠嗜卧。舌质淡苔腻，脉濡软或虚数。

病机析要：正虚邪恋，脾阳不振，邪滞肠腑；湿热伏邪未尽，积垢未除，又感受外邪或饮食不当而诱发，发则腹痛，里急，大便夹有脓血；因久病脾胃虚弱，中阳健运失常，故纳减嗜卧，倦怠怯冷。

四、针灸治疗

（一）基本治疗

（1）治法：清热化湿，行气导滞。以大肠的募穴、下合穴、原穴为主。

（2）主穴：天枢、上巨虚、合谷、三阴交。

（3）配穴：湿热痢配曲池、内庭；寒湿痢配关元、阴陵泉；疫毒痢配大椎、十宣；噤口痢加内关、中脘；休息痢配脾俞、足三里。久痢脱肛配气海、百会。

（4）方义：本病病位在肠，故取大肠的募穴天枢、下合穴上巨虚、原穴合谷，三穴同用，可通调大肠腑气，行气和血，气行则后重自除，血和则便脓自愈；三阴交为足三阴经交会穴，可健脾利湿。

（5）操作：毫针常规刺，规格为 0.25mm×40mm。寒湿痢、休息痢及久痢脱肛者可用温和灸、温针灸、隔姜灸或隔附子饼灸。急性痢疾每日治疗 1~2 次，慢性痢疾每日治疗 1 次。

（二）其他治疗

（1）耳针法：选大肠、直肠下段、胃、脾、肾、腹。每次 3~4 穴，毫针刺，急性痢疾用强刺激，留针 30 分钟，每日 1~2 次；慢性痢疾用轻刺激。可用埋针法或压丸法。

（2）穴位注射法：选穴参照基本治疗，用黄连素注射液，或 5%葡萄糖注射液，或维生素 B_1 注射液，每穴注射 0.5~1ml，每日 1 次。

（3）穴位熨敷法：神阙。用平胃散研末炒热布包，趁热熨敷，用于噤口痢。

五、中药治疗

1. 湿热痢

治法：清肠导滞，调气行血。

方药：芍药汤。

常用芍药、当归、甘草以和营行血，缓急止痛；木香、槟榔、大黄行气导滞；黄芩、黄连苦寒清热燥湿解毒；肉桂辛温以通郁结。

若属热重下痢，宜用白头翁汤以清热解毒；瘀热较重，痢下鲜红，加地榆、桃仁、赤芍、牡丹皮以凉血活血，解毒止痢。若痢疾初起，兼有表证者，可用活人败毒散，以解表举陷，即喻嘉言所谓逆流挽舟之法。若身热汗出，脉象急促，表邪未解而里热已盛者，宜用葛根芩连汤以解表清里。若夹食滞，见痢下不爽，腹痛拒按，苔黄腻脉滑者，可加用枳实导滞丸，以行气导滞、破积泻热。表证已减，痢犹未止，可加香连丸以调气清热。

2. 疫毒痢

治法：清热解毒凉血。

方药：白头翁汤。

常用白头翁以清热解毒，凉血止痢；黄连、黄柏、秦皮清热解毒燥湿止痢；金银花、生地黄、赤芍、牡丹皮清热凉血解毒。

腹痛、里急后重明显者，亦可合芍药汤以调和气血；夹食滞，加枳实、山楂、莱菔子以消食导滞；暑湿困表，加藿香、佩兰、荷叶芳香透达；积滞甚，痢下臭秽难闻腹痛拒按，急加大承气汤，以通腑泻浊、消积下滞。

热入营分，高热神昏谵语，为热毒内闭，宜清热解毒，凉血开窍，可合用犀角地黄汤送服安宫牛黄丸或至宝丹；热极动风，痉厥抽搐，加羚羊角、钩藤、石决明送服紫雪丹，以清热解毒，凉血息风；暴痢致脱，应急服参附汤或独参汤，或参附注射液静脉滴注，以回阳救逆。

3. 寒湿痢

治法：温化寒湿，调气和血。

方药：胃苓汤。

常用苍术、白术、厚朴以健脾燥湿；桂枝、茯苓温化寒湿；陈皮理气散满；泽泻、猪苓利湿，芍药、当归活血和营；槟榔、木香、炮姜散寒调气。

兼表证者可合荆防败毒散以逆流挽舟，祛邪外出。

4. 阴虚痢

治法：养阴清肠。

方药：驻车丸。

常用黄连、黄芩、阿胶以清热坚阴止痢；芍药、甘草、当归养血和营，缓急止痛；少佐干姜以制芩连苦寒太过；瓜蒌润肠而滑利气机。

口干口渴明显，加石斛、沙参以养阴生津；若湿热内盛，下痢鲜血黏稠，加入黄柏、秦皮、白头翁以清热化湿解毒，加入牡丹皮、赤芍、槐花凉血止血。

5. 虚寒痢

治法：温补脾肾，收涩固脱。

方药：桃花汤合真人养脏汤。

常用赤石脂、肉豆蔻、诃子以暖脾温中、涩肠止泻；干姜、肉桂温肾暖脾；人参、白术、粳米益气健脾和中；当归、白芍养血和血；甘草缓急止痛；木香理气醒脾。

脾肾阳虚重，手足不温者，可加附子以温肾暖脾；脱肛坠下者，可加升麻、黄芪以益气升陷，亦可用补中益气汤加减，以益气补中，升阳举陷；凡痢下脓血，里急后重，肛门灼热湿热积滞未净者，忌用此法。

6. 休息痢

治法：温中清肠，调气化滞。

方药：连理汤。

常用人参、白术、干姜、茯苓、甘草以温中健脾；黄连清除肠中湿热余邪；加枳实、木香、槟榔以行气化滞。

若脾阳虚极，肠中寒积不化，遇寒即发，症见下痢白冻，倦怠少食，舌淡苔白脉沉者，用温脾汤加减以温中散寒，消积导滞；若久痢兼见肾阳虚衰，关门不固者，宜加肉桂、熟附子、吴茱萸、五味子、肉豆蔻以温肾暖脾，固肠止痢。

六、名中医经验

（一）特色

治久痢的基本病因为肝气横逆犯脾，下迫大肠，治当调肝理气，扶脾助运；内外之湿合邪，流注大肠，治当芳香化湿，燥湿泻浊；蕴湿生热，湿热滞肠者，治当清热利湿，理肠导滞；久病入络，气血凝滞，络脉不通者，治当活血化瘀，通络止痛；脾气虚弱清气下陷，治当健脾益气，升阳止泻；泻痢日久，邪祛正虚，脾肾阳衰，治当温肾暖脾，涩肠固脱。

（二）处方

久痢经验针灸配合自拟汤剂，药用黄芩、黄连、赤白芍、粉牡丹皮、桃仁、生薏苡仁、金银花、马齿苋、败酱草，具有清肠燥湿、除积导滞、解毒消炎之功，用于治疗痢疾，屡获良效。

（三）按语

（1）注意饮食卫生，特别是夏秋季节，不过食生冷，绝对禁止进食不洁及变质食物，注意节制饮食，不宜辛辣、肥甘厚味过度，常食大蒜有一定预防作用。顺应季节气候变化，保养身体。纳凉取暖皆应适度；保持精神愉快，避免抑郁恼怒；劳逸结合，注意锻炼身体；节制房事，以保护正气，不使受邪。患病以后，治病宜早，注意休息按时服药。疫毒痢，要积极抢救，分秒必争。休息痢在缓解期应注意调理脾胃功能，预防复发。

（2）痢疾的治疗宜分清寒热虚实，初痢宜通，久痢宜涩，热痢宜清，寒痢宜温，虚实夹杂者宜通涩兼施、清温并用。痢疾的预后一般良好，因其或具有传染性，故重在预防、控制传播。

（3）噤口痢的治疗：痢疾不能进食，或呕不能食者，称为噤口痢。其证有虚有实。实证多由湿热、疫毒蕴结肠中，上攻于胃，胃失和降所致。宜用开噤散苦辛通降、泻热和胃。若汤剂不受，可先用玉枢丹磨汁少量予服。虚证多由素体脾胃虚弱或久痢以致胃虚气逆，治以健脾和胃为主，方用六君子汤加石菖蒲、姜汁以醒脾开胃。若下痢无度，饮食不进，肢冷脉微，为病势危重，急用独参汤或参附汤或参附注射液以益气回阳救逆。

（4）灌肠疗法治疗痢疾：痢疾除内服药物外，亦可用灌肠疗法，使药物直达病所，提高疗效。凡下痢赤白脓血，里急后重者，常用组方如下。①苦参、马齿苋；②黄连、黄柏、马齿苋、白头翁；③马齿苋、地榆、黄柏、半枝莲；④白头翁根茎。上述疗程一般7天。

（5）治疗禁忌：暴痢忌过早补涩，以免留邪；久痢忌峻下攻伐，忌分利小便，以免伤正，并时时注意顾护胃气。

（6）上报隔离：本病很大一部分属西医学的细菌性痢疾，细菌性痢疾是国家《传染病防治法》中规定的乙类传染病，发现传染源应立即上报防疫主管部门，进行隔离和有效治疗，防止疾病蔓延。注意饮食卫生、个人卫生、环境卫生，此是切断本病传播途径的重要措施。

（7）针灸治疗急性菌痢和阿米巴痢疾，均有显著疗效。但中毒性菌痢，病情急暴险恶，应采取综合治疗和抢救措施。

（8）急性痢疾发病时应进行床边隔离，注意饮食。

第二节　胸痹心痛

胸痹是以胸部闷痛，甚则胸痛彻背，喘息不得卧为主症的一种病证。轻者仅感胸闷如窒，呼吸欠畅，心前区、膺背肩胛间隐痛、绞痛，历时数秒至数分钟，经休息或治疗后症状可迅速缓解，但多反复发作；严重者心痛彻背，背痛彻心，持续不能缓解。

据历代文献记载，胸痹有广义、狭义之分，广义者范围甚广，可涉及胃脘痛等多种疾病。本节专论由心之病变引起之狭义胸痹心痛的辨证论治。

"心痛"病名最早见于《五十二病方》。《内经》对之已有明确论述。《灵枢·五邪》指出："邪在心，则病心痛。"《素问·脏气法时论》有"心病者，胸中痛，胁支满，胁下痛，膺背肩胛间痛，两臂内痛"。《素问·缪刺论》又有"卒心痛"、"厥心痛"之称。《灵枢·厥病》把心痛严重，并迅速造成死亡者，称为"真心痛"，谓："真心痛，手足青至节，心痛甚，旦发夕死，夕发旦死。"在治疗方面，《内经》已经提出了针刺治疗的穴位和方法，《灵枢·五味》有"心病宜食薤"的记载。《内经》的论述，为后世本病的辨证论治奠定了基础。

汉代张仲景首先明确提出了"胸痹"病名，并设专篇讨论，《金匮要略·胸痹心痛短气病脉证治》谓"胸痹之病，喘息咳唾，胸背痛，短气，寸口脉沉而迟，关上小紧数"；"胸痹不得卧，心痛彻背"。将其病因病机归纳为"阳微阴弦"。治疗方面，根据不同证候，制定了瓜蒌薤白半夏汤等十首方剂，以通阳宣痹为主，体现了辨证论治的特点。

宋金元时期有关胸痹的论述更多，治疗方法也颇为丰富。《太平圣惠方》将胸痹心痛并列，在"治卒心痛诸方"、"治久心痛诸方"、"治胸痹诸方"等篇中，收集治疗本病的方剂甚丰，芳香、温通、辛散之品，每与益气、养血、滋阴、温阳之药相互为用。《圣济总录·胸痹门》有"胸痹者，胸痹痛之类也……胸膺两乳间刺痛，甚则引背胛，或彻背膂"的记载。元代危亦林《世医得效方》提出用苏合香丸"治卒暴心痛"，丰富了胸痹的治疗内容。

明清时期，对胸痹的认识有了进一步提高，如明代徐用诚《玉机微义》中明确提出胸痹既有实证，亦有虚证。王肯堂《证治准绳》用失笑散及大剂桃仁、红花、降香等治疗死血心痛，清代陈念祖《时方歌括》以丹参饮治心腹诸痛，王清任《医林改错》以血府逐瘀汤治胸痹心痛等，沿用至今不衰。

西医学中冠心病之心绞痛、心肌梗死及心包炎等疾病，表现胸痹临床特征者，可参照本节辨证论治。

一、病因病机

胸痹心痛的发生多与寒邪内侵、饮食不节、情志失调、劳倦内伤、年迈体虚等因素有关。心脉痹阻为其主要病机。

（一）病因

（1）寒邪内侵：寒邪侵肺，胸阳被遏，气滞血凝，发为本病。《素问·调经论》曰："寒气积于胸中而不泻，不泻则温气去，寒独留，则血凝泣，凝则脉不通。"《诸病源候论》："心痛者，风冷邪气乘于心也。"素体胸阳不足，阴寒之邪乘虚侵袭，亦成胸痹心痛。《医门法律》言："胸痹心痛，然总因阳虚，故阴得乘之。"《类证治裁》亦认为："胸痹，胸中阳微不运，久则阴乘阳位，而为痹结也。"

（2）饮食不节：恣食肥甘厚味，或嗜烟酒，以致脾胃受伤，运化失健，聚湿生痰，上犯心胸清旷之区，胸阳不展，气机不畅，心脉闭阻，而成胸痹。如痰浊留恋日久，痰阻血瘀，亦成本病。

（3）情志失调：忧思伤脾，脾运失健，痰浊内生；郁怒伤肝，肝郁气滞，甚则气郁化火。痰阻气滞，胸阳不运，心脉痹阻，不通则痛。总之七情之由作心痛，七情失调可致气血耗逆，心脉失畅，痹阻不通而发心痛。

（4）劳倦内伤：劳倦伤脾，运化失职，气血生化乏源，无以濡养心脉，拘急而痛。或积劳伤阳，心肾阳微，鼓动无力，阴寒内侵，血行涩滞，而发胸痹。

（5）年迈体虚：中老年人，肾气自半，精血渐衰。如肾阳虚衰，不能鼓舞五脏之阳，可致心气不足或心阳不振，血脉失于温运，或阴寒痰饮乘于阳位，痹阻心脉，发为胸痹心痛；若肾阴亏虚，不能濡养五脏之阴，心脉失于濡养，拘急而痛。

（二）病机

胸痹心痛的主要病机为心脉痹阻。病位在心，涉及肝、脾、肾等脏。心主血脉，心病失于推动，血行瘀滞；肝病疏泄失职，气滞血瘀；脾虚失其健运，聚生痰湿，气血匮乏；肾虚藏精失常，或肾阴亏损，或肾阳虚衰，均可引致心脉痹阻而发胸痹心痛。病理性质为本虚标实，虚实夹杂。本虚有气虚、阴伤、阳衰，并可表现气阴两虚、阴阳两虚，甚至阳衰阴竭、心阳外越；标实为瘀血、寒凝、痰浊、气滞，又可相互为病，如气滞血瘀，寒凝气滞，痰瘀交阻等。一般胸痹心痛发作期以标实为主，多为痰瘀互结；缓解期以气血阴阳亏虚为主，心气虚常见。

病机转化可因实致虚，亦可因虚致实。痰瘀踞于心胸，胸阳痹阻，病延日久，每可耗气伤阳，向心气不足或阴阳并损转化；阴寒凝结，气失温煦，伤及阳气，病向心阳虚衰转化；瘀阻脉络，血行滞涩，留瘀日久，心气痹阻，遏抑心阳。此三者皆因实致虚。心气不足，鼓动不力，易为风寒邪气所伤；心肾阴虚，津不化气，水亏火炎，炼液为痰；心阳虚衰，阴阳并损，阳虚生外寒，寒痰凝络。此三者皆由虚而致实。

胸痹多在中年以后发生，有缓作与急发之异。其发展多由标及本，由轻转剧。如治疗及时得当，可获较长时间的稳定缓解，如反复发作，则病情较为顽固。若失治误治或调理失宜，病情进一步发展，可见心胸猝然大痛，出现真心痛证候，甚则可"旦发夕死，夕发旦死"。

二、诊断

（一）临床表现

（1）左侧胸膺或膻中处突发憋闷而痛，疼痛性质为灼痛、绞痛、刺痛或隐痛、含糊不清的不适感等，疼痛常可窜及肩背、前臂、咽喉、胃脘部等，甚者可沿手少阴、手厥阴经循行部位窜至中指或小指，常兼心悸。

（2）突然发病，时作时止，反复发作。持续时间短暂，一般几秒至数十分钟，经休息或服药后可迅速缓解。

（3）多见于中年以上，常因情志波动，气候变化，多饮暴食，劳累过度等而诱发。亦有无明显诱因或安静时发病者。

（二）辅助检查

（1）心电图应列为必备的常规检查，必要时可作动态心电图、标测心电图和心功能测定、运动试验心电图。休息时心电图示心肌缺血，心电图运动试验阳性，有助于诊断。

（2）若疼痛剧烈，持续时间长，达30分钟以上，含化硝酸甘油片后难以缓解，可见汗出肢冷、面色苍白，唇甲青紫，手足青冷至肘膝关节处，甚至旦发夕死、夕发旦死，相当于急性心肌梗死，常合并心律失常、心功能不全及休克，多为真心痛表现，应配合心电图动态观察及血清酶学、白细胞总数、血沉（红细胞沉降率）等检查，以进一步明确诊断。

三、辨证分型

1. 心脉瘀阻

症状：心胸刺痛，部位固定，入夜尤甚，或心痛彻背，背痛彻心，或痛引肩背，或伴胸闷心悸，日久不愈。舌质紫暗，或有瘀斑，脉沉涩或弦涩。

病机析要：瘀血凝涩，心脉不畅，故见心胸刺痛，部位固定；血属阴，夜亦属阴，故疼痛入夜尤甚；心脉循行肩背，心气通于背俞，故或痛引肩背，或心痛彻背，背痛彻心；瘀血阻塞，胸阳不振，可伴胸闷心悸。

2. 气滞心胸

症状：心胸满闷，疼痛阵发，痛有定处，时欲太息，遇情志不遂时容易诱发或加重，或兼胃脘胀闷，得嗳气或矢气则舒。苔薄或薄腻，脉细弦。

病机析要：肝失疏泄，气机郁滞，心脉不和，故心胸满闷，隐痛阵发，痛有定处，且善太息，遇情志不遂时容易诱发或加重；肝气失疏，脾胃失和，故可兼胃脘胀闷；嗳气或矢气，可使气机暂时得通，故诸症稍减。

3. 痰浊闭阻

症状：心胸窒闷疼痛，闷重痛轻，多形体肥胖，肢体沉重，痰多气短，遇阴雨天而易发作或加重，伴倦怠乏力，纳呆便溏，口黏，恶心，咯吐痰涎。苔白腻或白滑，脉滑。

病机析要：痰浊闭阻，胸阳不振，故心胸窒闷疼痛，闷重痛轻；气阻不畅，故气短喘促；痰浊困脾，脾气不运，故多体肥胖，肢体沉重，或伴倦怠乏力，纳呆便溏，口黏，恶心，咯吐痰涎；痰为阴邪，故遇阴雨天而易发作或加重。

4. 寒凝心脉

症状：猝然心痛如绞，或心痛彻背，背痛彻心，形寒肢冷，面色苍白，甚则冷汗自出，心悸气短，多因气候骤冷或骤遇风寒而发病或加重。苔薄白，脉沉紧或促。

病机析要：阴寒凝滞，阳气不运，气机闭阻，故猝然心痛如绞，或心痛彻背，背痛彻心，遇风寒易发病或加重；胸阳不振，故心悸气短；阴寒凝滞，故形寒肢冷，面色苍白，甚则冷汗自出。

5. 气阴两虚

症状：心胸隐痛，时发时止，心悸气短，动则益甚，伴倦怠乏力，声音低微，易汗出。舌淡红，胖大边有齿痕，少苔或无苔，脉虚细缓或结代。

病机析要：心气不足，阴血亏耗，血行瘀滞，故见心胸隐痛，时发时止；心脉失养，则心悸不安；气虚则见气短，动则益甚，伴倦怠乏力，声音低微易汗出等。

6. 心肾阴虚

症状：心痛憋闷，心悸盗汗，虚烦不寐，腰酸膝软，头晕耳鸣，口干便秘。舌红少津，脉细数或促代。

病机析要：水不济火，虚热内灼，则见虚烦不寐，盗汗，腰酸膝软，头晕耳鸣，口干便秘等；心失所养，血脉不畅，则见心痛憋闷，虚烦不寐，心悸等。

7. 心肾阳虚

症状：胸闷气短，心悸而痛，动则更甚，自汗神倦，畏寒蜷卧，四肢欠温或水肿，面色㿠白，唇甲淡白或青紫。舌质淡胖或紫暗，苔白或腻或水滑，脉沉细或沉微。

病机析要：阳气虚衰，胸阳不振，气机痹阻，血行瘀滞，故胸闷气短，心悸而痛，动则更甚；心肾阳虚，神、筋失所养，故自汗神倦，畏寒蜷卧，四肢欠温或肿胀；面色㿠白，唇甲淡白或青紫，为阳气虚衰、瘀血内阻之明征。

四、针灸治疗

（1）主穴：膻中、内关、心俞、巨阙。

（2）配穴：寒凝气滞加气海、关元；心血瘀阻加膈俞；痰浊阻遏加丰隆、太渊；肺部痈脓加尺泽、丰隆；心气虚弱加心俞、大陵；气阴两虚加太溪、足三里。

（3）操作：膻中穴向下斜刺，要求针感向四周扩散；内关直刺 0.5～0.8 寸；心俞向脊柱方向斜刺 0.3～0.5 寸；巨阙向下斜刺 0.3～0.5 寸；关元、气海可加灸，其他配穴均采用虚补实泻的方法针刺。毫针规格为 0.25mm×40mm，留针 30 分钟。

（4）方义：膻中为八会穴之气会，以宽胸理气；内关通阳宽胸宣痹；心俞、巨阙为俞募配穴，调心气止痹痛；寒凝气滞加气海、关元以温寒散凝；心血瘀阻加膈俞以活血化瘀；痰浊阻遏加丰隆、太渊可蠲化痰浊，畅展胸阳；肺部痈脓加尺泽、丰隆以清泻肺热，祛化痰浊；心气虚弱加心俞、大陵可补益心气；气阴两虚加太溪以育阴养心，足三里补中益气。

五、中药治疗

1. 心脉瘀阻

治法：活血化瘀，通脉止痛。

方药：血府逐瘀汤。

常用川芎、桃仁、红花、赤芍、丹参、三七以化瘀通脉；柴胡、桔梗、枳壳、牛膝行气活血；当归、生地黄养血活血；降香、郁金理气止痛。

血瘀轻可用丹参饮以活血化瘀，理气止痛；瘀血痹阻较重，胸痛剧烈，可加乳香、没药、郁金、降香、丹参；血瘀气滞并重，胸闷痛甚，加沉香、檀香、荜茇等；气虚血瘀，伴自汗乏力气短脉弱，可用人参养营汤合桃红四物汤；寒凝血瘀或阳虚血瘀，伴畏寒肢冷，脉沉细或沉迟，加桂枝或肉桂、细辛、高良姜、薤白等，或用人参、附子；若猝然心痛发作，可含化复方丹参滴丸、速效救心丸等活血化瘀、芳香止痛之急救之剂。

2. 气滞心胸

治法：疏肝理气，活血通络。

方药：柴胡疏肝散。

常用柴胡、枳壳以疏肝理气；香附、陈皮理气解郁；川芎、赤芍活血通脉；木香、降香、檀香、延胡索、枳实芳香理气。

若兼血瘀，胸闷心痛明显，可合失笑散；肝气郁结，日久化热，心烦易怒，口干便秘，舌红苔黄，脉弦数，可用丹栀逍遥散；便秘严重，加当归龙荟丸以泻郁火。

3. 痰浊闭阻

治法：通阳泻浊，豁痰开结。

方药：瓜蒌薤白半夏汤。

常用瓜蒌、薤白以化痰通阳，行气止痛；胆南星、竹茹、半夏清热化痰；人参、茯苓、甘草健脾益气；石菖蒲、陈皮、枳实理气宽胸。

痰郁化热，痰黏色黄，大便干，苔黄腻，可用黄连温胆汤；痰热伤津，加生地黄、麦冬、沙参；大便秘结，加生大黄、桃仁，或礞石滚痰丸；痰瘀交阻，胸闷如窒，心胸隐痛或绞痛阵发，当活血化瘀，可选桃红四物汤；痰浊闭塞心脉，猝然剧痛，可用苏合香丸。

4. 寒凝心脉

治法：宣痹通阳，散寒止痛。

方药：瓜蒌薤白白酒汤合当归四逆汤。

常用桂枝、细辛以温散寒邪，通阳止痛；薤白、瓜蒌化痰通阳，行气止痛；白芍、当归、甘草养血活血；枳实、厚朴、通草理气通脉。

若胸痛剧烈，心痛彻背，背痛彻心，痛无休止，伴有身寒肢冷，气短喘息，脉沉紧或沉微者，为阴寒极盛，胸痹心痛之重证，当用散寒温通之法，予乌头赤石脂丸加荜茇、高良麦、细辛；若痛剧而四肢不温，冷汗自出，即舌下含化苏合香丸或冠心苏合香丸，以芳香化浊、理气温通开窍。

寒为阴邪，易伤阳气，故寒凝心脉证临床常伴阳虚之象，宜配合温补阳气之剂，以取温阳散寒之功，不可一味辛散寒邪，以免耗伤阳气之虞。

5. 气阴两虚

治法：益气养阴，活血通脉。

方药：生脉散合人参养营汤。

常用人参、黄芪、炙甘草以大补元气，通利经脉；肉桂温通心阳；麦冬、玉竹滋养心阴；五味子收敛心气；丹参、当归养血活血。

偏于气虚，可用生脉散合保元汤；偏于阴血虚，可用生脉散合炙甘草汤；心脾两虚，纳呆、失眠，加茯苓、茯神、远志、半夏曲以健脾和胃，柏子仁、酸枣仁收敛心气，养心安神。

6. 心肾阴虚

治法：滋阴清火，养心和络。

方药：天王补心丹。

常用生地黄、天冬、麦冬以滋阴降火；人参、炙甘草、茯苓补益心气；柏子仁、酸枣仁、五味子、远志交通心肾，养心安神；丹参、当归、白芍、阿胶滋养心血而通心脉。

若阴不敛阳，虚火内扰心神，虚烦不寐，舌尖红少津，可用黄连阿胶汤合酸枣仁汤；若心肾阴虚，兼见头晕目眩、腰酸膝软、遗精盗汗、心悸不宁、口燥咽干，用左归饮。

7. 心肾阳虚

治法：温补阳气，振奋心阳。

方药：参附汤合右归饮。

常用人参以大补元气，附子温补真阳，肉桂振奋心阳，炙甘草益气复脉，熟地黄、山茱萸、淫羊藿、补骨脂温养肾气。

肾阳虚衰，不能制水，水饮上凌心肺，水肿、喘促、心悸，用真武汤加黄芪、汉防己、猪苓、车前子；阳虚欲脱，四肢厥逆，用四逆加人参汤；阳损及阴，阴阳两虚，可加麦冬、五味子。

六、名中医经验

（一）特色

根据《金匮要略·胸痹心痛短气病脉证治》之"夫脉当取太过不及，阳微阴弦，即胸痹而痛，所以然者，责其极虚也，今阳虚知在上焦，所以胸痹、心痛者，以其阴弦故也"，"胸痹之病，喘息咳唾，胸背痛，短气，寸口脉沉而迟，关上小紧数，瓜蒌薤白白酒汤主之"，"胸痹，不得卧，心痛彻背者，瓜蒌薤白半夏汤主之"，"胸痹心中痞，留气结在胸，胸满，胁下逆抢心，枳实薤白桂枝汤主之，人参汤亦主之"，"心痛彻背，背痛彻心，乌头赤石脂丸主之"；《诸病源候论》之"心为诸脏主，其正经不可伤，伤之而痛者，则朝发夕死，夕发朝死，不暇展治。其久心痛者，是心之支别络，为风邪冷热所乘痛也"；《太平圣惠方》之"夫思虑烦多则损心，心虚故邪乘之，邪积而不去，则时害饮食，心中如满，蕴蕴而痛"；《玉机微义·心痛》之"然亦有病久气血虚损及素劳作羸弱之人患心痛者，皆虚痛也"，施以处方用药。

（二）处方

自拟胸痹消痛汤，方中半夏12g，香附、藿香15g，佩兰15g，豆蔻12g，炒砂仁12g，降香15g，五灵脂12g，延胡索15g，丹参30g，郁金15g，女贞子15g，墨旱莲15g，浮小麦30g，五味子6g，酸枣仁30g，首乌藤30g，龙齿30g。10剂，水煎服。

（三）验案

郑某，女，56岁，2013年1月3日初诊。主诉：胸痛胸闷反复3年余，加重7天。患者3年前，因受寒后诱发胸痛，持续1～3分钟，含服硝酸甘油后可迅速缓解。当地医院查心电图示心肌缺血。诊断：冠心病。时有反复。7天前劳累后再发。既往高血压病史5余年，高脂血症病史5年余，十二指肠溃疡病史10余年。现症：胸痛隐隐，胸闷，气短乏力，喜温饮，昼时汗出，汗后不恶风，腰膝酸痛，头晕健忘，寐艰梦扰，纳少便调，舌紫暗有裂纹，苔白腻，脉沉缓。分析：患者年高，下焦精血亏虚不能养心，阴虚血行滞涩，气虚运血无力，久则络虚不荣；兼之气虚水湿不化，聚生痰浊，久则痰瘀阻络。诊断为胸痹心痛，气阴两虚，痰瘀互结。治宜补气养阴、化湿辟秽、活血止痛。运用以上方药10剂后复诊，腻苔大减，胸痛已无，偶感胸闷，口干气短，夜寐欠安。上方去藿香、佩兰，加党参15g、麦冬15g以益气养阴扶正，达标本兼治之功。继服10剂善后。

（四）按语

胸痹常因寒冷刺激、情绪激动、饮食过饱、劳累过度等诱发或加重。故预防胸痹发作，应注意防寒保暖；调摄精神，保持心情平静愉快；调节饮食，忌过食肥甘，宜低盐清淡饮食，保持大便通畅，禁止吸烟、酗酒；劳逸结合，坚持适当活动。发作期应立即卧床休息，缓解期要适当休息，保证睡眠，坚持力所能及的活动，做到动中有静，动而有节。

胸痹发病时要加强巡视，密切观察舌脉、体温、呼吸、血压及精神情志变化；必要时给予吸氧、心电监护及保持静脉通道；同时做好各种抢救准备。

第三节 消 渴

消渴是以口干多饮多食，多尿，或伴体重减轻甚至消瘦为主要临床表现的一种病证。

《内经》确立消渴的病名，并有消瘅、肺消、膈消、脾瘅、消中之称谓。如《素问·气厥论》曰"肺消者饮一溲二"。《素问·奇病论》记载："帝曰：有病口甘者，病名为何？何以得之？岐伯曰：此五气之溢也，名曰脾瘅……此肥美之所发也，此人必数食甘美而多肥也。肥者令人内热，甘者令人中满，故其气上溢，转为消渴。"汉代张仲景《金匮要略》有专篇讨论，并创白虎加人参汤、肾气丸治疗。唐代王焘《外台秘要》指出"渴而饮水多，小便数……甜者，皆是消渴病也"，并提到"每发即小便至甜"、"焦枯消瘦"等，明确了消渴主要的临床证候特点。金代刘完素《河间六书》云，"消渴可变为雀目或内障"，"夫消渴者，多变聋盲、疮癣、痤疮之类"，指出了消渴常见的合并疾病。元代张子和有"三消当从火断"之说，指出消渴无论虚实，均与火热伤津有关。明代王肯堂《证治准绳》进一步提出："渴而多饮为上消，消谷善饥为中消，渴而便数有膏为下消。"

西医学中的糖尿病、尿崩症等，具有消渴临床特征者，可参照本节辨证施治。

一、病因病机

消渴之病因与先天肾虚素体不强、饮食失节、七情失调、劳逸失调等有关。基本病机为阴津亏耗，燥热偏盛。

（一）病因

（1）禀赋不足：中医早就认识到先天禀赋不足是引起消渴病的重要因素。禀赋不足先天肾精亏虚，五脏柔弱，易发消渴，其中尤以阴虚体质最易罹患。《灵枢·本脏》云"肾脆则善病消瘅易伤"。《灵枢·五变》亦有"五脏皆柔弱者善病消瘅"之论。

（2）饮食失节：过食肥甘厚味及辛辣香燥之品，易伤脾胃，致运化失职，痰湿内生，壅郁生热，化燥伤津而发病。《素问·通评虚实论》曰："凡治消瘅仆击……甘肥贵人，则膏粱之疾也。"

（3）情志失调：恼怒惊恐，忧思过度，气机郁结，久则化火，消灼肺胃阴津。如《灵枢·五变》说"怒则气上逆……转而为热，热则消肌肤，故为消瘅"；《临证指南医案》又有"心境愁郁，内火自燃，乃消症大病"等论述。

（4）劳逸失调：房事不节，或过于安逸，精气亏损，虚火内生，灼伤肾液，化生虚火，上炎肺胃。如《外台秘要》说："房室过度，致令肾气虚耗，下焦生热，热则肾燥，肾燥则渴。"

（二）病机

消渴的基本病机为阴虚燥热。阴虚燥热互为因果，阴愈虚则燥热愈盛，燥热愈盛则阴愈虚。就其病理性质而言，燥热为标属实，阴虚为本属虚。若阴虚内热，耗津灼液可成瘀血，或阴损及阳，阳气不足，气血失畅亦成瘀。瘀阻气滞，水津失布，致病情加重和演变。如《血证论》所论："瘀血发渴者，以津液之生，其根出于肾水……有瘀血，则气为血阻，不得上升，水津因不得随气上布。"

病变脏腑在肺、胃、肾，而以肾为主。燥热在肺，肺燥津伤则口渴多饮；热郁于胃，消灼胃液，则多食善饥；虚火在肾，肾精亏虚，肾失封藏，则尿多而渴。三脏之中，可有偏重，并互相影响。肺燥阴虚，津液失于敷布，则胃失濡养，肾失滋润；胃热偏盛，上可灼伤肺津，下可耗损肾阴；而肾阴不足，阴虚火旺，亦可上灼肺胃，终致肺燥、胃热、肾虚同时存在，多饮多食、多尿亦相互并见。

消渴迁延日久，阴损及阳，或见气阴两伤或阴阳两虚，甚则表现为肾阳虚衰之候。亦有病初即兼有气虚或阳虚，多与素体阳气虚弱有关。

阴虚燥热，可致诸多变证。如肺失滋润，日久可并发肺痨；肾阴亏损，肺失涵养，肺肾精血不能上承耳目，则可并发白内障、雀盲、耳聋；燥热内结，营阴被灼，络脉瘀阻，蕴毒成脓，发为痈疽脱疽；阴虚燥热内炽，炼液成痰，痰阻血瘀，阻闭神窍而为中风；阴损及阳，脾肾衰弱，水湿潴留，泛溢肌肤，则发为水肿；痰瘀互结，痹阻心脉，则为胸痹心痛。严重者阴津极度耗损，虚阳浮越而出现烦躁神昏；或阴竭阳亡而见昏迷、脉微欲绝等危象。

二、诊断

（一）临床表现

（1）以口干多饮、多食、多尿，或形体消瘦为主要表现。或无症状，体检时发现本病。
（2）久病可出现四肢麻木疼痛，胸痹心痛、眩晕、雀盲、中风、痈疽、水肿等并发症。
（3）可有消渴家族史。

（二）辅助检查

空腹血糖及口服葡萄糖耐量试验糖化血红蛋白、C肽释放试验、尿常规等检查，有助于本病的诊断。

（三）鉴别诊断

本病应与瘿病相鉴别。

瘿病：可出现多食易饥、消瘦等表现，但临床以喉结两旁肿大为诊断的主要依据，且常有眼球突出或伴心悸、急躁、手颤、多汗、大便次数增多等表现，无多饮多尿等症。

（四）辨证

（1）辨病位：消渴多饮、多食、多尿症状往往同时存在，但根据严重程度的不同，又可分为上消、中消、下消：以肺燥为主，多饮突出者为上消；以胃热为主，多食突出者为中消；以肾虚为主，多尿突出者为下消。临床亦多见三消特征不明显者。

（2）辨阴虚与燥热的主次：初病常以燥热为主，病程较长者多阴虚与燥热互见，日久则以阴虚为主。上焦、中焦病变多燥热，下焦病变多阴虚。

（3）辨本症与并发症：一般以消渴本症为主，并发症为次。多数患者，先见本症，随病情的发展而出现并发症。但亦有少数患者与此相反，如少数中老年患者，"三多"及消瘦的本症不明显，常因痈疽眼疾、心脑病症等为线索，最后确诊为本病。

（五）治则治法

养阴生津、清热润燥为本病的基本治法。《医学心悟》云，"治上消者，宜润其肺，兼清其胃"；"治中消者，宜清其胃，兼滋其肾"；"治下消者，宜滋其肾，兼补其肺"。本病常发生痰阻血瘀及阴损及阳等病变，应分别给予活血化瘀、祛痰通络、滋阴补阳等法。

三、辨证分型

1. 肺热津伤

症状：口渴多饮，尿多，多食，烦热，口干舌燥。舌质红，苔薄黄，脉数。

病机析要：肺燥生热，津液失布，则口渴多饮；热灼三焦，气化失职，则多尿；肺胃热盛，则多食、烦热。

2. 胃热炽盛

症状：多食易饥，口干多饮，尿量增多，形体消瘦，大便干结，尿黄，脉实有力。

病机析要：阳明胃火，消灼水谷，耗伤津液，则多食易饥，口干喜饮，大便干结；胃热炽盛，耗伤津血，无以充养肌肉，则形体消瘦。

3. 气阴两虚

症状：口渴引饮，精神不振，倦怠乏力，或便溏，或饮食减少。舌质淡，苔少而干，脉细弱。

病机析要：气阴两伤，则口渴引饮，倦怠乏力；脾气亏虚，则精神不振；脾失运化，则便溏，或饮食减少。

4. 肾阴亏虚

症状：尿频量多，浑浊如脂膏，腰膝酸软，乏力，头晕耳鸣，口干唇燥，皮肤干燥，瘙痒。舌红苔少，脉细数。

病机析要：肾阴亏虚，失于固摄，则尿频量多，浑浊如脂膏；阴虚失养，则腰膝酸软，头晕耳鸣，乏力，口干唇燥，皮肤干燥。

5. 阴阳两虚

症状：小便频数，甚至饮一溲一，或浑浊，或清长，面容憔悴，耳轮干枯，腰膝酸软，畏寒肢冷，阳痿或月经不调。舌苔淡白而干，脉沉细无力。

病机析要：阴损及阳，肾阳衰微，肾失固摄，则小便频数，甚至饮一溲一，或浑浊；阴虚失养，则面容憔悴，耳轮干枯，腰膝酸软；阳虚失于温煦，则畏寒肢冷，小便清长。

四、针灸治疗

（一）基本治疗

治法：清热润燥，养阴生津。以相应背俞穴及足少阴、足太阴经穴为主。

主穴：胃脘下俞、肺俞、胃俞、肾俞、三阴交、太溪。

配穴：上消配太渊、少府；中消配内庭、地机；下消配复溜、太冲。阴阳两虚配关元、命门。上肢疼痛或麻木配肩髃、曲池、合谷；下肢疼痛或麻木配风市、阳陵泉、解溪；皮肤瘙痒配风池、曲池、血海。

方义：胃脘下俞为奇穴，是治疗本病的经验效穴；肺俞培补肺阴；胃俞清胃泻火；肾俞滋阴补肾，以应上、中、下三消；太溪为肾之原穴；三阴交为足三阴经交会穴，可养胃阴，补肝肾，清虚热。

操作毫针刺，规格为 0.25mm×40mm，用补法或平补平泻法。配穴按虚补实泻法操作。阴阳两虚者，可配合灸法。

（二）其他治疗

（1）耳针法：胰胆、内分泌、肾、三焦、耳迷根、神门、心、肝、肺、屏尖、胃等穴。每次选3～4穴，毫针刺，轻刺激。可用埋针法或压丸法。

（2）穴位注射法：心俞、肺俞、脾俞、胃俞、肾俞、三焦俞或相应夹脊穴、曲池、足三里、三阴交、关元、太溪。每次选 2～3 穴，以当归或黄芪注射液，或以等渗盐水，每次每穴注射0.5～2ml。

五、中药治疗

1. 肺热津伤

治法：清热润肺，生津止渴。

方药：消渴方。

常用桑白皮、地骨皮、天花粉、葛根、麦冬、生地黄、藕汁以清热生津止渴；黄连、黄芩、知母清热降火。

烦渴不止，小便频数，脉数乏力，为肺热津亏，气阴两伤，可选用玉液汤或玉泉丸。

2. 胃热炽盛

治法：清泻胃火，养阴增液。

方药：玉女煎。

常用生石膏、知母、黄连、栀子以清胃泻火；玄参、玉竹、石斛、生地黄、麦冬滋阴。

本证亦可选用白虎加人参汤。燥热内炎，热毒较盛，口舌生疮者，用黄连解毒汤；大便秘结者加增液承气汤。

3. 气阴两虚

治法：健脾益气，生津养胃。

方药：生脉散合七味白术散。

常用太子参、黄芪、白术、怀山药以健脾益气；麦冬、五味子、玉竹、石斛生津益胃；葛根升清生津。

肺燥明显加地骨皮、知母、黄芩以清肺；气短易汗加五味子、山茱萸以敛气生津；食少腹胀加砂仁、佛手以理气运脾。

4. 肾阴亏虚

治法：滋阴固肾。

方药：六味地黄丸。

常用熟地黄、山茱萸、枸杞子、五味子以固肾益精；怀山药滋补脾阴，固摄精微；茯苓健脾渗湿；泽泻、牡丹皮清泻火热。

阴虚火旺加知母、黄柏；气阴两虚加太子参、黄芪。

若烦渴，头痛，唇红舌干，呼吸深快，为阴伤阳浮，用生脉散加天冬、鳖甲、龟甲以育阴潜阳；

如见神昏、肢厥、脉微细等阴竭阳亡危象，可合参附龙牡汤以益气敛阴，回阳固脱。

5. 阴阳两虚

治法：补肾养阴，益阳固摄。

方药：金匮肾气丸。

常用熟地黄、山茱萸、枸杞子、五味子以固肾益精；怀山药滋补脾阴，固摄精微；茯苓健脾渗湿；附子、肉桂温肾助阳。

尿多浑浊加桑螵蛸、覆盆子、金樱子以益肾固摄；阳痿加巴戟天、淫羊藿。

消渴多伴有瘀血的病变，如见舌质紫暗，或有瘀点瘀斑，脉涩或结或代者，可加丹参、川芎、郁金、红花、泽兰等；痰瘀互结者，可再加瓜蒌、薤白、半夏。

对于消渴，应积极防治并发症。雀盲、耳聋，当滋补肝肾，益精补血，用杞菊地黄丸或明目地黄丸或石斛夜光丸。痈疽脱疽，热壅血瘀，治宜清热解毒、消散痈肿，用五味消毒饮合仙方活命饮；阴寒下注，治宜温阳补血、化痰通络，用阳和汤。肢体麻木，气血两虚，治宜益气养血、活血通络，用黄芪六一汤合四物汤，加鸡血藤、海风藤、络石藤、威灵仙。

六、名中医经验

（一）特色

纪青山教授认为消渴之轻者、缓者、早期者，多在上焦；重者、急者、晚期者多在下焦。消渴证治，上消、下消用补阴药，中消用泻药。重视"二阳结谓之消"的理论。

（二）处方

病之初起，用消渴方或白虎加人参汤以清热泻火、轻清养津，而不宜过用重浊之方。晚期重症者，力主用厚浊益肾之味，以填补肾元。此所谓"早期以泻晚期以补"。还主张补脾不如健脾，健脾不如运脾，而苍术乃首选要药，畅中化湿，升清降浊，且被现代药理证明具有降血糖作用。

（三）按语

（1）消渴的预防要点首先要节制饮食，具有基础治疗的重要作用。在保证机体合理需要的情况下，应限制粮食、油脂的摄入，忌食糖类，饮食宜以适量米麦、杂粮配以蔬菜、豆类、瘦肉、鸡蛋等，定时定量进餐。增加体育锻炼，增强体质。保持合适的体重，预防肥胖。调节情志，避免七情过极，郁结化火，伤阴耗津，燥热更烈。宣传消渴病知识，使患者对本病有基本的认识，配合医师对消渴病进行合理、全面的治疗和长期监测。

（2）消渴是以口干多饮、多食、多尿，或伴体重减轻，甚至消瘦为主要临床表现的一种病证。病因有禀赋不足、饮食失节、情志失调、安逸少动等。病机以阴虚为本，燥热为标，常属本虚标实。病位主要在肺、胃、肾，尤其以肾为关键。治疗以养阴生津、清热润燥为基本治法。肺热津伤，治以清热润肺，生津止渴；胃热炽盛，治以清泻胃火，养阴增液；气阴两虚治以健脾益气，生津养胃；肾阴亏虚，治以滋阴固肾；阴阳两虚，治以补肾养阴，益阳固摄。消渴易发生多种并发症，故应注意早期诊断和治疗。

（3）选方用药切中病机。如清热生津针对热盛伤津，当用天花粉、芦根、葛根等，如用滋阴药则可能助长邪热；滋阴补肾针对肾阴亏虚，阴不制阳而生虚热，当用地黄、山药、女贞子、桑椹等，如用清热药太过可能更伤肾阴。同属补阳，阳虚生寒则用桂枝、附子等辛热散寒；阳虚推动无力则宜用杜仲、肉苁蓉、淫羊藿等以补肾助阳。

（4）重视早期诊断治疗。消渴多起病隐袭，不少患者"三多"症状并不显著，早期难以引起重视，甚者诊为其他疾病，导致治不及时。有些患者可以并发症为主诉而得以明确诊断，如肢体麻木、雀盲、白内障、胸痹心痛、中风等。患者一旦患病，则缠绵终身，不断发展，逐渐加重。因此必须坚持终身保养、终身治疗。尤其是儿童和青少年，规范的持续治疗十分重要。

（5）并发症可从瘀论治。诸多研究表明，瘀血是贯穿糖尿病发病始终的重要病机。糖尿病血管损害是多种并发症的病理基础，如糖尿病眼底病变、脑血管病变、心血管病变、肾病等。中医学认为以血脉涩滞、瘀血痹阻为核心，活血化瘀是防治糖尿病并发症的关键。可以辨证施治为主，配伍活血化瘀药物或方剂，以期提高疗效。

（6）针灸对早、中期消渴患者及其并发症有一定的疗效，若病情重、病程长者，应积极配合药物治疗。

（7）因糖尿病患者的皮肤容易化脓感染，用穴要少而精，并注意严格消毒。

第四节　胃　痛

胃痛，又称"胃脘痛"，指胃脘部位疼痛的一种常见的中医内科病证，是一种常见的反复发作性症状。胃痛病名最早见于《内经》，并提出胃痛的发生与肝、脾有关。本病多出现于消化系统的病变中，其临床表现多为上腹部近心窝处或剑突下胃脘部经常疼痛、剧痛、阵痛、隐痛，食欲不振、嘈杂、恶心、呕吐、泛酸、嗳气等。多种疾病可见，如急、慢性胃炎，胃、十二指肠溃疡，胆汁反流性胃炎，浅表性胃炎，胃神经症，胃下垂，胰腺炎等，脾胃虚寒证是其最常见的中医辨证分型之一，具有病程长，难治愈，易复发等特点。且给患者的生活和工作均带来不便，也对患者身心健康造成严重威胁。

一、病因病机

胃腑主受纳腐熟，以通降为顺，喜润恶燥，各种原因引起的胃腑功能失调、胃气阻滞、胃失和降，不通则痛，均可发生疼痛。病变脏腑在胃，与肝、脾关系密切。《内经》提出胃痛发生与肝脾有关，多由饮食不节、暴饮暴食、饥饱无常、损伤脾胃、宿食积滞、情志失畅、外邪客胃、饮食伤胃、劳倦病后而成，其临床表现有急性与慢性之分。急性胃痛大多猝然引起，于数小时或数天内缓解。慢性胃痛往往反复发作，时轻时重，长年累月不愈。急、慢性胃痛通常是由禀赋不足、素体虚弱、外邪内侵、饮食失节、情志过极、劳倦过度、损伤脾胃而致。临床大致可分4个阶段：①胃痛初起，可致脾胃轻伤，影响脾胃气机升降与运化，主要病机为脾虚气滞，肝气犯胃，饮食停滞；②胃痛中期，进一步损伤脾胃，使脾胃愈虚，气血运行不畅，其病机可演变为肝胃郁热，寒热错杂，气滞血瘀；③若胃痛久病伤络，此时病机演变多表现为虚实夹杂之证，气、血、痰、瘀互结，胃络瘀滞不通；④当脾胃素虚，病痛迁延不愈之时，主要表现为肝胃气滞、气阴耗伤之证候，甚至演变为瘀毒交阻、脾胃虚寒之严重证候。

二、诊断

（一）临床表现

（1）感觉胃脘部隐隐作痛，喜暖恶凉，纳呆少食，按之痛缓，寒饥时加重，温饱时则缓，伴恶心呕吐、泛吐清水、嗳气、痞闷嘈杂等，神倦乏力、面色苍白，食少便溏、手足不温。苔白，舌质淡、胖，苔白，脉沉细。

（2）发病与神情抑郁、饮食不调或劳累过度等因素有关。

（3）胃镜检查示胃十二指肠黏膜炎症。

（二）辅助检查

（1）通过胃液涂片培养寻找幽门螺杆菌。

（2）纤维胃镜检查。

（3）胃镜下活组织检查。

（4）上消化道 X 线钡剂造影检查。

（5）胃液分析。

（6）胆红素、转氨酶、CT、血常规。

三、辨证分型

1. 肝气犯胃型　患者大多数有着急上火、恼怒郁忿的病史，因恼怒抑郁，情志不遂，气郁伤肝，肝失条达，横逆犯胃，胃失和降，以致肝气郁结，不通则痛。胃痛性质为胃脘胀痛连及两胁，伴有嗳气频繁，反酸，口苦咽干，喜长叹息，大便不畅，情绪不佳时尤甚，舌苔多薄白，脉弦。若日久不愈，郁久化热，可见嘈杂吞酸、口干口苦、舌红苔黄、脉弦数之肝胃郁热证。

2. 寒邪犯胃型　寒邪客于胃中，寒凝不散，阻滞气机，致胃气不和而痛。常见于患者受寒或食生冷食物后，症见胃痛暴作，恶寒怕冷，得温痛轻，遇寒加剧，或呕吐清水，口不渴，喜热饮。苔薄白，脉弦紧或浮紧。本证常易寒夹食滞，可见胸脘痞闷，胃纳呆滞，嗳气或呕吐。

3. 饮食积滞型　患者因饮食不节、饥饱无度，或过食肥甘、食滞不化、气机受阻、胃失和降而出现胃痛。见胃脘疼痛，脘腹胀满拒按，嗳气酸腐异味，反酸吐酸，或呕吐不消化食物，矢气频作，当呕吐、大便或排气后，胃脘疼痛减轻，伴有大便不爽，舌苔厚腻，脉滑。

4. 湿热中阻型　本型可因外感湿邪，或有喜食肥甘酒辣之史。症见痛势急迫，脘闷灼热，口干口苦，口渴不欲饮，纳呆恶心，小便色黄，大便不畅，舌红，苔黄腻，脉滑数。

5. 气滞血瘀　患者有长期胃病史。或有手术、跌仆史，因气郁日久，反复发作，或胃虚弛缓，血运受阻，瘀积胃络，气滞成瘀，阻碍中焦气机而致胃痛，症见脘部疼痛如刺似割，痛有定处，按之痛甚，痛时持久，胸背彻病，食后加剧，入夜尤其；或可见吐血黑便，舌质紫暗或有瘀斑，脉涩。

6. 胃阴亏耗型　患者多有外感热病病史，或肝气郁久化火，或因热病吐泻太过等耗伤胃阴津液，或过食辛辣烈酒，或害于燥烈药物，灼伤阴液，伐胃腑，以致胃阴枯燥。亦可引起胃痛，症见胃脘隐隐灼痛，似饥而不欲食，咽干口燥，五心烦热，消瘦乏力，口渴不欲饮，频频干呕，大便干结，舌红少津，苔或光剥，脉弦细或细数。

7. 脾胃虚寒型　患者常为劳倦内伤，久病不愈体虚，寒邪侵袭胃脘，或长期过食生冷之物殃及脾胃，阴寒积于中焦；阳气不足，脘病暴作；脾胃虚弱，或禀赋不足，中阳亏虚，胃失温养，内寒滋生，中焦虚寒所致胃痛；或用药不当，损伤脾胃，或触冒寒邪，内犯胃腑；或饮食不慎，诱发胃痛。症见胃脘绵绵而痛，时痛时止，喜温喜按，空腹痛甚，纳后痛减，经常少量呕吐酸水，且神疲乏力，手足不温，畏寒肢冷，喜暖热饮，得温痛减，遇寒则剧，泛吐清水，大便溏薄，小便清长，得甘温之食则舒，食生冷之物则甚，舌诊可见舌淡、苔白，脉虚弱或迟缓。

8. 阳明火郁型　平日过食辛辣烈酒，致情志不遂，肝气郁久化火，或燥烈药物害胃，或邪热内犯，久积而成胃中火热炽盛。症见胃脘灼热窜痛，痛势急则口臭，牙龈肿痛。口干口苦，嗜食冷饮，嘈杂泛酸，大便秘结，舌苔黄厚且糙，脉象弦数滑大。

9. 湿浊中阻型　内因脾虚而不能化湿，外因水湿邪气侵犯中焦，或因过食生冷，脾胃阳气被遏，造成湿浊停满中焦。症见脘痛胀满，口淡无味，不思饮食，肢体沉重，怠惰嗜卧，大便溏滞，舌苔白腻，脉象濡缓。

四、中药治疗

中医治疗胃痛以理气和胃为主，按照中医辨证施治的原则，胃痛应"虚者补之，寒者温之"。

1. 参附黄蒲汤　其中以蒲公英、党参、制附片（先煎）、炒山药、炒大黄、炒白术、乌贼骨、延胡索、陈皮、甘草、广木香、神曲、香附等药为基础组方。蒲公英苦甘，性寒，是常用的清热解毒药剂，能消各经之火，散滞气，解食毒。对由饮食所伤、忧思气郁等因素引起的胃痛疗效显著。延胡索归肝经，活血、理气、止痛。炒大黄药性温和，归脾、胃经，主治腹部胀满、冷积便秘。广木香归脾、胃、肝经，临床多用于治疗由脾胃气滞所致的食少呕吐、脘腹胀痛等症。香附疏肝解郁，理气宽中，对证忧思气郁和胃气郁滞。陈皮理气健脾，主治脘腹胀满、食少吐泻。此三药合用，能通利三焦、行气疏肝、缓解肠胃气滞。党参补中益气，和胃生津，健脾益肺，可用于脾虚、食少便溏、四肢无力等症。制附片散寒止痛，主治肢冷脉微、虚寒吐泻、肾阳虚衰、脘腹冷痛。山药健脾除湿、补气固肾，益肺、补肾精，能推迟胃内容物的排空，主治大便稀溏之症。炒白术健脾益气、燥湿利水，祛脾胃中湿，除胃热，强脾胃，进饮食。乌贼骨，中医常用于制酸止痛、抗溃疡。神曲健脾和胃，消积化食，主治饮食停滞、脘腹胀满等症。甘草调和诸药，中和药性。再根据中医对症治疗原则，其治疗效果更优。

2. 气滞胃痛颗粒　气滞胃痛颗粒可保护胃黏膜，促进肠胃蠕动，有良好的镇痛效果。气滞胃痛颗粒内含柴胡、延胡索、香附等中药，可调理肝脏，提升患者体内阳气。延胡索可顺通患者血液之气，消除患者体内郁结，促进胃肠蠕动。香附与柴胡、枳壳一起使用，可消除患者寒凝气滞、肝郁犯胃，将所有药材制成药方，可和胃止痛，顺肝理气。

3. 小建中汤　处方：白芍 20g，桂枝 10g，炙甘草 6g，生姜 6g，大枣 4 枚，饴糖 10g。每日 1 剂，水煎服，10 天为 1 个疗程，治疗 1～2 个疗程。

4. 和中汤　处方：黄连 5～10g，吴茱萸 10～15g，赤白芍各 10～15g，煅瓦楞子 10～30g，佛手片 10g，炒谷麦芽各 15g，甘草 6g。每剂水煎 2 次，早晚两次空腹用。

5. 胃痛汤　可温中健脾，和胃散寒止痛。方中党参味甘，具有补中益气、健脾益肺之功效，并具有调节胃肠运动的功能；干姜温胃散寒，可消食导滞、降逆止呕；甘草有益脾和胃之功效；白术具有健脾益气、和中益气、燥湿利水之功，可强脾胃、进饮食；黄芪味甘，性微温，归脾、肝经，可补中益气健脾，与党参、白术配伍可益气升阳举陷。陈皮苦温，入脾、肺经，有理气健脾、调中开胃、化痰等功效；桂枝辛甘温，具有通阳散寒、暖脾胃之功效；木香辛温，可行气止痛、消食；大枣健脾益胃。以上诸药并用可寒热并调、补中益气、健脾胃，达到缓解胃纳呆滞、增加食欲之目的。

五、针刺治疗

1. 寒邪客胃型　寒为阴邪，其性收引，得温则散，治宜温经散寒止痛，选用中脘、足三里以通调腑气，神阙、梁丘散寒止痛。操作：神阙不行针刺；中脘针刺得气后，将温灸盒置于两穴上方行温灸；足三里、梁丘针刺得气后予以温针灸。

2. 饮食积滞型　治宜消导化积，和中止痛，"饮食自倍，肠胃乃伤"，应先告知患者合理饮食，行气止痛，选用公孙、内关、建里、脾俞、胃俞、会关（经外奇穴，位置在建里穴旁开 1 寸），消食化滞加中脘、梁门，调畅胃腑加足三里、丰隆，大便不畅加天枢、上巨虚、日月、通关（经外奇穴，位置在中脘穴旁开 5 分），腹胀满加大巨、水道、气海。操作：足三里、脾胃俞、内关等用针刺补法，中脘、梁门针刺得气后，将温灸箱置于上方行温灸；足三里、丰隆针刺得气后予以温针灸。其他穴位均可用中等泻法，留针 30 分钟，每隔 5 分钟行针 1 次，7～14 天为 1 个疗程。

3. 肝气犯胃型　治宜疏肝理气、和胃止痛，选用期门、太冲、行间、内关、公孙、神阙、中脘、足三里、足临泣、肝俞、胆俞、阳陵泉、腕骨。期门、太冲疏肝理气，内关、公孙降逆止痛；神阙、中脘、足三里调畅气机。攻窜胁痛甚者，加支沟、极泉；嗳腐吞酸，加下巨虚；食少纳呆，加建里；胃浊上逆，干呕有声，加内庭、内关、胃俞；大便不畅，加大横、府台、天枢。操作：神阙不行针刺；中脘针刺得气后行补法，期门、太冲针刺得气后行泻法；内关、公孙针平补平泻法；足三里针刺得气后予以温针灸。其余穴位以泻法为主，留针 30 分钟，每隔 5 分钟行针 1 次，7 天为 1 个疗程。

4. 脾胃虚寒型　从《素问》"诸寒收引，皆属于肾"中得到启发，认为此证多为先天禀赋不足，后天失养或久病伤正使寒从内生，治宜温养脾胃肾、益气温中止痛，选用脾俞、胃俞、中脘、龙头（经外奇穴，位置在鸠尾穴上 1.5 寸）。中脘、神阙、气海散寒止痛；足三里、三阴交温养脾胃经，涌泉温煦元阳。如畏寒肢冷，加百劳、丹田；大便溏薄，加肾俞、神阙、气海；大便虚秘，加天枢、大横；胃体下垂，加百会、满；贫血加身柱、至阳。操作：神阙不行针刺，必须用隔姜灸，以皮肤微红为度，上、中、下交替选取；中脘、气海针刺得气后，将温灸箱置于上方行温灸；足三里、三阴交针刺得气后予以温针灸；涌泉行引火归元灸。针刺宜补法与温灸结合，其他穴位留针 30 分钟，7 天为 1 个疗程。

5. 脾胃阴虚型　养阴益胃，润降止痛，取穴足三里、三阴交、三焦俞、脾俞、关元。纳呆干呕，加内关、巨阳、建里；便秘不通，加大肠俞、上巨虚、水道；手足心热，加通里、极泉，针刺手法以平补为主，留针 30 分钟，每隔 5 分钟行针 1 次，7～14 天为 1 个疗程。

6. 胃阴亏耗型　"阳明燥土，得阴自安"、"烦心不嗜食，灸涌泉热去"，提倡应先顾护脾胃，滋胃阴而后其痛自止，治宜养阴清热、益胃止痛，选用中脘、上脘以益胃生津，太溪、三阴交滋阴养胃，涌泉可"壮水之主以制阳光，益火之源以消阴翳"。操作：针刺手法以补为主，留针 30 分钟，每隔 5 分钟行针 1 次，7～14 天为 1 个疗程。

7. 气滞血瘀　瘀血阻滞中焦，新血无以化生，治宜活血行气、化瘀止痛，选用内关、太冲、阳陵泉、胆俞、足临泣、期门、脾俞、胃俞、膈俞以活血通络，足三里、三阴交理脾胃之气。大便隐血加足三里、百会、血愁（经外奇穴，位置在第 14 椎骨上）；吐血加内庭、下极俞（经外奇穴，位置在第 3 椎骨之上脊骨高处）。操作：针刺宜泻法，但足三里、百会、血愁、下极俞宜隔姜灸，3～5 炷为度，其他穴位针刺后留针 30 分钟，每隔 5 分钟行针 1 次，7 天为 1 个疗程。

8. 阳明火郁型 清胃泻浊，通腑止痛。取穴公孙、内庭、厉兑、合谷、曲泽、脾俞、委中，口渴甚者，加然谷、鱼际；小便黄赤者，加阴陵泉、小肠俞、膀胱俞；心烦易怒，加太冲、侠白、厥阴俞。针刺宜强度泻法，委中则放血，每隔 3 分钟强泻 1 次，其他穴位针刺后留针 30 分钟，每隔 5 分钟行针 1 次，7 天为 1 个疗程。

9. 中焦寒凝型 温中通阳，散寒止痛。取穴中脘、足三里、内关、大椎、脾俞、胃俞。泛吐清水加膻中；大便溏泄加关元、天枢、神阙。针刺宜补法，神阙、中脘、大椎宜隔姜灸，其他穴位针刺后留针 30 分钟，每隔 5 分钟行针 1 次，7 天为 1 个疗程。

10. 湿浊中阻型 行气化湿，和中止痛。选用足三里、上脘、建里、脾俞，气虚甚者加百会、承满、气海；湿浊重者加至阳；湿已化热者加曲池、大杼；夹食加内关、公孙；夹痰加肺俞、尺泽；脾胃虚弱，胃呆不纳，加梁门、气海、足三里、百会、气海，宜温灸 3～5 壮，其他穴位平补平泻即可，留针 30 分钟，每隔 5 分钟行针 1 次，7 天为 1 个疗程。

六、名中医经验：针灸法治疗胃痛

病案一

处方：选用中脘、足三里通调腑气，神阙、梁丘散寒止痛。操作：神阙不行针刺；中脘针刺得气后，将温灸箱置于两穴上方行温灸；足三里、地机、三阴交针刺得气后予以温针灸；双涌泉穴施引火归原灸。每次灸以 20 分钟为宜，每周治疗 3 次。

患者，女，25 岁，2017 年 8 月 2 日初诊。

主诉：反复胃痛胃胀 8 年余，加重半个月。

现病史：患者自诉 8 年前因进食生冷油腻后出现胃痛胃酸胀，易呃逆，重则上吐下泻。在当地医院就诊后服用多潘立酮、奥美拉唑一段时间，但上述症状仍时有出现。半个月前进食冰淇淋后上述症状又加重，月经停经 1 年未至。舌淡，苔白腻，脉细弱。既往有胃下垂、胃溃疡、胃出血病史。

中医诊断：胃痛。

辨证：寒邪犯胃。

治疗：治疗 1 周后复诊，症状明显缓解，嘱患者继续巩固治疗 1 周，并调整饮食习惯。3 个月后随访，患者诉已无明显不适且月经至。

按语：按此患者症状属中医学"胃脘痛"范畴，相当于现代医学的"胃炎"。本证的病因很多，如寒邪犯胃、饮食停滞、气滞血瘀、脾胃虚寒，脾胃受损，运化失调。中医学认为，本病病位在胃，与肝、脾、肾密切相关，治疗应温经散寒止痛，兼顾肝、脾、肾三脏。此患者病程较久，病情较重，病机错综复杂，用艾灸箱温补中焦，热度直达病所，温针灸足三里、地机、三阴交调和气血，理气和中，温和灸涌泉穴引火归原，温煦元阳，则脾阳得升。

病案二

处方：梁丘、足三里、中脘。

配穴：肝郁气滞加期门、太冲，呕吐加内关，腹泻或便秘加天枢，脾胃虚寒加脾俞、胃俞、章门，胃阴不足加三阴交，疼痛剧烈经久不愈加公孙等。

治法：泻法。体壮之实证用泻法，进针迅速刺入，反复捻转上下提插，出针时摇大针孔，快速出针而不加揉按针孔。补法。体弱之虚证用补法，进针缓慢刺入，轻度捻转，重插轻提，出针后用手指在针孔上快速按压，使针孔闭塞，不令经气外泄。寒凝证和虚寒证可针后加灸。

操作注意：选用 28 号 1～3 寸毫针，穴位常规消毒，针刺上穴。针刺主穴深度以得气为度，如足三里针感要求下行至足部，待痛缓解后，留针 5～10 分钟。

患者张某，女，17 岁，2017 年 8 月 1 日诊。

昨日过食生冷硬物，今晨突发上腹剧痛，旋即呕吐宿食一大堆，止后腹痛不减，已 4 小时。

诊见：急性病容，两手捧腹，汗出肢冷，苔薄白，脉沉迟。诊为虚寒胃痛。

治则：温中降逆，调气止痛。治疗取穴每 5 分钟提插捻转行针 1 次，留针 30 分钟，出针后诸症消失。10 天后随访，未再复发。

按语：本例由于过食生冷，导致寒邪中阻，胃阳被遏，气机郁滞，失降失调，而致呕吐、胃痛。取胃募腑会之中脘施温针灸以和胃降逆，温中散寒；内关系心包络经脉别络之穴，心包经络三焦，针以开导之，宽胸理气；内庭为胃之荥穴，调脾胃而助消化；足三里为胃之合穴，疏调胃气，升清降浊。四穴相配，有温中降逆、行气止痛之效，故病得愈。急症胃痛是一种常见病，多发病，临床辨证当分虚实两类。其病机多为胃气中阻，不通则痛，治疗当以止痛为要，我们采取针灸治疗本病，止痛效果显著。方中梁丘穴为足阳明胃经之郄穴，郄穴是各经经气深聚之处，可以治本经所属脏腑之急性病症。足三里是阳明胃经之合穴，其经脉循形分支之一起于胃下，循腹里下气冲而合，足三里又为六阳经的下合穴之一，根据"肚腹三里留"的治则，有补脾益胃、扶正培元、调补气血的作用，虚则可补，实则可泻，故能统治脾胃一切疾病，且对大肠、小肠起调节作用。近代科学实验证明，针刺足三里对胃肠蠕动及消化液分泌起着有益的双向调节作用，能降低胃肠平滑肌张力。中脘乃胃之募穴、八会穴之一，针刺可使幽门立即开放，胃下缘经度升高，实为强壮要穴。三穴合用为主，对各种原因引起的急性胃痛，均有明显的止痛效果，临床观察多在针刺 3～5 分钟疼痛开始缓解，至 15～20 分钟症状基本控制，可在短时间内为患者解除疼痛。急症胃痛初期起病急突，或短时间内发展至病情高峰，疼痛程度明显，病机转变复杂，延误时机和不全面分析检查，可能产生误诊而带来不良后果，须认真鉴别，故在疼痛缓解后，做相关实验检查寻找病因，以进行进一步治疗。本法简便实用，起效快，是急诊治疗急性胃部疼痛的首选良法之一。

七、结语

胃是人体的重要器官，中医学称胃为水谷之海，并合称脾胃为"后天之本"。胃痛为临床常见病、多发病。胃痛在西医学中仅为某一疾病所表现的临床症状，但部分患者经检查多无明显病变，或仅有轻微炎症等，故治疗往往达不到理想效果。中医学早在几千年前即有胃痛记载，经过历代医家的完善总结形成了治疗胃痛的有效方法，同时对其病因病机均有详细的记载。中医学认为，胃痛之成因不外乎四类：饮食所伤、外邪侵犯、情志所伤、素体虚弱。临床所见外邪侵犯所致胃痛多为急性，治疗后症状可立即缓解，情志、饮食所伤及素体虚弱为临床常见病因，多表现为病情迁延难愈。针灸治疗胃脘痛与药物施治一样，离不开"四诊八纲"、"辨证论治"。其基本规律是选取与胃脏有直接关系的足阳明胃经、足太阴脾经、足厥阴肝经、任脉，有间接关系的手厥阴心包经、足太阳膀胱经的穴位，同时选择井、荥、输、经、合、原、募穴的配伍方法组成的穴位链，结合精工技巧之手法，才能达到"知而用，用而得，病乃可安"的目的。通过临床观察，针灸辨证选穴治疗可以达到理想的治疗效果。古云"不通则痛，不荣则痛"，应用针刺治疗重在疏通经络、活血化瘀，灸法治疗重在益气健脾养血。针刺与艾灸相结合，可疏通经络、温通经脉、化气养血，提高机体自身调节功能以达到阴阳平衡，进而收到较好的临床效果。

随着中医疗法走向世界，人们不断认识到中医疗法的优势，其相对于西医疗法更具有安全性和稳定性，可有效调节患者身体脏腑之气，从根本上治疗患者的病痛，针刺治疗作为针灸疗法之一，可通过穴位刺激促进患者血液循环，其具有经济、安全等特点，可疏通胃气。通过内关、阳陵泉等穴位的刺激，可帮助患者舒缓胸内郁结之气，从而顺通肝胆，缓和脾胃之气。同时，针刺疗法在促进血液循环的基础上，有效作用于患者胃黏膜，可改善患者病情症状。其相对于单纯用药治疗，可提升药物疗效。

第五节 呕 吐

呕吐是由胃失和降、胃气上逆所致的以饮食、痰涎等胃内之物从胃中上涌，自口而出为临床特征的一种病证。对呕吐的释名，前人有两说：一说认为，有物有声谓之呕，有物无声谓之吐，无物有声谓之干呕；另一说认为，呕以声响名，吐以吐物言，有声无物曰呕，有物无声曰吐，有声有物曰呕吐。呕与吐常同时发生，很难截然分开，因此无细分的必要，故近世多并称为呕吐。呕吐是内科常见病证，中医治疗有较好的疗效。

一、病因病机

呕吐的病因是多方面的，且常相互影响，兼杂致病，如外邪可以伤脾，气滞可致食停，脾虚可以成饮等。呕吐的病机不外乎虚实两大类，实者由外邪、饮食、痰饮、气郁等邪气犯胃，致胃失和降，胃气上逆而发；虚者由气虚、阳虚、阴虚等正气不足，使胃失温养、濡润，胃失和降，胃气上逆所致。一般来说，初病多实，日久损伤脾胃，中气不足，可由实转虚；脾胃素虚，复为饮食所伤，或成痰生饮，则因虚致实，出现虚实并见的复杂病机。但无论邪气犯胃，或脾胃虚弱，发生呕吐的基本病机都在于胃失和降，胃气上逆。《济生方》云："若脾胃无所伤，则无呕吐之患。"《温病条辨》也谓："胃阳不伤不吐。"呕吐的病位在胃，与肝脾有密切的关系。

另外，饮食所伤，脾胃运化失常，水谷不能化生精微，反成痰饮，停积胃中，当饮邪随胃气上逆之时，也常发生呕吐。正如《症因脉治》所说："痰饮呕吐之因，脾气不足，不能运化水谷，停痰留饮，积于中脘，得热则上炎而呕吐，遇寒则凝塞而呕吐矣。"

二、诊断

（一）临床表现

呕吐的临床表现不尽一致，常有恶心之先兆，其作或有声而无物吐出，或吐物而无声，或吐物伴有声音；或食后即吐，或良久复出；或呕而无力，或呕吐如喷；或呕吐新入之食，或呕吐不消化之宿食，或呕吐涎沫，或呕吐黄绿苦水；呕吐之物有多有少。呕吐常有诱因，如饮食不节，情志不遂，寒暖失宜，以及闻及不良气味等，皆可诱发呕吐，或使呕吐加重。本病常伴有恶心厌食、胸脘痞闷不舒、吞酸嘈杂等症。呕吐多偶然发生，也有反复发作者。

（二）辅助检查

上消化道 X 线检查，纤维胃镜检查，呕吐物的实验室检查等，有助于脏腑病变的诊断。

三、辨证分型

1. 辨虚实　《景岳全书》曾谓："呕吐一证，最当详辨虚实。实者有邪，去其邪则愈；虚者无邪，则全由胃气之虚也。所谓邪者，或暴伤寒凉，或暴伤饮食，或因胃火上冲，或因肝气内逆，或以痰饮水气聚于胸中，或以表邪传里，聚于少阳、阳明之间，皆有呕证，此皆呕之实邪也。所谓虚者，或其本无内伤，又无外感，而常为呕吐者，此即无邪，必胃虚也。或遇微寒，或遇微劳，或遇饮食少有不调，或肝气微逆，即为呕吐者，总胃虚也。凡呕家虚实，皆以胃气为言。"实证呕吐多由外邪、饮食、情志所伤，起病较急，常突然发生，病程较短，呕吐量多，呕吐如喷，吐物多酸腐臭秽，或伴表证，脉实有力。虚证呕吐，常由脾胃虚寒、胃阴不足所致，起病缓慢，或见于病后，病程较长，吐物不多，呕吐无力，吐物酸臭不堪，常伴有精神萎靡、倦怠乏力等虚弱证候，脉弱无力。

2. 辨呕吐物　吐出物常能直接反映病因、病变的脏腑，以及寒热虚实，所以临证时应仔细询问，亲自观察呕吐物。若呕吐物酸腐难闻，多为食积化热；吐黄水苦水，多为胆热犯胃；吐酸水绿水，多为肝气犯胃；吐痰浊涎沫，多为痰饮停胃；泛吐清水，多为胃中虚寒，或有虫积；只呕吐少量黏沫，多属胃阴不足。

3. 辨应止应吐　临证见呕吐患者，并非都要止呕，应区别不同情况，给予正确处理。一般来说，呕吐一证，多为病理反应，可用降逆止呕之剂，在祛除病因的同时，和胃止呕，而收邪去呕止之效。但若属人体自身祛除有害物质的一种保护性反应，如胃中有食积、痰饮、痈脓而致呕吐者，此时不应止呕，待有害物质排出，再辨证治疗；若属误食毒物所致的呕吐，应按中毒治疗，这类呕吐应予以解毒，并使邪有出路，邪去毒解则呕吐自止，止呕则留邪，于机体有害。若属服药不当产生的毒性反应，则应减量或停药，除非呕吐剧烈，否则亦不必止呕。

4. 辨可下与禁下　呕吐之病，一般不宜用下法，呕吐可排除痈脓等有害物质，遇此种呕吐，或可涌吐，而不宜下；兼表邪者，下之则邪陷入里，不宜下；脾胃虚者，下之则伤脾胃，不宜下；若胃中无有形实邪，也不宜下，否则徒伤胃气，故仲景有"病人欲吐者，不可下之"之戒。若确属胃肠实热，大便秘结，腑气不通，而致浊气上逆，气逆作呕者，可用下法，通其便，折其逆，使浊气下降，呕吐自止。如《金匮要略·呕吐哕下利病脉证治》曰："哕而腹满，视其前后，知何部不利，利之即愈"、"食已即吐者，大黄甘草汤主之"。可见呕吐原则上禁下，但在辨证上有灵活性，应辨证论治。

外邪犯胃：呕吐食物，吐出有力，突然发生，起病较急，常伴有恶寒发热，胸脘满闷，不思饮食；舌苔白，脉濡缓。

饮食停滞：呕吐物酸腐，脘腹胀满拒按，嗳气厌食，得食更甚，吐后反快，大便或溏或结，气味臭秽；苔厚腻，脉滑实。

痰饮内停：呕吐物多为清水痰涎，胸脘满闷，不思饮食，头眩心悸，或呕而肠鸣；苔白腻，脉滑。

肝气犯胃：呕吐吞酸，嗳气频作，胸胁胀满，烦闷不舒，每因情志不遂而呕吐吞酸更甚；舌边红，苔薄白，脉弦。

脾胃虚弱：饮食稍有不慎，或稍有劳倦，即易呕吐，时作时止，胃纳不佳，脘腹痞闷，口淡不渴，面白少华，倦怠乏力；舌质淡，苔薄白，脉濡弱。

胃阴不足：呕吐反复发作，但呕吐量不多，或仅吐唾涎沫，时作干呕，口燥咽干，胃中嘈杂，似饥而不欲食；舌红少津，脉细数。

四、中药治疗

外邪犯胃用藿香正气散。方中藿香、紫苏、白芷芳香化浊，疏邪解表；厚朴、大腹皮理气除满；白术、茯苓、甘草健脾化湿；陈皮、半夏和胃降逆，共奏疏邪解表、和胃降逆止呕之功。若风邪偏重，寒热无汗，可加荆芥、防风以疏风散寒；若见胸闷腹胀嗳腐，为兼食滞，可加鸡内金、神曲、莱菔子以消积化滞；若身痛，腰痛，头身困重，苔厚腻，为兼外湿，可加羌活、独活、苍术以除湿健脾；若暑邪犯胃，身热汗出，可用新加香薷饮以解暑化湿；若秽浊犯胃，呕吐甚剧，可吞服玉枢丹以辟秽止呕；若风热犯胃、头痛身热可用银翘散去桔梗之升提，加陈皮、竹茹以疏风清热，和胃降逆。

饮食停滞用保和丸。方中神曲、山楂、莱菔子消食化滞，陈皮、半夏、茯苓和胃降逆，连翘清散积热。尚可加谷芽、麦芽、鸡内金等以消食健胃；若积滞化热，腹胀便秘，可用小承气汤以通腑泄热，使浊气下行，呕吐自止；若食已即吐，口臭干渴，胃中积热上冲，可用竹茹汤以清胃降逆；若误食不洁、酸腐食物，而见腹中疼痛，胀满欲吐而不得者，可因势利导，用压舌板探吐以祛邪。

痰饮内停用小半夏汤合苓桂术甘汤。方中生姜、半夏和胃降逆，茯苓、桂枝、白术、甘草温脾化饮。尚可加吴茱萸、陈皮以温脾燥湿化饮。若气滞腹痛，可加厚朴、枳壳行气除满；若脾气受困，脘闷不食，可加砂仁、白豆蔻、苍术以开胃醒脾；若痰浊蒙蔽清阳，头晕目眩，可用半夏白术天麻汤以健脾燥湿，化痰息风；若痰郁化热，烦闷口苦，可用黄连温胆汤以清热化痰，和胃止呕；若胃脘胀满，胃中有振水声，可暂加甘遂细末0.5g，装入胶囊，早晨空腹温开水冲服，每日1次，连用2～3日。

肝气犯胃用四逆散合半夏厚朴汤。方中柴胡、枳壳、白芍疏肝理气，厚朴、紫苏行气开郁，半夏、茯苓、生姜、甘草和胃降逆止呕。尚可加橘皮、旋覆花、竹茹、炙枇杷叶等以增强和胃降逆之力；若气郁化火，心烦咽干，口苦吞酸者，可合左金丸以清热止呕；若兼腑气不通，大便秘结者，可用大柴胡汤清热通腑；若气滞血瘀，胁肋刺痛，可加丹参、郁金、当归、延胡索等活血化瘀止痛。

脾胃虚弱用香砂六君子汤。方中人参、茯苓、白术、甘草健脾益气，砂仁、木香理气和中，陈皮、半夏和胃降逆。尚可加丁香、吴茱萸以和胃降逆；若脾阳不振，畏寒肢冷，可加干姜、附子，或用附子理中丸以温中健脾；若胃虚气逆，心下痞硬，干噫，可用旋覆代赭汤以降逆止呕；若中气大亏，少气乏力，可用补中益气汤以补中益气；若病久及肾，肾阳不足，腰膝酸软，肢冷汗出，可用附子理中汤加肉桂、吴茱萸等以温补脾肾。

胃阴不足用麦门冬汤。方中人参、麦冬、粳米、甘草滋养胃阴，半夏降逆止呕，大枣补脾和胃生津。若阴虚甚，五心烦热者，可加石斛、天花粉、知母以养阴清热；若呕吐较甚，可加橘皮、竹茹、枇杷叶以降逆止呕；若阴虚便秘，可加火麻仁、瓜蒌仁、白蜜以润肠通便。

五、针灸治疗

（一）选穴

以足阳明胃经穴为主进行选取，取内关、中脘、公孙、足三里、丰隆，若出现呃逆，可增加膻中、天突、膈俞。若出现寒吐，可增加胃俞、上脘；若出现热吐，可增加金津、合谷、玉液。

1. 局部选穴规律 根据腧穴所在部位分析统计结果来看，针灸治疗呕吐具有按部选穴规律，重视局部选穴，主要选取上肢部、下肢部、胸腹部的腧穴。针灸治疗具有明确的针对性，从《灵枢·经筋》"足太阳之筋，起于足小趾上……其病小指支，跟肿痛，腘挛，脊反折……治在燔针劫刺，以知为数，以痛为腧"。到《针灸大成》治疗偏头痛取悬颅、颔厌，耳聋取听会、翳风，口㖞取颊车、地仓，均体现出以痛为腧、针对病变部位的选穴原则。现代研究表明，按病位取穴，刺病之所在具有良好的靶点效应。恶心呕吐病位在胃，属中医学"痞满"、"呕吐"等范畴，其主要病因为胃失和降，冲气上逆。针灸治疗呕吐，重视病变局部选穴，符合针灸"腧穴所在，主治所在"的基本规律。

2. 循经选穴规律 循经选穴是指根据经脉循行所过部位的病变、经脉所属脏腑的病变选择相应经脉上的腧穴进行治疗的方法。针灸治疗呕吐，具有循经选穴规律。选穴共涉及 8 条经脉，其中包括 6 条正经、任脉和督脉，其中主要选取手厥阴心包经内关穴和足阳明胃经所属腧穴，内关，通于阴维脉，其脉循经于胃，胃经腧穴亦由头走足，循行于胃。现代临床研究表明：循足阳明经治疗功能性消化不良的疗效均显著优于非循经或循他经针刺治疗。实验亦证实：针刺胃经、脾经、胆经、肝经和膀胱经经穴对胃溃疡模型家兔胃黏膜有保护作用，胃经组的综合作用最强，此外依次为脾经＞胆经＞肝经＞膀胱经。针灸临床上对任脉、手厥阴心包经内关、足阳明胃经所属腧穴的集中选取，体现了益气和胃、降逆止呕的治疗原则，符合针灸"经脉所过，主治所及"的基本规律。

3. 特定穴选穴规律 特定穴是有着特定的称谓，具有特殊治疗作用的腧穴，在临床中极为常用。针灸治疗呕吐，多选取特定穴，常常选取内关、足三里作为主穴。从特定穴属性来看，内关为心包经之络穴、八脉交会穴，通阴维脉，具有沟通三焦、和内调外的作用，其脉循经于胃，胃经亦由头走足，循行于胃。足三里位于下肢部，乃足阳明胃经之下合穴，《灵枢·邪气脏腑病形》谓："胃病者，腹䐜胀，胃脘当心而痛，上支两胁，膈咽不通，食饮不下，取之三里也。"现代研究发现，内关、足三里对胃肠功能具有调节作用，可能与下丘脑室旁核中存在同时对胃扩张刺激和针刺刺激起反应的躯体内脏汇聚神经元有关。从选穴运用频次来看，内关、足三里、中脘等是最常用腧穴。重视选取合穴——足三里穴，合穴常治疗六腑病症，《灵枢·顺气一日分为四时》曰："经满而血者，病在胃及以饮食不节得病者，取之于合。"重视选取募穴——中脘，募穴是脏腑之气输注于胸腹部的腧穴，与相关脏腑在体内的位置大致对应。中脘穴属任脉之穴，为胃之募穴，腑之会，具有疏利中焦气机、补中气之功效，亦是"腧穴所在，主治所在"规律的具体体现。《难经》言其："腑会中脘。疏曰：腑病治此。"针灸治疗呕吐重视特定穴选穴，体现了益气和胃、降逆止呕的治疗原则。

4. 辨证选穴规律 辨证选穴，是指根据疾病的证候特点，分析病因病机而辨证选取腧穴的方法。这一选穴原则是根据中医辨证论治理论和腧穴主治功能而提出的，体现治病求本的原则。《针灸大成》曰："能识本经之病，又要认交经正经之理，则针之功必速矣。"根据选穴应用频次统计结果来看，太冲、三阴交、公孙、关元、丰隆等腧穴的选取应用，表明临床上针灸治疗呕吐在遵循中医理论的基础上，进行了辨证选穴。如肝气犯胃取太冲，脾虚湿盛取丰隆、公孙等。

（二）针刺方法

针刺方法：选用 1.5～3 寸不锈钢毫针。患者取俯卧位，常规消毒后，以患者出现局部麻、酸、胀、痛为宜，进针留 30 分钟，隔 10 分钟行针 1 次，1 次/天，1 个疗程为 5 天。

六、名中医经验

（一）特色

中医学认为，脾失健运、中气虚弱、肝气犯胃、痰热壅盛等均可造成胃失和降、反而上逆，最终出现恶心、呕吐或呃逆。采用中药汤剂进行辨证施治，可达到降逆止呕、扶正调理的目的，但口服汤剂药物，吸收慢，甚至部分患者无法接受汤剂药物的苦味等，导致呕吐症状不能在短时间内缓解。相比而言，实施针灸治疗，取得了良好而显著的效果。《灵枢》中记载"针所不为，灸之所宜"。内关既是手厥阴之络又是阴维交会穴，可温中和胃、降逆。足三里是胃之下合穴，中脘属于胃之募穴，具有降胃脘之气的功效。丰隆可行气，太冲、阳陵泉可泻肝胆经气。选取主穴的同时结合患者个体差异性增加配穴，兼顾达到降逆止呕、健脾和胃的目的。针灸治疗主要发挥针灸的循经调节机制，具有操作方便见效快的特点，可尽快缓解患者因化疗产生的呕吐症状。中药汤剂配合针灸，可有效缓解肿瘤患者化疗后的呕吐症状，且治疗效果明显，值得推广。

（二）处方

临床任脉、胃经和膀胱经腧穴选用的频次较高，其次，脾经、督脉、大肠经和肝经上的腧穴都有所使用，体现了"病位辨证"及"辨证选穴"的临床选穴原则；并且膀胱经上的取穴多为邻近腹部的背俞穴，是病变相关脏腑所在的背俞穴；任脉选取的腹部腧穴，是病变相关脏腑的募穴，而且在治疗呕吐处方腧穴—部位分析中胸腹部穴位选用频率也位居前列。这些都共同体现了"腧穴所在，主治所在"的选穴特点。并且集中体现了"辨病选穴"和"局部选穴"的原则。治疗呕吐的腧穴选择主要集中在任脉、胃经、脾经、膀胱经，经脉循行皆过病变部位及相关脏腑，体现了"经络所过，主治所及"的临床指导思想。对于呕吐的治疗仍然重视局部选穴思想的运用。如气海、中脘、大肠俞、上脘、脾俞、天枢等都为使用频次极高的局部穴位。治疗呕吐时常用的腧穴有曲泽、中脘、内关、间使、足三里、腹通谷、膈俞、公孙，共有8个。其中，中脘穴是使用频次最高的穴位，仍为局部穴位，其次为足三里。研究表明，电针刺激足三里对胃肠道功能性疾病有着良好的疗效，能够明显调节胃动力，调整肠道功能状态。治疗过程中不仅要重视局部取穴，还要注重膝关节以下的特定穴和远端腧穴。四肢以下为"根"为"本"，是经气之源。四肢肘膝以下部位的腧穴主治范围广泛，加之治疗呕吐时选用的穴位主要为五输穴中的井、荥、输、经、合穴及络穴、原穴、下合穴、八脉交会穴。八脉交会穴不仅可以节省用穴，而且能同时治疗相交经脉的病证。这些穴位均是经气汇入、气血充盛、脉气相通或脏腑原气经过所留部位。

（三）验案

患者，女，58岁，2015年9月15日初诊。主诉：间断呕吐3年，加重1周。现病史：患者自诉3年前饮食不节后出现呕吐，经治疗后好转，但此后时有进食后呕吐之症，患者多于春秋两季发病，平日不思饮食，稍有进食不慎即可出现呕吐，呕吐物多为胃内容物及涎液，脘腹痞闷，口淡不渴，面白少华，倦怠乏力，小便正常，大便略稀。舌质淡，苔薄白，脉濡弱。曾于西医院就诊，胃镜提示慢性浅表性胃炎。既往无病史。中医诊断：呕吐。辨证：脾胃虚弱。治疗：采用针刺与艾灸相结合。1个月后复诊，症状明显缓解，嘱患者继续巩固治疗1周，并调整饮食。此后患者诉未出现上述症状。

（四）按语

中医学认为，呕吐的病位在胃，与肝脾有密切的关系。基本病机为胃失和降，胃气上逆。分为虚实两类：实证因外邪、食滞、痰饮、肝气等邪气犯胃，以致胃气痞塞，升降失调，气逆作呕；虚证为脾胃气阴亏虚，运化失常，不能和降。初病多实，呕吐日久，损伤脾胃，中气不足，由实转虚。中医学还认为，呕吐是由胃失和降、气逆于上而引起的。前人以有物有声谓之呕，有物无声谓之吐，无物有声谓之干呕；其实呕与吐常同时发生，故一般并称为呕吐。胃主受纳和腐熟水谷，其气主降，以降为顺，以和为安，内感外伤均可导致呕吐。中医学认为七情内伤是引起神经性呕吐的重要原因。内关为手厥阴经的络穴，又为阴维的八脉交会穴，手厥阴经脉下膈络三焦，阴维主一身之里，故有宣通上、中二焦气机的作用；足三里为足阳明胃经的合穴，具有通降胃气的作用；公孙属于足太阴脾经，又为冲脉的交会穴，脾胃互为表里，具有调和中焦而平冲逆之气的作用。

针灸从调理脾胃入手，理气健脾，和胃降逆止呕。足三里、内关、中脘是针灸治疗的常用穴。中脘能通降胃脘之气，内关位于手厥阴心包经，属心包而络三焦，补则温中和胃，泻则调畅气机。有研究认为，针刺内关可刺激躯体交感反射，引发胃肠松弛，缓解呕吐。足三里是足阳明胃经之下合穴，自古有"肚腹三里留"之说，针刺足三里能起到健脾和胃、调和气血、扶正祛邪、降逆止呕之效。

针灸疗法以中医理论为指导，经络学说为理论基础，通过穴位刺激，疏经通络，扶正祛邪，调和气血，起到"内病外治"之效。针灸治疗方式多样，如针刺、艾灸、耳穴、穴位注射等。针灸方法运用迭出，不仅可以单独使用，各类联合防治更是屡见不鲜。

综上所述，针灸治疗呕吐以中脘、足三里、内关、胃俞、气海、太冲、脾俞为主要穴位，临床可供借鉴。从穴位配伍关联来看，处方中常见对穴有中脘和足三里，足三里和内关，中脘和内关，中脘和胃俞，中脘和脾俞，中脘和气海，足三里和胃俞，足三里和气海。由此可见中脘、足三里、内关、胃俞、脾俞在治疗呕吐时常通过配对使用，可以取得更好的临床疗效。

第六节 积 聚

积聚是指腹内结块，或痛或胀的病证。分别言之，积属有形，结块固定不移，痛有定处病在血分，是为脏病；聚属无形，包块聚散无常，痛无定处，病在气分，是为腑病。因积与聚关系密切，故两者往往一并论述。

《内经》首先论述了积聚的形成和治疗原则。《灵枢·五变》说："皮肤薄而不泽，肉不坚而淖泽。如此则肠胃恶，恶则邪气留止，积聚乃伤。脾胃之间，寒温不次，邪气稍至，蓄积留止，大聚乃起。"《难经·五十五难》明确了积与聚在病理及临床表现上的区别，指出"积者五脏所生，聚者六腑所成"。《金匮要略·五脏风寒积聚病脉证并治》进一步说明："积者脏病也，终不移；聚者，腑病也，发作有时。"仲景所制鳖甲煎丸、大黄䗪虫丸至今仍为治疗积聚的临床常用方剂。明代李中梓（字士材）《医宗必读》提出了积聚分初、中、末各阶段的治疗原则，受到后世医家的重视。

历代医籍中，积聚亦称为"癥瘕"，并有"癖块"、"痃癖"、"痞块"等别名。

西医学中多种原因引起的肝脾大、增生型肠结核腹腔肿瘤等多属"积"之范畴；胃肠功能紊乱、不完全性肠梗阻等所致的腹部包块，则与"聚"关系密切。

一、病因病机

积聚的病因有情志失调、饮食所伤、寒邪内犯、病后续发，病机主要为肝脾受损，气机阻滞，瘀血内结。

（一）病因

（1）情志失调：情志抑郁，脏腑失和，肝气不舒，血行不畅，气滞血瘀，日久可形成积聚。如《金匮翼》说："凡忧思郁怒，久不能解者，多成此疾。"

（2）饮食所伤：酒食不节，或恣食肥厚生冷，脾胃受损，运化失健，聚生痰湿。如食滞虫积与痰气交阻，气机壅结则成聚证。如痰浊气血搏结，气滞血阻，脉络瘀塞，日久可形成积证。

（3）寒邪内犯：《灵枢·百病始生》说："积之始生，得寒乃生。"寒邪侵袭，凝滞气血，积聚乃成。亦有外感寒邪，复因情志内伤，气因寒遏，脉络不畅，阴血凝聚而成积。

（4）病后续发：胁痛、黄疸病后，湿浊留恋，气血蕴结；或久疟不愈，湿痰凝滞，脉络痹阻；或感染虫毒，肝脾不和，气血凝滞，均可导致积聚的形成。

（二）病机

本病病位主要于肝脾。因肝主疏泄，司藏血；脾主运化，司统血。如因情志、饮食、寒湿、病后等原因，引起肝气不畅，脾运失职，肝脾失调，气血涩滞，壅塞不通，形成腹内结块。积聚病机主要是气机阻滞瘀血内结。病理因素虽有寒邪湿热痰浊、食滞、虫积等，但主要是气滞血瘀。聚证以气滞为多，积证以血瘀为主。

积聚的形成，总与正气亏虚有关。如《素问·经脉别论》说："勇者气行则已，怯者著而为病也。"一般而言，聚证多属实证。积证初起，气滞血瘀，邪气壅实，正气未虚，病理性质多实；日久病势较深，正气耗伤，可转为虚实夹杂之证。病至后期，气血衰少，身体羸弱，则以正虚为主。

聚证病程较短，预后良好。少数聚证日久不愈，可以由气入血转化成积证。癥积日久，瘀阻伤正，脾运失健，生化乏源，可致气血亏虚，甚或阴阳并损；正气愈亏，气虚血涩，则癥积愈加不易消散而逐渐增大。如积久肝脾两伤，藏血与统血失职，或瘀热灼伤血络，而导致出血；湿热瘀结，肝脾失调，胆汁泛溢，可出现黄疸；气血瘀阻，水湿泛滥，亦可出现腹满肢肿等症。故积聚与黄疸、臌胀等病证有较密切的联系。

二、诊断

（一）临床表现

（1）腹腔内有可扪及的包块。

（2）常有腹部胀闷或疼痛不适等症状。

（3）常有情志失调、饮食不节、感受寒邪或黄疸、虫毒等病史。腹部 X 线、B 超、CT、MRI、病理组织活检及有关血液检查有助于明确相关疾病的诊断。

（二）辅助检查

结合病史，做 B 超、CT、胃肠钡剂 X 线检查和内镜检查等有助于诊断。

（三）鉴别诊断

本病与痞满相鉴别：痞满是指脘腹部痞塞胀满，系自觉症状，而无块状物可扪及。积聚则是腹内瘀结或痛或胀，不仅有自觉症状，而且有结块可扪及。

（四）辨证要点

积聚应辨其虚实之主次。聚证多实证。积证初起，正气未虚，以邪实为主；中期，积块较硬正气渐伤，邪实正虚；后期日久，瘀结不去则以正虚为主。积与聚为腹内结块。区别言之，聚是结块聚散无常，痛无定处者，病在气分，属腑病；积是结块固定不移，痛有定处者，病在血分，属脏病。积聚的病因多与情志、饮食、寒邪及黄疸、虫毒疟疾等有关；病机关键是气滞血瘀，病变脏器以肝脾为主。

辨证应区别邪正虚实主次。聚证多实；积证初期以实为主，中期邪实正虚，后期正虚为主。聚证治疗宜理气散结；积证治疗初期宜消散，中期宜消补兼施，后期应养正除积。

（五）治则治法

聚证多实，治疗以行气散结为主。积证治疗宜分初、中、末三个阶段：积证初期属邪实，应予消散；中期邪实正虚，予消补兼施；后期以正虚为主，应予养正除积。正如《医宗必读》所说："初者，病邪初起，正气尚强，邪气尚浅，则任受攻；中者，受病渐久较深，正气较弱，任受且攻且补；末者，病魔经久，邪气侵凌，正气消残，则任受补。"

三、辨证分型

（一）聚证

1. 肝气郁结
症状：腹中结块柔软，时聚时散攻窜胀痛，脘胁胀闷不适。舌苔薄，脉弦。
病机析要：本证因郁怒忧思日久，肝失条达，气机郁滞，腹中气结成块，可随情志变化时聚时散，腹中撑胀，或胁下窜痛，痛无定处。

2. 食滞痰阻
症状：腹胀或痛，腹部时有条索状物聚起按之胀痛更甚，便秘，纳呆。舌腻，脉弦滑。
病机析要：本证多因虫积、食滞，影响脾胃运化功能，脾失健运，水谷精微不归正化，聚为痰湿，阻滞中焦，结而成块，腹部可扪及，局部隆起，腹胀或痛，按之痛甚，纳呆。

（二）积证

1. 气滞血阻
症状：腹部积块质软不坚，固定不移，胀痛不适。舌苔薄，脉弦。
病机析要：本证多为喜怒不节忧思难解，肝失条达，气滞日久，血行不畅，阻于脉络积而成块。因瘀血阻滞结为有形之块故而推之不移，痛处固定。

2. 瘀血内结

症状：腹部积块，质地较硬，固定不移隐痛或刺痛，形体消瘦，纳谷减少，面色晦暗黧黑，面颈胸或有血痣赤缕，女子可见月事不下。舌质紫，或有斑瘀点，脉细涩。

病机析要：本证为瘀血日久，结于腹内，阻于络脉，可见积块坚硬不移，隐痛或刺痛。瘀结成块，正气渐损脾运不健，故见形体消瘦，面色晦暗。

3. 正虚瘀结

症状：久病体弱积块坚硬，隐痛或剧痛，饮食大减，肌肉瘦削，神倦乏力，面色黧黑，甚则面肢浮肿。舌质淡紫或光剥无苔，脉细数或弦细。

病机析要：本证为积块长久不愈，气血瘀结，故积块坚硬，隐痛或剧痛，面色黧黑；病程迁延，耗伤正气，中虚失运，故见饮食大减，肌肉瘦削，甚则面肢浮肿；气血生化乏源，脏腑亏虚，则神倦乏力，舌淡脉细。

四、针灸治疗

通过归纳古代文献，认为古人在治疗癥瘕积聚时多取肿块局部穴、腹部穴、背部穴、足三阴经穴，以及足三里、内关等穴。毫针规格为 0.25mm×40mm，留针 30 分钟。临床可用针刺、艾灸、贴敷、药熨、烙法、放血等方法，要选择合适的针灸时机，注意取穴的先后顺序。

五、中药治疗

（一）聚证

1. 肝气郁结

治法：疏肝解郁，行气散结。

方药：逍遥散合木香顺气散。

常用柴胡、当归、白芍、甘草、生姜、薄荷以疏肝解郁；香附、青皮、枳壳、木香、郁金、乌药行气散结。

兼瘀象加延胡索、莪术以活血化瘀；寒湿中阻、腹胀、舌苔白腻，加苍术、厚朴、砂仁、桂心。

2. 食滞痰阻

治法：理气化痰，导滞散结。

方药：六磨汤。

常用大黄、槟榔、枳实以导滞通便；沉香、木香、乌药行气化痰。若因蛔虫结聚，阻于肠道，可加入鹤虱、雷丸、使君子等驱蛔药物；痰湿兼有食滞，苔腻不化，可用平胃散加山楂、六神曲。

（二）积证

1. 气滞血阻

治法：理气消积，活血散瘀。

方药：柴胡疏肝散合金铃子散。

常用柴胡、青皮、川楝子以行气止痛；丹参、延胡索、蒲黄、五灵脂活血散瘀。烦热口干，舌红，脉细弦，加牡丹皮、栀子、赤芍、黄芩以凉血清热；如腹中冷痛，畏寒喜温，舌苔白，可加肉桂、吴茱萸、当归以温经祛寒散结。

2. 瘀血内结

治法：祛瘀软坚，健脾益气。

方药：膈下逐瘀汤、鳖甲煎丸合六君子汤。

常用当归、川芎、桃仁、三棱、莪术、石见穿以活血化瘀消积；香附、乌药、陈皮行气止痛；人参、白术、黄精、甘草健脾扶正。

积块疼痛明显，加五灵脂、延胡索、佛手片以活血行气止痛；痰瘀互结，舌紫苔白腻者，可加白芥子、半夏、苍术以化痰散结。

3. 正虚瘀结

治法：补益气血，活血化瘀。

方药：八珍汤合化积丸。

常用人参、白术、茯苓、甘草以补气；当归、白芍、地黄、川芎养血；三棱、莪术、阿魏、瓦楞子、五灵脂活血化瘀消癥；香附、槟榔行气以活血。

伤阴较甚，头晕目眩，舌光无苔，脉象细数，加生地黄、北沙参、枸杞子、石斛；牙龈出血，鼻衄，酌加栀子、牡丹皮、白茅根、茜草、三七以凉血化瘀止血；畏寒肢肿，舌淡脉沉细，加黄芪、附子、肉桂、泽泻以温阳益气，利水消肿。

六、名中医经验

（一）特色

根据《素问·举痛论》"寒气客于小肠膜原之间，络血之中，血气不得注于大经，血气稽留不得行，故宿昔而成积矣"、《景岳全书》"积聚之病，凡饮食、血气、风寒之属，皆能致之，但曰积曰聚，当详辨也。盖积者，积垒之谓，由渐而成者也；聚者，聚散之谓，作止不常者也……临此证者，但当辨其有形无形，在气在血，而治积治聚，自可得其梗概矣"、《沈氏尊生书》"若积之既成，又当调营养卫，扶胃健脾，使元气旺而间进以去病之剂，从容调理，俾其自化，夫然后病去而人亦不伤……若积之成，必匪朝伊夕，其所由来者渐矣，故积之治亦必匪朝伊夕，其所由去者，不可不以渐也"出方。

（二）处方

邪毒凝聚是导致积证的一个重要原因，而且气滞、痰浊、瘀血等病邪，蕴积日久，也会化热，所以清热解毒也是治疗积证的一个重要治则。清热解毒药有较广的抗菌谱，能抑制病毒，提高机体的非特异性免疫力。近十余年来，经过实验筛选及临床应用证实有一定抗肿瘤作用的药物，其中相当部分属于清热解毒、消肿散结的药物，如金银花、紫花地丁、半枝莲、半边莲、白花蛇舌草、七叶一枝花、肿节风、青黛、蒲公英、夏枯草、垂盆草、龙葵、蛇莓、菝葜、藤梨根、虎杖、苦参等，都是可以治疗腹部肿瘤的清热解毒药。

（三）验案

患者，男，47岁，2008年8月10日就诊。主诉头昏，无力，行动难。彻夜不眠，便秘多日，胸闷胀，巅顶撞痛，食寒凉更剧。当发作时呕恶欲吐，汗淌不止，平素纳食差。35岁开始治疗，至今收效不大，已失信心，四诊查形体极瘦，肋骨现露，神倦唇白，触脘腹部肿块约 4cm×8cm 大小，呈片状，硬痛拒按，语声低微，舌淡苔灰，脉弦细涩。辨证：久病体虚，正虚邪实。诊断：正虚瘀结型积聚。治法：攻补兼施，扶正祛邪。嘱其先去大医院检查后再来，经当地医院 X 线胸透、胃镜检查，钡剂造影，常规化验回报均无特殊发现，治疗采用针刺与药物配合疗法，治疗 4 个疗程后，一年后随诊，疗效巩固，两年后相遇，仍无复发，精力充沛。

（四）按语

（1）张介宾云："壮人无积，虚人则有之。"因此，饮食有节，起居有时，注意冷暖，调畅情志，保持正气充足，气血流畅，是预防积聚的重要措施。在血吸虫流行区域，要整治疫水，做好防护工作。积极治疗黄疸、疟疾等疾病，防止邪气残留、气血瘀结成积。

（2）积聚患者，要避免饮食不节，忌食生冷油腻。防止感寒受冷，以免寒湿损伤脾胃，凝滞气血。有湿热、郁热、阴伤、出血者，要忌食辛辣酒热，防止进一步积热伤阴动血。保持情绪舒畅，有助于气血流通，积聚消散。

（3）掌握癥积、邪正兼夹。癥积按初、中、末三个阶段，可分为气滞血阻、瘀血内结、正虚瘀结三个证型，但在临床中，往往可兼有寒湿、热痰等病理表现。其中，兼郁热、湿热者较为多见。正气亏虚亦有偏于阴虚、血虚、气虚、阳虚的不同。临证应根据邪气兼夹与阴阳气血亏虚的差异，相应调整治法方药。

（4）积聚治疗上，始终要注意固护正气，攻伐药物不可过用。《素问·六元正纪大论》说："大积大聚，其可犯也，衰其大半而止。"聚证以实证居多，但如反复发作，脾气易损应适当予以培脾运中。积证系日积月累而成，其消亦缓，切不可急功近利。如过用、久用攻伐之品，易于损正伤胃；过用破血、逐瘀之品，易于损络出血；过用香燥理气之品，则易耗气伤阴蕴热加重病情。《医宗必读》提出"屡攻屡补，以平为期"的原则，颇有深意。

第七节　眩　晕

眩晕是以头晕眼花为主要临床表现的一类病证。眩即眼花或眼前发黑，视物模糊；晕是指头晕或感觉自身或外界景物旋转。两者常同时并见，故统称为"眩晕"。其轻者闭目可止，重者如坐车船，旋转不定，不能站立，或伴有恶心、呕吐、汗出、面色苍白等症状。眩晕最早见于《内经》，称为"眩冒"。《素问·至真要大论》云："诸风掉眩，皆属于肝。"指出眩晕与肝关系密切。《灵枢·卫气》提出"上虚则眩"，《灵枢·口问》云："上气不足，脑为之不满，耳为之苦鸣，头为之苦倾，目为之眩。"《灵枢·海论》指出："髓海不足则脑转耳鸣。"均认为眩晕以虚为主。汉代张仲景认为痰饮是眩晕发病的原因之一，并且用泽泻汤及小半夏加茯苓汤治疗。宋代以后，进一步丰富了对眩晕的认识。严用和《重订严氏济生方》指出："所谓眩晕者，眼花屋转，起则眩倒是也，由此观之，六淫外感七情内伤，皆能导致。"首次提出外感六淫和七情内伤致眩说。元代朱丹溪强调"无痰则不作眩"，《丹溪心法》记载："头眩，痰挟气虚并火，治痰为主，挟补气药及降火药。无痰则不作眩，痰因火动，又有湿痰者，有火痰者。"明代张介宾认为眩晕的病因病机为"虚者居其八九，而兼火兼痰者，不过十中一二耳"，强调"无虚不能作眩"。虞抟《医学正传》提出"眩晕者，中风之渐也"，认识到本病与中风之间有一定内在联系。龚廷贤《寿世保元》对眩晕的病因、脉象都有详细论述，并用半夏白术汤、补中益气汤等治疗，值得临床借鉴。

西医学中的椎-基底动脉供血不足、高血压、低血压、低血糖、贫血、梅尼埃病、神经衰弱、脑外伤后遗症等，临床以眩晕为主要症状者，均可参照本节辨证施治。

一、病因病机

眩晕多因情志内伤、饮食劳倦及病后体虚，导致气血肾精亏虚，脑髓失养；或肝阳痰火上逆，扰动清窍所致。

（一）病因

（1）情志内伤：素体阳盛，加之恼怒过度，肝阳上亢，阳升风动，发为眩晕；或因长期忧郁过度，气郁化火，使肝阴暗耗，阳亢风动，上扰清空，发为眩晕。

（2）饮食不节：损伤脾胃，气血生化乏源，清窍失养或嗜酒肥甘，饥饱劳倦，脾胃健运失司，聚湿生痰，痰湿中阻，清阳不升，浊阴不降，引起眩晕。

（3）年老肾亏，髓海不足，不能充脑；或肾阴素亏，肝失所养，以致阴虚阳亢，均可发为眩晕。

（4）病后体虚：大病久病或失血之后，气血两虚清阳不展，脑失所养，发生眩晕；久病伤肾，肾精亏虚，髓海失充，发为眩晕。

（5）跌仆：头部外伤，气滞血瘀，痹阻清窍，发为眩晕。

（二）病机

眩晕的病位在头窍，病变脏腑以肝为主，涉及脾、肾。肝为风木之脏，其性主动主升。若情志过激，可致阳升风动；或肾阴虚，水不涵木，阳亢于上；或气火暴升，上扰头目，发为眩晕。脾为气血生化之源，若脾胃虚弱，气血不足，清窍失养；或脾失健运，痰浊上扰清空，眩晕乃作。肾主骨生髓充脑，肾精亏虚，髓海失充，亦可发为眩晕。病理因素以风火痰瘀为主。风火源于肝肾，脾为生痰之源，三者互相联系故可见风火相煽，风痰蒙蔽或痰热上蒙，甚或风火痰浊阻于清窍，临床错杂兼见。病理性质有虚实两端。因肝阳上亢，痰浊中阻，瘀血阻络所致者病实；气血亏虚，髓海空虚，肝肾不足所致者属虚。虚实之间可相互兼夹或转化，但以虚者居多。若中年以上肝阳亢逆，化风上扰，往往有中风、晕厥之变。

二、诊断

（一）临床表现

（1）头晕目眩，视物旋转，轻者闭目即止，重者如坐车船，甚则仆倒。

（2）可伴有恶心呕吐，眼球震颤，耳鸣耳聋，汗出，面色苍白等。

（3）多慢性起病，反复发作，逐渐加重。也可见急性起病者。

（二）辅助检查

血压、心电图、颈椎 X 线、TCD 颈动脉超声、头部 CT、MRI 等检查有助于明确诊断。

（三）辨证要点

（1）辨证候虚实：凡病程短，呈发作性，眩晕重，视物旋转，形体壮实，因肝阳或痰浊所致属于实证；病程长，反复发作或持续不解，遇劳即作或加重头目昏晕，并见全身虚弱证者，因血虚或肾精不足所致，属于虚证。

（2）辨标本主次：眩晕多属本虚标实之证，肝肾阴亏气血不足为病之本，风、火、痰、瘀为病之标。

（3）辨脏腑病位：肝阳上亢者眩晕，面赤，烦躁，口苦，甚则昏仆；脾胃虚弱者眩晕劳累即发，动则加剧，兼见纳呆，心悸，失眠；脾失健运，痰浊中阻者见眩晕头重如蒙，伴见倦怠，肢体困着，时吐痰涎等症；肾精不足者见腰膝酸软，耳鸣，齿摇。

（四）治则治法

眩晕的治疗原则是补虚泻实，调整阴阳。虚者当滋补肝肾、补益气血、填精生髓。实证当平肝潜阳、清肝泻火、化痰行瘀。

三、辨证分型

1. 肝阳上亢

症状：眩晕耳鸣，头痛且胀，遇劳、恼怒加重，肢麻震颤，失眠多梦，急躁易怒。舌红苔黄，脉弦。

病机析要：肝阳上亢，扰动清窍则眩晕，头痛且胀；肝阳上亢，心神不宁，故急躁易怒，失眠多梦；肝肾阴虚，筋脉失养，故肢麻震颤。

2. 痰浊上蒙

症状：眩晕，头重昏蒙，视物旋转，胸闷恶心，呕吐痰涎，食少多寐。苔白腻，脉弦滑。

病机析要：痰浊中阻、上蒙清窍，浊阴不降，清阳不升，则眩晕，头重如蒙；痰浊中阻，气机不利，故胸闷恶心；呕吐痰涎为痰浊内盛之象；食少多寐为脾气虚弱表现。

3. 瘀血阻窍

症状：眩晕头痛，兼见健忘，失眠，心悸，精神不振，耳鸣耳聋，面唇紫暗。舌瘀点或瘀斑，脉弦涩或细涩。

病机析要：瘀血阻络气血不畅，脑失所养，故见眩晕，健忘，耳鸣耳聋；脑络不通，故头痛；心血瘀阻，心神失养，故心悸失眠。

4. 气血亏虚

症状：头晕目眩，动则加剧，遇劳则发，面色苍白，爪甲不荣，神疲乏力，心悸少寐，纳差食少，便溏。舌淡苔薄白，脉细弱。

病机析要：气血亏虚，清阳不升，脑失所养，发为眩晕；劳则耗气，故动则加剧；神疲乏力为气虚之象；血不养心则心悸失眠；气血两虚不能上荣面舌、充盈脉络，故面色苍白，爪甲不荣。

5. 肾精不足

症状：眩晕久发不已，视力减退，两目干涩，少寐健忘，心烦口干，耳鸣，神疲乏力，腰酸膝软，遗精。舌红苔薄，脉弦细。

病机析要：肾精不足，髓海空虚，脑失所养，故眩晕，耳鸣，健忘；肾精不能养肝，肝阴不足，故视力减退，两目干涩；肾精不足，故腰酸膝软，遗精；阴虚内热，心神不安，故心烦口干，少寐。

四、针灸治疗

（1）治疗原则：风阳上扰者，宜平肝潜阳、清利头目，只针不灸，泻法；痰浊上蒙者，宜健脾除湿、化痰通络，针灸并用，平补平泻；气血不足者，宜补益气血、充髓止晕，针灸并用，补法；肝肾阴虚者，宜补益肝肾、滋阴潜阳，以针为主，平补平泻。

（2）处方：百会、风池、头维、太阳、悬钟。毫针规格为 0.25mm×40mm。

（3）处方加减：风阳上扰者，加行间、太冲、太溪以滋水涵木、平肝潜阳。痰浊上蒙者，加内关、中脘、丰隆以健脾和中，除湿化痰；气血不足者，加气海、血海、足三里以补益气血，调理脾胃；肝肾阴虚者，加肝俞、肾俞、太溪以滋补肝肾，培元固本。

（4）其他疗法

1）三棱针：眩晕剧烈时可取印堂、太阳、百会、头维等穴，三棱针点刺出血。

2）耳针：取肾上腺、皮质下、枕、脑、神门、额、内耳；风阳上扰加肝胆；痰浊上蒙加脾、缘中；气血不足加脾、胃；肝肾阴虚加肝、肾。每次取一侧 3～5 穴，毫针中等刺激，留针 20～30 分钟；还可用王不留行籽贴压。

3）头针：取顶中线、枕下旁线，中等刺激，留针 20～30 分钟，每日 1 次。

4）穴位注射：选针灸处方中 2～3 穴，注射 5% 葡萄糖注射液或维生素 B_1、维生素 B_{12} 注射液，当归注射液，每穴 0.5ml，每日或隔日 1 次。

五、中药治疗

1. 肝阳上亢

治法：平肝潜阳，滋养肝肾。

方药：天麻钩藤饮。

常用天麻、钩藤、石决明以平肝息风；黄芩、栀子清肝泻火；益母草活血利水；牛膝引血下行；杜仲、桑寄生补益肝肾；茯神、首乌藤养血安神定志。

阴虚较盛，舌红少苔脉弦细数，加生地黄、麦冬、玄参以滋补肝肾之阴；肝阳化火，肝火上炎，眩晕、头痛较甚，耳鸣，目赤，口苦，脉弦数，加龙胆、菊花、夏枯草以清肝泻火；便秘，加大黄、芒硝，或以当归龙荟丸通腑泄热。

2. 痰浊上蒙

治法：燥湿祛痰，健脾和胃。

方药：半夏白术天麻汤。

常用半夏、陈皮以燥湿化痰；茯苓、白术健脾除湿；天麻养肝息风；甘草、生姜、大枣健脾和胃。

头晕头胀，多寐，苔腻，加藿香、佩兰、石菖蒲以醒脾化湿开窍；呕吐频繁加赭石、竹茹以和胃降逆止呕；脘闷、纳呆、腹胀，加厚朴、白蔻仁、砂仁以理气化湿健脾；耳鸣加葱白、郁金、石菖蒲以通阳开窍；痰浊郁而化热，眩晕，头目胀痛，心烦口苦，苔黄腻，脉弦滑，可用黄连温胆汤以清化痰热；若素体阳虚，痰从寒化、痰饮内停，上犯清窍者，可用苓桂术甘汤合泽泻汤以温化痰饮。

3. 瘀血阻窍

治法：活血化瘀，通窍活络。

方药：通窍活血汤。

常用赤芍、川芎、桃仁、红花以活血化瘀通络；麝香芳香走窜，开窍散结止痛，葱白散结通阳，大枣益气养血。

气虚、神疲乏力，少气自汗，可重用黄芪以补气固表，益气行血；畏寒肢冷，感寒加重者，可加附子、桂枝以温经活血。

4. 气血亏虚

治法：补养气血，健运脾胃。

方药：归脾汤。

常用黄芪、人参、白术、当归以健脾益气生血；龙眼肉、茯神、远志、酸枣仁养心安神；木香理气醒脾。

气虚卫阳不固，自汗时出，易于感冒，重用黄芪加防风、浮小麦以益气固表敛汗；脾虚湿盛，泄泻或便溏者，可加薏苡仁、泽泻、炒扁豆以健脾利水；气损及阳，畏寒肢冷，腹中冷痛，加桂枝、干姜以温中散寒；血虚较甚，面色苍白无华，加熟地黄、阿胶、紫河车以养血补血，并重用参、芪以补气生血；中气不足，清阳不升，时时眩晕，气短乏力，纳差神疲，便溏下坠，脉象无力，可用补中益气汤。

5. 肾精不足

治法：补肾填精。

方药：左归丸。

常用熟地黄、山茱萸、山药以滋阴补肾；枸杞子、菟丝子补益肝肾，鹿角胶助肾气，三者生精补髓；牛膝强肾益精；龟甲胶滋阴降火，补肾壮骨。

阴虚火旺，咽干口燥，五心烦热，潮热盗汗，加鳖甲、知母、青蒿以滋阴清热；心肾不交，失眠、多梦，健忘加阿胶、酸枣仁、柏子仁以养心安神；阴损及阳，肾阳虚明显，四肢不温、形寒怕冷、精神萎靡、舌淡脉沉，可用右归丸温补肾阳，填精补髓。

六、名中医经验

（一）特色

根据《素问玄机原病式·诸风掉眩皆属肝木》"风气甚而头目眩晕者，由风木旺，必是金衰不能制木，而木复生火，风火皆属阳，多为兼化，阳主乎动，两动相搏，则为之旋转"、《景岳全书》"丹溪则曰无痰不能作眩，当以治痰为主，而兼用它药。余则曰无虚不能作眩，当以治虚为主，而酌兼其标。孰是孰非，余不能必，姑引经义，以表其大意如此"、《临证指南医案》"经云诸风掉眩，皆属于肝，头为六阳之首，耳目口鼻皆系清空之窍，所患眩晕者，非外来之邪，乃肝胆之风阳上冒耳，甚至有昏厥跌仆之虞。其症有夹痰、夹火、中虚、下虚、治胆、治胃、治肝之分"中的内容给出方剂。

（二）验案

李某，女，67岁。初诊（2011年7月10日）：患者头晕间断发作6年余，重时眼前景物旋转，站立不稳，伴头痛，耳鸣，两目干涩，失眠多梦，腰膝酸软，便干难下，舌质稍红而暗，少苔，脉弦细。血压180/100mmHg。拟从肝肾阴虚、肝阳上亢治疗。处方：天麻10g，钩藤15g，刺蒺藜15g，女贞子15g，旱莲草15g，夏枯草30g，益母草15g，决明子15g，丹参15g，虎杖15g，桑寄生30g，杜仲10g，怀牛膝15g，茯神15g，远志10g，合欢皮15g，首乌藤30g，郁李仁15g，火麻仁15g。14剂。

二诊：头晕、耳鸣、两目干涩、失眠多梦、腰膝酸软明显减轻，血压150/90mmHg。原方去郁李仁、火麻仁，加枸杞子15g，菊花10g，生龙骨30g，生牡蛎10g，继服14剂。

本例患者，中医辨证属肝肾不足、肝阳上亢，处方选用滋补肝肾、平肝潜阳之剂。根据患者久病多瘀入络，方药中加入活血化瘀通络之品，竟获佳效。

（三）按语

（1）眩晕多与饮食不节、劳倦过度、情志失调等因素有关，故保持心情舒畅、饮食有节，注意劳逸结合，避免过度劳累，有助于预防本病。

患者应注意劳逸结合，保证充足睡眠，保持心情愉快。饮食以清淡易消化为宜，忌烟酒、油腻、辛辣之品。眩晕发作时应卧床休息，重症患者要密切注意血压、呼吸、神志、脉搏等情况，以便及时处理。

（2）眩晕病因多为情志、饮食所伤，以及失血、外伤、劳倦过度。其病位在清窍，由脑髓空虚、清窍失养及痰火、瘀血上犯清窍所致，与肝、脾、肾三脏功能失调有关，多属本虚证或本虚标实之证。实证有肝阳上亢痰浊上蒙、瘀血阻窍；虚证有气血亏虚、肾精不足。各证候之间又常可出现转化，或不同证候相兼出现，如肝阳上亢可兼肝肾阴虚，气血亏虚可夹痰浊中阻，血虚可兼肝阳上亢等证。针对本病各证候的不同，治疗可根据标本缓急分别治疗，可采取平肝、息风、潜阳、清火、化痰、化瘀等法以治其标；补益气血、补肾填精等法以治其本。

（3）眩晕治肝有多法。肝为风木之脏，内寄风火，体阴而用阳，其性刚劲。故眩晕之病与肝关系最为密切。但由于患者体质因素及病机演变的不同，可表现为肝阳上亢、内风上旋、水不涵木、虚阳上扰、阴血不足、血虚生风、肝郁化火等不同的证候，或常见风火相煽，风痰上扰。因此，临证之时，当根据病机的异同选择平肝、柔肝、养肝、疏肝、清肝、滋阴、化痰诸法。

（4）警惕"眩晕乃中风之渐"。眩晕以虚实夹杂为主，其中由肝肾阴亏、肝阳上亢而导致者，若肝阳暴亢，阳亢化风，夹瘀夹火，窜走经隧，可以出现眩晕头胀，面赤头痛，肢麻震颤，甚至晕倒等症状，当警惕有发生中风的可能。必须严密监测血压、神志、四肢肌力、感觉等方面的变化，以防病情变化。

（5）针灸治疗本病效果较好，但应分辨标本缓急。眩晕急重者，先治其标；眩晕较轻或发作间歇期，注意求因治本。为明确诊断，在治疗的同时，应测血压、查血常规及心电图，做电测听、脑干诱发电位、眼震电图及颈椎X线检查等。如需要还应做CT、磁共振检查。

（6）眩晕发作时，令患者闭目，安卧（或坐位），以手指按压印堂、太阳等穴，使头面部经气舒畅，眩晕症状可减轻。痰浊上蒙者应以清淡食物为主，少食油腻厚味之品，以免助湿生痰，酿热生风。也应避免过食辛辣，过用烟酒，以防风阳升散之虞。

第八节 头 痛

头痛是临床上十分常见的一种病证，病因较为复杂，如神经痛、脑血管疾病、颅内感染等，均可造成头痛。头痛具有病程长的特点，根据疼痛程度产生不同的危害，病情严重患者则会丧失工作能力，影响其正常生活。中医学认为，头部是诸阳之会，头面汇集了所有阴经和阳经，手足六阳经皆上行于头，六阴经中手少阴与足厥阴经直接巡行于头面部，所有阴经的别经和阳经相合后上达于头面。针灸是中医疗法中较为常见的治疗方法，尤其是在头痛病治疗上应用普遍。头痛是临床上最常见的一种头项上半部疾病，包括耳轮上缘、眉弓及枕外隆突连线上的疼痛。患者临床症状有头部胀痛、刺痛、抽痛等，伴有呕吐、眩晕等。按照疼痛的情况可分为神经痛、偏头痛、药源性头痛、紧张性头痛及低血压性头痛等。

一、病因病机

1. 感受外邪 多因起居不慎，坐卧当风，感受风寒湿热等外邪上犯于头，清阳之气受阻，气血不畅，阻遏络道而发为头痛。外邪以中风邪为主，因风为阳邪，"伤于风者，上先受之"，"巅高之上，唯风可到"。但风为"百病之长"、六淫之首，常夹寒、湿、热邪上袭。若风夹寒，寒为阴邪伤阳，清阳受阻，寒凝血滞，络脉绌急而痛；若夹热邪，风热上炎，侵扰清空，气血逆乱而痛；若夹湿邪，湿性黏滞，湿蒙清阳，头为"清阳之府"，清阳不布，气血不畅而疼痛。外邪所致头痛，其病机如《医碥》所说："六淫外邪，惟风寒湿三者最能郁遏阳气，火暑燥三者皆属热，受其热则汗泄，非有风寒湿袭之，不为害也。然热甚亦令气壅脉满，而为痛矣。"

2. 情志郁怒 长期精神紧张忧郁，肝气郁结，肝失疏泄，络脉失于条达拘急而头痛；或平素性情暴逆，恼怒太过，气郁化火，日久肝阴被耗，肝阳失敛而上亢，气壅脉满，清阳受扰而头痛。

3. 饮食不节 素嗜肥甘厚味，暴饮暴食，或劳伤脾胃，以致脾阳不振，脾不能运化转输水津，聚而痰湿内生，以致清阳不升，浊阴下降，清窍为痰湿所蒙；或痰阻脑脉，痰瘀痹阻，气血不畅，均可致脑失清阳、精血之充，脉络失养而痛。如丹溪所言"头痛多主于痰"。饮食伤脾，气血化生不足，气血不足以充盈脑海，亦为头痛之病因病机。

4. 内伤致气血不足 先天禀赋不足，或劳欲伤肾，阴精耗损，或年老气血衰败，或久病不愈，产后、失血之后，营血亏损，气血不能上营于脑，髓海不充则可致头痛。此外，外伤跌仆，或久病入络则络行不畅，血瘀气滞，脉络失养而易致头痛。头为神明之府、"诸阳之会"，"脑为髓海"，五脏精华之血，六腑清阳之气皆上注于头，即头与五脏六腑之阴精、阳气密切相关，凡能影响脏腑之精血、阳气的因素皆可成为头痛的病因，归纳起来不外乎外感与内伤两类。病位虽在头，但与肝、脾、肾密切相关。风、火、痰、瘀、虚为致病之主要因素。邪阻脉络，清窍不利；精血不足，脑失所养，为头痛之基本病机。

二、诊断

（一）临床表现

患者自觉头部（包括前额、额颞、顶枕等部位）疼痛，为本病的证候特点。按部位中医有在太阳、阳明、少阳，或在太阴、厥阴、少阴，或痛及全头的不同，但以偏头痛者居多。按头痛的性质有掣痛、跳痛、灼痛、胀痛、重痛、头痛如裂或空痛、隐痛、昏痛等。按头痛发病方式，有突然发作，有缓慢而病。按疼痛时间有持续疼痛、痛无休止，有痛势绵绵、时作时止。根据病因，还有相应的伴发症状。

（二）辅助检查

检查血常规、测血压，必要时做脑脊液、脑血流图、脑电图检查、经颅多普勒、颅脑 CT 和 MRI 检查，有助于排除器质性疾病，明确诊断。

三、辨证分型

1. 辨外感内伤　辨外感内伤可根据起病方式、病程长短、疼痛性质等特点进行辨证。外感头痛，一般发病较急，病势较剧，多表现掣痛、跳痛、胀痛、重痛、痛无休止，每由外邪所致。内伤头痛，一般起病缓慢，痛势较缓，多表现隐痛、空痛、昏痛、痛势悠悠，遇劳则剧，时作时止。

2. 辨疼痛性质　辨疼痛性质有助于分析病因。掣痛、跳痛多由阳亢、火热所致；重痛多为痰湿；冷感而刺痛，为寒厥；刺痛固定，常为瘀血；痛而胀者，多为阳亢；隐痛绵绵或空痛者，多精血亏虚；痛而昏晕者，多气血不足。

3. 辨疼痛部位　辨疼痛部位有助于分析病因及脏腑经络。一般气血、肝肾阴虚者，多以全头作痛；阳亢者痛在枕部，多连颈肌；寒厥者痛在巅顶；肝火者痛在两颞。就经络而言，前部为阳明经，后部为太阳经，两侧为少阳经，巅顶为厥阴经。

4. 辨诱发因素　因劳倦而发，多为内伤，气血阴精不足；因气候变化而发，常由寒湿所致；因情志波动而加重，与肝火有关；因饮酒或暴食而加重，多为阳亢；外伤之后而痛，应属瘀血。

风寒头痛：头痛起病较急，其痛如破，痛连项背，恶风畏寒，口不渴；苔薄白，脉多浮紧。

风热头痛：起病急，头呈胀痛，甚则头痛如裂，发热或恶风，口渴欲饮，面红目赤，便秘溲黄；舌红苔黄，脉浮数。

风湿头痛：头痛如裹，肢体困重，胸闷纳呆，小便不利，大便或溏；苔白腻，脉濡。

肝阳头痛：头胀痛而眩，心烦易怒，面赤口苦，或兼耳鸣胁痛，夜眠不宁，舌红苔薄黄，脉弦有力。

肾虚头痛：头痛而空，每兼眩晕耳鸣，腰膝酸软，遗精，带下，少寐健忘；舌红少苔，脉沉细无力。

血虚头痛：头痛而晕，遇劳加重，面色少华，心悸不宁，自汗，气短，畏风，神疲乏力；舌淡苔薄白，脉沉细而弱。

痰浊头痛：头痛昏蒙，胸脘满闷，呕恶痰涎；苔白腻，或舌胖大有齿痕，脉滑或弦滑。

瘀血头痛：头痛经久不愈，其痛如刺，入夜尤甚，固定不移，或头部有外伤史；舌紫或有瘀斑、瘀点，苔薄白，脉沉细或细涩。

四、中药治疗

风寒头痛用川芎茶调散。方中川芎、羌活、白芷、细辛发散风寒，通络止痛，其中川芎可行血中之气，祛血中之风，上行头目，为外感头痛要药；薄荷、荆芥、防风上行升散，助芎、羌、芷、辛疏风止痛；茶水调服，取其苦寒之性，协调诸风药温燥之性，共成疏风散寒、通络止痛之功。若鼻塞流清涕，加苍耳、辛夷以散寒通窍。项背强痛，加葛根以疏风解肌。呕恶苔腻，加藿香、半夏以和胃降逆。巅顶痛加藁本以祛风止痛，若巅顶痛甚，干呕，吐涎，甚则四肢厥冷，苔白，脉弦，为寒犯厥阴，治当温散厥阴寒邪，方用吴茱萸汤加半夏、藁本、川芎之类，以吴茱萸暖肝温胃，人参、姜、枣助阳补土，使阴寒不得上扰，全方协同以收温散降逆之功。

风热头痛用芎芷石膏汤。方中以川芎、白芷、菊花、石膏为主药，可疏风清热。川芎、白芷、羌活、藁本善止头痛，但偏于辛温，故伍以菊花、石膏校正其温性，变辛温为辛凉，疏风清热而止头痛。应用时若风热较甚者，可去羌活、藁本，改用黄芩、山栀、薄荷以辛凉清解。发热甚，加金银花、连翘以清热解毒。若热盛津伤，症见舌红少津，可加知母、石斛、天花粉以清热生津。若大便秘结，口鼻生疮，腑气不通者，可合用黄连上清丸，以苦寒降火，通腑泻热。

风湿头痛用羌活胜湿汤。该方治湿气在表，真头痛头重证。因湿邪在表，故以羌活、独活、防风、川芎、藁本、蔓荆子等祛风以胜湿，湿去表解，清阳之气得布，则头痛身困可解；甘草助诸药辛甘发散，并调和诸药。若湿浊中阻，症见胸闷纳呆、便溏，可加苍术、厚朴、陈皮等以燥湿宽中。若恶心呕吐者，可加生姜、半夏、藿香等以芳香化浊，降逆止呕。若见身热汗出不畅，胸闷口渴者，为暑湿所致，宜清暑化湿，用黄连香薷饮加藿香、佩兰等。

肝阳头痛用天麻钩藤饮。本方重在平肝潜阳息风，对肝阳上亢，甚至肝风内动所致的头痛均可获效。方用天麻、钩藤、石决明以平肝潜阳；黄芩、山栀清肝火；牛膝、杜仲、桑寄生补肝肾；首乌藤、茯神养心安神。临床应用时可再加龙骨、牡蛎以增强重镇潜阳之力。若见肝肾阴虚，症见朝轻暮重，或遇劳加重，脉弦细，舌红苔薄少津者，酌加生地、何首乌、女贞子、枸杞子、旱莲草等以滋养肝肾。若头痛甚，口苦、胁痛，肝火偏旺者，加郁金、龙胆草、夏枯草以清肝泻火，火热较甚，亦可用龙胆泻肝汤以清降肝火。

肾虚头痛用大补元煎。本方重在滋补肾阴，以熟地、山茱萸、山药、枸杞子滋补肝肾之阴；人参、当归气血双补；杜仲益肾强腰。腰膝酸软，可加续断、怀牛膝以壮腰膝。遗精、带下，加莲须、芡实、金樱子以收敛固涩。待病情好转，可常服杞菊地黄丸或六味地黄丸补肾阴、潜肝阳以巩固疗效。若头痛畏寒，面白，四肢不温，舌淡，脉沉细而缓，证属肾阳不足，可用右归丸以温补肾阳，填精补髓。若兼见外感寒邪者，可投麻黄附子细辛汤以散寒温里，表里兼治。

血虚头痛用八珍汤。方中以四君子汤健脾补中而益气，又以四物汤补肾而养血。当加菊花、蔓荆子入肝经，清头明目以治标，标本俱治，可提高疗效。

痰浊头痛用半夏白术天麻汤。本方具有健脾化痰、降逆止呕、平肝息风之功。以半夏、生白术、茯苓、陈皮、生姜健脾化痰、降逆止呕，令痰浊去则清阳升而头痛减；天麻平肝息风，为治头痛、眩晕之要药。并可加厚朴、蔓荆子、白蒺藜以运脾燥湿，祛风止痛。若痰郁化热显著者，可加竹茹、枳实、黄芩以清热燥湿。

瘀血头痛用通窍活血汤。方中麝香、生姜、葱白温通窍络；桃仁、红花、川芎、赤芍活血化瘀；大枣一味甘缓扶正，防化瘀伤正。可酌加郁金、菖蒲、细辛、白芷以理气宣窍，温经通络。头痛甚者，可加全蝎、蜈蚣、土鳖虫等虫类药以搜逐风邪，活络止痛。久病气血不足，可加黄芪、当归以助活络化瘀之力。

治疗上述各证，均可根据经络循行在相应的方药中加入引经药，能显著提高疗效。一般太阳头痛选加羌活、防风；阳明头痛选加白芷、葛根；少阳头痛选用川芎、柴胡；太阴头痛选用苍术；少阴头痛选用细辛；厥阴头痛选用吴茱萸、藁本等。此外，临床可见头痛如雷鸣，头面起核或憎寒壮热，名曰"雷头风"，多由湿热毒邪上冲，扰乱清窍所致，可用清震汤加薄荷、黄芩、黄连、板蓝根、僵蚕等以清宣升散、除湿解毒。还有偏头风，又称偏头痛，其病暴发，痛势甚剧，或左或右，或连及眼、齿，痛止如常人，不定期地反复发作，此多由肝经风火所致，治以平肝息风为主，可用天麻钩藤饮或羚角钩藤汤治之。

五、针灸治疗

（一）针刺选穴

分证选穴：根据辨证法分为外感头痛、内伤头痛。对于外感头痛，治疗方法以止痛、祛风为主，以足少阳胆经穴、手太阴肺经穴等为主要穴位，配穴包括风池、太阳、内关等穴位，针灸方法为毫针泻法，对于风热头痛患者则对曲池进行针灸，对于风湿头痛患者，则选取阴陵泉进行加针治疗；对于内伤头痛，以清头窍、疏经络为原则，选取的穴位以足少阳经穴、百会、督脉穴、风池等为主要穴位，配穴根据头痛的具体区域进行选取，瘀血头痛患者选取气海、膈俞加针治疗，肝阳上亢患者选取太溪、太冲等穴位加针治疗，手法为毫针泻法，7天为1个疗程，共治疗为2个月。

若患者为风火头痛，选择合谷、风池、行间、大敦、率谷、侠溪、百会、通天针灸；若患者为肝肾阴虚，选择肝俞、攒竹、鱼腰、三阴交、肾俞及太溪针灸；若患者为风寒头痛，选择列缺、昆仑、风府及大椎针灸；若患者为痰厥头痛，选择太阳、阴陵泉、百会、头维、丰隆及中脘针灸；若患者为气虚头痛，选择关元、足三里、太白、百会及气海针灸；若患者为血虚头痛，选择足三里、脾俞、气海、膈俞及心俞针灸；若患者为风湿头痛，选择头维、丰隆、三阴交、大椎及风府针灸；若患者为风热头痛，选择风府、太阳、印堂、上星、外关及风池针灸。

（二）针刺方法

针刺诸穴位，可调理脏腑，疏通经络气血，起到疏经活络的功效，可降低复发率，且针灸治疗的安全性高，更容易被广大患者认可和接受。①依次速刺督脉百会、大椎穴，得气后即刻出针，不留针；②对触诊到的头及颈项部痛性筋结行合谷刺；③针刺子午流注开穴；④根据头痛部位针刺燕赵高氏治疗头痛的经验对穴：偏头痛取风池、丘墟；前额痛取攒竹、解溪；后头痛取天柱、昆仑；巅顶痛取百会、涌泉（以上双穴者，均取双侧针刺）。先刺远端腧穴，再刺头部局部腧穴。均需要针下得气，并留针30分钟。每日1次，连续治疗5次。

1. 单纯针灸疗法

（1）常规毫针针刺：具有疏经活络、通行气血之功效，以局部取穴为主，配合循经远端取穴。针刺双侧风池、太阳、头维、合谷及阿是穴（于颈肌紧张处取1～2对）。前头痛配印堂、上星，头顶痛配百会、四神聪，后头痛配天柱。患者无明显的副作用及依赖性，停止治疗后也无反跳。以针刺百会、风池、太阳、头维、太冲、膈俞、血海、合谷及阿是穴为主。针刺患侧风池、双侧合谷、后溪、外关及阿是穴（于颈肌紧张处取1～2对）治疗颈肌紧张性头痛。

（2）按时开穴毫针针刺：选取百会、头维、印堂、太阳、风池等穴。

（3）齐刺法：取枕部阿是穴，以患者上项线下方斜方肌外侧缘凹陷为第一穴（主穴），左右旁开1寸为第二穴、第三穴（双侧取穴）。在第一针左右旁开1寸处（与患者上项线平行）分别下第二针、第三针，针向第一针，得气为度；并局部TDP灯照。

（4）特殊针灸法

1）耳针疗法：运用耳针配合百会穴针刺治疗，耳穴取肝、脾、肺、神门、耳尖，以及原先皮损的相关部位行短毫针强刺激。

2）三棱针刺络法：采取双侧耳尖、太阳、头维、大椎放血治疗，三棱针沿血管走行方向刺破血管，使血色由暗红变鲜红色或颜色变浅直至血液流出自凝，大椎用三棱针点刺后拔火罐。

3) 头部米阵针刺法：采取四神针（百会前后 1.5 寸）、太阳、风池为主穴，构成米阵，据头痛部位经六经辨证配穴方法治疗。

4) 梅花针叩刺疗法：按经络辨证选取足太阳膀胱经、足少阳胆经和督脉，采用梅花针叩刺法治疗，叩刺时，取坐位或俯卧位，循所选经脉头部循行部位呈伞状叩刺，施中等力度手法。

2. 针刺配合其他针灸疗法

（1）针刺配合耳尖放血辨证疗法：毫针以百会、风池、率谷、太阳、阿是穴为主穴，辨证加减配穴针刺，并联合耳尖放血疗法治疗。

（2）电针合耳穴压豆疗法：电针以风池、百会、印堂、太阳为主穴，配合耳穴颈、枕、额、心、肝、神门、内分泌、皮质下穴压豆治疗。

（3）针刺配合拔罐疗法：取穴为双侧风池、太阳、头维、合谷及阿是穴（于颈肌紧张处取 1～2 对），前头痛加印堂、上星，束箍样痛加百会，后头痛加天柱。起针后于颈肌紧张部位及肩井、风门穴处拔罐。

（4）针刺配合穴位注射疗法：针刺晕痛针（四神针、太阳、印堂）为主，随症前头痛者配合谷、神庭，侧头痛配外关、率谷，后头痛配颈百劳，头顶痛配足临泣，均双侧，结合选取风池、太冲（两侧穴位交替）川芎嗪穴位注射。

（5）针刺配合中药疗法：针刺取风池、太阳、头维、合谷及阿是穴为主，额部痛者配曲池、解溪，颞部痛者配外关、侠溪，枕部及颈项痛者配后溪、昆仑。中药选方疏肝活络汤；针刺正营、百会、太阳、神庭、合谷、三阴交、太冲。中药选方为柔筋方合益气养血方。

选穴原理：针灸可以疏经活络、调养气血。针灸治病在选穴时结合辨证分型和疼痛部位，从而达到选取穴位的有效性，施针时除了选取百会、太阳、风池等局部穴位，还须循经远取身体及四肢其他部位穴位，如太阳经的后溪、阳明经的合谷、少阳经的外关等，以达到促进血管扩张，改善脑部微循环，缓和动脉痉挛目的的同时，还可激发体内经气，疏通经络气血，以达治愈之效。

六、名中医经验

（一）特色

中医理论认为，头痛的病机在于外邪入侵、情志抑郁、饮食不节、内伤不足、过度劳损等，中医学认为"不通则痛"，患者的症状主要为巅顶、前额及顶枕等部位疼痛，由于该病的病因较多，因此，需要采用中医辨证理论进行分型治疗，提高对患者的治疗效果。头痛的治疗必须区分内外虚实：外感所致属实，治疗主要是祛邪活络，给予清热化湿、祛风散寒的方法；内伤所致属虚，治疗主要是补虚，给予滋阴养血、益气升清、益肾填精的方法。

（二）处方

（1）巅顶疼痛：太冲、内关、百会、涌泉、四神聪。

（2）颞部疼痛：率谷、风池、丝竹空、外关、阳辅、太阳。

（3）额部疼痛：阳白、攒竹、印堂、合谷、头维、曲池。

（4）外感风邪：合谷、列缺。

（5）枕部疼痛：风府、玉枕、天柱、昆仑、风池、后溪。

（6）风痰上扰：脾俞加丰隆、阴陵泉。

（7）肝阳上亢：脾俞加太冲、阳陵泉。

（8）气血不足：脾俞加足三里、三阴交。

（三）验案

患者，女，35 岁，2015 年 3 月 28 日初诊。主诉：头痛 1 个月。现病史：患者自诉 1 个月前因与人发生争执后，出现头痛，以颞部疼痛为主，疼痛不定时，随情绪波动而改变，略烦躁，面红目赤，口渴，纳差，小便短赤，大便略干。曾于西医院就诊，其血压正常，头部 CT 未见明显异常。舌略暗，苔薄，脉弦。既往无病史。中医诊断：头痛。辨证：肝阳上亢。治疗：治疗 1 周后复诊，症状明显缓解，嘱患者继续巩固治疗 1 周，并调整情绪。患者诉已无明显不适。

此患者症状属中医学"头痛"范畴，相当于现代医学的"神经性头痛"。《素问·脉要精微论》中"头为精明之府"，"五脏六腑之精气，皆上升于头"。此患者的病因为肝郁。中医学认为，本病病位在肝，与脾、心密切相关，治疗应疏肝行气养心。实证头痛以疏通经络、清利头窍为治疗原则。此患者病程短，起病急，纪青山教授应用中医理论，在日常治疗头痛的穴位基础上，加太冲、阳陵泉，效果独特。在针灸治疗中选取风池、太阳、足少阳经穴等，可以达到泻肝阳、祛风、止痛、调节气血运行的作用，从而达到止痛效果。

（四）按语

针刺作用是疏通经络，促进机体体液、血液的循环，缓解患者的疼痛，降低疾病的复发率。针灸治疗需要虚实结合，内外兼治，减少疾病的复发情况，提高患者的生活质量。依据患者的头痛证型选择相应的穴位进行针刺效果更佳，可实现通经脉、调血气及平衡阴阳的目的，以缓解患者的头痛症状。头痛作为常见性疾病，发病机制复杂，病因繁多。头痛大致可分为原发性和继发性两类。前者不能归因于某一确切病因，也可称为特发性头痛，常见的如偏头痛、紧张性头痛；后者病因可涉及各种颅内病变，如脑血管疾病、颅内感染、颅脑外伤；全身性疾病，如发热、内环境紊乱及滥用精神活性药物等。针灸疗法在临床上，按中医的诊疗方法诊断出病因，找出疾病的关键，辨别疾病的性质。然后进行相应的配穴处方，刺激相关穴位，发挥穴位多方位调节身体功能进行治疗，以通经脉，调气血，使阴阳归于相对平衡，使脏腑功能趋于调和，从而达到防治疾病的目的。人体头部有很多重要穴位，《素问·脉要精微论》中就指出"头为精明之府"，"五脏六腑之精气，皆上行于头"。古人云："形统于首"，即头脑是全身四肢百骸的统领，与人体内脏器官的功能有着密切联系，所以用针灸治疗头痛是有依据的。针灸治疗头痛是根据患者具体头痛部位及伴随头痛出现的其他症状同时进行治疗，循经选穴，远道、局部结合，刺激相关穴位，缓解疼痛，并且在急剧疼痛状态下，针刺可以立即缓解患者头痛感。

《景岳全书》载："凡诊头痛者，当先审久暂，次辨表里。"六淫邪气上犯巅顶，为外感头痛；邪气羁留，阻遏清阳，气血逆乱，瘀阻经络，脑失所养，则为内伤头痛。头痛势剧，以头部压迫感、紧束感、胀痛、钝痛等为主，劳累或情绪波动后加重，缠绵难愈，符合内伤头痛的特点。病机主要责之于内因，即情志不畅，肝郁气滞，思虑化火；或因劳逸失度，或因寒邪等外感因素而诱发或加重，内外合邪，相兼为病，致火郁不发，上扰清空，发为头痛。本病为本虚标实之证，本虚为营血亏虚，标实为痰瘀、火郁、筋脉挛急；治以疏肝理气、活血化瘀、散风化痰、柔筋缓急为法。由于头痛一症在临床上极为常见，因此古今针灸医家都对其非常重视，并总结出了许多宝贵而有效的临床治疗经验。除使用普通针刺疗法治疗外，还有小针刀疗法、项针疗法及腕踝针疗法等各种方法，尽管方法各异，但疗效都十分肯定。从辨证方法上看，各家也各不相同，有以经脉辨证为主者，也有提倡八纲辨证为主者，还有主张脏腑辨证为主者。虽认识上各不相同，但无论何种治疗方法或辨证方法，均以止痛为主要治疗目的。

第九节 痿 证

痿证是指肢体筋脉弛缓，软弱无力不能随意运动，或伴有肌萎缩的一种病证。临床以下肢痿弱较为常见，亦称"痿躄"。

《内经》阐述了痿证的病因病机、分类及治疗原则。《素问·痿论》指出本病的病因，有"热伤五脏"、"思想无穷"、"焦虑太过"、"有渐于湿"等，主要病机是"肺热叶焦"，将痿证分为皮、脉、筋、骨、肉五痿，并提出"治痿独取阳明"的基本原则。《素问·生气通天论》又指出："因于湿，首如裹，湿热不攘，大筋软短，小筋弛长，软短为拘，弛长为痿。"认为湿热也是痿证成因之一。

隋唐至北宋时期，将痿列入风门。金代张从正《儒门事亲》强调"痿病无寒"，认为痿证的病机是"由肾水不能胜心火，心火上烁肺金，肺金受火制，六叶皆焦，皮毛虚弱，急而薄者，则生痿"。元代朱丹溪承张子和之说，力纠"风痿混同"之弊，在治法方面提出了"泻南方，补北方"的原则，在具体辨证方面又有湿热、湿痰、气虚、瘀血之别，对后世影响颇深。

明清以后对痿证的辨证论治日趋完善。《景岳全书》指出，痿证并非尽是阴虚火旺，认为"元气败伤则精虚不能灌溉，血虚不能营养者，亦不少矣"。邹滋九在《临证指南医案》作的按语中，将痿证病机概括为"肝肾肺胃四经之病"。

西医学中的多发性神经炎、运动神经元病、脊髓病变、重症肌无力、周期性瘫痪等符合本病特征者，均可参照本节内容辨证论治。

一、病因病机

痿证多因外感温热毒邪、内伤情志、饮食劳倦、先天不足、房事不节、跌打损伤及接触神经毒性药物等，以致五脏受损，精津不足，气血亏耗，肌肉筋脉失养。

（一）病因

（1）感受温毒：温热毒邪内侵，或病后余邪未尽，或温病高热持续，皆令内热燔灼，伤津耗气，肺热叶焦，津伤失布，不能润泽五脏，五体失养而痿弱不用。

（2）湿热浸淫：久处湿地或涉水冒雨，感受外来湿邪，湿热浸淫经脉，营卫运行受阻或郁遏生热，或痰热内停，蕴湿积热，导致湿热相蒸浸淫筋脉，气血运行不畅，致筋脉失于滋养而成痿。如《素问·痿论》所言："有渐于湿，以水为事，若有所留，居处相湿，肌肉濡渍痹而不仁，发为肉痿。"

（3）药食所伤：饮食不节，脾胃运化失常，气血津液生化乏源，无以濡养五脏，以致筋骨肌肉失养；或过食肥甘，嗜酒辛辣，致脾胃虚弱，运化失司，聚湿成痰，湿热内生，均可致痿。此外，服用或接触毒性药物，损伤气血经脉，脉道失畅，亦可致痿。

（4）久病房劳：先天不足，或久病体虚，或房劳太过，伤及肝肾，精损难复，或劳役太过而伤肾，耗损阴精，肾水亏虚，筋脉失于灌溉濡养而致痿。

（5）跌仆损伤：瘀血阻络，新血不生，经气运行不利，脑失神明之用，发为痿证；或产后恶露未尽，瘀血流注，气血瘀阻，脉道不利，四肢失其濡润滋养而致痿。

（二）病机

痿证病变部位在筋脉肌肉，病变脏器涉及肺、脾（胃）、肝、肾。基本病机为津液、气血精髓亏虚，不能濡养肌肉筋脉。而津液、气血、精髓又赖肺、脾（胃）、肝、肾的生成敷布，通过脾胃的生化，肺的布散，肝的藏收，肾的施布，相互协调为用。若湿热毒邪灼肺耗伤津液则肌肤筋脉，失其濡养，可致手足痿弱不用；或因脾胃虚弱，运化不健，气血生化乏源，脾不能为胃行其津液，肌肉筋脉失于濡养，以致肢体痿软无力；久病体虚，劳欲太过，肝肾精血亏损，不能濡养筋骨，皆可致骨弱筋软无力。而本病重点在于肝肾，因肝肾主藏精血，久病迁延，势必损及肝肾，耗伤精血，而致肌肉消瘦，筋骨痿弱不用。

病理性质以热证、虚证为多，也可见虚实夹杂。外感温邪、湿热所致者，病初阴津耗伤不甚，邪热偏重故属实证；但久延肺胃津伤，肝肾阴血耗损，则由实转虚，或虚实夹杂。内伤致病者脾胃虚弱，肝肾亏损，病久不已，气血阴精亏耗则以虚证为主，但可兼有湿热痰瘀，表现为本虚标实之候。

痿证病机常常传变。如肺热叶焦，精津失其输布，久则五脏失濡而致痿；热邪内盛，肾水下亏，水不制火，则火灼肺金，又可加重肺热津伤；脾虚不运与湿热蕴积也可互为因果，湿热亦能下注于肾，伤及肾阴；温热毒邪，灼伤阴津，或湿热久稽，化热伤津，易致阴津耗损；脾胃虚弱，运化无力，又可津停成痰，痹阻经脉；肝肾阴虚，虚火内炽，灼伤津液，而致津亏血瘀，脉络失畅，使病程缠绵难愈。

二、诊断

（一）临床表现

（1）部分患者发病前有感冒、腹泻病史，或有神经毒性药物接触史或家族遗传史。

（2）肢体筋脉弛缓不收，下肢或上肢、一侧或双侧软弱无力，甚则瘫痪，部分患者伴有肌萎缩。

（3）由于肌肉痿软无力，可有睑废、视歧、声嘶低暗、抬头无力等症状，甚则影响呼吸、吞咽。

（二）辅助检查

血清酶学、乙酰胆碱受体抗体、脑脊液、肌电图、肌肉活检、CT、MRI 等检查有助于本病的诊断。

（三）鉴别诊断

（1）偏枯：亦称半身不遂，是中风症状，病见一侧上下肢偏废不用，常伴有语言謇涩、口眼㖞斜，久则患肢肌肉枯瘦，其瘫痪是由于中风而致。

（2）痹证后期：由于肢体关节疼痛，不能运动，肢体长期废用，亦有类似痿证之瘦削枯萎。但痹证多见肢体关节疼痛，痿证无明显疼痛。

（四）辨证要点

辨病位：痿证初起，发热，咳嗽，咽痛，或在热病之后出现肢体软弱不用者，病位多在肺；四肢痿软，食少便溏，纳呆腹胀者，病在脾胃；下肢痿软无力明显，甚则不能站立，腰膝酸软，头晕耳鸣，遗精阳痿者，病在肝肾。

辨虚实：痿证因感受温热毒邪或湿热浸淫者，多急性发病，病程发展较快，属实证。热邪最易耗津伤正，故疾病早期就常见虚实错杂。内伤积损，久病不愈，多属虚证，但又常兼夹湿、热、痰、瘀等实邪。

（五）治则治法

痿证的治疗，总以扶正补虚为主。肺热伤津者，宜清热润燥；湿热浸淫者，宜清热利湿；瘀阻脉络者，宜活血行瘀。虚证以扶正补虚为主，脾胃虚弱者，宜益气健脾；肝肾亏虚者，宜滋养肝肾。虚实兼夹者，又当兼顾之。

三、辨证论治

1. 肺热津伤

症状：发病急，病起发热，或热后突然出现肢体软弱无力，可较快发生肌肉瘦削，皮肤干燥，心烦口渴，咳呛少痰，咽干不利，小便黄赤或热痛，大便干燥。舌质红，苔黄，脉细数。

病机析要：肺燥伤津，五脏失润，筋脉失养，则病起发热，或热后突然出现肢体软弱无力；热邪伤津，故见心烦口渴，溲短便燥；肺津不能上润肺系，可见咽干不利，咳呛少痰。

2. 湿热浸淫

症状：起病较缓，逐渐出现肢体困重，痿软无力，尤以下肢或两足痿弱为甚，兼见手足麻木微肿，扪及微热，喜凉恶热，或有发热，胸脘痞闷，小便赤涩热痛。舌质红，舌苔黄腻，脉濡数或滑数。

病机析要：湿热浸渍，壅遏经脉，营卫受阻，故四肢痿软，身体困重，痿软常以下肢或两足为甚，手足麻木；湿热郁蒸，气机不化，身热不扬，则胸脘痞闷；湿热下注，故小便赤涩热痛。

3. 脾胃虚弱

症状：起病缓慢，肢体软弱无力逐渐加重，神疲肢倦，肌肉萎缩，少气懒言，纳呆便溏，面色㿠白或萎黄无华，面浮。舌淡，苔薄白，脉细弱。

病机析要：脾失健运，生化乏源，气血亏虚，筋脉失养，而见肢体痿弱无力，逐渐加重，甚则肌肉萎缩，纳呆便溏，神疲肢倦；气虚不能运化水湿，故见气短懒言，面白浮肿。

4. 肝肾亏损

症状：起病缓慢渐见肢体痿软无力，尤以下肢明显，腰膝酸软，不能久立，甚至步履全废，腿胫大肉渐脱，或伴有眩晕耳鸣，舌咽干燥，遗精或遗尿，或妇女月经不调。舌红少苔，脉细数。

病机析要：肝肾亏虚阴精不足，筋脉失养，痿证渐成，则见下肢痿软无力；肝肾亏损，精髓不足，则腰膝酸软，不能久立，甚则步履全废，腿胫大肉渐脱；肝肾精血亏虚，则见目眩发落，咽干耳鸣。

5. 脉络瘀阻

症状：久病体虚，四肢痿弱，肌肉瘦削，手足麻木不仁，四肢青筋显露，可伴有肌肉活动时隐痛不适。舌痿不能伸缩，舌质暗淡或有瘀点、瘀斑，脉细涩。

病机析要：气虚血瘀，阻滞经络，筋脉失养，故见四肢痿弱，肌肉瘦削；气虚不能鼓舞血行，四末失养，则手足麻木不仁，四肢青筋显露，舌痿不能伸缩。

四、针灸治疗

（一）基本治疗

（1）治法：祛邪通络，濡养筋肉。以手、足阳明经穴和夹脊穴为主。毫针规格为 0.25mm× 40mm。

（2）主穴：上肢为肩髃、曲池、手三里、合谷、外关、颈、胸夹脊；下肢为髀关、伏兔、阳陵泉、足三里、三阴交、腰夹脊。

（3）配穴：肺热伤津配尺泽、肺俞；湿热浸淫配阴陵泉、大椎；脾胃虚弱配脾俞、胃俞、中脘；肝肾亏虚配肝俞、肾俞、太冲、太溪。上肢肌萎缩在手阳明经上多针排刺；下肢肌萎缩在足阳明经上多针排刺。

（4）方义：阳明经多气多血，选上、下肢阳明经穴位，是"治痿独取阳明"之意，调理气血，疏通经络；夹脊穴位于督脉之旁，与膀胱经第 1 侧线的脏腑背俞穴相通，可调脏腑阴阳，行气血；阳陵泉乃筋之会穴，通调诸筋；三阴交可健脾益肾，濡养筋脉。

（5）操作：夹脊穴向脊柱方向斜刺。肢体穴位可加用灸法，亦可用电针。大椎、尺泽可用三棱针点刺出血。

（二）其他治疗

皮肤针法：肺俞、脾俞、胃俞、膈俞及手足阳明经体表循行线，皮肤针叩刺，以皮肤微红为度，隔日 1 次。

五、中药治疗

1. 肺热津伤

治法：清热润燥，养阴生津。

方药：清燥救肺汤。

常用北沙参、西洋参、麦冬、生甘草以甘润生津养阴；阿胶、胡麻仁养阴血以润燥；生石膏、霜桑叶、杏仁、枇杷叶清热宣肺。

身热未退，高热，口渴有汗，可重用生石膏，并加金银花、连翘、黄芩；咳嗽痰多加瓜蒌、桑白皮、川贝母；咳呛少痰，咽喉干燥，加桑白皮、天花粉、芦根。身热已退，兼见食欲减退，口干咽干较甚，宜用益胃汤加石斛、薏苡仁、麦芽。

2. 湿热浸淫

治法：清热利湿，通利经脉。

方药：加味二妙散。

常用苍术、黄柏以清热燥湿；萆薢、防己、薏苡仁渗湿分利；蚕沙、木瓜、牛膝利湿，通经活络；龟甲滋阴益肾强骨。

湿邪偏盛，胸脘痞闷，肢重且肿，加法半夏、厚朴、茯苓；夏令季节加藿香、佩兰；热邪偏盛，加忍冬藤、连翘、蒲公英；湿热伤阴，可去苍术，重用龟甲，加玄参、山药、生地黄；久病兼有瘀血阻滞，酌加丹参、赤芍、红花。

3. 脾胃虚弱

治法：补中益气，健脾升清。

方药：参苓白术散合补中益气汤。

常用人参、白术、山药、扁豆、莲肉、甘草、大枣以补脾益气；黄芪、当归益气养血；薏苡仁、茯苓、厚朴、陈皮健脾理气化湿；升麻、柴胡升举清阳；神曲消食行滞。脾胃虚加麦芽、山楂、神曲；气血虚甚，重用黄芪、党参、当归，加阿胶；兼有血瘀加丹参、川芎、红花。

4. 肝肾亏损

治法：补益肝肾，滋阴清热。

方药：虎潜丸。

常用虎骨（可用狗骨代）、牛膝以壮筋骨利关节；熟地黄、龟甲、知母、黄柏填精补髓，滋阴补肾，清虚热；锁阳温肾益精；当归、白芍养血柔肝；陈皮、干姜理气温中和胃，既防苦寒败胃，又使滋补而不滞。

病久阴损及阳，阴阳两虚，去黄柏、知母，加淫羊藿、鹿角霜、附子，或服用鹿角胶丸；气血亏虚加黄芪、党参、何首乌；腰脊酸软加续断、补骨脂；热甚去锁阳、干姜，或服用六味地黄丸加牛骨髓、鹿角胶、枸杞子；阳虚畏寒佐以右归丸。

5. 脉络瘀阻

治法：益气养血，化瘀通络。

方药：圣愈汤合补阳还五汤。

常用人参、黄芪益气；当归、川芎、熟地黄、白芍养血和血；川牛膝、地龙、桃仁、红花、鸡血藤活血化瘀通脉。

手足麻木，舌苔厚腻，加橘络、木瓜；下肢痿软无力加杜仲、锁阳、桑寄生；肌肤甲错、形体消瘦、手足痿弱为瘀血久留，可用圣愈汤送服大黄䗪虫丸，以丸图缓。

六、名中医经验

（一）特色

周仲瑛治疗痿证经验认为痿证以脾肾亏虚、大气虚损为本，久病脉络瘀阻为标。久病脉络瘀阻是发病的关键。治疗痿证，以补益肝肾、益气养血、祛瘀通络为大法，用药温化清补行消并用。抓住临床特点进行辨证，分清主次。

（二）处方

如见下肢浮肿，肤胀身重，从风水表虚入手，选防己黄芪汤加减治之。下肢痿软、尿黄、苔薄黄腻，辨证属兼有下焦湿热，加用四妙丸。在临床用药时，常用黄芪、当归、党参、白术以补益肝肾，益气养血；善用虫类等活血祛瘀之品，蜈蚣、土鳖虫、炮山甲（代）、乌梢蛇破血祛瘀，治瘀血胶结经络顽症。若患者全身肌萎缩，不能行走，加土鳖虫、露蜂房、乌梢蛇以行瘀通督，合用汉防己、路路通、天仙藤以行气通络。片姜黄辛苦温，能活血行气，通经止痛，善治风湿肩臂疼痛。赤芍、鸡血藤活血养血。常用川续断、淫羊藿、鹿角片、千年健以补肾温肾。须防虫类药多燥，当配合滋阴养血补肝肾之品，可制其偏性，防其耗血之弊，使燥而不伤，滋而不腻。

（三）验案

金某，女，16岁。2009年4月14日初诊。就诊时：两下肢软弱无力，举步乏力，登楼上行难以支撑，双足末端肌萎缩，两手臂乏力并服泼尼松片治疗，近3个月来形体渐胖，呈满月貌，肌肤有大量花纹，经潮正常，怕热多汗，二便尚调，苔淡黄腻，舌边尖红，脉濡，为湿热浸淫，脾虚气弱，气血不能灌注。方用：苍白术各15g，葛根、生薏苡仁、鸡血藤各20g，黄柏、木防己、木瓜、晚蚕沙（包）、黑料豆、土鳖虫各10g，五加皮6g，生黄芪25g，川石斛、草藓各15g，服药10个月，下肢无力明显减轻，复诊时遵原方随症加减。增加续断、淫羊藿、桑寄生等以补肝肾强筋骨，生黄芪渐加量至50g以增补气血力度，并再进活血通络之品，如炮山甲（代）、千年健、油松节、乌梢蛇等，泼尼松用量递减至7月7日已撤，患者肢体活动复常，趋向临床痊愈。

（四）按语

（1）避居湿地，防御外邪侵袭，有助于痿证的预防和康复。病情危重，卧床不起，要防止痰湿壅肺和发生褥疮。对瘫痪者，应加强肢体被动活动或康复治疗，有利于日后功能的恢复。

（2）提倡患者进行适当锻炼，对生活自理者，可打太极拳，练五禽戏。注意精神饮食调养，对促进痿证的康复亦具有重要意义。

（3）痿证是指肢体痿弱无力，不能随意运动的一类病证。病因有外感与内伤两类。外感多由温热毒邪或湿热浸淫，耗伤肺胃津液而成。内伤多为饮食或久病劳倦等因素，损及脏腑，导致脾胃虚弱、肝肾亏损。本病以虚为本，或虚实错杂。临床虽以肺热津伤、湿热浸淫、脾胃虚弱、肝肾亏损、脉络瘀阻等证型常见，但各种证型之间常相互关联。临床治疗时要结合标本虚实传变，扶正主要是调养脏腑、补益气血阴阳，祛邪重在清利湿热与清热解毒。在治疗过程中还要兼顾运行气血，以通利经络，濡养筋脉。痿证的预后与病因、病程有关。外邪致痿，务必及时救治，免成痼疾。多数早期急性病例，病情较轻浅，治疗效果较好，功能较易恢复；内伤致病或慢性病例病势缠绵，渐至于百节缓纵不收，脏气损伤加重，大多沉痼难治。年老体衰发病者，预后较差。

关于"治痿独取阳明"，所谓"独取阳明"，主要是指采用补益脾胃的方法治疗痿证。肺之津液来源于脾胃，肝肾的精血亦有赖于脾胃的生化，所以胃津不足者，宜养阴益胃。脾胃虚弱者，应益气健脾。脾胃功能健旺，饮食得增，气血津液充足，脏腑功能旺盛，筋脉得以濡养，有利于痿证的恢复。对于"治痿独取阳明"，临床可以从以下三个方面来理解。一是不论选方用药，还是针灸取穴，都应重视补益脾胃；二是"独取阳明"尚包括调理脾胃以清胃火、祛湿热；三是临证时要重视辨证施治。

（4）祛邪不伤正，补益防助邪：本病临床一般虚证居多，或虚实错杂，实证寒证较少。临证又有夹湿、夹热、夹痰、夹瘀者，治疗时还当配合利湿、清热、化痰、祛瘀等法。此外，用苦寒、燥湿、辛温等药物时要注意祛邪勿伤正，时时注意护阴，补虚扶正亦当防止恋邪助邪。治痿慎用风药，痿证多虚，实证亦多偏热，治风之剂，皆为发散之品，若误用之，阴血愈燥，常酿成坏病。

（5）重视使用血肉有情之品：痿证后期在补益肝肾时，须重视使用具有滋补作用之动物药，以补精益髓，如龟甲、紫河车、阿胶、鹿角胶等。

（6）配合针灸治疗：除内服药物外，还应配合针灸、推拿、保健功等综合疗法，并应加强肢体活动，有助于提高疗效。

第十节　面肌痉挛

面肌痉挛（facial spasm）又称面肌抽搐，为现代医学名称。面肌痉挛是指同侧面神经支配范围内肌肉呈阵发性非自主无痛性反复发作的肌肉抽搐，其病程较长，呈缓慢渐进性发展，通常难以自愈。一般多发生于一侧，两侧发病者少见。临床表现多为面部肌肉呈阵发性、不规则、不自主的抽搐。通常局限于眼颊或颊部、口角，严重者可波及整侧面部。少数病例发展到最后可出现轻度面瘫。

祖国医学认为面肌痉挛属于"面风"、"痉证"、"瘛疭"、"筋惕肉𥆧"、"筋急"、"风证"等范畴，是面部经筋病变。《张氏医通》说："瘛者，筋脉拘急也，疭者，筋脉弛纵也，俗谓之抽。"瘛疭即抽搐。《温病条辨》中记载："瘛者，蠕动引缩之谓，后人所谓抽掣，搐搦，古人所谓瘛也。"其描述的特征符合面肌痉挛的症状及发病特点，即该病的发生多先从眼睑的抽搐开始。

一、病因病机

本病病位在面部阳经，病性或虚或实，病因多与肝、脾、肾相关，其形成主要以风、火、虚、痰、瘀为病理基础。外因多为风寒之邪，其客于经脉，使经气运行不畅，筋脉收引而致面部肌肉拘紧𥆧动；内因多与气血亏虚、脾虚湿阻、肝肾阴亏有关。气血亏虚，血不荣络，筋脉失养，血虚生风而致肌肉𥆧动；或素体脾胃虚弱，或因病致虚，脾胃受纳运化功能失常，津液气血生化之源不足，长期导致湿从内生，阻滞经脉气血运行而致面肌𥆧动；或年老体弱，肾精不足，阴液亏耗，水不涵木，阴虚阳亢，而致风阳上扰使面肌阵发性抽搐。

（一）中医基础理论

本病发病之因多责之于"风"。风邪致病，肝风为主，属肝、胃二经，病位在面部，气血虚为本，风痰瘀为标。《黄帝内经》曰"风盛则动"、"风者百病之长也"，指出风邪致病善动的特点。《圣济总录》云："论曰肌肉𥆧动，名曰微风，盖邪搏分肉，卫气不通，阳气内鼓，故肌肉𥆧动，然风之入脉，善行数变，亦为口眼动偏。"《素问·至真要大论》说"诸风掉眩，皆属于肝"、"诸热瞀瘛，皆属于火"。肝主疏泄，若疏泄功能失常或肝肾阴亏，可致肝气郁结或肝阳偏亢，侵及肝之经络致肝阳上亢，肝风内扰，或肝胆火炽，火极生风，风火相煽而致风动于上，则发为面肌痉挛。

另外，有的学者认为，面肌痉挛的发生多与情志因素有关。本病症状会因精神紧张或情绪不畅而加重。而精神、情志属于中医学广泛意义上的"神"，面肌痉挛属于"形"动，根据形神相关，形动则神不安，故可安神以镇形。

结合古今医家的论述，可认为面肌痉挛的基本病机为外邪阻滞、壅遏经脉，虚风内动或肝郁化火，热盛风动，筋脉无以自持或肝肾阴虚，阳亢无制，阴液亏损，无以濡养筋脉；脾胃亏损，缺乏气血生化之源，血不荣络，筋脉失养等。面肌痉挛初期以邪实为主，后期以正虚为主，气血不足，筋脉失养，血虚生风，或肝肾阴虚，阳亢风动而发。病机虚实夹杂，本虚标实。

（二）现代医学研究

目前，关于面肌痉挛发病机制的假说如下：①"短路假说"或称"周围学说"；②胞缠绕假说，该部位长期受血管压迫而受损，暴露的轴突相互接触，神经纤维之间发生跨突触传递的异位冲动；③"点燃假说"，则是面神经出脑桥区受血管压迫，血管的搏动性刺激类似点燃，产生逆行冲动，诱使面神经核兴奋性增高并使静止突触激活，从而产生面肌疼挛。

现代医学认为，面肌疼挛的致病因素主要有血管因素、非血管因素，以及快节奏的生活方式、较强的社会竞争压力等外界因素和各种不良情绪（如紧张不安、精神焦虑、抑郁等情志因素）。

二、诊断

（一）临床表现

本病多自眼轮匝肌开始，呈轻微的肌肉颤搐，可逐步向下半部面肌扩展，尤以口角抽搐最明显，严重者整个面肌可疼挛，甚至可累及一侧颈阔肌。病发时可伴有轻微肌无力和肌萎缩，肌肉收缩时多伴眼裂缩小。本病呈进行性发展但很缓慢，疼挛的程度轻重不等，可因疲倦、精神紧张、自主运动而加剧，但不能自行模仿或控制。入睡后抽搐停止。两侧面部均疼挛者少见，往往是一侧先于另一侧受累。少数患者于疼挛时伴有面部轻度疼痛，个别病例可伴有头痛及同侧镫骨肌疼挛，抽搐可引起耳鸣。神经系统检查除面部肌肉阵发性抽搐外，无其他阳性体征。少数病例晚期可见患侧面肌轻度瘫痪。本病呈缓慢进展性，一般不会自然好转，如不给予治疗，部分病例可因晚期患侧面肌瘫痪而停止抽搐。

（二）辅助检查

神经系统检查一般无阳性体征。肌电图检查可发现有肌纤维电位与肌震颤电位。

三、辨证分型

（1）风寒阻络：患侧面肌拘紧，眼睑瞤动，常因阴雨天加重。恶寒重，或伴发热，无汗，头身疼痛；或见四肢厥冷、局部拘紧冷痛；口不渴或渴喜热饮；舌质淡红、苔薄白，脉缓或脉弦紧。

（2）气血亏虚：患侧眼睑瞤动，面肌抽搐，伴有心悸眩晕，乏力自汗，少气懒言，面色淡白或萎黄，口唇、眼睑、爪甲颜色淡白，形体消瘦；月经量少色淡，愆期甚或闭经；舌质淡白，脉细无力。

（3）脾虚湿甚：患侧眼睑瞤动，面肌抽搐，气短乏力，纳呆神疲，面色不华，伴有胸脘痞闷，食欲不振，头晕目眩；妇女白带量多；舌质淡、苔白腻，脉弦滑。

（4）肝肾阴虚：患侧眼睑瞤动，面肌抽搐，时止时发，伴有头晕目眩，胸胁隐痛，两目干涩，耳鸣健忘，失眠多梦，口燥咽干，腰膝酸软；舌质红、少苔，脉弦数。

四、中药治疗

（1）风寒阻络：宜祛风散寒，温经通络。羌活胜湿汤加减。
（2）气血亏虚：宜补气养血，通络止痉。四物汤合大定风珠加减。
（3）脾虚湿盛：宜健脾祛湿，温经通络。四君子汤合薏苡仁汤加减。
（4）肝肾阴虚：宜滋阴潜阳，补益肝肾。镇肝熄风汤加减。

五、针灸治疗

治法：风寒阻络者，治宜祛风通络，针灸并用，用泻法；气血亏虚者，治宜补气养血，针灸并用，用补法；脾虚湿甚者，治宜健脾化痰，针灸并用，用平补平泻法；肝肾阴亏者，治宜滋肾柔肝，针灸并用，用补法。以手足阳明、足厥阴、足太阳及足少阳经穴为主。

主穴：合谷、太冲、血海、风池、四白、攒竹、地仓。

方义：合谷为手阳明大肠经之原穴，具有疏风解表、调理脏腑气血、活血镇痛的作用，是治疗头面五官各种疾病之要穴。《四总穴歌》中将这一功效主治特点归纳为"面口合谷收"。《扁鹊神应针灸玉龙经》曰："头、面、耳、目、鼻、颊、口、齿诸疾；偏正头风；手臂膊痛红肿；手臂挛不能握物。"《医学入门》曰："合谷主中风，瘫风，筋急疼痛，诸般头痛、水肿。"太冲为足厥阴肝经原穴，可平息肝风、清理头目、理气通络、镇痛止痉，合谷配太冲，有镇痛止痉等作用。血海能够调理血分，进而制止躁动之内风，气血充盈，经脉得以荣养，故内不生风。风池为手足少阳、阳维之会，可疏散风邪；四白、地仓属足阳明胃经，"经脉所过，主治所及"，均为局部取穴，可有效缓解局部肌肉痉挛的症状；且足阳明经脉为多气多血之经，针其经穴，可调理阳明，以推动经气运行。攒竹属足太阳膀胱经，足太阳膀胱经主治"筋"方面所发生的疾病。《铜人腧穴针灸图经》"治眼中赤痛及眼睑瞤动"，可疏通局部经气。以上各穴相配，起到疏通经络、平息肝风、理气活血等作用。

加减：风寒阻络者，加外关、列缺、内庭、后溪，以祛风通络；气血亏虚者，加百会、足三里、气海、关元，以补气养血；脾虚湿甚者，加气海、足三里、三阴交、阴陵泉、丰隆、中脘，以健脾化痰；肝肾阴亏者，加太溪、三阴交，以滋肾柔肝。

操作：诸穴常规刺法。四肢部腧穴进针得气后，施以捻转提插补泻手法，促使经气感传，面部穴沿皮浅刺，施以补法或平补平泻法，不可过度提插捻转。留针20～30分钟。每日或隔日1次，10次为1个疗程。

六、其他疗法

1. 电针法

处方一：主穴取翳风、牵正、下关；配穴取合谷、风池、三阴交、太冲。

眼睑抽搐者加太阳、四白、鱼腰、阳白；面颊抽搐者加颧髎、迎香；口角抽搐者加地仓、颊车。

操作：以上穴位均取患侧，每次选4～6穴；交替使用。进针得气后，接C6805治疗仪，用连续波，弱电流。通电45分钟左右，每日1次，7次为1个疗程。

处方二：主穴取阳白、承泣、迎香、地仓。配穴取四白、下关、丝竹空、上迎香、瞳子髎、合谷。

操作：每次选4穴，进针后施以提插捻转等手法使之得气。接G6805治疗仪，留针30分钟。每日或隔日1次，7次为1个疗程。

2. 皮肤针法

处方：五脏背俞穴、相应夹脊穴、手足阳明经。

操作：用皮肤针轻叩，使局部有红晕。隔日1次，15次为1个疗程。

3. 皮内针法

处方：止痉穴（4个）。

操作：止痉Ⅰ，睛明与四白连线和由承泣向鼻引水平线的交点；止痉Ⅱ，下关与听会连线的中点；止痉Ⅲ，地仓与大迎连线的中点；止痉Ⅳ，丝竹空与太阳连线的中点。在患侧4个止痉穴埋皮内针，每次1～2穴，4～7日更换1次穴位。另外，可辅取双侧心、肝、神门、交感（耳穴）。将米粒大小的磁石块放置在小块胶布上，贴在双侧耳穴上。每日按压3次，每次10分钟。

4. 耳针法

处方一：神门、心、肺。

操作：局部常规消毒，用0.25mm×40mm毫针直刺穴位，务使针直立方可得气。隔日治疗，10次为1个疗程，疗程间休息1周。

处方二：肝、神门、皮质下、面颊。

操作：选0.25mm×40mm毫针，快速刺入所选穴位，行强刺激，留针1小时。每日1次，12次为1个疗程。

5. 腕踝针法

处方一：腕4、6区。

操作：局部常规消毒，在上4、上6用1.5寸毫针，以15°针尖向近心端平刺，约刺1.4寸左右，然后用胶布将针柄紧贴于皮肤上，留针60分钟，每日1次。

处方二：主穴取双侧腕1区；配穴取双侧合谷。

操作：局部常规消毒，用0.25mm×40mm毫针，主穴针尖向近心端斜刺，留针30分钟；每5分钟捻针1次，施以平补平泻法；配穴针刺得气后，留针30分钟。每日1次，10次为1个疗程。

6. 穴位注射法

处方一：下关、太阳、颧髎、颊车、四白。肝风内动配太冲；痰湿阻络配丰隆；肝肾阳虚配三阴交；气血亏虚配足三里。

操作：局部常规消毒，进针后稍作提插，有针感后，回抽无血，推注地西泮注射液。每穴注入0.2～0.4ml，每3日注射1次，7次为1个疗程。

处方二：翳风、牵正（均患侧）。

操作：进针得气后，每穴先后注入2%利多卡因2ml，地西泮注射液0.5ml。每3日注射1次，10次为1个疗程。

此外还有穴位埋线法、穴位激光照射法、穴位磁疗法、超短波疗法等。针灸治疗是一种无副作用的绿色疗法。中医治疗面肌痉挛方法多样，如各种中药疗法、针灸疗法、针灸配合推拿按摩疗法。针灸配合中药疗法，治愈率高，复发率小，基本无创伤性，是治疗面肌痉挛较为理想的方法，也是保守治疗中患者就医的最佳选择。

七、名中医经验

纪老师根据多年临床经验发现，在治疗该病时多选用太阳、阳明、少阳的穴位。《灵枢·经筋》曰，"足阳明之筋，起于中三指……上颈，上夹口，合于頄，下结于鼻，上合于太阳。太阳为目上网，阳明为目下网。其支者，从颊结于耳前。其病……颊筋有寒，则急引颊移口""手少阳之筋，起于小指次指之端，结于腕……其支者，上曲牙，循耳前，属目外眦，上乘颌，结于角。其病当所过者即支转筋"，说明面肌痉挛主要是由面部太阳、阳明、少阳经筋转急拘挛所致。

纪老师认为，本病的实质为面部经脉气血不畅，局部经筋失于濡养，引动筋脉收涩。而阳明经多气多血，少阳经多气少血，均与人体气血有着明显的关系，所以在选穴上侧重选择太阳、阳明、少阳经的穴位，既可从局部取穴治疗疾病，又可调节诸阳经气血濡养经筋。加之善治头面部疾病的四总穴之一——合谷，配合太阳、风池穴，祛风散邪之功更强。再者，纪老师在面肌痉挛临床治疗过程中观察到，越是强刺激痉挛剧烈的部位，痉挛越会加重。《素问·阴阳应象大论》载："善用针者，从阴引阳，从阳引阴，以右治左，以左治右。"结合"左病取右，右病取左"的巨刺法及"上病下取"的远取法，不针刺痉挛局部，又由于左右经脉之气相通，因此面肌痉挛的治疗应以取健侧穴位为主，以息风止痉；患侧轻刺、浅刺激。以此达到驱除邪气、平衡经气、调和气血的目的。

处方及验案：取患侧头维、太阳、阳白、四白、瞳子髎、颧髎、睛明、迎香、上关、下关、大迎、听会、听宫、地仓、颊车、承浆、风池及对侧合谷。

选用 0.25mm×25mm 一次性无菌针灸针，常规消毒后，快速浅刺 1～2mm，不行手法，留针30 分钟。每日治疗 1 次，10 次为 1 个疗程，疗程中间休息 2 天，共治疗 3 个疗程。治疗后患者患侧面部无牵拉抽动。

按语：人体是一个内外紧密联系的整体，即"有诸内必形诸外"。而经络本身就是一个整体，人体左右两侧的经络通过脏腑相互连接、沟通，如《灵枢》曰"夫十二经脉者，内属于脏腑，外络于肢节"、"阴阳相贯，如环无端"。本病较顽固，且不易根治。早期发现，早期针灸者效果好。治疗期间嘱患者保持精神愉快，避免精神紧张、用脑过度，以防病情复发。对于已发病的患者，应减轻其精神负担，使其建立治愈的信心。

纪老师认为，本病病所在络而不在经，又因面肌痉挛发生于面部，面部肌肉浅薄，不宜深刺，故在治疗面肌痉挛时采用多针浅刺法。多针浅刺法通过交叉针刺对侧肢体，调整气血偏盛或偏衰的状态，以达阴阳平衡。《素问·调经论》有言"血气未并，五脏安定，肌肉蠕动，命曰微风……微刺奈何"、"取分肉间，无中其经，无伤其络，卫气得复，邪气乃索"，也正是此意。

第十一节　梅　核　气

梅核气又名梅核、梅核风、回食丹等，是内科和咽喉科的常见病、多发病，该病以咽喉中有异物感，咯之不出，咽之不下为主要表现。如梅核窒碍于咽喉，时发时止但不影响进食，咽内检查无异常表现，随情绪变动而加重，可伴失眠、颈部紧束感、胸胁胀满等症状。其症状反复，病程长，较难治愈，严重影响患者的身心健康，中老年妇女尤为多发，但近年男子及年轻女子亦时有所见，相当于西医学的咽异感症、癔球症、咽神经症，诊断须排除咽喉及邻近器官病变。

一、病因病机

中医学认为，梅核气属于痰、气、瘀互结致使气机不畅所导致的疾病，可归属于"郁证"范畴。正如《医宗金鉴》所云："梅核气，盖因内伤七情气郁痰凝，外伤寒冷所致"。《万病回春》也提到"梅核为病，大抵因七情之气郁结而成。或因饮食之时，触犯恼怒，遂成此症"。宋代《仁斋直指方论》指出："梅核气者，窒碍于咽喉之间，咯之不出，咽之不下，如梅核之状是也。始因恚怒太过，积热蕴结乃成，厉痰郁结，致有斯疾。"究其病因，多因所欲不随，精神刺激，情志不畅，肝气郁结，气机阻滞，肝气上逆阻结于咽喉而引起。

肝主疏泄，性喜条达，厥阴肝经之脉，循经胁肋，若为情志所伤，肝失条达，则肝气郁结，伴见胸胁胀满；舌质暗滞，脉弦也是肝气郁结、气机不利之表现，气结成痰，随气结聚，坚大如块，在心腹间或塞咽喉，如梅核、粉絮样，咯不出，咽不下。但因其为无形之气，故检查时并无异常，只是其症状每随情志波动而变化，时轻时重。若久郁化火伤阴，则可出现阴虚火旺之证。

肝病乘脾，思虑伤脾，肝郁脾虚，聚湿生痰，痰气互结于咽喉而为病，气郁、痰结、痰气互结，是基本的病理变化。《难经·七十七难》说"见肝之病，知肝传脾"，咽喉为肝经所过之处，若情志不畅，日久则肝气郁滞，肝失疏泄，肝木太过则易克制脾土，导致肝郁脾虚，脾失健运，运化失司，津液不得输布，水湿内停，进而成痰，痰气互结，循经上逆，阻塞于咽喉，亦可发为本病；正因情志所伤，肝失条达，临床上所见患者除咽堵外，还可见纳呆、困倦、消瘦、精神抑郁、诸多疑虑。另外，素体脾胃虚弱，或饮食不节损伤脾胃，导致脾失健运，水湿内停，聚而成痰，若肝气郁结也可导致痰气交阻于咽喉而发病。此外，有因妇人断经前后，肝易失疏泄条达之常，气机不利，气滞痰凝而生此病者，肝主藏血，肝郁气滞，则血脉瘀阻，故此时妇女常月事不调。梅核气亦有阳虚寒凝所致者，素体中焦虚寒，胃蓄寒湿之邪致胃失通降，湿浊之气久聚成痰，胃气上逆及痰结于咽喉发病而成。

梅核气的发生主要与肝相关，除气郁痰凝外还可以从脏腑认识，亦要重视与肺、胃、肾等脏腑失调，治在调理脏腑。肝主升发与肺主肃降两者相互制约，肝气郁滞，致肺失肃降之职，痰饮上逆于喉发病，少数患者除咽中如有物等症状之外，亦有患者伴有咳嗽等。肺主一身之气，宣降失司，病涎凝结咽喉，可致本病；脾胃互为表里，胃主受纳，胃宜降则和，胃失通降，浊气与痰湿相结上逆，此类患者部分有胃脘部不舒、嗳气等症状；肾主水，气化不利，水液内停，加之肝气郁滞，脾失健运，痰湿与气相结，上逆咽喉，久聚成核。

正如龚信在《古今医鉴》中提出："梅核气者，塞碍于咽喉之间，咯不出，咽不下……始因喜怒太过积热蕴结，乃成痰涎郁结，致斯疾耳。"可见气郁痰凝是本病的基本病机。

二、诊断

（一）临床表现

（1）以咽内似有梅核或炙脔，或其他异物阻塞感为主要症状，但不碍饮食，症状的轻重并随情志波动而发作。

（2）检查咽喉各部所见，均属基本正常，也可见慢性咽喉炎。

（3）其他咽喉疾病引起的不适，基本无梅核气现象，且可检查出咽喉内病灶。

（4）一般见于成人，多见于女性。

（5）在咽喉外部用揉摩方法可直接观察病灶状况，这是诊断的要点。揉摩时异物感同时消失，这是确定性诊断。

（二）辅助检查

（1）在引起咽异感症的因素中，器质性病变多于精神性，咽喉部因素多于其他部位的因素，所以首先应考虑器质性因素以免误诊。

（2）仔细检查鼻、咽、口咽和喉咽。

（3）应对鼻、眼、耳、颈部及全身各处做相关检查，必要时还应进行上消化道造影、纤维喉镜、纤维食管镜或胃镜、血常规、胸部 X 线透视或摄片、颈椎摄片、X 线食管钡剂造影或摄片、颈部及甲状腺 B 超检查等。

（三）辨证分型

（1）肝郁气滞型：症见咽喉内有异物感，或如梅核阻塞，吞之不下，吐之不出，甚则感到窒闷难忍。患者常精神抑郁，多虑多疑，并觉胸闷胁胀，善太息，郁怒，嗳气。舌质淡红，苔白，脉弦。

（2）脾虚痰阻型：症见咽喉内异物感，常见痰多难咯，或有咳嗽痰白，肢倦，纳呆。舌胖苔白腻，脉滑。

（3）肝郁气滞，寒痰凝结型。

（4）肝气犯胃型。

（5）心脾两虚型。

（6）气郁痰结，气血亏虚型。

三、中药治疗

注重理气解郁，勿忘消滞化痰，注意调和胃气，配合护阴养阴，结合以心治心。

（1）肝气郁结型：治以疏肝理气，开郁降逆。

常用：柴胡疏肝散合温胆汤加减、四逆散加减、解郁豁痰利咽汤、利咽疏郁汤、二四胶囊、解郁散结散。

（2）肝郁气滞，寒痰凝结型：治以理气解郁温化寒痰，药用柴胡 12g，白芍 10g，香附 10g。

（3）肝气犯脾型：用半夏厚朴汤合逍遥散、柴葛平胃散治疗。

（4）肝郁痰结型：治以清热化痰，肃降肺气，方选半夏厚朴汤加味。

（5）肝胃不和型：方用旋覆代赭汤加减。

（6）肝肾阴虚型：用滋阴八味丸、六味地黄丸治疗。

若脾虚，治以健脾扶中升提法，方选补中益气汤加味；若为心脾两虚型，方用归脾汤加减；若为气滞血瘀型，治宜疏肝理气，活血化瘀，选用桃红四物汤加味，或血府逐瘀汤加减；若肺气不利，方用泻白散加味；若胃气不降，方用旋覆代赭汤；若肾阴不足，方用知柏地黄汤；若痰气互结，治以行气化痰，散结降逆。

四、针灸治疗

（一）针灸选穴

咽喉属于人体经络交会处，十四经脉当中，除手厥阴心包经、督脉及足太阳膀胱经，间接同咽喉接通外，其余的经脉均为直接通达咽喉。经脉通者则气血调和，若经脉阻滞，则可出现气滞血瘀及湿困痰凝的情况。病因根本为"气"和"郁"，就经络而言，首责之于厥阴经为病，主张治疗上应重取厥阴经穴以疏调阴阳气血，再随症配穴。将本病辨证分为痰气互结、肝郁气滞、心脾气虚、脾虚痰阻四种证型进行针刺治疗。主穴：天突、廉泉、膻中、照海、列缺、腋平、冲门、公孙、合谷、内关、三阴交、肝俞、脾俞、肺俞、膈俞。

（二）针灸方法

施以传统青龙摆尾手法，施以补泻兼施的针刺手法，局部取穴与远端取穴相结合的配伍方法。

天突穴先直刺 0.2 寸，当针尖超过胸骨柄内缘后，即向下沿胸骨柄后缘、气管前缘缓慢向下刺入 0.5～1.0 寸，避免刺伤主动脉，待患者咽部感到明显的沉紧憋闷感时即出针；廉泉穴向舌根方向刺入 0.5～0.8 寸，使针感向舌根方向传导，针刺时嘱患者做吞咽动作；列缺穴向上斜刺 0.3～0.5 寸；膻中、膈俞为八会穴，气会膻中，血会膈俞，具有降逆行气、通经活血的功效；可取肝俞、肺俞、脾俞进行针刺，具有解郁疏肝及化湿健脾的功效。翳风位于耳后，针刺可达颞骨茎突尖端后缘与软组织的结合处，刺激该处咽缩肌从而缓解其痉挛，使咽部纵向肌肉得到放松，咽部刺激症状得到缓解。取双侧翳风穴治疗本病方法：与外耳道方向平行进针，抵颞骨茎突端骨质后退针。改变方向，使针尖抵达茎突尖端后缘与软组织的结合处，得气后行雀啄术令针感传至咽部，留针 30 分钟，每日治疗 1 次，10 次为 1 个疗程。

（1）痰气互结型：取足阳明胃经、足厥阴肝经穴。处方为丰隆（双）、太冲（双）、太溪（双），施平补平泻法。丰隆穴具有化痰祛湿、健运脾胃的功效；合谷、太冲开四关以疏肝解郁，直达病所。

（2）肝郁气滞型：气机升降失常，导致三焦气化不利，气郁痰凝，痰气交阻，以气滞为本，痰凝为标。取任脉、手少阳三焦经、手足厥阴肝经穴，处方为膻中、内关（双）、外关（双）、太冲（双）、太溪（双）、阳陵泉（双），平补平泻。内关为心经之穴，可通达上、中、下三焦，疏肝解郁，降逆散结，外关是手少阳三焦经的络穴，其络脉从外关别出后，走向其里，经手厥阴心包经。针刺外关时，不仅可以调整三焦经的气化功能以疏通水道、祛湿化痰，也可以调整厥阴经经气以解除郁滞，故可使痰湿除，气机畅，取得标本兼治、异物感速消的疗效，外关穴针尖向内关方向透刺。

（3）心脾气虚型：处方为神门（双）、太溪（双）、三阴交（双）。

（4）脾虚痰阻型：处方为丰隆、中脘、足三里。针灸施提插捻转补法。中脘健脾利湿，和胃降逆；丰隆穴为足阳明胃经络穴，为脾与胃两条表里经的联络处所，具有健运脾胃、化痰祛湿之功效，足阳明胃经下人迎，循喉咙，按"经脉所过，主治所及"之原则，丰隆穴成为治疗梅核气的要穴。

五、名中医经验

（一）电针治疗梅核气

处方：方法主穴取肝俞、肺俞、脾俞，配穴取丰隆、膻中、膈俞，治疗时取主穴和 1～2 个配穴。常规消毒后，采用长 25～40mm 毫针刺入穴位，行平补平泻手法，然后接以 ZYZ-ZOG Ⅱ 高性能针灸治疗仪，采用连续波，强度以出现肌肉抽动为度，留针 30 分钟。每天治疗 1 次，10 次为 1 个疗程，共治疗 1 个疗程。

验案：患者，男，32 岁，工人。2018 年 5 月 19 日初诊。患者自诉咽部异物感 2 月余，咽之不下，吐之不出，经耳鼻喉科检查、胸部透视、上消化道造影检查，均无阳性体征。服用西地碘含片、谷维素、维生素 C 等药半个月余，疗效不显，遂来中医门诊要求针灸治疗。患者咽部异物梗阻感与情绪波动有关，常胸闷，喜太息，恶心欲呕，纳呆，舌红略暗，苔薄白，脉弦滑。中医辨证为肝郁脾虚，痰气互结。取肝俞、肺俞、脾俞、丰隆、膻中，电针治疗 30 分钟。1 个疗程后咽部异物感消失，随访半年未复发。

按语：梅核气在《金匮要略·妇人杂病脉证并治》里谓"妇人咽中如有炙脔"。其病机多为痰气互结，经络失和，气血运行不利。本病的发生与肝、脾、肺关系密切。肝气郁结，循经上逆，结于咽喉；脾失健运，湿邪内生，湿聚成痰，痰气互结于咽喉而发病；肺主一身之气，有宣发肃降之功。《太平圣惠方》曰："肺脾壅滞，风邪热气，搏于经络，蕴蓄不散，上攻于咽喉。"故笔者治疗梅核气时，取肝俞、脾俞、肺俞，以疏肝解郁，健脾化湿，宣发肃降；膻中、膈俞为八会穴，气会膻中，血会膈俞，针刺两穴具有行气降逆、活血通经之功；丰隆穴为足阳明胃经络穴，为脾与胃两条表里经的联络处所，具有健运脾胃、化痰祛湿之功效，足阳明胃经下人迎，循喉咙，按"经脉所过，主治所及"之原则，丰隆穴成为治疗梅核气的要穴。针刺诸穴配合脉冲电流的刺激，能使通往病灶的经络之气血畅通，痰消气行而治愈。

脾虚痰阻型加丰隆、中脘、足三里。足阳明之别，名曰丰隆，上络头项，合诸经之气，下络喉嗌，其病气逆则喉痹卒瘖，取之所别也。又丰隆为祛痰要穴，可消一切有形无形之痰，用之健脾化湿、除痰降浊，正合脾虚痰阻之病机。中脘为胃之募穴，又为八会穴之腑会，与胃之下合穴足三里相配，不仅能化痰消滞，更可强健脾土，使土旺则肝木之郁自除。配合仲景名方半夏厚朴汤，半夏和胃降逆，化痰散结；厚朴行气消郁，下气除满；茯苓甘淡渗湿健脾，助半夏化痰；紫苏芳香行气，理肺疏肝，助厚朴行气宽胸，散结解郁，宣通郁结之气。全方辛苦合用，使气郁得疏，痰涎得化，则梅核气自除。服用方法为少量频饮，助药力以走上焦直达病所。孙思邈在《备急千金要方》中云："汤药攻其内，针灸攻其外，则病无所逃矣。"在辨证论治的指导下，运用针药结合治疗梅核气疗效确切。另外，应嘱患者少食生冷油炸之物，避免过度紧张、疲劳，调畅情志，可达事半功倍之效。

（二）针药并用治疗梅核气

处方：针灸以膻中、天突、中脘、内关为主穴，膻中为气之会穴，针之可理气散结；内关为心经之穴，可通达上、中、下三焦，疏肝解郁，降逆散结；中脘健脾利湿，和胃降逆，配丰隆可加强除痰之功，合谷、太冲开四关以疏肝解郁，天突、廉泉为局部取穴，针可直达病所。肝郁气滞型以逍遥散为主方：柴胡 15g，当归 15g，白芍 20g，茯苓 30g，白术 15g，薄荷 6g，甘草 6g。胸闷嗳气者，加香附、郁金、瓜蒌，头痛目赤咽痛加杭菊、夏枯草、栀子。脾虚痰阻型以半夏厚朴汤为主方：法半夏、厚朴、紫苏、茯苓各 10g，生姜 5 片，痰多加竹茹、陈皮，倦怠、纳呆加党参、白术、鸡内金。每日 1 剂，水煎服，少量频服。

验案：患者女，51 岁，退休。平素急躁易怒，近日因和家人生气出现面赤眩晕，耳鸣，自觉胸闷，咽喉有异物感，咳之不出，咽之不下，晨起加重，脉弦数。中医诊为梅核气，证属肝郁气滞型。拟以针药结合治疗。针灸取穴：天突、廉泉、膻中、太冲、阳陵泉、太溪、丰隆；配合中药：柴胡 12g，当归 10g，白芍 10g，法半夏 10g，厚朴 10g，紫苏 15g，茯苓 6g，佛手 6g，陈皮 10g。治疗 6 次，诸症消失，继服逍遥丸 1 周以巩固疗效，后随访半年未见复发。

按语：梅核气称为咽神经症，是指除疼痛以外的多种咽喉异常感觉或幻觉。咽喉检查无任何相关阳性体征，患者女性多于男性，其发病原因与精神因素有关。该病属于中医学"郁证"范畴。《医宗金鉴》云："梅核气，因内伤七情，外感寒冷所致。"《仁斋直指方论》指出："七情气郁，结成痰涎，随气积聚，坚如块，在心腹间，或塞咽喉如梅核，絮絮样，咯不出咽不下，每发欲绝，逆害饮食。"该病以痰郁气滞为标，脾虚肝郁为本，基本病机为痰气交阻，凝结于咽喉。咽喉为经脉交汇之处，足厥阴肝经循喉咙之后，上入颃颡；沿足太阴脾经上膈，挟咽，连舌本，散舌下；足阳明胃经从大迎前下人迎，循喉咙；任脉循腹里，上关元，至咽喉。根据"经脉所过、主治所及"的治疗原则，选取任脉腧穴廉泉、膻中、天突，疏通局部气血。廉泉为阴维、任脉之会，功可降逆化痰，又配合吞咽运动，助气机调畅；天突能宽胸和中，理气降逆，为治疗梅核气的经验效穴；膻中为八会穴之气会，居胸中，为足少阳胆经、足太阴脾经与任脉交会穴，《针灸大成》中说："或针气，膻中一穴分明记。"一切气虚、气逆、气滞之症均可用之。列缺、照海为八脉交会穴，列缺通任脉，照海通阴跷脉，两穴相合能治疗肺系、咽喉、胸膈的疾病，梅核气伴有咳嗽、胸闷患者用之尤宜。

外关属手少阳三焦经，三焦主持诸气，总司人体气化，通调水道。本经"主气所生病"，《灵枢·经脉》说："是动则病……喉痹。"取外关，针尖向内关方向透刺，一针通两穴，既减少了针刺次数，又可一并调节心包经经气。

肝郁气滞型加阳陵泉、太冲。《灵枢·九针十二原》云："疾高而外者，取之阳之陵泉也。"《灵枢·邪气脏腑病形》又云："胆病者，善太息，口苦，呕宿汁，心下澹澹，恐人将捕之，嗌中吩吩然，数唾……取阳陵泉。"这段话正是肝郁气滞型梅核气的生动描述，更明确地指出此类梅核气应取胆腑下合穴阳陵泉。五脏有疾当取之十二原，梅核气病本为肝郁，太冲为足厥阴肝经之原穴，与阳陵泉合用，可达到疏肝解郁、行气导滞、调畅气机的目的。配合方药逍遥散，疏肝养血，开郁散结。方中柴胡疏肝解郁，当归、白芍养血柔肝，白术、茯苓、甘草健脾祛湿除痰，薄荷助柴胡疏解肝郁。诸药合用，可收肝脾并治、痰气兼顾之功。

第十二节　失　　眠

失眠是指经常不能获得正常睡眠的一种病证，轻者表现为入睡困难或睡而不实，易醒，或醒后难以入睡；重者彻夜难眠，又称入睡和维持睡眠障碍（DIMS）。为各种原因引起入睡困难，睡眠深度浅。属中医典籍中"不寐"或"不得眠"、"不得卧"范畴。本病也可与头痛、眩晕、心悸、健忘症同时出现。本病的发生无明显性别差异，各个年龄段均可患病，尤以脑力劳动者为甚。本证与饮食、情志、劳倦、体虚等因素有关。情志不遂，肝阳扰动；思虑劳倦，内伤心脾，生血之源不足；惊恐、房劳伤肾，肾水不能上济于心，心火独炽，心肾不交；体质虚弱，心胆气虚；饮食不节，宿食停滞，胃不和则卧不安。上述因素最终导致邪气扰动心神或心神失于濡养、温煦，心神不安，阴跷脉、阳跷脉功能失于平衡，而出现不寐。调理跷脉，安神利眠，以手厥阴经、督脉穴和八脉交会穴为主。治疗上以针灸、推拿、耳针及口服中药为主。

一、病因病机

睡眠分为快速眼动（REM）睡眠和非快速眼动（NREM）睡眠，两者交替进行。每周期 90～110 分钟，非快速眼动睡眠又分为 1～4 相。2 相时脑波变慢，眼动中止，3、4 相时睡眠以德尔塔慢波为特征，又称慢波睡眠或深睡眠，3、4 相睡眠与 1 相睡眠和觉醒之比越低，患者越需要服催眠药。失眠通常指患者对睡眠时间和（或）质量不满足并影响白天社会功能的一种主观体验。表现为入睡困难、夜间频醒、早醒不能再睡或醒后不解乏。白天功能减退是失眠的必备条件，一些人每天睡眠不到 5 小时，但白天功能正常，无内科疾病或精神障碍，不能称为失眠；另一些人睡眠减少不多，但白天疲劳、精神迟钝、激惹、动力减退和操作能力下降，亦应称为失眠。从病程上可分为慢性失眠、急性失眠和亚急性失眠（病程≥1 个月，<6 个月）。导致失眠的相关因素繁多，根据国内外学者多年的流行病学调查结果总结出，失眠症一方面与患者自身的易感素质（包括个性、性别、年龄和遗传因素等）有关，失眠患者群体具有较为显著的人格特征，失眠患者具有倾向于内倾、不稳定型人格、易紧张、敏感多疑、谨小慎微的特点，这些内化的心理冲突，容易导致情绪唤醒，睡眠期间生理活动加强；另一方面则与外界的特定条件（如睡眠环境、睡眠习惯、生活习惯、躯体疾病因素、精神因素和躯体疾病等）有关，失眠的诱发因素有意外事件干扰、身体不适等，心理因素常因为期待心理，认为第 2 天有重大事情发生，压力太大，思想太兴奋，造成难以入睡。

中医学关于睡眠的理论最早源于《黄帝内经》的营卫睡眠学说，认为营卫的运行是形成睡眠最为重要的机制，卫气昼行于阳经（六腑），夜行于阴经（五脏），无论其中哪一个脏腑发生病变，都可影响到卫气的循行，致阳（卫气）不能入阴而发生睡眠障碍。中医理论广泛认为，失眠多由情志所伤、劳逸失调、病后体虚、阴虚火旺、心失所养、肾阴亏虚等所致。

目前认为，睡眠与觉醒是中枢神经系统主动活动的结果，通过生物钟周期性的开启通向睡眠诱导区（中缝核、孤束核）和觉醒诱导区（如蓝斑头部），使上行抑制系统或激活系统利用特殊的神经递质对大脑皮质产生抑制或易化，从而产生睡眠或觉醒。目前，国内外对睡眠相关的递质进行了大量的研究，总体上认为以下中枢神经递质与睡眠相关性大。许多学者认为多巴胺为促醒物质，5-羟色胺及去甲肾上腺素则分别与慢波睡眠及快速眼动睡眠相关。正常的睡眠是一个自发、无意识的过程，慢性失眠症患者在睡眠过程中选择性注意抑制了睡眠，最后努力入睡的意图逐渐发展为妨碍睡眠的不当行为。Perlis 设计的过度觉醒模型认为，慢性失眠症是由于认知行为的不适应和神经内分泌紊乱相互作用的结果，慢性失眠症患者的个体易感性表现在对睡眠起始阶段和睡眠过程中感觉信息处理的强化，扭曲了睡眠与觉醒之间的区别，可能是多导睡眠记录仪提示慢性失眠症患者在睡眠中感觉处于觉醒状态的原因。失眠症常与多种精神障碍共病，有超过 40% 的持续性失眠症患者合并有精神障碍，焦虑障碍患者几乎都存在睡眠障碍。

中医学认为导致该病的病因病机有：①营卫失调；②阴阳失交；③五脏藏神；④他邪所生；⑤情志致病。众多医家认为"胃不和则卧不安"，从胃着眼，胃是人体的枢纽，对于阴阳升降，交感平衡起着重要的作用，是精、气、血、津液的化生之源。而"脑"主司神志，调和阴阳，故二者相辅相成，是影响不寐发病的至关重要因素，并提出不寐之主宰在于"脑"，其基础在于"胃"。纪青山教授认为，失眠当从"脏腑气机"辨证论治，《素问·六微旨大论》云："出入废，则神机化灭，升降息，则气立孤危。故非出入，则无以生、长、壮、老、已；非升降，则无以生、长、化、收、藏。是以升降出入，无器不有。"脏腑气机升降出入的外在表现为人体生理活动的正常运转。心肺在上，其气机以降为宜；肝肾在下，其气机以升为宜；脾胃则处于中焦，为一身升降之枢纽，通连上下。气机升降动态平衡才是维持正常生命活动的关键，也是维持正常睡眠的条件。

二、诊断

（一）临床表现

失眠是以持续性的入睡和（或）睡眠维持困难引起的睡眠总时长不足及对睡眠质量不满意为特征的睡眠障碍性疾病，具体表现为入睡时间延长（通常＞30 分钟），易觉醒或早醒，睡眠总时长缩短（通常＜6 小时），且伴有日间社会活动功能障碍。长期的失眠使人的体力及精力不能得到有效的恢复，学习和工作能力下降，出错或失误率明显增多，给身心带来极大痛苦的同时还降低了患者的生活质量。

（二）诊断标准

1. 诊断

（1）发病特点：本病多为慢性病程，缠绵难愈，亦有因急性因素而起病者。

（2）临床表现：本病患者以夜晚不易入眠或寐而易醒，醒后不能再寐，重者彻夜难眠为主要表现，常伴有心悸、头晕、健忘、多梦、心烦等症状及隔日精神萎靡。经各系统和实验室检查未发现有影响睡眠的其他器质性病变。

2. 鉴别诊断

（1）健忘：指记忆力差，遇事易忘的一种病证，可伴有不寐，但以健忘为主症，不寐仅是因难以入眠而记忆力差。

（2）百合病：临床可表现为"欲卧不能卧"，但与不寐易区别，它以精神恍惚不定、口苦、尿黄、脉象微数为主要临床特征，多由热病之后，余热未尽所致，其与不寐的伴随症状也有差别。

三、辨证分型

（一）主症

经常不易入睡，或寐而易醒，甚则彻夜不眠。

（二）辨证

1. 心脾两虚

症状：不易入睡，或睡中多梦易醒，醒后再难入寐，或兼见心悸，心慌，神疲，乏力，口淡无味，或食后腹胀，不思饮食，面色萎黄。舌质淡，舌苔薄白，脉缓弱。

2. 阴虚火旺

症状：心烦，失眠，入睡困难，同时兼有手足心发热，盗汗，口渴，咽干，或口舌糜烂。舌质红，或仅舌尖红，少苔，脉细数。

3. 心肾不交

症状：心烦不寐，头晕耳鸣，烦热盗汗，咽干，精神萎靡，健忘，腰膝酸软；男子滑精阳痿，女子月经不调。舌尖红，苔少，脉细数。

4. 肝郁血虚

症状：难以入寐，即使入寐，也多梦易惊，或胸胁胀满，善太息，平时性情急躁易怒。舌红，苔白或黄，脉弦数。

5. 心虚胆怯

症状：虚烦不得眠，入睡后又易惊醒，终日惕惕，心神不安，胆怯恐惧，遇事易惊，并有心悸、气短、自汗等症状。舌质正常或淡，脉弦细。

6. 痰火内扰

症状：失眠，心烦，口苦，目眩，头重，胸闷，恶心，嗳气，痰多。舌质偏红，舌苔黄腻，脉滑数。

7. 胃气不和

症状：失眠兼食滞不化，如脘腹胀满或胀痛，时有恶心或呕吐，嗳腐吞酸，大便异臭，或便秘，腹痛。舌苔黄腻或黄燥，脉弦滑或滑数。

四、中药治疗

1. 心脾两虚

治法：补益心脾，养心安神。

方药：归脾汤。方中人参、黄芪补心脾之气；当归、龙眼肉养心脾之血；白术、木香、陈皮健脾畅中；茯神、酸枣仁、远志养心安神。脾虚便溏者，宜温脾安神，选用景岳寿脾煎。方中以人参、白术、山药、干姜温脾；炒酸枣仁、远志、莲子肉、炙甘草安神。偏于气虚者，可选用六君子汤加炒酸枣仁、黄芪；偏于血虚者，宜养血安神，可选用茯神散。

2. 阴虚火旺

治法：滋阴降火，清心安神。

方药：常用黄连阿胶汤。方中以黄连、黄芩降火；生地、白芍、阿胶、鸡子黄滋阴，可收清心安神之功。此外，朱砂安神丸、天王补心丹亦可酌情选用。

3. 心肾不交

治法：交通心肾。

方药：交泰丸。方中黄连清心降火，少佐肉桂以引火归元，适用于心火偏旺者。若以心阴虚为主者，可用天王补心丹；如以肾阴虚为主者，可用六味地黄丸加首乌藤、酸枣仁、合欢皮、茯神之类。

4. 肝郁血虚

治法：疏肝养血安神。

方药：酸枣仁汤加柴胡。方中酸枣仁养肝血、安心神；川芎调畅气血、疏达肝气；茯苓、甘草宁心；知母清热除烦；酌加柴胡以加强疏肝的作用。肝郁化火者，可用丹栀逍遥散加忍冬藤、首乌藤、珍珠母、柏子仁之类。

5. 心虚胆怯

治法：益气镇惊，安神定志。

方药：可选安神定志丸加炒酸枣仁、首乌藤、牡蛎。亦可选用温胆汤加党参、远志、五味子、炒酸枣仁。心虚胆怯，昼夜不寐，证情重者，可选用高枕无忧散。

6. 痰火内扰

治法：化痰清热，养心安神。

方药：可用清火涤痰汤。方中用胆南星、贝母、竹沥、姜汁化痰泻浊；柏子仁、茯神，麦冬、丹参养心安神；僵蚕、菊花息风定惊；杏仁、橘红豁痰利气。得效后可改为丸剂，服用一段时间，以巩固疗效。一般轻症可用温胆汤。

7. 胃气不和

治法：和胃化滞。

方药：轻症可用保和丸或越鞠丸加山楂、麦芽、莱菔子。重症者宜用调胃承气汤，胃气和，腑气通即止，不可久服。如积滞已消，而胃气未和，仍不能入睡者，可用半夏秫米汤，以和胃气。

五、针灸治疗

（一）毫针刺

治法：调理跷脉，安神利眠。以手厥阴经、督脉穴和八脉交会穴为主。

主穴：照海、申脉、神门、印堂、四神聪。

配穴：肝火扰心者，加行间、侠溪；痰热内扰者，加丰隆、内庭、曲池；心脾两虚者，加心俞、脾俞、足三里；心肾不交者，加太溪、水泉、心俞、脾俞；心胆气虚者，加丘墟、心俞、内关；脾胃不和者，加太白、公孙、内关、足三里。

方义：心藏神，神门为心经原穴；脑为元神之府，印堂分布在督脉上，督脉入络脑，两穴相配可安神利眠。四神聪镇静安神。照海、申脉为八脉交会穴，分别与阴跷脉、阳跷脉相通，阴、阳跷脉主睡眠，若阳跷脉功能亢盛则失眠，故补阴泻阳使阴、阳跷脉功能协调，不眠自愈。

操作：神门、印堂、四神聪，用平补平泻法；对于较重的不寐患者，四神聪可留针过夜；照海用补法，申脉用泻法。每日1次，10次为1个疗程。

（二）其他治法

1. 耳针法

处方：选皮质下、心、肾、肝、神门、垂前、耳背心。

操作：毫针刺，或揿针埋藏，或王不留行子贴压。严格消毒后，以速刺法垂直刺入皮下0.2～0.3寸，以局部产生胀感、耳郭渐有热感为度，出针后，可由耳尖放血数滴，以增强治疗效果。或用镊子夹住王不留行子贴敷在选用的耳穴上，嘱患者自行按压3～5次，每次3分钟，使之产生酸胀痛感，3～5日更换1次，双耳交替施治，5次为1个疗程。

"人体是一个有机整体，耳穴和脏腑经络关系密切。"《灵枢·口问》载"耳者宗脉之所聚也"。耳穴是耳部皮肤表面与人体脏腑经络、组织器官、四肢百骸相互沟通的部分，也是脉气输注所在。耳穴压丸同样为中医的治疗手段之一，《灵枢·邪气脏腑病形》有云"十二经脉，三百六十五络，其血气皆上于面而走窍……其别气走于耳"，表明中医经络均经过耳中及耳周，取王不留行子给予按压，可有效抑制大脑兴奋，达到镇静的目的。

2. 皮肤针法

处方：自项至腰部督脉和足太阳经背部第1侧线。

操作：针具和穴位常规消毒后，用右手拇指、中指夹持针柄，食指伸直按住针柄中段，无名指和小指将针柄固定在小鱼际处，针头对准皮肤叩击；运用腕部的弹力，使针尖叩刺皮肤后，立即弹起；循督脉及膀胱经叩刺胸段背俞穴。叩击时采用中刺激手法，针尖与皮肤垂直，强度要均匀，以局部皮肤潮红为度。2天1次，1周3次。以1周为1个疗程，每个疗程间隔2天。

背俞穴为脏腑之气输注于背腰部的腧穴，梅花针叩刺背俞穴可调理五脏气血、恢复脏腑功能，配合针刺以加强疗效，共达调整阴阳、调和气血的目的。

3. 灸法

处方：艾灸肺俞、膏肓。

操作：运用艾灸配合常规针刺，针刺内关、神门、安眠、太溪，温针灸百会、气海、涌泉，对于治疗阴虚体质原发性失眠，针刺结束后，悬灸肺俞、膏肓各10分钟，1周治疗2次，对照组采用常规针刺的方法，两组1个月为1个疗程，共治疗2个月，并在治疗结束及治疗后1个月进行疗效评价，观察疾病复发率。经统计学分析，治疗组有效率为88.89%，对照组有效率为77.78%，在阴虚体质改善方面及PSQI各因子积分情况，明显优于对照组。

4. 电针法

处方：四神聪、太阳。

操作：接通电针仪，用较低频率，每次刺激30分钟。

电针的应用结合了毫针的针刺作用与电刺激的生理效应。有研究表明，当一种波形频率不断变化的脉冲电流作用人体时，组织中的离子会产生定向运动，消除细胞膜极化状态，离子浓度和分布随之发生改变，低频脉冲通过毫针刺激腧穴，可产生镇静、止痛、促进气血循环、调整肌张力等作用。

5. 拔罐法

处方：自项至腰部足太阳经背部侧线。

操作：用火罐自上而下行走罐，以背部潮红为度。

背俞穴为脏腑之气输注于背腰部的腧穴，拔罐作用于背俞穴，从而起到疏通经络及调整阴阳的治疗作用，而背俞穴拔罐又能调和脏腑，宣通气血，从而使阴阳平衡。

六、名中医经验

（一）纪老"五原三才穴"治疗失眠

五输穴是十二经分布在肘膝关节以下的五个重要经穴。纪老从随师学习针灸开始，就熟背"五输"、"原"穴，领悟"五输"、"原"穴之要义。临证50余年，善用"五输"、"原"穴治疗临床常见多发病，且深有体会。临床常运用井穴（如少商、商阳、少冲、少泽、中冲、关冲等穴）浅刺出血以治疗神志昏迷、热病痉厥；取荥穴（如鱼际、劳宫、液门、前谷）浅刺疾出治疗高热惊风；取输穴（如后溪、中渚）治头项强痛及腰脊痛，足临泣、陷谷、束骨、大陵直刺治疗腕、踝关节疼痛，足跟痛；取经穴（如经渠、阳溪）治疗咳嗽诸疾；取合穴（如足三里、阳陵泉、曲池）治疗胃脘、胆腑疾病，用委中、阴陵泉、阴谷治少腹和妇科疾病。

纪老认为，由于原气导源于肾间动气，是人体生命之原动力，又是脏腑原气留止之处，所以临床上常运用肺经原穴太渊治疗哮喘、咯血，用心经原穴神门、心包经大陵治疗心悸、怔忡、失眠，用肝经原穴太冲治疗胃痛、泄泻、痢疾、食积不化等脾胃疾病，用肾经原穴太溪治疗耳聋、耳鸣、腰脊痛及遗精、阳痿等。纪老认为，针灸取穴能运用好肘膝以下的"五输穴"及"原穴"，既方便安全又确实有效。如果能深谙其"五输"、"原"穴之原理，辨证配伍运用得当，能做到取穴少而精，可收到事半功倍之效。

纪青山教授在多年临床治疗中，总结出用"五原三才穴"治疗失眠的配穴方法。

"五原三才穴"指的是肺原太渊，脾原太白，心原神门，肝原太冲，肾原太溪，百会，璇玑，太冲。纪青山教授在临床实践中应用此配穴方法治疗失眠取得了良好的疗效。

1. 五原穴　纪青山教授认为治疗失眠，取穴立义以"原穴"为主，"三才穴"为辅。原气，又称元气，真气，真元之气。脏腑经络只有在原气的濡养推动作用下，才能发挥其正常的生理功能，原气为脏腑经络之气的产生提供了动力与营养。十二原穴是十二经脉原气所输注和留止的地方，所以原穴就是人体一身经络与脏腑之间交通的必经之路，是人体气血集中汇集之地。

2. 三才穴　《灵枢·九针十二原》曰："五脏有疾，应出十二原，十二原各有所出。"五脏功能正常，则神调。三才穴首见于窦汉卿的《标幽赋》："天地人三才也，涌泉同璇玑、百会。"百会、璇玑、涌泉分别处于人体的上、中、下三焦，喻以天、人、地三部，三穴同用，共奏调理机体、沟通上下、平衡阴阳之功。

纪青山教授认为，在治疗失眠症的选穴上改璇玑为膻中更为恰当，膻中为气之会，舒畅气机之作用更加突出，故换为膻中。三才思想，兼顾整体，布穴合理，阴阳相应，共调人体之气机、阴阳。单纯针刺"五原三才穴"治疗失眠为纪青山教授多年临床经验的总结，疗效巩固而持久、无不良作用，简便易行，并且取穴少，且都在肘膝关节以下，痛苦小，安全性高。

3. 治疗方法

（1）经穴处方，五原三才穴：太渊、太白、太溪、太冲、神门、百会、涌泉、膻中。

（2）操作方法

取穴体位：先点刺患者背部腧穴，再取仰卧位针刺。

针具：使用华佗针灸针，针身长为 25mm，直径为 0.25mm。

消毒：经穴局部常规无菌操作。

进针：指切进针法。头部经穴平刺 10～20mm；背部腧穴直刺（点刺不留针）10～20mm；四肢经穴直刺 15～20mm；具体深度依据患者体质状况酌情选择。

手法：平补平泻手法。两组针刺操作方法均相同。治疗时间：每次留针 25 分钟，每日 1 次，周一至周五上午 8～11 时。

疗程：10 次为 1 个疗程，每个疗程之间休息 1 天，治疗 3 个疗程。

（3）病案

王某，女，49 岁，出生日期为 1965 年 1 月 25 日。初诊日期为 2014 年 2 月 22 日。

主诉：失眠 3 天。

现病史：患者于 3 天前因思虑过度失眠，自行服用朱砂安神丸未见效，今来我院就诊。

现症：夜间不易入睡，纳差。舌淡，苔白，脉沉细弱。

既往史：健康。

专科检查：无。

理化检查：头部 CT 及脑彩超未见明显异常。

诊断：失眠（心脾两虚）。

治则治法：补益心脾，镇静安神。

诊疗措施：针刺。取穴：太渊、太白、太溪、太冲、神门、百会、涌泉、膻中、四神聪、照海（双）、神门（双）、印堂，三阴交（双）。刺法：神门、印堂用平补平泻法；三阴交、照海用补法。

复诊日期为 2014 年 2 月 25 日。

主诉：失眠症状消失。

治疗结果：经过 3 次针刺后痊愈。

辨证分析：患者因思虑劳倦，操劳太过，损伤心脾，气血虚弱，心神失养而致不寐，而舌脉等表现均符合心脾两虚之象。

按语：本患者因思虑过度而发病，治当健脾安神，穴取神门安神定志，三阴交健脾，照海养阴，印堂定惊安神。失眠为临床常见疾病，严重影响患者生活质量，西医目前以地西泮镇静治疗为主，不能从根源上解决问题。中医以中药汤剂、针刺等治疗为主，疗效确切。本案采用体针治疗，方取神门养心安神，印堂安神定志，四神聪醒脑开窍，照海养阴安神，选方精妙。临床治疗还要注意加强心理调整，解除诱发因素。

（二）纪教授四神聪治疗失眠临床经验

1. 理论基础　四神聪穴名最早见于《银海精微》，原定位于百会四边各开 2.5 寸。现定位源自《太平圣惠方》，位于百会前、后、左、右各开 1 寸。神，《说文解字》曰："天神，引出万物者。"聪，《说文解字》曰："察也。"《广韵》曰："闻也，明也，通也，听也。"通过耳听，眼看，口述，心悟，使人聪明，又因此穴共有 4 个，故名四神聪。

在治疗与精神情志方面相关的疾病时，四神聪有其独到的特点。《太平圣惠方》载："神聪四穴，理头风目眩，狂乱风痫，针入三分。"四神聪穴从古至今都被广泛地应用于临床中，孙思邈《千金翼方》曰："凡诸孔穴，名不徒设，皆有深意。"由此可见，古文中此类记载颇多。《类经图翼》曰："中风，风痫。"《针灸孔穴及其疗法便览》曰："主治头痛、目眩、癫痫、狂乱。"

现代医学也证明针刺四神聪对脑缺血、痴呆等症具有较好的疗效。纪老认为四神聪居于头顶，而头顶为髓海所居，《灵枢·海论》云："脑为髓之海……髓海有余，则轻劲有力，自过其度，髓海不足，则脑转耳鸣，腰酸眩晕，目无所见，懈怠安卧。"杨上善注曰："胃流津液，渗入骨空，变而为髓，头中最多，故为海也。"故可见四神聪可调理脑髓，治疗脑病。现代研究表明，针刺四神聪不仅可以治疗脑病，还可以治疗小儿遗尿、颈性眩晕等疾病。

2. 针刺四神聪 有关失眠，《本草纲目》记载："脑为元神之府。"脑司神志，协调阴阳，在不寐的发病中较为重要。《类证治裁》曰："阳气自动之静，则寐；阴气自动而之静，则寤，不寐者，病在阳不交阴。"《灵枢·口问》曰："阳气尽，阴气盛，则目瞑，阴气尽，而阳气盛，则寤矣。"以上古籍皆说明了失眠之病因病机主要在于阴阳失衡。纪老认为，四神聪为经外奇穴，位于百会穴前后左右各旁开1寸，其前后两穴均在督脉的循行路线上，左右两穴则靠近膀胱经，膀胱经络肾，督脉贯脊属肾，络肾贯心，其气通于元神之府，该穴可调治元神之府产生的疾病，具有安神益智、健脑调神的功效，能促进睡眠、增强记忆。针刺四神聪穴能引阳入阴，调理昼夜阴阳的消长，使机体达到阴平阳秘的状态，改善失眠状态。

3. 病案 患者，女性，48岁，2014年9月12日初诊。

主诉：入睡困难半个月余。

现病史：诉于半个月前出现入睡困难，症情时作时止，近日尤甚，精神欠佳，头晕心烦，口干舌燥，腰膝酸软。

查：舌质红少苔，脉细数。

辨证论治：四诊合参，此由肾水亏虚，不能上济心火，心阳独亢，心肾不交，发为失眠。证属阴虚火旺型。

中医诊断：不寐（阴虚火旺型）。

西医诊断：失眠症。

治则：壮水制火，交通心肾。

针刺处方：百会、四神聪、神庭、印堂、内关、神门、合谷、足三里、太溪、三阴交、涌泉。

刺法：四神聪针刺时针尖与头皮成30°刺入，进针后朝向百会方向，用搓针法，使局部产生麻胀感，其余诸穴行平补平泻法，每次留针30分钟，每日1次。

结果：按上述处方针刺治疗15次，基本痊愈，针后精神佳，头晕心烦、腰膝酸软等症状明显减轻，偶感乏力。

4. 按语 四神聪朝百会方向。中医学认为，头为诸阳之会，元神之府，百脉之宗，百会居于巅顶之上，百会即为百脉之会，归属于督脉，其穴性为阳，针刺四神聪时朝向百会方向，在发挥四神聪本身安神定志作用的同时，又通过对头部巅顶前、后、左、右4个角度的共同刺激以发挥百会调节百脉的作用，使二者共同达到安神宁志、调和阴阳的目的。该种针刺方法使针尖从四周指向百会，意在引四周涣散之神聚结于巅顶之所，通过舒脉"入络脑"的作用，进而达到安神定志的目的。纪老在临床中对于元神涣散、形神失调的病证（如失眠、考前紧张综合征、亚健康等）常采用该种针刺方法，临床疗效肯定。《灵枢·九针十二原》曰："刺之要，气至而有效。"针刺的方向作为针刺技术的重要组成部分，在针刺得气、腧穴主治应用中起到至关重要的作用，从而影响针刺的疗效。纪老在临床应用中时常强调四神聪穴的针刺方向，纪老提倡依据病情灵活选择针刺的方向，从而将四神聪的治疗作用最大化。针灸治疗不寐效果良好，尤其是在下午或晚上针灸治疗，效果更好。由其他疾病引起不寐者，应同时治疗其原发病。

第十三节　典型偏头痛

典型偏头痛患者占偏头痛患者的 10%，多在青春期发病，有家族史的较多。典型偏头痛指一侧或两侧颞部先兆性反复发作的搏动性头痛，常伴呕吐，吐后症状多可显著缓解。头部经脉拘急或髓海失养，清窍不利所引起的以头部疼痛为主要症状的一种病证。可见于多种急慢性疾病，如颈源性、眼、口鼻等头面部器官病和许多全身疾病皆可出现头痛症状。其病因复杂，涉及面甚广。

（一）中医病名释义

偏头痛一证首见于《内经》，在《素问·风论》中称之为"首风"、"脑风"，其描述了"首风"与"脑风"的临床特点，并指出外感与内伤是导致头痛发生的主要原因。《素问·风论》谓"新沐中风，则为首风"、"风气循风府而上，则为脑风"，部分医籍中还载有"头风"一名，王肯堂《证治准绳》说："医书多分头痛、头风为二门，然一病也，但有新久去留之分耳。浅而近者名头痛，其痛猝然而至，易于解散速安也。深而远者为头风，其痛作止无常，愈后遇触复发也。"

（二）头部与经络的关系

早在《素问·脉要精微论》中就指出"头为精明之府"。头为诸阳之会，手足六阳经皆上循于头面，六阴经中手少阴心经与足厥阴肝经直接循行于头面部，所有阴经的经别和阳经相合后上达于头面。故头与各条经络有十分密切的联系。

1.十二经脉

（1）手少阳三焦经："其支者，从膻中，上出缺盆，上项，系耳后，直上出耳上角，以屈下颊至𬮱；其支者，从耳后入耳中，出走耳前，过客主人，前交颊，至目锐眦"。三焦经一支从膻中上行，出锁骨上窝，上颈旁，连系耳后，直上出耳上方，弯下向面颊，至眼下。另一支从耳后进入耳中，出走耳前，经过上关前，交面颊，到外眼角接足少阳胆经。

（2）足少阳胆经："起于目锐眦，上抵头角，下耳后，循颈……其支者，从耳后入耳中，出走耳前，至目锐眦后。其支者，别锐眦，下大迎，合于手少阳，抵𬮱"。足少阳胆经循行从外眼角开始，上行到额角，下耳后，沿颈旁，它的支脉从耳后进入耳中，走耳前，至外眼角后；另一支脉从外眼角分出，下向大迎，汇合手少阳三焦经至眼下。

（3）足阳明胃经："起于鼻，交𬳿中，旁纳太阳之脉，下循鼻外，入上齿中，还出挟口，环唇，下交承浆，却循颐后下廉，出大迎，循颊车，上耳前，过客主人，循发际，至额颅……"足阳明胃经从鼻旁开始，交会鼻根中，旁外交会足太阳经，向下沿鼻外侧，进入上齿槽中，回出来夹口旁，环绕口唇，向下交会于颐唇沟，退回来沿下颌出面动脉，再沿下颌角，上耳前，经颧弓向上，沿发际至额颅中部。

（4）足太阳膀胱经："起于目内眦，上额，交巅。其支者，从巅至耳上角。其直者，从巅入络脑，还出别下项"。足太阳膀胱经从内眼角开始，上行额部，交会于头顶。它的支脉从头顶分出到耳上角。其直行主干从头顶入颅，内络于脑，复出项部分开下行。

（5）足厥阴肝经："循喉咙之后，上入颃颡，连目系，上出额，与督脉会于巅……"即足厥阴肝经沿气管之后，向上进入颃颡（鼻咽部），连接目系，上行出于额部，与督脉交会于头顶。

2.奇经八脉

（1）督脉："上额交巅上，入络脑，还出别下项"，"督脉者，起于下极之俞，并于脊里，上至风府，入属于脑"。督脉上行至额，交会于巅顶，入络脑；又退出下项；督脉起始于躯干最下部的长强穴，沿着脊柱里面，上行到风府穴，进入脑部。

（2）任脉："上关元，至咽喉，上颐循面入目"。任脉上出关元，向上到咽喉部，再上行，到下颌角旁，沿面部进入目下。

（3）阳跷脉："起于跟中，循外踝上行，入风池"，即言阳跷脉起于足跟部，沿着足外踝向大腿外侧上行，进入项部的风池穴。

（4）阳维脉："起于诸阳之会，其在头也，与足少阳会于阳白，上于本神及临泣，上至正营，循于脑空，下至风池。其与督脉会，则在风府与哑门"。阳维起于头部各阳经交会之处至百会穴，与足少阳交会于阳白穴，向上至本神、头临泣及正营穴，循行于脑空穴，向下至风池穴，与督脉则交会在风府、哑门穴。

3.十二经别

（1）足阳明经别："上循咽，出于口，上頞頔，还系目系，合于阳明也"。足阳明之经别沿着食管浅出于口腔，上达于鼻根和眼眶下部，回过来联系到眼后与脑相连的组织，脉气仍会于足阳明经。

（2）足太阴经别："上至髀，合于阳明。与别俱行，上结于咽，贯舌中"足太阴经别从足太阴经脉分出后到达大腿前面，和足阳明经的经别相合并行，向上结于喉，贯通到舌本。

（3）足少阳经别："上挟咽，出颐颔中，散于面，系目系，合少阳于外眦也"足少阳经别向上挟着食管，浅出于下颌中间，散布在面部，连系眼球后面通人颅腔，在外眼角处与足少阳经脉汇合。

（4）手少阳经别："指天，别于巅，入缺盆"，即言手少阳经别在头部从手少阳经分出，向下进入缺盆。

（5）手厥阴经别："出循喉咙，出耳后，合少阳完骨之下"，即言手厥阴经别上达喉咙，浅出耳后方的完骨部（耳后乳突），与手少阳经汇合。

4.十二经筋

（1）足太阳经筋："其直者，结于枕骨，上头下颜，结于鼻……其支者，入腋下，上出缺盆，上结于完骨"。足太阳经筋直行者结于枕骨，上向头项，由头的前方行到颜面，结于鼻部。一支进入腋下，向上出缺盆，上方结于完骨（耳后乳突部）。

（2）足少阳经筋："直者上出腋，贯缺盆，出太阳之前，循耳后，上额角，交巅上，下走颔，上结于頄"。足少阳经筋直行向上出腋部，通过缺盆，走向太阳经的前方，沿耳后上绕到额角，交会于头顶，向下走向下颌，上方结于鼻旁。

（3）足少阴经筋："上至项，结于枕骨，与足太阳之筋合"。足少阴经筋上后项结于枕骨，与足太阳经筋汇合。

（4）手太阳经筋："其支者……结于耳后完骨；其支者，入耳中；直者出耳上，下结于颔，上属目外眦；本支者，上曲牙，循耳前，属目外眦，上颔结于角"。手太阳经筋一分支上行结于耳后乳突部，一分支进入耳中，直行的出于耳上，向下结于下颌处，上方的连属于眼外眦，有一支向上结于额角。

（5）手阳明经筋："直者上出于手太阳之前，上左角，络头，下右颔"。手阳明经筋直上行走在手太阳经筋前方，上左侧额角，结络于头部，向下至右侧下颌。

（6）足阳明经筋："其直者……上颈，上挟口，合于頄，下结于鼻，上合于太阳。其支者，从颊结于耳前"。足阳明之筋直行的分支向上至颈，夹口旁，合于鼻旁颧骨部，向下结于鼻，从鼻旁合于足太阳经筋。另一分支从面颊结于耳前部。

（7）手少阳经筋："其支者上曲牙，循耳前，属目外眦，上乘额，结于角"。即言手少阳经筋分支从下颌角部进入，沿耳前，连属眼外角，上达颞部，结于额角。

5.十二皮部

十二皮部是经脉循行在体表投影的相应扩大，为经脉功能在体表的反应区。它是人体的第一道防线，由人体气血濡养，具有保护机体、抵御外邪的功能。当人体抵抗力下降，皮部就成为外邪入侵之处。"邪客于皮，则腠理开，开则邪入客于络脉，络脉满，则注于经脉，经脉满，则入舍腑脏也"。十二经脉中凡直接循行于头部的经脉，其所过之处则自然是其皮部分布的范围。如头部发际区的皮部分布，后头部有足太阳膀胱经分布、侧头部有足少阳胆经分布和手少阳三焦经皮部分布，在前额部则有足阳明胃经皮部分布。

一、病因病机

头居于人体之最高位，为"诸阳之会"、"清阳之府"，髓海之所在，五脏精华之血、清阳之气皆上奉于头，手足三阳经、足厥阴肝经、督脉均直接循行于头。若外感之邪上犯清窍，阻遏清阳，或肝经阴血不足，肝阳偏亢，或痰浊、瘀血痹阻经络，经气不畅，或情志不遂，肝失疏泄，肝阳上亢，扰乱清窍，或气虚清阳不升，或血虚头窍失养，或肾亏髓海空虚，均可导致头痛的发生。

《素问·五脏生成》言："头痛巅疾，下虚上实，过在足少阴、巨阳，甚则入肾。"《内经》认为，六经病变皆可导致头痛。张仲景在《伤寒论》中论太阳、阳明、少阳、厥阴病头痛的见症，并列举了头痛的不同治疗方药，如厥阴头痛，"干呕，吐，头痛者，吴茱萸汤主之"。李东垣《东垣十书》将头痛分为外感头痛和内伤头痛，根据病因病机和症状的不同而分为伤寒头痛、湿热头痛、偏头痛、真头痛、气虚头痛、血虚头痛、气血俱虚头痛、厥逆头痛等，并补充了太阴头痛和少阴头痛。朱丹溪《丹溪心法》还有痰厥头痛和气滞头痛的记载，并提出头痛"如不愈可加引经药，太阳川芎，阳明白芷，少阳柴胡，太阴苍术，少阴细辛，厥阴吴茱萸"，至今对临床仍有指导意义。清代医家王清任大力倡导瘀血头痛之说，他在《医林改错》中论述血府逐瘀汤证时说："查患头痛者无表证，无里证，无气虚，痰饮等证，忽犯忽好，百方不效，用此方一剂而愈。"至此，形成了头痛外感、内伤、瘀血三大主因，对头痛的认识日趋完善。

《景岳全书》曰："凡诊头痛者，当先审久暂，次辨表里，盖暂痛者必因邪气，久病者必兼元气。以暂痛言之，则有表邪者，此风寒外袭于经也，治宜疏散，最忌清降；有里邪者，此三阳之火炽于内者，治宜清降，最忌升散；此治邪之法也。其有久病者，则或发或愈，或以表虚者，微感则发，或以水亏于下而虚火乘之则发，或以阳虚于上，而阴寒胜之则发。所以暂病者，当重邪气，久病者，当重元气，此固其大纲也。然亦有暂痛而虚者，久痛而实者，又当因脉因证而详辨之，不可执也。"

《医宗必读》曰："雷头风，头痛而起核块，或头中如雷鸣，震为雷"，"因风痛者，拘挛恶风；因热痛者，烦心悉热；因湿痛者，头痛而天阴转甚；因痰痛者，昏重而欲吐不休；因寒痛者，绌急而恶寒战慄；气虚痛者，恶劳动，其脉大；血虚痛者，善惊惕，其脉芤。头痛自有多因，而古方每用风药何也？高巅之上，惟风可到，味之薄者，阴中之阳，自地升天者也，在风寒湿者，固为正用；即虚与热者，亦假引经"。

《丹溪心法》曰："头痛多主于痰，痛甚者火多，有可吐者，可下者""头痛须用川芎，如不愈可加引经药。太阳川芎，阳明白芷，少阳柴胡，太阴苍术，少阴细辛，厥阴吴茱萸。如肥人头痛，是湿痰，宜半夏、苍术。如瘦人，是热，宜酒制黄芩、防风。如感冒头痛，宜防风、羌活、藁本、白芷。如气虚头痛，宜黄芪、酒洗生地黄、南星、秘藏安神汤。如风热在上头痛，宜天麻、蔓荆子、台芎、酒制黄芩。如苦头痛，用细辛。如顶巅痛，宜藁本、防风、柴胡。东垣云：顶巅痛须用藁本，去川芎"，"且如太阳头痛，恶风，脉浮紧，川芎、羌活、独活、麻黄之类为主。少阳头痛，脉弦细，往来寒热，柴胡为主。阳明头痛，自汗，发热恶寒，脉浮缓长实，升麻、葛根、石膏、白芷为主。太阴头痛，必有痰，体重，或腹痛，脉沉缓，以苍术、半夏、南星为主。少阴头痛，足寒气逆，为寒厥，其脉沉细，麻黄、附子、细辛为主。厥阴头痛，或吐痰沫，厥冷，其脉浮缓，以吴萸汤主之"。

《冷庐医话》曰："头痛属太阳者，自脑后上至巅顶，其痛连项；属阳明者，上连目珠，痛在额前；属少阳者，上至两角，痛在头角。以太阳经行身之后，阳明经行身之前，少阳经行身之侧。厥阴之脉，会于巅顶，故头痛在巅顶；太阴少阴二经，虽不上头，然痰与气逆壅于膈，头上气不得畅而亦痛。"

《医林改错》曰："头痛有外感，必有发热、恶寒之表症，发散可愈；有积热，必舌干、口渴，用承气可愈；有气虚，必似痛不痛，用参芪可愈。"

（一）外感六淫

外感六淫多因起居无常，感受风、寒、湿、热之邪，其中风邪为主，兼夹寒、热、湿邪。风为阳邪、百病之长，"伤于风者，上先受之"，"于风巅高之上，惟风可到"，头居高位，最易为风邪所伤，风若夹寒，则凝滞血脉，经络不通，不通则痛；风若夹热，则火性炎上，清空被扰，发为头痛；风若夹湿，则阻遏阳气，蒙蔽清窍而为头痛。

（二）内伤虚损

内伤劳损多与肝、脾、肾三脏功能失调有关。情志不遂，先天虚损，饮食劳倦，病体体虚为常见病因。责之于肝者，一为阴血不足，肝阳失濡而上亢；二为郁怒伤肝，郁而化火，肝阳偏亢，上扰清窍而头痛；责之于脾者，多由饮食不节，脾失健运，湿聚生痰，阻清阳上升，致浊阴不降，清窍被蒙而头痛。或病后、产后、失血之后，或化生之源不足，致气血虚，脑脉失养而头痛。责之于肾者，多因先天禀赋不足，或房劳伤肾，肾精亏损，不能上荣，髓海空虚而头痛。

（三）瘀血阻络

外伤跌仆，头部外伤，气滞血瘀，脑络闭阻，不通则痛，或各种头痛缠绵不愈，病久体虚入络，亦可发为瘀血头痛。

二、诊断

（一）临床表现

以一侧或两侧头痛为主症，性质多为跳痛、胀痛、刀割样疼痛、灼痛等，部位多见于眉棱骨处、颞部、偏侧头痛等。

（二）辅助检查

（1）血常规、血压、头部多普勒等检查。

（2）病情必要时复查颈椎磁共振、脑电图、脑脊液检查等，明确病因，注意与脑部及鼻咽部占位性疾病相鉴别。

三、辨证分型

（一）外感头痛

1. 风寒头痛

主症：一侧头痛剧烈，连及项背，恶风寒，口不渴。舌淡红，苔薄白，脉浮紧。

治法：疏风散寒。

方药：川芎茶调散加减。方中川芎辛温升散，善行于头部官窍，活血止痛，祛风通窍，为方中君药；荆芥、细辛、白芷、防风、羌活辛温散寒，疏风止痛；薄荷清头目；甘草调和诸药；茶苦寒降火，上清头目，可制风药之辛燥升散，使升中有降。全方共奏疏风散寒、辛温止痛之功。

2. 风热头痛

主症：偏侧头部胀痛，发热恶风，口渴喜饮，面红目赤，小便短赤，大便秘结。舌红，苔薄黄，脉浮。

治法：疏风清热。

方药：芎芷石膏汤加减。方中川芎、白芷、菊花、羌活、生石膏疏风清热止痛；藁本辛温，对热盛者不宜，酌情加用黄芩、薄荷、双花等辛凉之品；口渴喜饮者可加天花粉、石斛、知母，以生津止渴；大便秘结，腑气不通者，加黄连上清丸以泻热通腑。

3. 风湿头痛

主症：偏侧或两侧头痛如裹，四肢沉重，胸脘痞闷，腹胀纳呆，小便不利，大便稀溏或黏滞便后不爽。舌淡红，苔白腻，脉濡滑。

治法：祛风胜湿。

方药：羌活胜湿汤加减。方中羌活、独活、藁本、防风、蔓荆子祛风除湿，散寒止痛；川芎辛温通窍，活血止痛。胸脘痞闷，腹胀者可加苍术、厚朴、陈皮、藿香以燥湿宽中，理气消胀；恶心、呕吐者，可加半夏、生姜以降逆止呕；纳呆食少者，加麦芽、神曲以健脾助运。

（二）内伤头痛

1. 肝阳上亢

主症：一侧头跳痛，或抽掣痛，颞部尤甚，头晕目眩，心烦易怒，目赤口苦，睡眠欠佳。舌质红，苔黄，脉弦。

治法：平肝潜阳。

方药：天麻钩藤饮加减。方中天麻、钩藤、生石决明平肝息风潜阳，为君药；栀子、黄芩清肝泻火，牛膝引血下行，桑寄生、杜仲滋肾阴以涵肝木，共为臣药；益母草活血祛瘀，茯神、首乌藤宁心安神，共为佐药。若肝郁化火，肝火上炎，头痛剧烈，目赤口苦，急躁易怒者，加夏枯草、龙胆草、大黄；若肝肾亏虚，水不涵木，症见头晕目涩，视物模糊，遇劳加重，腰膝酸软者，加枸杞子、白芍、山茱萸、女贞子；若头痛目眩，肢体麻痹，震颤者，治宜镇肝息风，酌加牡蛎、珍珠母、龟板、鳖甲。

2. 痰浊壅盛

主症：一侧或两侧头痛昏蒙，伴胸脘痞闷，四肢沉重，呕恶痰多。舌质淡，苔白腻，脉滑。

治法：健脾化湿，豁痰开窍。

方药：半夏白术天麻汤加减。方中半夏、生姜、陈皮燥湿和中，化痰降逆；茯苓、白术健脾化湿；天麻平肝息风，为治头痛、眩晕之要药。可加川芎、蔓荆子祛风止痛。若痰湿郁久化热，症见口苦，便秘者，治宜清热化痰，可选用黄连温胆汤。

3. 气虚头痛

主症：一侧头部隐痛，遇劳尤甚，伴少气懒言，神疲倦怠，自汗出。舌质淡红，苔薄白，脉细弱。

治法：益气升清。

方药：补中益气汤加减。方中黄芪味甘微温，补中益气，升阳固表，为君药；人参、炙甘草、白术，补气健脾为臣药；当归养血和营，助人参、黄芪补气养血；陈皮理气和胃，使诸药补而不滞，共为佐药；升麻、柴胡升阳举陷，助君药以升提下陷之中气，共为佐使；炙甘草调和诸药，为使药。若气血两虚，头痛缠绵，心悸怔忡者，宜气血两补，酌加熟地、阿胶、首乌。

4. 血虚头痛

主症：一侧或两侧头痛隐隐，缠绵不断，伴面色㿠白，心悸失眠。舌质淡，苔薄白，脉细无力。

治法：滋阴养血，和络止痛。

方药：四物汤加减。方中生地、当归、白芍、首乌为君药，滋阴养血；蔓荆子、川芎、菊花，清利头目，为臣药；五味子、远志、酸枣仁养心安神，共为佐使。若兼见气虚，症见神疲乏力，少气懒言者，加人参、黄芪、白术；若肝血不足者，症见心烦，失眠多梦者，宜加酸枣仁、珍珠母等。

5. 肾虚头痛

主症：一侧或两侧头痛绵绵，伴神疲乏力，腰膝酸软，头晕耳鸣，夜尿频多，舌红，少苔，脉细数。

治法：养补肾阴，益精填髓。

方药：大补元煎。方中熟地、山药、枸杞子、山茱萸补肾填精；人参、当归、炙甘草益气养血；杜仲益肾壮阳。若偏于肾阳虚，症见恶寒肢冷，面色淡白，舌淡，脉细无力，治宜补阳，选用右归丸或金匮肾气丸加减。

（三）瘀血头痛

主症：一侧或两侧头部刺痛，经久不愈，痛有定处，日轻夜重。舌紫暗，或有瘀斑点，苔薄白，脉细涩。

治法：活血化瘀，通窍止痛。

方药：通窍活血汤。方中麝香芳香通窍，活血通络，为主药；桃仁、红花、川芎、赤芍活血化瘀，为臣药；生姜、葱白、黄酒通阳行血，为佐药；大枣健脾益气，为使药，诸药合用共奏活血化瘀、通窍止痛之功。若头痛剧烈，久不缓解，可加虫类药全蝎、蜈蚣、地龙等以祛风通络。

四、中药治疗

根据头痛部位不同，进行六经辨证。后枕痛为太阳头痛，前额痛为阳明头痛，侧头痛为阳明头痛，巅顶痛为厥阴头痛，选择相应的引经药，可明显提高治疗效果。太阳经头痛可选川芎、羌活、蔓荆子、防风；阳明经可选葛根、白芷、知母；少阳经头痛选用柴胡、黄芩；厥阴经头痛选用吴茱萸、藁本。

五、针灸治疗

（一）体针

1. 按外感、内伤辨证分型

（1）外感头痛：以督脉及手太阴经穴为主。

主穴：百会、太阳、风池、列缺、颞三针。

配穴：风寒头痛加风门、合谷；风热头痛加大椎、鱼际；风湿头痛加偏历、阴陵泉。针法为泻法，风门拔罐，大椎点刺放血。

方义：百会、太阳善疏导头部经气。风池善祛风通络，活血止痛。列缺善宣肺解表，祛风通络。

（2）内伤头痛：以督脉及局部取穴为主。

主穴：百会、头维、风池。

配穴：肝阳头痛加太冲、太溪、侠溪；痰浊头痛加太阳、中脘、丰隆、阴陵泉；瘀血头痛加阿是穴、内关、血海；血虚头痛加气海、血海、足三里；肾虚头痛加太溪、肾俞、悬钟。实证用泻法；虚证百会及配穴用补法，余者用平补平泻法，瘀血头痛可在局部行点刺放血。

方义：百会位居巅顶为诸阳之汇，用泻法可疏通头部气血、经络，用补法可升阳通窍，调和气血以填髓益精。头维、风池疏通头部经络，活血通经，清利头目。

2. 按六经辨证

按局部取穴及远处取穴为原则，治以疏通经脉，通络止痛。

太阳经头痛（枕部痛）：天柱、后顶、风池、后溪、申脉。

少阳经头痛（侧头痛）：太阳、率谷、悬颅、外关、侠溪。

阳明经头痛（前额痛）：上星、印堂、阳白、合谷、内庭。

厥阴经头痛（巅顶痛）：百会、前顶、通天、内关、太冲。

全头痛：印堂、太阳、百会、头维、天柱、风池、合谷、外关、内庭、足临泣。

（二）耳针取穴

耳针法选枕、额、脑、神门，毫针刺，或压王不留行子。顽固性头痛者可在耳背静脉处点刺出血，每次出血 20～30 滴，血色变则止或太阳穴放血同前。

六、名中医经验

（一）特色

特色针灸疗法配合中药。

（二）处方

针刺太冲、太溪；太阳、耳尖穴配合天麻钩藤饮加减。

（三）验案

李某，男，39 岁，工人，每因夜寐欠佳，情志不遂后即出现一侧头疼痛 2 个月，出现头痛前多可有视物变形，视线扭曲感；于 2017 年 3 月 16 日初诊。兼症：性情急躁，目赤口苦，尿黄便秘，睡眠差，舌红苔少而薄黄，脉弦。查：血压 128/87mmHg。

辨证为内伤头痛，肝阳上亢型。

治则：平肝潜阳。

治疗：首诊给予头部针灸配合口服中药汤剂，方剂选用天麻钩藤饮加减。针刺主穴为百会、头维、风池，配合侠溪、太阳、率谷、外关以清肝热。1 周后复诊，诸症减轻，目赤口苦、尿黄便秘稍明显，中药方中加菊花、决明子、夏枯草、龙胆草、大黄清肝泻热、明目通便之品。针灸取穴加太冲、太溪；太阳穴处留罐放血，耳尖静脉处点刺出血，血量 30 滴，血色即止。自述疼痛减轻 80% 以上，隔日复诊，3 日后随访诸症皆愈。

第十四节　呃　逆

呃逆是指胃气上逆动膈，气逆上冲，喉间呃呃连声，声短而频，令人不能自止为主要表现的病证。呃逆亦称"哕"、"哕逆"。本病偶然发生者居多，多持续时间短暂，且能自愈。有的则屡次发病，持续时间有数天、数月，甚至数年者。现代医学中的单纯性膈肌痉挛即属呃逆。其他疾病如胃肠神经症、胃炎、胃扩张、胃癌、肝硬化晚期，以及胃肠术后等所引起的膈肌痉挛，除针对原发病治疗外，呃逆症状可参考本病治疗。

1. 中医病名释义　《内经》中尚无"呃逆"之名，其所载的"哕"即指本病。如《素问·宣明五气》说："胃为气逆，为哕，为恐。"元代朱丹溪始称之为"呃"，他在《格致余论》中曰："呃，病气逆也，气自脐下直冲，上出于口，而作声之名也。"明代张景岳进一步把呃逆病名确定下来，如《景岳全书》说："哕者，呃逆也，非咳逆也；咳逆者，咳嗽之甚之者也，非呃逆也；干呕者，无物之吐，即呕也，非哕也；噫者，饱食之息，即嗳气也，非咳嗽逆也。后人当以此为鉴，则异说之疑可尽释矣。"综上所述，本病证在宋以前多称"哕"，至元代朱丹溪始称"呃"，明代起统称"呃逆"。

2. 膈与经络的关系

（1）足阳明胃经："其支者，从大迎前下人迎，循喉咙，入缺盆，下膈，属胃，络脾"。

（2）手厥阴心包经："心主手厥阴心包络之脉，起于胸中，出属心包络，下膈，历络三焦"。其循行经膈，又历络三焦，可通调三焦气机，疏通膈气不利。

（3）足太阳膀胱经：一支沿肩胛内侧，夹脊旁（会膈俞），到达腰中。

（4）手太阴肺经："肺手太阴之脉，起于中焦，下络大肠，还循胃口，上膈属肺，从肺系横出腋下"。

（5）任脉："任脉起于胞中，下出于会阴，经阴阜，沿腹部正中线上行（过膻中、中脘），经咽喉部（天突穴），到达下唇内"。

一、病因病机

《内经》首先提出其病位在胃，发病多与胃失和降有关，如《灵枢·九针论》云："胃为气逆哕。"《灵枢·口问》曰："谷入于胃，胃气上注于肺，今有故寒气与新谷气俱还入于胃，新故相乱，正邪相攻，气并相逆，复出于胃，故为哕。"认为呃逆之作，乃中焦先有寒气，不能受纳新谷之气，两者相乱，胃失和降，其气上逆而致。以上是《内经》对呃逆病变、部位和发病机制的阐发。

宋代陈无择在《三因极一病证方论》中说"大体胃实即噫，胃虚即哕，此由胃中虚，膈上热，故哕"，此指出呃逆与膈相关。明代秦景明《症因脉治》将本病分为外感与内伤两大类，颇有参考价值。

（一）饮食不当

（1）过食生冷，或因久病服寒凉药物，寒气聚于中焦，损伤脾胃阳气，胃失温煦，气机不利，气逆动膈，上冲咽喉，故闻呃呃之声，不能自制。《景岳全书》中载，"呃逆之大要，亦为三者而已，一曰寒呃，二曰热呃，三曰虚脱之呃"，"寒呃可温可散，寒去则气自舒也"。元代朱丹溪《丹溪心法》认为，"古谓之哕，近谓之呃，乃胃寒所生，寒气自逆而呃上。亦有热呃，亦有其他病发呃者"。

（2）过食辛热，或煎炒、醇酒厚味之品，或过用温补之药，燥热内生，阳明腑实，气不顺行，反上逆冲膈，发为呃逆。《景岳全书》曰："皆其胃中有火，所以上冲为呃。"

（二）情志不和

暴怒伤肝，气机不利，致肝气横逆犯胃，胃失和降，气逆动膈；或肝气郁结，不能助脾之运化，聚湿生痰；或忧思伤脾，脾失健运，滋生痰涎；或肝失疏泄，气郁化火，炼津为痰；或素有痰饮，复因恼怒，皆可致气逆夹痰，上冲于膈，发为呃逆。《证治准绳》载："暴怒气逆痰。"

（三）正气亏虚

1.脾肾阳虚　如素体不足，年高体弱，脾胃日衰；或久泻久痢、大病之后；或劳倦太过，耗伤中气；或虚损误攻，导致脾肾虚，不能温养，清气不升，浊气不降，气逆动膈而发生呃逆。若肾阳亏虚，肾气失于摄纳，化为冲气上乘，挟胃气上逆动膈，亦可发生呃逆。

2.胃阴不足　如热病耗伤胃阴，或汗吐下太过，损伤胃津，致胃中津液不足，失于濡润，胃失和降，虚火挟胃气上逆动膈而成呃逆。凡老人、虚人、妇人产后，或大病之后，或某些急性病发病之中，如急性中风突发呃逆，皆为病深病重，甚至危殆之候。《证治汇补》曰："伤寒及滞下后，老人、虚人、妇人产后，多有呃逆症者，皆病深之候也。"

由此可见，呃逆的病位在膈，其上为肺，其下为胃。肺胃与膈位置毗邻，且有经脉连属；气机方面，肺与胃同主降，故此二脏气机失衡，均可动膈，发为呃逆。另外肺胃之气的和降，有赖于肾之摄纳与肝之条达。若肾失摄纳，致肺胃气逆，上冲动膈，则见呃逆；若肝失条达，横逆犯胃动膈，亦见呃逆。综上，呃逆病变虽在膈，病机关键却在胃，除本身病变导致气逆动膈外，尚与肺之肃降、肾之摄纳、肝之条达有关。

二、诊断

（一）临床表现

多有饮食、受凉、情志等诱因，起病急。以气逆上冲、喉间呃呃连声、声短而频、不能自制为主症，其呃声或高或低，或疏或密，间歇时间不定。常伴有胸脘嘈杂、膈间不舒、腹胀嗳气等症。

（二）辅助检查

（1）单纯性膈肌紊乱者无须做理化检查。

（2）钡剂透视有助于胃肠疾病的诊断。

（3）病情需要时可行肝肾功能、消化道 B 超或 CT 检查，有助于肝硬化、胸腹肿瘤等疾病的诊断。

三、辨证分型

（一）饮食不当

1. 过食生冷

主症：多有过食生冷或寒凉史，呃声沉缓有力，喜饮热汤，其呃得热则减，或膈中及胃脘不舒，甚者面青肢冷。舌淡，苔白，脉迟缓。

治法：温中散寒，降逆止呃。

方药：丁香散加减。方中丁香、柿蒂合用，温中散寒，降逆止呃，为治疗呃逆之要药；良姜温中散寒，宣通胃阳，炙甘草益气和胃，或配以桂枝温阳散寒，平冲降逆。若寒气较重，脘腹胀痛者，加吴茱萸、肉桂、乌药以散寒降逆；若寒凝食滞，脘闷嗳腐者，加莱菔子、半夏、槟榔以行气降逆导滞。

2. 过食辛热

主症：呃声洪亮，冲逆而出，伴口臭烦渴，喜冷饮，大便干，小便赤。舌红，苔黄，脉数。

治法：清热和胃，降逆止呃。

方药：竹叶石膏汤加减。方中竹叶、石膏辛凉，清泻胃火；人参、麦冬滋阴生津；半夏、粳米、甘草降逆和中。热盛者可加柿蒂、竹茹以顺气降火；痞满便秘者，可合用小承气汤，通腑泻热，使胃气降，呃自止。

（二）情志不和

主症：呃声连连，胸胁胀满，或头昏目眩，或肠鸣矢气，或恶心嗳气。舌淡红，苔薄，脉弦。

治法：理气和中，降逆止呃。

方药：旋覆代赭汤加减。方中旋覆花、代赭石重镇降逆下气，半夏、生姜降逆和胃，参、草、枣扶正益胃。如无胃气虚，可去参、草、枣，防壅滞气机。心烦口苦，气郁化热者，加栀子、黄连以泻肝和胃。

（三）正气亏虚

1. 脾肾阳虚

主症：呃声断续，低沉无力，伴面色㿠白，手足肢冷，食少乏力，或腰膝无力，久泻便溏。舌淡胖，边有齿痕，苔白润，脉沉细弱。

治法：温补脾胃，和中降逆。

方药：理中丸加丁香、白豆蔻等。方中干姜温中祛寒；人参、白术、甘草健脾和胃；丁香、白豆蔻辛温芳香，行气暖中，宽膈止呃。寒甚者，加附子温肾祛寒；嗳腐吞酸兼有食滞者，加神曲、麦芽以消食化滞；气短乏力，中气大亏者，可用补中益气汤；若病久肾阳亏虚，形寒肢冷，腰膝酸软，呃声难续者，加肉桂、补骨脂、山茱萸以补肾纳气。

2. 胃阴不足

主症：呃声短促而不得续，伴口干舌燥，烦渴，不思饮食，或食后饱胀，大便干燥。舌质红，苔少，脉细数。

治法：益胃养阴，降气止呃。

方药：益胃汤加减。方中沙参、麦冬、玉竹、生地、冰糖甘润养阴益胃，可加陈皮、竹茹、枇杷叶等以顺气降逆止呃。若咽喉不利，阴虚火旺者，加石斛、芦根以滋阴清热；神疲乏力，气阴两虚者，可加党参、山药以益气生津。

四、中药治疗

清代李中梓《证治汇补》中提出了本病的系统治疗原则："治当降气化痰和胃为主，随其所感而用药。气逆者，疏导之；食停者，消化滞者，涌吐之；热郁者，清下之；血瘀者，破导之；苦汗吐下后，服凉药过多者，当温补；阴火上冲者，当平补；虚而夹热者，当凉补。"

（一）辨因与辨证相结合

呃逆一证，终由胃气上逆动膈而成，故治疗以理气和胃、降逆止呃为基本原则，常选用旋覆花、柿蒂、丁香、半夏、竹茹等降气之品。肺气宣通有助于胃气和降，故宣通肺气是胃气得以和降的前提，遣方用药时可加入桔梗、枇杷叶、杏仁之品。然临床施治，更应审辨病因病机，针对不同病因而辨证论治。因寒邪蕴积者，当温中散寒；因内热壅盛者，当养阴清热；因气郁痰阻者，当理气降逆，开郁豁痰；因脾胃虚弱者，当补益脾胃；因饮食不当所致者，当调其饮食，进食清淡、易消化的食物，忌食生冷、辛辣，避免饥饱失常；因外邪侵袭者，当注意起居有常，避其外邪；因情志不舒所致者，当疏导气机，畅其情志，避免过喜、暴怒等精神刺激；因久病体虚者，当扶正补虚，积极治疗原发病。

（二）顽固性呃逆的治疗应以理气活血为要领

气行则血畅，气滞则血瘀。呃逆久治不愈者，多因气机阻滞，病久入络，血脉闭阻，气滞血瘀。治疗除理气和胃、降逆止呃之外，还当配以活血化瘀、行气导滞之法，使气顺血行，膈间舒畅，呃逆自止。临床可以血府逐瘀汤加减，酌加通络之品，如地龙、水蛭等。

五、针灸治疗

（一）体针

治法：理气和中，降逆止呃。

主穴：以足阳明胃经穴及手厥阴心包经穴为主。取天突、膻中、中脘、膈俞、内关、足三里。膻中穴为八会穴之气穴，居胸膺中，主一身之气机。中脘穴为胃之募穴，是胃经与三焦经、任脉的交会穴，取之有通调三焦气机的功效。内关穴为手厥阴心包经之络穴，且为八脉交会穴之一，具有降逆下气、和胃止呕之功，善治胸胃疾病。足三里属足阳明胃经之穴，不仅为胃经的合穴，亦为六腑中胃的下合穴。《灵枢·邪气脏腑病形》曰"荥输治外经，合治内府"，《难经·六十八难》有云"合主逆气而泄"，均示足三里对胃经病证有重要的治疗作用。此穴具有调畅经气、和胃降逆之功效，故对顽固性呃逆有着独特的疗效。

配穴：肝气郁结、情志不和者加期门、太冲、合谷以疏肝解郁，行气和胃；胃热内盛者可选胃俞、内庭、丰隆以清胃火，降逆气；中气不足、气虚失调而逆者，可选关元、气海、天枢以补中益气止逆；肾不纳气者，可选肾俞、涌泉以补肾纳气；过食寒凉、胃寒积滞者加胃俞、建里以温中散寒；脾胃阳虚者加脾俞、胃俞以温补脾胃，和中降逆；胃阴不足者加胃俞、三阴交以养阴降气止呃；腑气不通、大便秘结者加天枢、上巨虚以导滞降逆；胃寒积滞、脾胃阳虚者，可配合艾条灸、隔姜灸或拔火罐。

方义：本病不论何种原因所致，最终病位在膈，故各型均可取膈俞以宽膈止呃；中脘、足三里和中降逆，不论寒、热、虚、实各因所致胃气上逆动膈者，取之均宜；膻中穴位于胸中近膈处，功擅理气降逆，可使气调顺则呃止；内关穴为手厥阴心包经之络穴，可宽胸利膈，畅通三焦气机，为降逆平呃之要穴；天突位于咽喉部，可利咽止呃。

（二）耳针

王不留行子贴压膈、胃、神门、肺、脾、肝、肾等穴位。

六、名中医经验

（一）特色

中药配合针灸疗法。

（二）处方

（1）针刺：主穴多选取天突、膻中、中脘、膈俞、内关、足三里等为主穴，配穴根据辨证分型取穴。留针 20 分钟，手法以泻法为主。针具多采用 0.25mm×40mm 规格。

（2）旋覆代赭汤加减。

（三）验案

夏某，女，52 岁，工人，因与人争执后呃逆 5 天，于 2016 年 9 月 13 日初诊。兼症：胸胁胀满，心烦口苦，舌淡红，苔薄，脉弦。

1. 针灸治疗

主穴：取天突、膻中、中脘、膈俞、内关、足三里。

配穴：根据辨证分型取穴，详见"六、针灸治疗"部分。

2. 辨证治疗

辨证：情志不和，肝气郁结。治则：理气和中，降逆止呃。治疗：首诊给予口服中药汤剂配合针灸疗法，方剂选用旋覆代赭汤加减。针刺主穴为膻中、中脘、膈俞、内关、足三里，配伍期门、太冲、合谷以疏肝解郁，行气和胃。10 天后复诊，间歇性呃逆，但心烦口苦症无明显改善，故中药方中加栀子、黄连以泻肝和胃，仍配合针灸治疗，又 1 周后复诊，诸症皆无而病愈。

第十五节 便 秘

便秘是指粪便在肠内滞留过久，秘结不通，排便周期延长，或周期不长，但粪质干结，排出艰难，或粪质不硬，虽有便意，但便而不畅的病证。老年人便秘是指排便次数减少，同时排便困难、粪便干结。正常人每日排便 1～2 次或 1～2 日排便 1 次，便秘患者每周排便少于 3 次，并且排便费力、粪质硬结、量少。《素问》称本病为"大便难"和"后下利"。汉代张仲景《伤寒论》称本病为"大便难"、"不更衣"、"阳结"、"阴结"、"闭"、"脾约"、"大便硬"等。时至明清，医家对便秘的称谓仍沿用古人称谓，其中以"秘结"最为常见。清代沈金鳌《杂病源流犀烛》最早称之为"便秘"，并且一直沿用至今。

一、病因病机

中医学对便秘的病因病机有独特的见解，《内经》对便秘已有一定的认识，认为便秘与肾、脾、胃有密切关系，其病机多为脾虚、肠热。如《素问·举痛论》曰："热气留于小肠，肠中痛，瘅热焦渴，则坚干不得出，故痛而闭不通矣。"燥热内结确是便秘临床上最为常见的病因。宋代《圣济总录》中提出了热秘、冷秘之说，并归纳了"风气壅滞，胃肠干涩"、"下焦虚冷"、"胃蕴克热"、"肾虚津耗"、"中有宿食"五种导致便秘的原因。金代李杲《兰室秘藏》强调了肾阴亏虚、气虚血少是其最常见的原因。到了清代，尤在泾《金匮翼》中认为虚秘多责之肾。到了现代，王永炎则在《中医内科学》中指出："便秘的病因不外乎热、实、冷、寒四个方面，病位主要在大肠，病机为大肠传导失常，与肺、脾肾关系密切。"

中医各家对便秘病因病机的认识已经很全面，主要有热盛肠燥、气机阻滞、气血亏虚、阴阳失调四个方面，其病性不外乎寒、热、虚、实，并且与痰、瘀等有关。本病病位在大肠，并与脾、胃、肺、肝、肾密切相关。脾虚传送无力，糟粕内停，致大肠传导功能失常，而成便秘；胃与肠相连，胃热炽盛，下传大肠，燔灼津液，大肠热盛，燥屎内结，可成便秘；肺与大肠相表里，肺之燥热下移大肠，则大肠传导功能失常，而成便秘；肝主疏泄气机，若肝气郁结，则气滞不行，腑气不能畅通；肾主五液而司二便，若肾阴不足，则肠道失润，若肾阳不足则大肠失于温煦而传送无力，大便不通，均可导致便秘。

1. 肠胃积热　素体阳盛，或热病之后，余热留恋，或肺热肺燥，下移大肠，或过食醇酒厚味，或过食辛辣，或过服热药，均可致肠胃积热，耗伤津液，肠道干涩失润，粪质干燥，难于排出，形成所谓"热秘"。如《景岳全书》曰："阳结证，必因邪火有余，以致津液干燥。"

2. 气机郁滞　忧愁思虑，脾伤气结；或抑郁恼怒，肝郁气滞；或久坐少动，气机不利，均可导致腑气郁滞，通降失常，传导失职，糟粕内停，不得下行，或欲便不出，或出而不畅，或大便干结而成气秘。如《金匮翼》曰："气秘者，气内滞而物不行也。"

3. 阴寒积滞　恣食生冷，凝滞胃肠；或外感寒邪，直中肠胃；或过服寒凉，阴寒内结，均可导致阴寒内盛，凝滞胃肠，传导失常，糟粕不行，而成冷秘。如《金匮翼·便秘》曰："冷秘者，寒冷之气，横于肠胃，凝阴固结，阳气不行，津液不通。"

4. 气虚阳衰　饮食劳倦，脾胃受损；或素体虚弱，阳气不足；或年老体弱，气虚阳衰；或久病产后，正气未复；或过食生冷，损伤阳气；或苦寒攻伐，伤阳耗气，均可导致气虚阳衰，气虚则大肠传导无力，阳虚则肠道失于温煦，阴寒内结，便下无力，使排便时间延长，形成便秘。如《景岳全书》曰："凡下焦阳虚，则阳气不行，阳气不行则不能传送，而阴凝于下，此阳虚而阴结也。"

5. 阴亏血少　素体阴虚，津亏血少；或病后产后，阴血虚少；或失血夺汗，伤津亡血；或年高体弱，阴血亏虚；或过食辛香燥热，损耗阴血，均可导致阴亏血少，血虚则大肠不荣，阴亏则大肠干涩，肠道失润，大便干结，便下困难，而成便秘。如《医宗必读》说："更有老年津液干枯，妇人产后亡血，及发汗利小便，病后血气未复，皆能秘结。"

二、诊断

（一）临床表现

本病主要表现为粪质干硬，排出困难，排便时间、排便间隔时间延长，大便次数减少，常三五日、七八日，甚至更长时间解一次大便，每次解大便常需半小时或更长时间，常伴腹胀腹痛、头晕头胀、嗳气食少、心烦失眠等症。常由于排便努挣导致肛裂、出血，日久还可引起痔疮。或排便间隔时间可能正常，粪质并不干硬，也有便意，但排便无力，排出不畅，常须努挣，排便时间延长，多伴有汗出、气短乏力、心悸头晕等症状。由于燥屎内结，可在左下腹扪及质地较硬的条索状包块，排便后消失。本病起病缓慢，多属慢性病变过程，多发于中老年和女性。

（二）辅助检查

纤维结肠镜等有关检查，常有助于便秘的诊断和鉴别诊断。

三、辨证分型

现代有关便秘的证类分型仍未统一，全国高等中医药院校教材《中医内科学》（2002 年田德禄主编 21 世纪课程教材）将便秘分为二类五型：实秘，包括胃肠积热、气机郁滞二型；虚秘，包括气虚秘、血虚秘、阳虚秘三型。

1. 实秘

（1）胃肠积热：大便干结，腹胀腹痛，口干口臭，面红心烦，或有身热，多汗，小便短赤。舌质红干，苔黄燥，或焦黄起刺，脉滑数或弦数。

病机关键：肠腑燥热，津伤便结。

（2）气机郁滞：大便干结，或不甚干结，欲便不得出，或便后不爽，胸胁满闷，肠鸣矢气，腹中胀痛，嗳气频作。舌苔薄白，或薄黄，或薄腻，脉弦，或弦缓，或弦数，或弦紧。

病机关键：肝脾气滞，腑气不通。

2. 虚秘

（1）气虚秘：虽有便意，但排便困难，大便并不干硬，用力努挣则汗出短气，便后乏力，面白神疲，肢倦懒言。舌淡胖，或舌边有齿痕，苔薄白，脉细弱。

病机关键：脾肺气虚，传送无力。

（2）血虚秘：大便干结，努挣难下，面白失华，口唇色淡，头晕目眩，心悸气短，失眠健忘，或口干心烦，潮热盗汗，耳鸣，腰膝酸软。舌质淡、苔白，或舌质红、少苔，脉细，或细数。

病机关键：阴亏血少，肠道失养。

（3）阳虚秘：大便艰涩，大便干或不干，排出困难。面色㿠白，小便清长，四肢冷，喜热怕冷，腹中冷痛，拘急拒按，或腰膝酸冷。舌质淡，苔白或薄腻，脉沉迟，或沉弦。

病机关键：阳气虚衰，阴寒凝结。

2003 年王永炎主编《中医内科学》又将便秘分为二类七型：实秘中增加冷秘型；虚秘中增加阴虚秘。关于冷秘及阳虚秘的分类现仍存在争议。现代著名医家方药中主编的《实用中医内科学》将"冷秘"与"阳虚秘"归为一类，其有"虚冷便秘"的提法更为符合临床实际。

四、中药治疗

1. 热秘　用麻子仁丸，方中大黄、枳实、厚朴通腑泻热，火麻仁、杏仁、白蜜润肠通便，芍药养阴和营。此方泻而不峻，润而不腻，有通腑气而行津液之效。若津液已伤，可加生地、玄参、麦冬以养阴生津；若兼郁怒伤肝，易怒目赤者，加服更衣丸以清肝通便；若燥热不甚，或药后通而不爽者，可用青麟丸以通腑缓下，以免再秘。本型可用番泻叶3～9g开水泡服，代茶随意饮用。

2. 气秘　用六磨汤，方中木香调气，乌药顺气，沉香降气，大黄、槟榔、枳实破气行滞。可加厚朴、香附、柴胡、莱菔子、炙枇杷叶以助理气之功。若气郁日久，郁而化火，可加黄芩、栀子、龙胆草以清肝泻火；若气逆呕吐者，可加半夏、旋覆花、代赭石；若七情郁结，忧愁寡言者，加白芍、柴胡、合欢皮以疏肝解郁；若跌仆损伤，腹部术后，便秘不通，属气滞血瘀者，可加桃仁、红花、赤芍之类以活血化瘀。

3. 冷秘　用大黄附子汤，方中附子温中散寒，大黄荡除积滞，细辛散寒止痛。可加枳实、厚朴、木香以助泻下之力，加干姜、小茴香以增散寒之功。

4. 气虚秘　用黄芪汤，方中黄芪大补脾肺之气，为方中主药，火麻仁、白蜜润肠通便，陈皮理气。若气虚较甚，可加人参、白术，"中气足则便尿如常"，气虚甚者，可选用红参；若气虚下陷脱肛者，则用补中益气汤；若肺气不足者，可加用生脉散；若日久肾气不足，可用大补元煎。

5. 血虚秘　用润肠丸，方中当归、生地滋阴养血，火麻仁、桃仁润肠通便，枳壳引气下行。可加玄参、何首乌、枸杞子以养血润肠。若兼气虚，可加白术、党参、黄芪以益气生血，若血虚已复，大便仍干燥者，可用五仁丸润滑肠道。

6. 阴虚秘　用增液汤，方中玄参、麦冬、生地滋阴润肠，生津通便。可加芍药、玉竹、石斛以助养阴之力，加火麻仁、柏子仁、瓜蒌仁以增润肠之效。若胃阴不足，口干口渴者，可用益胃汤；若肾阴不足，腰酸膝软者，可用六味地黄丸。

7. 阳虚秘　用济川煎，方中肉苁蓉、牛膝温补肾阳，润肠通便；当归养血润肠；升麻、泽泻升清降浊；枳壳宽肠下气。可加肉桂以增温阳之力。若老人虚冷便秘，可用半硫丸；若脾阳不足，中焦虚寒，可用理中汤加当归、芍药；若肾阳不足，尚可选用金匮肾气丸或右归丸。

另外许多中药单用治疗便秘亦效果非凡，并且其通便作用得到了现代药理研究的支持。如大黄，峻下实热、荡涤肠胃、斩关夺门是其首要功效。《医学入门》谓："善泄，不问痰、癥瘕、积、热，阳明燥结，胀难禁。"现代研究证实，大黄促进肠蠕动，可以使大便溏泄或次数略增。种子及仁类中药，含有丰富的脂肪油，如麻子仁、郁李仁、柏子仁等润肠通便药，具有润滑肠壁、轻度兴奋肠管、增加肠道蠕动次数、减少大肠吸收水分、软化大便的作用，泻下力较缓和，常用于津液不足、久病正伤及老弱的便秘患者。另外炒莱菔子、车前子、芦荟、红景天均在治疗便秘上疗效明显。

五、针灸治疗

针灸具有双向调节功能，现代实验已经证实了某些穴位可改善肠道的功能。常用穴位有天枢、大横、气海、腹结（左）、大肠俞和中髎穴，分成腹部和背部两组，交替使用，用平补平泻法。每日1次，20次为1个疗程。针灸治疗便秘临床使用频次最高的是天枢，其次是大肠俞、上巨虚、支沟、足三里。偏气滞者：加太冲、支沟，针刺用泻法；偏气虚者：加肺俞、脾俞、足三里、长强，针刺用补法；偏阴血虚者：加脾俞、膈俞、照海、三阴交，针刺用补法；偏阳虚者：加肾俞、命门、关元，用温针灸。一般需要 1～2 疗程。

针刺与艾灸结合疗法：用百会、大肠俞、足三里、天枢等穴位作为主穴，随证加减配穴，进行针刺治疗，施提插捻转操作，得气后，施平补平泻法。针灸取穴太冲、三阴交、上巨虚、足三里、关元、天枢、中脘与小肠俞、大肠俞、肾俞、胃俞、脾俞，针刺得气后使用平补平泻手法。在针刺治疗期间配合艾灸，主要灸患者腰部、腹部穴位。温针灸治疗阳虚便秘，选用脾俞、肾俞、大肠俞、气海、关元、天枢、上巨虚、足三里。针刺至阳穴，施平补平泻手法，得气后留针温针灸。温针灸治疗老年功能性便秘，取中脘、下脘、关元、气海，配天枢、大横、上巨虚、支沟，针刺轻捻转慢提插，得气后，针尾加温针灸。针刺得气后，在天枢、气海、足三里、脾俞、大肠俞针尾加温针灸，尤其适用于脾气虚弱或脾肾阳虚型便秘。

六、名中医经验

（一）特色

针灸治疗可以有效促使腑气疏通、脾胃调和及促进正常运行能力的恢复，调控胃气，调节情志，促使胃肠蠕动能力正常，理气活血，促进机体运行通畅。针灸的使用依据患者具体病情而定，可配合灸法有效地使下元得到温补，促使脏腑气化能力的提升，保留一定针对性、个性化的治疗处理，避免笼统一刀切的做法。

（二）处方

热秘多取腹部及末端关节处穴位，如支沟、曲池穴；寒秘多取足三阴经及任脉腧穴，如神阙穴；气秘多选取肝、肾经及三焦经上穴位，如太冲穴；虚秘多选取脾胃肾经腧穴。

取穴：期门、膻中、太冲、气海、关元、腹结（左）、支沟。

辨证取穴：肝郁化火加刺合谷、曲池、行间；火邪伤津加刺复溜、太溪；久郁致瘀加刺血海、三阴交、膈俞；肺气不足加灸肺俞、大肠俞；肾气亏损加灸太溪、肾俞、命门；久虚气陷加灸百会、天枢。

针法：人体正面或侧面穴取仰卧位。选用 0.30mm×40mm 一次性不锈钢毫针，皮肤常规消毒。膻中穴以平刺法进针，逆任脉针刺，针尖指向神阙穴方向，行泻法，期门平刺进针 15～20mm，勿过度深刺，以免损伤肺脏或胸膜，造成气胸，期门、膻中穴单向捻转，采用滞针候气法；太冲、支沟穴直刺 10～15mm，行捻转泻法，以胀重为度，留针 30 分钟；以艾条悬灸气海、关元、腹结（左）穴，皮肤潮红或有不适感时远离穴位后再行艾灸，每穴艾灸 15 分钟。辨证取穴刺法及灸法：合谷、曲池、行间、复溜、太溪、血海、三阴交，均以 0.30mm×40mm 不锈钢毫针直刺 15～20mm，施捻转泻法，以胀重酸麻为度，留针 30 分钟；膈俞穴斜刺进针 15～20mm，捻转滞针候气，留针 30 分钟。辨证所取的各艾灸穴位操作方法同上。前 2 周每日 1 次，每周治疗 5 次，后 2 周隔日 1 次，每周治疗 3 次，连续治疗 4 周，共治疗 16 次。

（三）验案

患者张某，女，45 岁，2017 年 3 月 10 日诊。自述排便困难 1 年，加重 1 周。患者于 1 年前绝经后，时烦躁易怒，出现排便困难，时有排不净感，1～3 日一行。症见急性面容，舌红暗，苔略薄黄，脉弦。诊为便秘，证型为气机壅滞。治则：行气疏肝。治疗取穴每 5 分钟提插捻转行针 1

次，留针 30 分钟。1 个月后随访，未再复发。

女性进入更年期后，受激素水平的影响，身体功能紊乱。但追其根本原因，与肝郁、脾虚、气虚、气滞有关。病变部位在肝，涉及脾、肺、肾。肝属木，喜条达而恶抑郁，主疏泄，脾气得之而能升发，胃气得以和降，食物得以运化，糟粕得以下行。若肝气郁结，肝失疏泄，肝气横逆犯脾，大肠传导失司，魄门失去正常开合，导致便秘。选穴中，大肠俞与天枢取俞募相配，使肠道之气通，从而有利于传导功能的恢复。气虚日久则气滞，而气机通畅，胃肠蠕动正常，大便方能正常排出。故选取支沟、归来、上巨虚以加强行气之功。同时对于此患者，长期受到便秘的困扰，选取百会、神门等，在治疗便秘的同时，达到通阳活络、养脑安神的功效，患者睡眠良好，情绪稳定，有助于胃肠道的休养及情绪的条达。临床疗效较好。

（四）按语

便秘是临床上的常见病证，针灸基础方选取腹结、气海、关元三穴，以补脾胃之气，行大肠之滞。关元穴古谓丹田，为先天之本，元阳之汇聚，可激发肾中之气。气海为人体元气之大汇，刺之可以汇集先后天之气而流运全身，用穴之法要先灸关元、后灸气海，则元气生而后布散于五脏。腹结为脾经穴，在腹部脐旁，具有疏通腑气、宽肠下气之功效。此穴散腹部之结气，促大肠之传导，既为局部取穴，又是按照穴理取穴。选期门、太冲、膻中三穴以行气机，从而畅达三焦，补气于内而行气于外。期门为肝之募穴，太冲为肝经之原穴，采用"原募配穴"方法治本脏之病，膻中为八会穴中的"气会"，三穴合用，调畅气机。

依据针灸学理论，加减配穴中，以选穴少、配穴精为特点。当肝郁化火，选取合谷、曲池、行间。合谷、曲池均为手阳明大肠经穴，合谷为大肠经原穴，曲池为大肠经合穴，二穴均有清泻大肠火邪的作用；行间为肝经的荥穴，"荥主身热"，刺其可以泻肝胆之火。三穴配用，清大肠、泻肝火。若火盛伤津，则需滋补阴液，选取复溜、太溪为主。复溜穴乃肾中涵水之意，大有生津养阴之功，配合足少阴肾经的原穴太溪，则滋水涵木，治病求本。肝气郁结日久，气机不畅，血脉不行，久郁致瘀，必须加用活血化瘀的三阴交、血海，同时配合八会穴的"血之会"膈俞，效力更宏。若疾病日久，土不生金，就会出现肺气不足的表现，此时改针刺为艾灸，肺俞和大肠俞首当其冲，表里脏腑共补，使肺与大肠之气渐旺。若久病累肾，金不生水，则当艾灸太溪、肾俞、命门，大补元气，培补元阳。久病气机不升，则有中气下陷之症，此时，当灸百会，以提升清气。同时针刺天枢，以升降气机，"人有天枢应北斗"，天枢为人体气机升降的关键通道，针刺天枢自然可以调畅气机，升举清气，降泻浊气。《肘后歌》载，"飞虎一穴通痞气，祛风引气使安宁"，故加支沟起畅达三焦之功效。现代多数医家也都将支沟作为治疗便秘的特效穴来使用，却多不知其有通畅三焦气机、开泄玄府腠理之用。

经过临床实践总结，治疗便秘常选用膀胱经、肾经、胃经、任脉上的经穴，还涉及三焦经、肝经、脾经、督脉、大肠经及小肠经；腧穴选取多以特定穴为主，特定穴中以募穴、下合穴、合穴和背俞穴为最多。其中募穴使用频次最高，大肠经的募穴天枢穴即为最常用的腧穴，募穴为脏腑之气结聚于胸腹部的腧穴；六腑之气下合于足三阳经即为下合穴，上巨虚和足三里分别为大肠经和胃经的下合穴，仅次于天枢穴的使用，《内经》中曾提出合治内府之理论，且在《素问·咳论》中有"治府者，治其合"的论述，明确提出治疗六腑病证可选用下合穴；背俞穴位于膀胱经的第 1 侧线，是脏腑之气输注于腰背部的腧穴，可治脏腑病证，如大肠俞、脾俞、胃俞等，可用于治疗胃肠疾病。

腧穴配伍多为远近配穴、局部取穴及辨证取穴，用天枢、上巨虚、足三里、大肠俞治疗功能性便秘，选用俞募配穴及合募配穴来治疗，效果优；用合募配穴法治疗中风后便秘，募穴选用中脘、天枢；下合穴选足三里，上、下巨虚。通过针刺大肠俞募配穴（天枢配大肠俞）治疗功能性便秘，结果显示俞募配穴可增加患者排便频率并可改善其排便困难症状。腧穴的局部刺激作用非常重要。针刺局部腧穴能引起神经反射调节，神经冲动经过高级中枢处理后，做出相应的反应，最后传达指令至针刺局部，引起局部病变脏腑的自我调节，从而达到治疗疾病的作用。针刺长强、中髎、殷门、膀胱俞、大肠俞等腰骶部局部腧穴治疗排便推进力不足型便秘，疗效确切。针刺中髎和下髎治疗出口梗阻型便秘，深刺两穴位可直接刺激骶神经，降低直肠感觉阈值。针刺天枢、上巨虚、大肠俞、支沟、腰奇等穴，根据虚实进行辨证加减，实则泻，虚则补。选取：天枢、大肠俞、支沟、上巨虚为主穴；随证配穴：①热结者加合谷、曲池；②气血亏虚者加脾俞、胃俞、三阴交等以调补气血；③肝郁气滞者加太冲、中脘以疏肝行气解郁；④脾肾阳虚者加肾俞、关元、神阙等以温补脾肾。

综上所述，针灸治疗方法多样，效率高，不同方法针对不同类型便秘又各有优势。温针灸治疗便秘，针刺能行气导滞，增强胃肠蠕动，艾灸益气助阳，温经通络，更适用于老年人气虚阳衰为主的便秘；电针疗法治疗便秘，电针有电刺激和加强针感的双重作用，可在一定程度上取代手动行针，且频率更确切，加强针刺疗效；针药结合法可补针刺之不足，对于病情严重，或有原发病而继发导致便秘者可采用本法，针药并用，既治疗原发病，又调节胃肠促进排便。临床治疗时可根据便秘的不同类型、患者自身状况及医疗条件选择合适的方法。

第十六节　中　风

中风病是以突然昏仆、半身不遂、口舌㖞斜、言语謇涩或不语、偏身麻木为主的病证。发病轻者，亦可无昏仆而仅见口眼㖞斜，半身不遂，或兼言语不利。因其病起急骤，变化迅速，与自然界风之"善行而数变"相类似，故名中风，亦称卒中。由于正气亏虚，饮食、情志、劳倦内伤等引起气血逆乱，产生风、火、痰、瘀，导致脑脉痹阻或血溢脑脉之外所致。根据有无神志改变而分为中经络、中脏腑两大类，中经络，病变仅限于血脉经络，一般无神志改变而病轻；中脏腑，病变常深入有关脏腑，有神志不清而病重。中脏腑又有闭证和脱证之分。中风多留有后遗症，如半身不遂、口眼㖞斜、言语不利等。

本病相当于西医学中的脑出血、脑血栓形成、脑栓塞、蛛网膜下隙出血等疾病。中经络治宜醒脑开窍，滋补肝肾，疏通经络，以手厥阴、督脉、足太阴经穴为主。中脏腑宜醒脑开窍，启闭固脱，以手厥阴及督脉穴为主。治疗上以针灸、推拿、灸法、耳针及口服中药为主。

一、病因病机

本病在脏腑功能失调、气血亏虚的基础上，多由于忧思恼怒，或饮食不节，或房室所伤，或劳累过度，或气候骤变等诱因，以致阴亏于下，肝阳暴亢，内风旋动，夹痰夹火，横窜经脉，气血逆乱，直冲犯脑，导致脑脉痹阻或血溢脑脉之外，蒙塞心窍而发生猝然昏仆、半身不遂诸症。兹将其病因病机分析如下。

1. 内风动越　内风因脏腑阴阳失调而生。《中风斠诠》说："五脏之性肝为暴，肝木横逆则风自生，五志之极皆生火，火焰升腾则风亦动，推之而阴虚于下，阳浮于上，则风以虚而暗煽，津伤液耗，营血不允则风以燥而猖狂。"即火极可以生风，血虚液燥可以动风，内风旋转，必气火俱浮，迫血上涌，致成中风危候。

2. 五志化火　《素问玄机原病式》说："所以中风瘫痪者，非谓肝木之风实甚而卒中之也，亦非外中于风雨，由乎将息失宜而心火暴甚，肾水虚衰，不能制之，则阴虚阳实，面热气怫郁，心神昏冒，筋骨不用，而卒倒无所知也，多因喜怒思悲恐之五志有所过极而卒中者，由五志过极，皆为热甚故也。"提出"心火暴甚"、"五志过极"可以发生卒中。

3. 痰阻脉络 痰分为风痰、热痰、湿痰三类。风痰系内风旋动，夹痰横窜脉络，蒙塞心窍而发病；热痰乃湿痰内郁使然，《丹溪心法》谓"由今言之，西北二方，亦有其为风所中，但极少尔，东南之人，多是湿土生痰，痰生热，热生风也"。湿痰则常由气虚而生，多发生于中风恢复期或后遗症期，因气虚湿痰阻络而见半身不遂、言语不利诸症。

4. 气机失调 对中风发病，李杲有"正气自虚"之说。盖气虚既可生痰，又可因气虚运行无力使血行阻滞；而气郁则化火，火盛阴伤可致风动；气逆则影响血行，若血随气逆上壅清窍则使肝风动越。故凡气虚、气郁、气滞、气逆与痰浊、瘀血莫不相关，而为发病之主要病机。

5. 血液瘀滞 血瘀之成，或因暴怒血菀于上，或因气滞血不畅行，或因气虚运血无力，或因感寒收引凝滞，或因热灼阴伤，液耗血滞等，本病之病机以暴怒血菀或气虚血滞最为常见。

总之，本病的病位在脑髓、血脉，涉及心、肝、脾、肾等多个脏腑。常由于脑络受损，神机失用，而导致多脏腑功能紊乱。其病性属本虚标实，急性期以风、火、痰、瘀等标实证候为主，恢复期及后遗症期则表现为虚实夹杂或本虚之证，以气虚血瘀、肝肾阴虚为多，亦可见气血不足、阳气虚衰之象，而痰瘀互阻是中风各阶段的基本病机。

二、诊断

（一）发病特点

（1）起病急剧，病情复杂。古代医家称中风之病，如矢石之中人，骤然而至。临床上既有暴怒之后内风旋动、顷刻昏仆、骤然起病者，也有卒然眩晕、麻木，数小时后迅速发生半身不遂，伴见口舌喎斜，病情逐步加重者，此虽起病急但有渐进的发展过程。还有卒发半身不遂、偏身麻木等症，历时短暂而一日三五次复发者，此类起病速而好转亦速，但不及时治疗，终将中而不复。

（2）本病多发生在中年以上，老年尤多，如元代王履指出："凡人年逾四旬气衰之际，多有此疾。"

但近些年中风的发病年龄有提早的趋向，30～40 岁发病的也不少，甚至有更年轻者，但仍以50～70 岁年龄组发病率最高。

（3）本病未发之前，多有先兆症状。《中风斠诠》说："其人中虚已久，则必有先机，为之睽兆。"眩晕和肢体一侧麻木，为常见之发病先兆。临床可见眩晕、头痛、耳鸣，突然出现一过性言语不利或肢体麻木，视物昏花，甚则晕厥，一日内发作数次，或几日内多次复发。

（二）临床表现

中风临床表现复杂，多以神志昏蒙，半身不遂，口舌喎斜，言语謇涩或不语，偏身麻木为主要症状。

（1）神志昏蒙：轻者神思恍惚，迷蒙，嗜睡，或昏睡，重者昏聩不知。可伴有谵妄、躁扰不宁、喉中痰鸣等症。或起病即神昏，或起病虽神清，但3～5 日后渐致神昏。

（2）半身不遂：轻者一侧肢体力弱或活动不利，重者肢体完全瘫痪。也有仅一侧上肢或下肢出现力弱或瘫痪者。瘫痪肢体可见强痉拘急或松懈瘫软。

（3）口舌㖞斜：伸舌时多歪向瘫痪侧肢体，可见患者口角下垂，常伴流涎。

（4）言语謇涩或不语：患者自觉舌体发僵，言语迟缓不利，吐字不清，重者不语。

（5）偏身麻木：一侧肢体感觉减退，甚或麻木不仁，或伴有病侧肢体发凉等。

中风急性期还可出现呕血、便血、壮热、喘促、顽固性呃逆、瞳神异常、抽搐等变症，多是病情危重之象。

部分中风患者不以上述五大症状为主要表现者，可称为类中风，仍属中风范畴。如风眩是以卒发眩晕为主要症状，可伴恶心呕吐，视物模糊或视一为二，坐立不稳，如坐舟车，还可兼有肢体麻木、力弱等症，病情较重者可直中脏腑而出现神志昏蒙；风懿以突发舌强言謇或言语不能、不识事物与亲人为主要特征；风痱以突然出现坐立行走不稳、双手笨拙为特征；风痹则以突发一侧肢体疼痛为特征等。此类中风临床表现复杂，病情变化较快，应注意及时识别与救治。

（三）鉴别诊断

（1）痫病：与中风都有卒然昏仆的见症，但痫病为发作性病证，卒发仆地时常口中作声，如猪羊啼叫，四肢频抽而口吐白沫，醒如常人，但可再发。中风则仆地无声，一般无四肢抽搐及口吐涎沫的症状，并多有口舌㖞斜、半身不遂等症。神昏尚浅者，口舌㖞斜，半身不遂可以通过检查发现；神昏重者，待醒后则有半身不遂诸症。中风急性期可出现痫病发作，后遗症期可继发此病证。

（2）痿证：中风后，半身不遂日久不能恢复者，则肌肉瘦削，筋脉弛缓，应注意与痿证相区别。痿证一般起病缓慢，多表现为双下肢痿躄不用，或四肢肌肉萎缩，痿软无力，与中风半身不遂不同。

（3）口僻：中风病是以突然昏仆，半身不遂，言语謇涩，口舌㖞斜，偏身麻木为主症；口僻以突发口眼㖞斜为主要症状，多表现为病侧额纹消失，闭目不能，鼻唇沟变浅，口角下垂，发病前可有同侧耳后疼痛，但不伴有半身不遂诸症。

（4）瘤卒中：与中风相比，起病相对缓慢，也可表现为半身不遂、言语謇涩、口舌㖞斜等症，或见出现上述症状者。可有肿瘤病史，可借助影像学检查鉴别。

三、辨证治疗

（一）辨证分型

1. 中经络

主症：半身不遂，舌强语謇，口角㖞斜。

兼见面红目赤，眩晕头痛，心烦易怒，口苦咽干，便秘尿黄，舌红或绛，苔黄或燥，脉弦有力，为肝阳暴亢；肢体麻木或手足拘急，头晕目眩，苔白腻或黄腻，脉弦滑，为风痰阻络；口黏痰多，腹胀便秘，舌红，苔黄腻或灰黑，脉弦滑大，为痰热腑实；肢体软弱，偏身麻木，手足肿胀，面色淡白，气短乏力，心悸自汗，舌暗，苔白腻，脉细涩，为气虚血瘀；肢体麻木，心烦失眠，眩晕耳鸣，手足拘挛或蠕动，舌红，苔少，脉细数，为阴虚风动。

2. 中脏腑

主症：神志恍惚，迷蒙，嗜睡，或昏睡，甚者昏迷，半身不遂。

兼见神昏，牙关紧闭，口噤不开，肢体强痉，为闭证；面色苍白，瞳神散大，手撒口开，二便失禁，气息短促，多汗腹凉，脉散或微，为脱证。

（二）治法方药

1. 中经络

（1）络脉空虚，风邪入中：祛风通络。

方药：大秦艽汤加减。本方以大队风药合养血、活血、清热之品组成。秦艽祛风而通行经络；羌活、防风散太阳之风；白芷散阳明之风；细辛、独活搜少阴之风；风药多燥，配白芍以敛阴养血；复用白术、茯苓、甘草以健脾益气；而黄芩、生石膏、生地凉血清热，是为风夹热邪而设。若治后，偏身麻木诸症月余未复，多有血瘀痰湿阻滞脉络，酌加白芥子、猪牙皂以祛除经络之痰湿；丹参、鸡血藤、穿山甲（代）以逐瘀活络，即所谓"治风先治血，血行风自灭"之意。

（2）肝肾阴虚，风阳上扰：滋养肝肾，平息内风。

方药：镇肝熄风汤加减。药用生龙骨、生牡蛎，代赭石镇肝潜阳，并配钩藤、菊花以息风清热，用白芍、玄参、龟板以滋养肝肾之阴，又重用牛膝，辅以川楝子以引气血下行，合茵陈、麦芽以清肝疏郁。痰盛者可去龟板加胆南星、竹沥；心中烦热者可加黄芩、生石膏；头痛重者可加生石决明、夏枯草。另外，还可酌情加入通窍活络的药物，如石菖蒲、远志、地龙、红花、鸡血藤等。若舌苔白厚腻者，滋阴药应酌情减少。若舌苔黄腻，大便秘结可加全瓜蒌、枳实、生大黄。此方适用于因肝肾阴虚、风痰上扰而致半身不遂、偏身麻木者。若偏身麻木，一侧手足不遂，因肝经郁热复受风邪者，以清肝散风饮加减，药用夏枯草、黄芩、薄荷、防风、菊花、钩藤、地龙、乌梢蛇、赤芍、红花、鸡血藤。方中夏枯草、黄芩可清肝热，薄荷、防风、菊花、钩藤四味皆入肝，对外风可散、内风可息；赤芍、红花、鸡血藤为活血达络之品，地龙、乌梢蛇配用既可辅助祛风，又能活血通络。若肝热得清，风邪得散，使阴阳平复，气血循行正常，则麻木不遂之症自除。

（3）风痰瘀血，痹阻脉络：息风化痰，活血通络。

方药：化痰通络方加减。方中半夏、白术健脾化痰；胆南星清化痰热；天麻平肝息风；丹参活血化瘀；香附疏肝理气，调畅气机，以助化痰、活血；少佐大黄通腑泻热，以防腑实形成。瘀血重，舌质紫暗或有瘀斑，加桃仁、红花、赤芍；舌苔黄，兼有热象者，加黄芩、栀子以清热泻火；舌苔黄腻，加天竺黄以清化痰热；头晕、头痛，加钩藤、菊花、夏枯草以平肝清热。一般发病初期，病情波动或渐进性加重，风象突出，可以加重平肝息风之力，如选用钩藤、生石决明、羚羊角粉等。病情平稳后，以痰瘀阻络为主，重在活血通络，可选鸡血藤、伸筋草、地龙等。若进入恢复期，渐显气虚之象时，注意及早使用甘平益气之品，如太子参、茯苓、山药等。

（4）痰热腑实，风痰上扰：化痰通腑。

方药：星蒌承气汤加减。药用胆南星、全瓜蒌、生大黄、芒硝四味。方中胆南星、全瓜蒌清化痰热；生大黄、芒硝通腑导滞。如药后大便通畅，则腑气通，痰热减，神志障碍及偏瘫均可有一定程度的好转。本方使用硝、黄剂量应视病情及体质而定，一般控制在 10～15g，以大便通泻、涤除痰热积滞为度，不可过量，以免伤正。腑气通后应予清化痰热、活血通络，药用胆南星、全瓜蒌、丹参、赤芍、鸡血藤，若头晕重者，可加钩藤、菊花、珍珠母。若舌质红而烦躁不安，彻夜不眠者，属痰热内蕴而兼阴虚，可适当选加鲜生地、沙参、麦冬、玄参、茯苓、首乌藤等育阴安神之品。但不宜过多，恐有碍于涤除痰热。少数患者服用星蒌承气汤后，仍腑气不通，可改投大柴胡汤治疗。

2. 中脏腑

（1）闭证

1）阳闭：辛凉开窍，清肝息风。

方药：至宝丹 1 粒灌服或鼻饲以开窍，并用《医醇賸义》羚羊角汤加减，以清肝息风，滋阴潜阳。方中羚羊角粉可以冲服，配以石决明、代赭石、菊花、黄芩、夏枯草、钩藤清肝息风；龟板、白芍育阴；代赭石潜镇；丹皮凉血清热；天竺黄清化痰热；寒凝盛者可加竹沥、胆南星，或用竹沥水鼻饲，每次 30～50ml，间隔 4～6 小时 1 次。若阳闭证兼有抽搐者可加全蝎、蜈蚣；兼呕血者酌加水牛角、丹皮、竹茹、鲜生地、白茅根等品。临床还可选用清开灵注射液 20～40ml 加入 0.9%氯化钠注射液或 5%葡萄糖注射液 250～500ml 静脉滴注。

2) 阴闭：辛温开窍，除痰息风。

方药：苏合香丸 1 粒灌服或鼻饲以开窍，并用《济生方》涤痰汤加减。药用制南星、半夏、陈皮、枳实、地龙、钩藤、石菖蒲、郁金。方中制南星、半夏、陈皮、茯苓除痰理气；地龙、钩藤息风活络，石菖蒲、郁金开窍豁痰，枳实降气和中，气降则痰消，若见戴阳证，乃属病情进化，进参附汤，白通加猪胆汁汤（鼻饲），以扶元气敛浮阳，临床还可选用醒脑静注射液 20ml 加入 0.9%氯化钠注射液或 5%葡萄糖注射液 250～500ml 静脉滴注。

（2）脱证（回阳固脱）

方药：可选用《世医得效方》参附汤加减。药用人参 10～50g，或党参 30～60g，附子 10～15g，急煎灌服或鼻饲，也可用参附注射液 40ml 加入 0.9%氯化钠注射液或 5%葡萄糖注射液 250～500ml 溶液中静脉滴注。方中人参大补元气，附子回阳救逆，汗出不止者可加黄芪、龙骨、牡蛎、山茱萸、五味子以敛汗固脱。阳气恢复后，如患者又见面赤足冷，虚烦不安，脉极弱或突然脉大无根，是由于真阴亏损、阳无所附而出现虚阳上浮欲脱之证，可用《宣明论方》地黄饮子加减，以滋养真阴、温补肾阳以固脱。

3. 后遗症

（1）半身不遂：益气活血。

方药：补阳还五汤加减。方中重用黄芪以益气，配当归养血，合赤芍、川芎、红花、地龙以活血化瘀通络。若有肢体拘挛疼痛可加穿山甲（代）、水蛭、桑枝等药以加强活血通络、祛瘀生新之功。兼有言语不利者加石菖蒲、远志以化痰开窍；兼有心悸而心阳不足者加桂枝、炙甘草。若患侧下肢瘫软无力突出者，可选加补肾之品，如桑寄生、川断、牛膝、地黄、山茱萸、肉苁蓉等药。

（2）言语不利：祛风除痰开窍。

方药：解语丹加减。方中以天麻、全蝎、白附子平肝息风除痰；制南星、天竺黄豁痰宁心；石菖蒲、郁金芳香开窍；远志交通心肾；茯苓健脾化湿。按《医学心悟》将中风不语分属于心、脾、肾三经。如病邪偏在脾者可加苍术、半夏、陈皮；如偏在心者可加珍珠母、琥珀；如偏在肾者可用地黄饮子加减。

四、针灸治疗

（一）针灸

1. 基本治疗

（1）中经络

治法：醒脑开窍，滋补肝肾，疏通经络。以手厥阴、督脉、足太阴经穴为主。

主穴：内关、水沟、三阴交、极泉、尺泽、委中。

配穴：肝阳暴亢加太冲、太溪；风痰阻络加丰隆、合谷；痰热腑实加曲池、内庭、丰隆；气虚血瘀加足三里、气海；阴虚风动加太溪、风池；口角㖞斜加颊车、地仓；上肢不遂加肩髃、手三里、合谷；下肢不遂加环跳、阳陵泉、阴陵泉、风市；头晕加风池、完骨、天柱；足内翻加丘墟透照海；便秘加水道、归来、丰隆、支沟；复视加风池、天柱、睛明、球后；尿失禁、尿潴留加中极、曲骨、关元。

操作：内关用泻法；水沟用雀啄法，以眼球湿润为佳；刺三阴交时，沿胫骨内侧缘与皮肤成45°，使针尖刺到三阴交穴，用补法；刺极泉时，在原穴位置下2寸心经上取穴，避开腋毛，直刺进针，用提插泻法，以患者上肢有麻胀和抽动感为度；尺泽、委中直刺，使肢体有抽动感。

方义：心主血脉，内关为心包经络穴，可调理心气、疏通气血。脑为元神之府，督脉入络脑，水沟为督脉穴，可醒脑开窍、调神导气。三阴交为足三阴经交会穴，可滋补肝肾。极泉、尺泽、委中，疏通肢体经络。

（2）中脏腑

治法：醒脑开窍，启闭固脱。以手厥阴及督脉穴为主。

主穴：内关、水沟。

配穴：闭证加十二井穴、太冲、合谷；脱证加关元、气海、神阙。

操作：内关、水沟同前。十二井穴用三棱针点刺出血；太冲、合谷用泻法，加强刺激。关元、气海用大艾炷灸法，神阙用隔盐灸法，直至四肢转温为止。

方义：内关调心神，水沟醒脑开窍。十二井穴点刺出血，可接通十二经气，调和阴阳。配太冲、合谷以平肝息风。关元为任脉与足三阴经交会穴，灸之可扶助元阳。神阙为生命之根蒂，真气所系，配合气海可益气固本、回阳固脱。

2. 其他治疗

（1）头针法：选顶颞前斜线、顶旁1线及顶旁2线，毫针平刺入头皮下，快速捻转2～3分钟，每次留针30分钟，留针期间反复捻转2～3次。行针后鼓励患者活动肢体。

（2）电针法：在患侧上、下肢体各选2个穴位，针刺得气后留针，接通电针仪，以患者肌肉微颤为度，每次通电20分钟。

3. 对症治疗

（1）半身不遂：调和经脉、疏通气血。以大肠经、胃经腧穴为主；辅以膀胱经、胆经穴位。初病时，仅刺患侧，病程日久后，可先刺健侧，后再刺灸患侧。取穴：上肢取肩髃、曲池、外关、合谷，可轮换取肩髎、肩贞、臂臑、阳池等穴。下肢取环跳、阳陵泉、足三里、昆仑，可轮换取风市、悬钟、腰阳关等穴。

对于初病半身不遂，属中风中经络者，可用手足十二针，即取双侧曲池、内关、合谷、阳陵泉、足三里、三阴交共12穴。对于中风后遗症的半身不遂，见腕踝难伸、肘膝挛急者，可用手足十二透穴。此法取手足十二透穴，用2～3寸长针透穴强刺，十二透穴是：肩髎透臂臑、腋缝透胛缝，曲池透少海，外关透内关，阳池透大陵，合谷透劳宫，环跳透风市，阳关透曲泉，阳陵泉透阴陵泉，悬钟透三阴交，昆仑透太溪，太冲透涌泉。手足十二针和手足十二透穴，临床疗效较好，可供参考。

（2）中风不语：祛风豁痰，宣通窍络。取穴：金津、玉液放血，针内关、通里、廉泉、三阴交等。

（3）中风闭证：开关通窍，泻热祛痰。用毫针强刺或三棱针刺出血。可先用三棱针点刺手十二井穴出血，再刺水沟、太冲、丰隆。若手足拘挛或抽搐可酌加曲池、阳陵泉穴。

（4）中风脱证：益气固脱，回阳救逆。多以大炷艾灸，汗出、肢温、脉起者，再用毫针，但刺激要轻。取穴：灸关元、神阙，刺气海、关元、足三里，如见内闭外脱之证，可先取水沟强刺，再针足三里、气海以调其气。

头皮针、耳针治疗中风：头皮针取穴可按《素问·刺热论》中刺的头部穴位，中有上星、额会前顶、百会、后顶；次两旁有五处、承光、通天、络却、玉枕。又次两旁有临泣、目窗、正营、承灵、脑空，每次取 7～9 个穴位，交替使用，且浅刺留针，留针 15～30 分钟即可，此法对治中风阳闭及中经络偏于邪实之证，有较好疗效。治疗中风先兆症状，可针刺或艾灸风市、足三里等穴。

（二）推拿

推拿适用于以半身不遂为主要症状的中风患者，尤其是半身不遂的重证。其手法为推、擦、按、捻、搓、拿、擦。取穴有风池、肩井、天宗、肩髎、曲池、手三里、合谷、环跳、阳陵泉、委中、承山。推拿治疗促进气血运行，有利于患肢功能的恢复。

（三）中药熏洗

中药熏洗、药浴具有温经活血、通络逐瘀的作用，直接作用在局部，可以明显减轻中风后的肩关节疼痛、手部发胀等直接影响患者运动功能恢复的症状。药物选用红花、川草乌、当归、川芎、桑枝等，以上药物煎汤取 1000～2000ml，煎煮后趁热以其蒸气熏蒸病侧手部，待药水略温后，洗、敷胀大的手部及病侧的肢体，可明显减轻手肿胀等症状。此外，还可选用透骨草、急性子、片姜黄、三棱、莪术、汉防己、穿山甲（代）、威灵仙等药，水煎外洗，亦可取得良好的疗效。

（四）康复训练

中风后强调早期康复，在患者神志清楚，没有严重精神、行为异常，生命体征平稳，没有严重的并发症、合并症时即可开始康复方法的介入，但须注意康复方法的正确选择，要持之以恒，循序渐进。中风急性期患者，以良肢位保持及定时体位变换为主。对于意识不清或不能进行主动运动者，为预防关节挛缩和促进运动功能的改善，应进行被动关节活动度维持训练。对于意识清醒并可以配合的患者可在康复治疗师的指导下逐步进行体位变化的适应性训练、平衡反应诱发训练及抑制肢体痉挛的训练等。对言语不利、吞咽困难的患者应进行言语、吞咽功能的训练。

从中医理论出发，在康复中应贯彻"松"和"静"的原则和方法。"松"是精神的放松和偏瘫侧肢体、健侧肢体局部的放松。"静"是心静气宁，克服焦躁、压抑的情绪，而且要避免误动、盲动，在"动"中强调动作的质量，而不强求动作的次数。结合现代康复学理论进行针灸治疗可以缓解肢体痉挛，针灸治疗时应注意避免对上肢屈肌和下肢伸肌进行强刺激。对于肢体松懈瘫软者，可以灸法为主。中药煎汤熏洗，对缓解痉挛同样有很好的效果。

（五）艾灸疗法

艾灸疗法是以艾叶为主要燃烧原料，引燃后直接或间接地置于人体腧穴或者病变部位上，借艾叶燃烧时的温热刺激及药物作用使局部气血运行通畅，以治疗疾病的一种方法。扶阳灸对肌张力的改善效应明显，究其原理，通过艾灸膀胱经以补充阳气，使筋肉得濡养，从而缓解肌张力亢进。龚可等将中风后下肢功能障碍的 80 例患者随机分成艾灸足三里并加刺足底穴组、针刺足底穴组，以 Brunnstrom 及 MMT（肌力评定分级标准）评估为疗效指标，验证针灸结合对患者肌力的改善。唐云华通过神阙灸治疗中风后肢体运动障碍者，将其与补阳还五汤结合西医常规治疗相比照，对比二者临床有效性。结果：灸法组的疗效明显优于药物组，且治愈率高于药物组，疗效显著。可见灸法在中风病恢复期疗效确切。

（六）按语

（1）针灸治疗中风疗效较满意，尤其对于神经功能的康复（如肢体运动、语言、吞咽功能等）有促进作用，针灸越早效果越好，治疗期间应配合功能锻炼。

（2）中风急性期，出现高热、神昏、心力衰竭、颅内压增高、上消化道出血等情况时，应采取综合治疗措施。

（3）中风患者应注意防止褥疮，保证呼吸道通畅。

（4）本病应重在预防，如年逾四十，经常出现头晕头痛、肢体麻木，偶有发作性语言不利、肢体痿软无力者，多为中风先兆，应加强防治。

五、名中医经验

（一）针灸疗治中风患者应首分缓急标本

正在急性期，如果是中脏腑的患者，当分清是闭证还是脱证。如果是闭证者，当以开闭、泻火、豁痰、醒脑为主，可取水沟、百会调督脉经气，开窍醒脑；手十二井穴与十宣穴点刺出血，以清泻上部之风热、平息内风；涌泉传热下行，平肝并能降压。以上各穴道，对急性期的患者，有一定的急救作用，但为了疗效显著和效果持久，必须同时针对其病因治疗，如肝阳夹痰上扰，蒙闭清窍所引起的闭证昏倒，症见面红、发热、鼾呼、喉间痰声辘辘、两手握固、牙关紧闭、苔黄、脉弦滑等。

病案　魏某，女，58岁。

初诊日期：2014年6月19日。

主诉：左侧肢体活动不利15天。

现病史：患者于15天前无明显诱因突发左侧半身活动不利，语言不清，口眼㖞斜。无头痛及二便失禁，未曾仆倒。送至急诊，诊断为脑梗死。予抗血栓药物治疗。患者当晚病情加重，呕吐2次，但无神志意识障碍，为求中医针灸治疗，遂来我院门诊。

既往史：既往健康。

专科检查：左上下肢瘫痪，面白，舌苔白腻，中心略黄厚。

理化检查：无。

诊断：中风、中经络。

辨证分析：素体气虚，风中经络。

治则治法：调补阴阳，疏风通络。

诊疗措施：取穴为听宫、列缺、条口、侠溪、足三里、风湿、外关、曲池、液门、合谷、承浆。刺法均行以补法，予轻刺激量，日1次针灸，5次为1个疗程。

复诊日期：2014年6月28日。

主诉：患者感到轻松，精神好，自感肌力增加，抬臂、抬腿活动度增加。

治疗结果：经20次治疗症状明显改善，生活基本能自理。

辨证分析：中风作为病名首见于《素问·邪气脏腑病形》，亦称为卒中。主要指猝然晕倒，不省人事，口眼歪斜，半身不遂，言语不利等症。可将中风的病机分为风火痰虚瘀五种类型，此患者属于素体气虚，风中经络，故予以调补阴阳，疏风通络为主治疗，患者病情缓解较快。

（二）腹针疗法

腹针疗法为薄智云教授根据神阙穴的调控作用，提出临床上的各种疾病可借助针刺刺激腹部特定腧穴，从而使机体阴阳达到动态平衡的治疗方法。李玉琴为观察腹针对脑卒中肢体肌张力增高的临床疗效，通过腹针治疗脑卒中患者，与传统针刺法对比，结果为腹针组总有效率为 86.67%，优于常规针刺组，且诊疗后的运动功能评定量表（FMA）、科学引文索引（SCI）、改良阿什沃思量表（MAS）等各项指数评分均优于常规针刺组，可见腹针在改善上肢肌张力方面有疗效。为观察腹针结合康复训练对脑卒中患者肌力的影响，姬乐等通过针康法治疗脑卒中患者，与单纯使用康复训练治疗脑卒中对比，以 FMA、MAS 为评定标准，结果示针康组治疗后的 FMA、MAS 评分优于康复训练组，并且两组均未出现不良反应。综上，腹针在改善患者肌张力，提高患者肌张力方面疗效喜人。

（三）眼针疗法

全国名中医彭静山教授最早提出了眼针疗法，他的依据源于《内经》等经典著作，基于五轮学说和脏腑、经脉之间的关系及观眼识病理论提出的治疗方法。有文献指出眼针疗法治疗中风后遗症期肢体运动功能的机制是，通过改善患者的血液流动性，增加脑部血供，促进脑部受损组织的再灌注，从而使中风患者的肢体运动功能得到改善。孙赫楠为观察眼针对中风后肢体运动障碍的成效，通过眼针治疗脑卒中患者，与常规针刺治疗对比，以肢体功能及语言改善情况为评定标准，结果示眼针组总有效率为 95.8%，常规针刺组为 83.3%，可见眼针治疗在改善脑卒中患者肢体运动功能及语言功能方面有奇效。

针刺方面，近年来，针对卒中后手功能障碍的针刺方法亦层出不穷，包括醒脑开窍针刺法、火针疗法、功能针法、透刺法、齐刺法、经筋刺法、巨刺法、埋线疗法、恢刺法、揿针疗法、腹针疗法、浮针疗法、缪刺法、靳三针、放血疗法等，各种方法均对卒中后手功能障碍有一定的疗效，极大地体现了治疗方法的多样性，为针灸临床工作提供了多种思路及治疗方案。

第十七节　运动神经元病

运动神经元病（MND）是一组病因未明的选择性侵犯脊髓前角细胞、脑干运动神经元、皮层锥体细胞及锥体束的慢性进行性神经变性疾病。发病率为每年（1～3）/10 万，患病率为每年（4～8）/10 万。由于多数患者于出现症状后 3～5 年内死亡，因此，本病的患病率与发病率较为接近。MND 病因尚不清楚，一般认为是随着年龄增长，由遗传易感个体暴露于不利环境所造成的，即遗传因素和环境因素共同导致了运动神经元病的发生。本病病情呈持续进展性，预后不良。本病属于中医"痿证"范畴，与脾肾阳虚、肝肾不足有关，又称肌萎缩侧索硬化（ALS）、夏科病、卢伽雷病、渐冻症。中医治疗包括中药内服、针刺、艾灸、温针灸、推拿按摩、八段锦及保健功等理疗方式。

一、病因病机

（一）西医

1.遗传因素　目前已经发现了十多种与 ALS 发病相关的突变基因，其中最常见的是超氧化物歧化酶 1 基因（*SOD1*），其次是 *FUS* 和 *TARDBP*，其余还包括 *ALS2*、*SETX*、*VAPB*、*ANG*、*OPTN*、*ATXIN2* 等。前三种基因与大部分 ALS 相关，而其余大量基因仅与少数 ALS 相关。所有家族性 ALS 的突变基因均可以出现在散发性 ALS 患者中，两组唯一的临床鉴别点是前者的发病年龄较小，比后者提前 10 年左右，而且散发性 ALS 患者的一级亲属罹患 ALS 及其他神经系统变性疾病的风险增高，因此不能排除遗传因素也在散发性 ALS 中起作用。这些与 ALS 发病相关的突变基因主要有 *SOD1*、*Alsin* 基因、TARDNA 结合蛋白基因、肉瘤融合基因（*FUS/TLS*）、VAMP 相关蛋白 B 型基因（*VAPB*）、血管生成素基因（*ANG*）、Ataxin-2（*ATXN2*）、泛素蛋白 2 基因（*UBQLN2*）、*C9orf72* 相关 ALS 等。

2.环境因素　根据大量流行病学调查，人们发现了许多与 ALS 发病相关的环境因素，包括重金属、杀虫剂、除草剂、外伤、饮食及运动等。但是总体来讲，这些因素之间缺乏联系，而且它们与 ALS 的发生是否存在必然联系及它们导致 ALS 发生的机制也有待进一步证实。与 ALS 发病相关的环境因素主要有农业劳动与农村生活、电击伤、电离辐射、外伤、过度运动、吸烟、工业原料、重金属等。

（二）中医

《内经》有许多篇章对痿病进行了讨论，《素问·痿论》还作了专门论述。病因病机方面，主张"肺热叶焦"，筋脉失润；"湿热不攘"，筋脉弛缓。病证分类方面，根据五脏与五体的关系，提出了"痿躄"、"脉痿"、"筋痿"、"肉痿"、"骨痿"的分类方法。

《内经》丰富的论述，为后世认识痿病奠定了理论基础。隋唐时期，将痿病列入风门，较少进行专题讨论。宋代《三因极一病证方论·五痿叙论》指出情志、劳逸致"内脏精血虚耗，荣卫失度……故致痿躄"，"痿躄证属内脏气不足之所为也"。金元时期，张子和对"风、痹、痿、厥"予以鉴别，《儒门事亲》指出："夫四末之疾，动而或痉者，为风；不仁或痛者，为痹；弱而不用者，为痿；逆而寒热者，为厥；此其状未尝同也。故其本源，又复大异。"《丹溪治法心要·痿》不但立专篇论述痿病，而且指出其病因"有热、湿痰、血虚、气虚"，明确提出痿证"不可作风治"，从而与张子和一起纠正了"风痿混同"之弊，还通过对脏腑生克补泻之阐述，说明了"泻南方、补北方"的治痿法则。明代《景岳全书·痿证》强调"非尽为火证……而败伤元气者亦有之"，并强调精血亏虚致痿："元气败伤，则精虚不能灌溉，血虚不能营养者亦不少。"清代《临证指南医案》指出本病为"肝肾肺胃四经之病"。

痿病的病因很广泛，外感、内伤均可导致痿病。正如《证治准绳·痿》所说："五劳五志六淫尽得成五脏之热以为痿也。"痿病的发生有如下病机。

1.肺热津伤，津液不布　感受温热毒邪，高热不退，或病后余热燔灼，伤津耗气，皆令"肺热叶焦"，不能布送津液以润泽五脏，遂成四肢肌肉筋脉失养，痿弱不用。此即《素问·痿论》"五脏因肺热叶焦，发为痿躄"之谓也。

2.湿热浸淫，气血不运　外感湿热之邪，或久居湿地，冒受雨露，感受寒湿之邪郁遏化热，或饮食不节，生冷肥甘太过，损伤脾胃，脾不能运化水湿而内生湿热，若湿热未及时清除，濡滞肌肉，浸淫经脉，气血不运，肌肉筋脉失养而发为痿病。此即《素问·生气通天论》所谓"湿热不攘，大筋软短，小筋弛长，软短为拘，弛长为痿"之义。

3. 脾胃受损，精血不足 脾胃为后天之本，气血生化之源，五脏六腑，四肢百骸赖以温煦滋养。若素体虚弱，久病成虚，或饮食不节，脾胃受损，脾胃既不能运化水谷以化生气血而精血不足，也不能转输精微，五脏失其润养，筋脉失其滋煦，故发为痿病。正如《医宗必读·痿》所云，"阳明者胃也，主纳水谷，化精微以滋养表里，故为五脏六腑之海，而下润宗筋……主束骨而利机关"，"阳明虚则血气少，不能润养宗筋，故弛纵，宗筋纵则带脉不能收引，故足痿不用"。

4. 肝肾亏损，髓枯筋痿 素体肝肾亏虚；或因房色太过，乘醉入房，精损难复；或因劳役太过而致肝肾亏损；或五志失调，火起于内，耗灼精血，均可致肝肾亏损。肝血不足，肾精亏虚，肝不主筋，肾不主骨，髓枯筋痿，肌肉也随之不用，发为痿病。另外，也有因实致虚者，如湿热留滞不化，下注于肝肾，久则亦能损伤，导致筋骨失养。《脾胃论》"夫痿者，湿热乘肾肝也，当急去之，不然则下焦元气竭尽而成软瘫"，指这种情况。

由上可知，痿病的病因有外感、内伤。病位虽在肌肉筋脉，但关乎五脏，尤以肝、肾、肺、胃最为密切，因肝藏血主筋，肾藏精生髓，津生于胃，肺通调布散津液，故《临证指南医案·痿》强调本病为"肝肾肺胃四经之病"。其病机则为热伤肺津，津液不布；湿热浸淫经络，气血不运；脾胃受损，气血精微生化不足；肝肾亏损，髓枯筋痿。而且这些病机常可互相传变，如肺热叶焦，津失敷布，则五脏失濡，内热互起；肾水不亏，水不制火，则火灼肺金，导致肺热津伤；脾虚与湿热更是互为因果，湿热亦能下注于肝肾，伤及肝肾之阴。归根结底，痿病是由五脏内伤、精血受损、肌肉筋脉失于滋养所致。故其病理性质有虚有实，一般是热证、虚证居多，虚实夹杂者亦不少见。热证以虚热为多，湿热为患则属实；虚证为精血亏虚，亦有气虚者；因虚不运，痰湿、死血、湿热、湿邪、积滞等，都可兼夹发生。故《证治汇补》说："内热成痿，此论病之本也，若有感发，必因所挟而致。"

二、诊断

（一）临床特点

本病隐匿起病，进行性加重，主要表现为四肢远端肌萎缩、无力、肌张力高、肌束颤动、行动困难、延髓麻痹、构音障碍、进食呛咳、呼吸和吞咽障碍、反射亢进及病理征阳性等不同组合。一般无感觉障碍。本病以中年人受累最多，大多在40～50岁，男性多于女性两三倍，有部分患者有阳性家族史，通常为常染色体显性遗传。多年来各国学者对本病的病因病机进行种种推测研究，但至今尚不明确，也无特效药。

（二）临床表现

本病以筋脉弛缓，肢体肌肉软弱无力，不能随意活动，甚至肌萎缩或瘫痪为主要证候特征。但因证不同，临床表现各异。有急性起病，进行性加重者；有缓慢发病者；也有时轻时重，周期性发作者；有疲劳后发病者，有睡卧后发作者。有以女性多见者，有以男性为主者。一般以下肢发病多见，也有见于上肢、肩背者，有影响关窍，难于张口、睁目，甚至瘫痪于床者。有以肢体近端肌肉弱于远端者，或肢体远端肌肉弱于近端者。初则仅为肌肉软弱无力，久则肌萎缩不用。

（1）根据临床表现的不同，运动神经元病一般可以分为以下四种类型。

1）肌萎缩侧索硬化症（ALS）。

2）进行性肌萎缩（PMA）。

3）进行性延髓麻痹（PBP）。

4）原发性侧索硬化（PLS）。

不管最初的起病形式如何，ALS、PMA、PBP、PLS 现在都被认为是相关的疾病实体。PMA 和 PBP 通常最终都会进展为 ALS。运动神经元病是否为单一病因、表型不同的疾病，尚不完全清楚，但 ALS 肯定是其中最为常见和最易识别的表型。故在对本病的各种研究中也多以 ALS 代表 MND 这一组疾病。

（2）ALS 根据是否具有家族遗传性可以分为以下两种类型。

1）散发性 ALS（sALS），没有 ALS 家族史。

2）家族性 ALS（fALS），家族中存在 1 个以上 ALS 患者。根据遗传方式的不同，家族性 ALS 可分为常染色体显性遗传、常染色体隐性遗传和伴 X 染色体遗传。

ALS 多成年起病，散发性患者平均发病年龄为 56 岁，具有阳性家族史患者平均发病年龄为 46 岁。本病平均病程 3~5 年，但不同亚型患者病程也存在差异。一般而言，发病年龄小于 55 岁的患者生存期较长。此外，家族性 ALS 患者病程与散发患者不尽相同，但与特定基因突变相关。但无论何种类型 ALS 患者，最终多死于呼吸衰竭。

ALS 临床以上、下运动神经系统受累为主要表现，包括肌肉无力、肌萎缩、肌束震颤及肌张力增高、腱反射亢进、病理征阳性。一般无感觉异常及大小便障碍。其中肌肉无力、肌萎缩、肌束震颤为下运动神经系统受累表现；肌张力增高、腱反射亢进、病理征阳性为上运动神经系统受累的主要表现。为了诊断的需要，通常将全身骨骼肌从上到下根据部位分为四段，即球部、颈段、胸段和腰骶段，依次寻找以上四个部分上下运动神经元受损的证据。

对于不同的患者，首发症状可以有多种表现。多数患者以不对称的局部肢体无力起病，如走路发僵、拖步、易跌倒，手指活动（如持筷、开门、系扣）不灵活等。本病也可以吞咽困难、构音障碍等球部症状起病，少数患者以呼吸系统症状起病。随着病情的进展，逐渐出现肌萎缩、"肉跳"感（即肌束震颤）、抽筋，并扩展至全身其他肌肉，进入病程后期，除眼球活动外，全身各运动系统均受累，累及呼吸肌，出现呼吸困难、呼吸衰竭等。多数患者最终死于呼吸衰竭或其他并发症。因本病主要累及运动神经系统，故病程中一般无感觉异常及大小便障碍。统计显示，起病部位以肢体无力者多见，较少数患者以吞咽困难、构音障碍起病。不同的疾病亚型其起病部位、病程及疾病进展速度也不尽相同。

认知功能受损是 ALS 的一个常见特征。额颞叶痴呆（FTD）是 ALS 患者常同时存在的疾病。据统计，约 5%的 ALS 患者符合 FTD 的诊断标准，而 30%~50%的 ALS 患者虽然未达到 FTD 的诊断标准，但也出现了执行功能减退的表现。对于出现认知或行为等高级皮质功能障碍，但未达到 FTD 诊断标准的 ALS 患者，若以行为改变为主要表现，称为"ALS 伴有行为障碍（ALSBi）"，若以认知功能障碍为主要表现，则称为"ALS 伴有认知功能障碍（ALSci）"。FTD 患者的临床表现包括：注意力减退、执行功能障碍、计划及解决问题能力减退、流利性或非流利性失语、人格改变、易激惹、智能减退等高级皮质功能障碍，但记忆力通常不受累或受累轻微。目前，尚不存在可靠的针对 ALS 认知损害的筛选试验。言语流畅性是一个敏感指标，同时还要筛查额叶执行功能等。

（三）检查

（1）脑脊液检查基本正常。

（2）肌电图检查可见自发电位，神经传导速度正常。

（3）肌肉活检可见神经源性肌萎缩。

（4）头、颈 MRI 可正常。

（四）诊断标准

1. 临床表现

（1）以下肢或上肢、一侧或双侧肢体筋脉弛缓，痿软无力，甚至肌萎缩、瘫痪为主症。

（2）缓慢起病，或急性发作。

（3）具有感受外邪与内伤积损的病因，或有反复发作病史。

（4）西医学神经系统检查肌力降低，肌萎缩，或肌电图、肌活检与酶学检查，符合神经、肌肉系统相关疾病诊断。

ALS 的诊断主要依靠临床表现及肌电图等辅助检查结果。

2. 标准　中华医学会神经病学分会参照世界神经病学联盟的诊断标准提出了我国肌萎缩侧索硬化症的诊断标准（草案）。内容包括如下。

（1）必须有下列神经症状和体征：①下运动神经元病损特征（包括目前临床表现正常，肌电图异常）；②上运动神经元病损的体征；③病情逐渐进展。

（2）根据上述 3 个特征，可作以下 3 个程度的诊断：①确诊 ALS：全身 4 个区域（球部、颈、胸、腰骶神经支配区）的肌群中，3 个区域有上下运动神经元病损的症状和体征；②拟诊 ALS：2 个区域有上下运动神经元病损的症状和体征；③可能 ALS：1 个区域有上下运动神经元病损的症状和体征，或 2~3 个区域有上运动神经元病损的症状和体征。

（3）下列支持 ALS 的诊断：①一处或多处肌束震颤；②肌电图提示神经源性损害；③运动和感觉神经传导速度正常，但远端运动传导潜伏期可以延长，波幅低；④无传导阻滞。

（4）ALS 不应有下列症状和体征：①感觉障碍体征；②明显括约肌功能障碍；③视觉和眼肌运动障碍；④自主神经功能障碍；⑤锥体外系疾病的症状和体征；⑥Alzheimer 病的症状和体征；⑦可由其他疾病解释的类 ALS 综合征症状和体征。

上述诊断标准有助于临床诊断 ALS，但须注意的是，该标准的制定是基于研究及临床药物试验而非临床实践，因而标准较为严格，不利于疾病的早期诊断。在临床工作中，应注意将 ALS 与一些其他病因引起的疾病相鉴别，特别是一些可治性疾病，争取最大限度地让患者受益。

（五）鉴别诊断

（1）痹病：久病痹病，也有肌肉消瘦者，与本病相似，但均有关节、肢体疼痛，与本病力弱不痛有根本的区别。

（2）风痱：以步履不正，手足笨拙，动作不准，废而不用为主症，常伴有舌体病变，言语不利；而痿病则以力弱，肌萎缩为主症，两者有所区别。两者均可隐袭起病，病久也可痿痱并病。

三、辨证论治

（一）辨证要点

（1）辨虚实：凡起病急，发展较快，肢体力弱，或拘急麻木，肌萎缩尚不明显，属实证；而起病缓慢，渐进加重，病程长，肢体弛缓，肌萎缩明显者，多属虚证。

（2）辨脏腑：发生于热病过程中，或热病之后，伴咽干咳嗽者，病变在肺；若面色萎黄不华，食少便溏者，病变在脾胃；起病缓慢，腰脊酸软，遗精耳鸣，月经不调，病变在肝肾。

（二）治疗原则

（1）独取阳明：即指治痿病应重视调理脾胃，因脾胃为后天之本，肺之津液来源于脾胃，肝肾的精血来源于脾胃的生化，只有脾胃健运，津液精血之源生化，才能充养肢体筋脉，有助于痿病的康复。所谓调理不尽属于补益，脾胃虚弱者故当健脾益胃，而脾胃为湿热所困者，又当清胃火祛湿热，皆属治阳明调理之法。所谓"独取"，乃重视之意，不应理解为"唯独"之法。

（2）泻南补北：南方属火，北方属水，即指治痿病应重视滋阴清热，因肝肾精血不足，不能濡养筋脉，且阴虚则火旺，火旺则阴更亏，故滋阴可充养精血以润养筋骨，且滋阴有助于降火；外感热毒，当清热解毒，火清热去则不再灼阴耗精，有存阴保津之效。若属虚火当滋阴以降火。若湿热当清热化湿而不伤阴。

（3）治兼夹证：在调理脾胃、滋阴清热的基础上，对痿病的兼夹证要予以兼顾治疗，视其所夹湿热、痰湿、瘀血、积滞等，分别治宜清湿热、化痰浊、祛瘀血、消积滞或清郁热等，辨证论治，才能收效。

（4）慎用风药：因治风之剂，皆发散风邪，开通腠理之药，若误用之，阴血愈燥酿成坏病。至于因七情六欲太过而成痿者，必以调理气机为法，盖气化改善，百脉皆通，其病可愈。即吴师机所谓"气血流通即是补"之理。

（三）分证论治

1. 肺热津伤

症状：病起发热之时，或热退后突然肢体软弱无力，皮肤枯燥，心烦口渴，咽干咳呛少痰，小便短少，大便秘结。舌红苔黄，脉细数。

治法：清热润肺，濡养筋脉。

方药：清燥救肺汤。

方中以人参、麦冬、生甘草甘润生津，益气养阴；生石膏、霜桑叶、苦杏仁、火麻仁宣肺清热，润燥降逆；蜜炙枇杷叶、阿胶、炒胡麻仁润肺滋阴润燥。若壮热，口渴，汗多，则重用生石膏，还可加金银花、连翘以清热解毒，养阴生津。若咳呛少痰，加炙瓜蒌、桑白皮、川贝、知母以润肺止咳化痰。咽干不利者，加花粉、玉竹、百合以养阴生津。若身热退净，食欲减退，口燥咽干较甚者，证属肺胃阴伤，宜用益胃汤加薏苡仁、山药、生谷芽之类，以益胃生津。

本证肺热而津已伤，勿滥用苦寒、香燥、辛温之品重亡津液，可佐养胃清火之药，如沙参、玉竹、山药之类，胃火清则肺金肃，也是"治痿独取阳明"之法。

2. 湿热浸淫

症状：四肢痿软，肢体困重，或微肿麻木，尤多见于下肢，或足胫热蒸，或发热，胸脘痞闷，小便赤涩。舌红苔黄腻，脉细数而濡。

治法：清热燥湿，通利筋脉。

方药：加味二妙散。

方中黄柏苦寒清热燥湿；苍术健脾燥湿；革薢导湿热从小便而出；当归、牛膝活血通络；龟板滋阴潜阳，养肾壮骨。全方合用，有清化下焦湿热，而又不伤阴之效。若湿盛，伴胸脘痞闷，肢重且肿者，可加厚朴、薏苡仁、茯苓、泽泻以理气化湿。若长夏雨季，酌加藿香、佩兰以芳香化浊。

若形体消瘦，自觉足胫热气上腾，心烦，舌红或苔中剥，脉细数，为热甚伤阴，上方去苍术加生地、麦冬以养阴清热。如肢体麻木，关节运动不利，舌质紫，脉细涩，为夹瘀之证，加赤芍、丹参、红花以活血通络。

本证重在清热燥湿，不可急于填补，以免助湿恋邪，或热已伤阴，则应清养，仍须注意养阴而不得碍湿。

3. 脾胃亏虚

症状：肢体痿软无力日重，食少纳呆，腹胀便溏，面浮不华，神疲乏力。舌淡，舌体胖大，苔薄白，脉沉细或沉弱。

治法：健脾益气。

方药：参苓白术散。

方中人参、白术、山药、扁豆、莲子肉甘温健脾益气；茯苓、薏苡仁健脾渗湿；陈皮、砂仁和胃醒脾。若肥人多痰，可用六君子汤以补脾化痰。中气不足，可用补中益气汤。心悸气短者，加黄芪、当归以益气生血。如肌肉麻木不仁，苔白腻者，加橘络、白芥子以化痰通络；消瘦，舌质紫暗者，可用圣愈汤以益气养血，再加桃仁、红花、牛膝以活血化瘀。

4. 肝肾亏损

症状：起病缓慢，四肢痿弱无力，腰脊酸软，不能久立，或伴眩晕、耳鸣、遗精早泄，或月经不调，甚至步履全废，腿胫大肉渐脱。舌红少苔，脉沉细数。

治法：补益肝肾，滋阴清热。

方药：虎潜丸。

方中虎骨（可用狗骨代）、牛膝壮筋骨利关节；锁阳温肾益精；当归、白芍养血柔肝荣筋；黄柏、知母、熟地、龟板滋阴补肾清热；少佐陈皮以利气，干姜以通阳。本方治肝肾阴亏有热的痿病，为肝肾亏损证的基本方。

热甚者去锁阳、干姜，或用六味地黄丸加牛骨髓、猪骨髓、鹿角胶、枸杞子、砂仁治之。若兼见面色萎黄不华，心悸，舌淡红，脉细弱者，加黄芪、党参、当归、鸡血藤以补养气血。

若久病阴损及阳，症见怕冷，阳痿，小便清长，舌淡，脉沉细无力者，不可用凉药以伐生气，虎潜丸去黄柏、知母，酌加鹿角片、补骨脂、肉桂、附子等以补肾壮阳。此外，也可加紫河车粉，或用牛骨髓、猪骨髓煮熟，捣烂和入米粉，再用白糖或红糖调服。

本证以阴虚夹热者为多，但应分清有热无热，虚火当滋肾，无火当填精，若阳虚者则又当温煦为治。

各证都可结合针灸、推拿、保健功等综合治疗，有助于提高痿病的治疗效果。

（四）西医治疗

（1）维生素 E 和 B 族维生素口服。

（2）辅酶肌内注射，胞磷胆碱肌内注射等治疗，可间歇应用。

（3）针对肌肉痉挛可用地西泮口服，巴氯芬，分次服。

（4）可试用治疗本病的一些药物，如促甲状腺激素释放激素、干扰素、卵磷脂、睾酮、半胱氨酸、免疫抑制剂，以及血浆交换疗法等，但它们的疗效是否确实，尚难评估。

（5）近年来，随干细胞技术的发展，干细胞治疗已成为治疗本病手段之一，可缓解并改善病情。

（6）患肢按摩，被动活动。

（7）吞咽困难者，以鼻饲维持营养和水分的摄入。

（8）呼吸肌麻痹者，以呼吸机辅助呼吸。

（9）防治肺部感染。

四、针灸治疗

治疗方面，提出了"治痿者独取阳明"和"各补其荥而通其俞，调其虚实，和其逆顺"的针灸治痿原则。

1.脾胃虚衰　许振亚等认为，由于饮食不节，或久处湿地，或思虑过度，脾胃受伤。脾为后天之本，主肌肉及四肢，脾气亏虚，运化失常，精微不能输送，肌肉失于荣养。

2.肝、脾、肾亏虚　林通国认为，本病之因，多与肝、脾、肾亏损有关。肝主筋、藏血，经脉之所宗；脾主肌肉，为后天之本，生化之源，气血之枢纽；肾主骨、藏精，五脏六腑之本。一旦喜怒劳役，或房室过度，肾阴亏损，则骨髓衰竭而发为"痿厥"。命门火衰，三焦不化，肺气不宣，阳气不达而见吞咽麻痹证。肾气虚弱，水不涵木，肝血失养，血不濡筋，而发为"筋厥"。所以，筋痿、痿厥、麻痹为本证之标，真阳亏损、肝木失调为本证之本。

3.肝风内动　李燕娜等认为，本病初起，其以肝风内动为主。本病初期即有肌肉跳动，不同于痿证而类似中医学的"肌肉瞤动"，且中医学认为"风性主动"、"肝主筋"，因此本病辨证应以"风"为主，尤应以"肝风"为主，从肝从风论治。众多因素均可损及肝、脾、肾，而致肝肾阴虚，阴不敛阳，阳亢而风动；风阳煎灼津液为痰，风痰阻于经络则气血运行不畅，筋脉失于荣养而出现肌萎缩。脾虚则肝木不荣，肝气横逆亦可成肝风。

总之，本病可因肝、脾、肾俱虚，风痰阻络而发。吴以岭提出从奇经论治，在奇经、五脏、三焦三个层面探讨本病的病因病机。

（一）基本治疗

治法：祛邪通络，濡养筋脉。以手、足阳明经穴和华佗夹脊穴为主。

主穴：上肢为肩髃、曲池、合谷、颈胸部夹脊穴；下肢为髀关、伏兔、足三里、阳陵泉、三阴交、腰部夹脊穴。

配穴：肺热伤津加尺泽、肺俞、二间；湿热袭络加阴陵泉、大椎、内庭；脾胃虚弱加太白、中脘、关元；肝肾亏损加太溪、肾俞、肝俞。上肢肌萎缩加手阳明经排刺；下肢肌萎缩加足阳明经排刺。

操作：足三里、三阴交用补法，余穴用泻法或平补平泻法，夹脊穴用平补平泻法。

方义：阳明经多血多气，选上、下肢阳明经穴位，可疏通经络，调理气血。夹脊穴为督脉之旁络，又与膀胱经第1侧线的脏腑背俞穴相通，可调脏腑阴阳，行气血。

（二）其他治疗

（1）皮肤针法：用皮肤针反复叩刺背部肺俞、脾俞、胃俞、膈俞和手、足阳明经线。隔日1次。

（2）电针法：在瘫痪肌肉处选取穴位，针刺后加脉冲电刺激，以患者能耐受为度，每次20分钟。

（三）按语

（1）针灸治疗本病有较好的疗效，对于久病关节畸形者应配合其他疗法。

（2）卧床患者应保持四肢功能体位，以免造成足下垂或内翻，必要时可用护理架及夹板托扶；另外注意预防褥疮。

（3）在治疗期间，应加强主动及被动的肢体功能锻炼，以助及早康复。

五、名中医经验

（一）纪青山教授针刺治疗运动神经元病

病案　张某，女，46 岁。

初诊日期：2012 年 6 月 18 日。

主诉：四肢萎缩，活动不利 4 年，加重 7 天。

现病史：患者于 4 年前无明显诱因出现四肢萎缩，活动不利。曾多方医治，病情仍时好时坏，7 天前上述症状加重，而来就诊。

现症：四肢萎缩，活动不利。舌质淡，苔薄白，脉沉细无力。

既往史：健康。

专科检查：双侧肢体肌力 4 级，肌张力增高，步履困难，呈痉挛性剪刀步态，腱反射亢进，病理反射阳性。

理化检查：肌电图示运动神经源性损伤。

诊断：运动神经元病。

治则治法：补益气血，温通经络。

诊疗措施：上肢取肩髃、手五里、曲池、手三里、合谷；下肢取梁丘、足三里、上巨虚、解溪、血海、阴陵泉、三阴交、关元、气海；背部选肺俞、心俞、肝俞、脾俞、肾俞。有延髓性麻痹表现者可加廉泉。

温针的穴位：肩髃、手三里、合谷、足三里、上巨虚、解溪、血海、三阴交、关元、气海、肝俞、脾俞、肾俞，每穴灸 2 壮，每天 1 次，10 次为 1 个疗程，隔天进行下一个疗程。治疗时患者取卧位，行针手法以补法为主，配合平补平泻法。温针时要避免烫伤，由专人看护。

复诊日期：2012 年 7 月 18 日。

主诉：四肢萎缩，活动不利明显改善。

治疗结果：经治疗患者病情好转，嘱患者避风寒，加强肢体功能锻炼，巩固疗效，防止病情加重。

辨证分析：患者因素体虚弱，正气受损，肝肾不足，气血虚弱，运行不利，以致四肢萎缩，活动不利，而舌脉等表现均符合气虚血瘀之象。

按语：运动神经元病从现代医学角度讲目前尚无有效的治疗方法。从中医学角度讲属于"痿证"范畴，痿证的发生与肝、脾、肾密切相关。《内经》对于痿证的治则提出"治痿独取阳明"，阳明为多气多血之经，选取阳明经穴位可起到补益气血、起痿复用的功效，肩髃、手五里、曲池、手三里、合谷为手阳明经穴位，梁丘、足三里、上巨虚、解溪为足阳明经穴位，阳明经主润宗筋，为五脏六腑之海，其气血营养滋润宗筋，宗筋主束骨利关节，故选择阳明经穴再加温针对改善肌萎缩无力、增强体质具有很好的作用。选择五脏俞，乃是因为五脏俞为五脏之精气输注于体表的部位，因各脏腑的背俞穴与相应的脏腑位置基本对应，是调节脏腑功能、振奋人体正气之要穴。之所以选取肝俞、脾俞、肾俞施行温针，正如《素问·痿论》描述："肝主身之筋膜，脾主身之肌肉，肾主身之骨髓"，因三脏受损或邪气侵袭可生"筋痿"、"肉痿"、"骨痿"。温针灸肝俞具有柔肝舒筋的功效，可以有效地防治肌肉震颤及肌痉挛；温针脾俞，使脾土的运化水谷功能健旺，荣卫气血津液的化源增加，机体营养得到加强，使五脏六腑四肢肌肉各发挥其正常的功能；肾主藏精，主骨生髓，温针肾俞具有强筋健骨、填精益髓、温肾壮阳的功效。现代医学研究认为，背俞穴十分邻近脊神经后根，分布规律与脊神经节段性分布特点大致吻合，内脏疾病的体表反应区常是相应穴位所在。针灸通过对五脏俞穴的良性刺激改善了局部组织代谢，同时作用于躯体感觉神经末梢、交感神经末梢及神经伴随的血管，通过神经的轴突反射、节段反射途径作用于脊髓相应节段的自主神经中枢，调整了内脏功能，并经躯体感觉纤维及内脏感觉纤维进入脊髓后传至脑，并借助与脑的相关下行传导纤维联系，实现背俞穴对内脏和全身的良性调节作用。血海、阴陵泉、三阴交为脾经穴位，可健脾益胃，增强机体抗病能力。关元、气海可培元固本，大补元气。温针灸治疗运动神经元病可发挥温脾补肾养肝、强肌健力起痿的功效。现代研究表明，艾火的热力不仅影响穴位表层，还能通过腧穴深入体内，影响经气，深透筋骨、脏腑以至全身，发挥整体调节作用，而用于治疗疾病。现代研究证实，艾灸燃烧时产生的热量，是一种十分有效并适应于机体治疗的物理因子红外线。艾灸时的红外辐射可为机体细胞的代谢活动、免疫功能提供所必需的能量，也能给缺乏能量的病态细胞提供活化能。而艾灸施于穴位，其近红外辐射具有较高的穿透能力，可通过经络系统，更好地将能量送至病灶而起作用。因此说温针灸治疗运动神经元病具有更好、更满意的疗效。

（二）石学敏院士从神机异常辨证论治

石院士认为本病虽与脾、胃、肝、肾有关，但其病位在脑与脊髓，与脑神失司有着密切的关系。临床中许多疾病错综复杂，病因难寻，久治不愈，求其根本，多责于脑神。他以"醒神、调神、安神"为理论基础，指出脑之神主宰着人体的一切生命活动，神不仅能调节精、气、血、津液的代谢，还能调节脏腑的生理功能及人体阴阳的平衡；百病始生，皆源于神，神机异常是疾病发生的根源，凡刺之法，必先治神，只有使脑髓充盈，神机调和，才能使机体恢复正常，说明治神在本病的治疗中起着关键的作用。首先，运动神经元病主要表现为肌萎缩和肌无力而导致的运动功能的丧失，而人体正常活动的保障，需要全身各个系统的协调配合才能完成，而其前提必须保证神机的正常。机体为一个大系统，但系统之中又有系统，脑为这个大系统的元首，各系统在脑神的作用下具体行其生理功能，因此神与各系统的生理活动关系最为密切，进一步说明了治神的重要性。其次，要保证肌肉的充盈、经筋的濡润，经筋具有连缀四肢关节、约束骨骼、维络周身、主司运动的功能，《灵枢·经筋》："经筋之病，寒则筋急，热则筋弛纵不收。"本病表现为肌无力、肌萎缩等症状，当属经筋受累，因此在治神的同时，还不应忽略对病变经筋的兼顾。据此，石院士认为脑神失司应是运动神经元病发病的关键所在，治疗宜着眼于根本，以治神为主辅以调整经筋，从而达到最佳的疗效。

病案一 患者，男，60岁。

初诊日期：2016年9月19日。

主诉：左手指活动不利，逐渐向前臂、上臂发展并伴肌萎缩5年。

现病史：5年前无明显诱因突然出现左手指活动不利，逐渐向前臂、上臂发展并伴肌萎缩，2014年就诊于当地医院被误诊为颈椎病，未予重视及治疗。2016年5月右上肢出现屈伸无力，遂就诊于天津某医院，考虑为运动神经元病，予对症治疗，效果不明显，现为求进一步治疗来诊。

现症：双上肢无力，神清，精神可，语言清晰流利，无饮水呛咳、吞咽困难、感觉障碍，纳可，寐安，二便调。舌淡少苔，脉弦细。

既往史：健康。

专科检查：查体示双上肢无力，左上肢可在床面平移，左肩关节假性脱臼，右上肢可抬离床面45°，双手精细动作差，指尖肌、大小鱼际肌、肱二头肌、肱三头肌、三角肌、冈上肌、胸锁乳突肌、颈肌萎缩。左上肢肌力 2 级，右上肢肌力 3 级，双下肢肌力 5 级，霍夫曼征（+），巴宾斯基征（+），其余神经系统检查未见异常。肌容量示左上肢肘横纹上 10cm 处 22.5cm、下 10cm 处 20cm；右上肢肘横纹上 10cm 处 25cm、下 10cm 处 22cm；左下肢膝下 15cm 处 39.5cm；右下肢膝下 15cm 处 39cm；双上肢肌容量明显偏低。

理化检查：未见异常。

诊断：运动神经元病（肝肾亏虚）。

治则治法：醒脑开窍，调神导气，滋补肝肾，舒筋通络。

诊疗措施：内关、水沟、风池、完骨、天柱、大椎、夹脊穴、肝俞、肾俞、悬钟、阳陵泉、血海、足三里。采用经筋刺法，取双上肢阳明经肩髃穴至合谷穴经筋进行排刺透刺。

治疗结果：治疗 1 周后，患者左上肢肌容量增长 1.5cm，右上肢增长 1cm，症状明显改善。治疗 2 周后，患者肌力持续增长，肌萎缩症状明显好转，双臂活动明显改善，左上肢能轻微抬离床面，右上肢抬离床面增至 135°，右手握力明显增强。

病案二 患者，女，49 岁。

初诊日期：2017 年 2 月 6 日。

主诉：右下肢无力 9 个月。

现病史：患者于 2016 年 5 月无明显诱因出现右下肢无力，未予重视及治疗。同年 7 月出现右上肢无力症状，10 月出现左下肢无力伴四肢肌萎缩，遂先后就诊于天津某医院，查肌电图示右侧胸锁乳突肌、三角肌、拇短展肌、双侧胫前肌神经源性损害，右下肢 MEP 提示第 4 腰椎异常中枢性损害，右侧尺神经重复频率点刺激未见低频递减及高频递增现象。考虑为运动神经元病，予丁苯酞氯化钠注射液、复方氨基酸注射液注射，口服盐酸乙哌立松片、辅酶 Q_{10} 等，症状未见好转。现患者四肢无力症状及肌萎缩进行性加重，为求进一步治疗来诊。

现症：四肢无力，神清，精神可，情绪低落，自觉咽喉部不适感，语言清晰流利，纳可，寐安，二便调。舌淡少苔，脉弦细。

既往史：健康。

专科检查：持续双侧肢体无力，双侧指尖肌、大小鱼际肌、三角肌、冈上肌、冈下肌萎缩，可见肌束颤动。双下肢肌张力增高，腕指活动及精细活动差。

理化检查未见异常。

诊断：运动神经元病（肝肾亏虚）。

治则治法：醒脑开窍，调神导气，滋补肝肾，舒筋通络。

诊疗措施：取内关、水沟、风池、完骨、天柱、大椎、夹脊穴、肝俞、肾俞、悬钟、阳陵泉、血海、足三里。采用经筋刺法，取双上肢阳明经自肩髃至合谷、双下肢髀关至解溪经筋进行排刺透刺。

治疗结果：治疗 1 周后，患者自觉症状明显改善。治疗 2 周后，患者肌力明显恢复，肌萎缩症状明显好转，四肢活动明显改善，双手握力及足蹬力明显增强。

按语：石学敏院士在针刺调神的基础上提出的治疗运动神经元病的新方案，且取得了显著的疗效。此方案打破了传统中医学对于本病的认识，以调神为本配合辨证论治选穴处方，辅以经筋刺法对症治疗，采用凤凰展翅法及针刺手法量学规范化操作，给我们提供了一个清晰的治疗思路和方法。

石院士以中医传统手法为基础并结合数十载的临床经验，独创了凤凰展翅法，此法乍看粗犷大胆，却蕴藏着轻柔有节奏的韵律，此法只运用拇指与示指运针，其余三指如同凤凰飞舞时展翅一般，故称作凤凰展翅法，此法与传统手法不同，针入腧穴后，用拇指与示指持针依据补泻的要求，将提插法、捻转法、震颤法、摇法、飞法相结合同时施术，并借其余 3 指如飞舞般抖动以增强针感的一种复合手法。此法具有以下特点：①在不得气时可较快速地激发经气；②得气时使针感保留于针下并使其产生循经感传；③施术时可控制针感的方向并能增强针感；④留针时遗留针感强，延长针刺疗效。临床观察发现，此法不仅能延缓病情的发展，还能改善局部经筋的生理功能，促进肌萎缩和运动功能的恢复。虽然目前石院士以调神为本治疗运动神经元病的研究已取得一定的进展，为针灸治疗本病的后续研究提供了方向，但仍需要大量的基础实验和大规模系统的临床研究作为支持，并进一步研究和制定出统一规范的治疗运动神经元病的最佳方案来指导临床，使中医学在本病的治疗中发挥更重要的作用。

（三）田从豁教授针药治疗运动神经元病

病案 患者，65岁。

初诊日期：2011年6月3日。

主诉：呼吸困难伴双手无力1年余。

现病史：患者1年前无明显诱因出现呼吸困难，伴双手无力，周身乏力。后症状逐渐加重，动则气喘，夜间不能平卧，四肢肌肉逐渐萎缩。外院诊断为"运动神经元病，肌萎缩侧索硬化"而来就诊。

现症：呼吸困难，胸闷喘憋，夜间不能平卧，需呼吸机辅助呼吸，肢体痿弱，不能独立行走，上肢不能抬起，周身乏力，精神疲惫，纳差。舌质暗，苔薄白，脉沉细。

既往史：健康。

诊断：运动神经元病（脾肾亏虚，肾不纳气）。

治则治法：补益脾肾，纳气平喘。

诊疗措施：取穴颈夹脊斜刺，膈俞、肝俞、魂门、期门平刺，膻中、中脘、气海均向下斜刺，尺泽直刺，列缺平刺。

治疗时患者取坐位，采用平补平泻手法，留针30分钟。

起针后患者呼吸困难及喘憋明显减轻。

汤药：补骨脂15g，肉苁蓉12g，黄芩10g，地龙15g，炒苍术10g，穿山甲（代）10g，芡实米15g，赤白芍各10g，水蛭6g，甘草6g，水煎服，每日1剂。

复诊日期：2011年6月10日。

主诉：患者呼吸困难、喘憋好转，身乏力减轻，可独立站立，仍行走困难。

治疗：述针刺方法治疗后，采用背俞穴拔罐治疗。患者取俯卧位，沿患者背部膀胱经两侧闪罐、走罐至皮肤潮红为度。而后于大椎、肺俞、心俞、肝俞、脾俞等穴位留罐5分钟，起罐后局部推拿按摩。

三诊日期：2011年6月17日。

主诉：患者呼吸困难有所好转，喘憋大幅好转，夜间可以不使用呼吸机辅助呼吸。

治疗：针刺治疗以背俞穴为主，取肺俞、膈俞、肝俞、脾俞、肾俞、足三里、三阴交、气海。起针后采用温热砭石板为患者背部两侧膀胱经刮痧，刮至皮肤潮红为度。前方加白术10g，熟地黄20g，共捣碎为粉，炼蜜为丸，每丸1～2g。每日服2次，每次1丸，常服。

治疗结果：而后半年期间患者间断于田教授处行针刺治疗，呼吸困难、喘憋等症基本消失，可独立缓慢行走。

按语：田教授在运动神经元病的治疗中，针药并举，各种针灸方法应用灵活，急则治其标，症状好转后注重益气扶正，给我们提供了很好的治疗方法和思路。

第十八节 痹 病

痹病指正气不足，风、寒、湿、热等外邪侵袭人体，痹阻经络，致气血运行不畅，以肌肉、筋骨、关节发生疼痛、麻木、重着、屈伸不利，甚至关节肿大、灼热为主要临床表现的病证。痹病的含义有广义、狭义之分。痹者闭也，广义的痹病，泛指机体正气不足，卫外不固，邪气乘虚而入，脏腑经络气血为之痹阻而引起的疾病，包括《内经》所含肺痹、心痹等脏腑痹及肉痹、筋痹等肢体经络痹。狭义的痹病，即指其中的肢体经络痹。肢体经络痹病，为常见病，发病率甚高，有些甚为难治，求治于中医者多，疗效亦佳。

一、病因病机

（一）风寒湿热，邪气侵体

正气不足体虚腠理空疏，营卫不固，外感风、寒、湿、热之邪，致使机体各部的气血运行不畅，发而为痹，与气候条件、生活环境等有着密切关系。风、寒、湿、热之邪致病各有不同，又相互兼夹致病。正如《素问·痹论》说："风寒湿三气杂至，合而为痹也。"风为阳邪，善行而数变，开发腠理，又具穿透之力。寒借此侵犯，风寒之邪收引凝滞，邪附病位，伤人致病。湿邪借风邪的游走之力，寒邪的寒凝之能而入侵筋骨肌肉，风寒又借湿邪重浊黏腻之性，黏着于肢体而不去。风、热均为阳邪，风胜则化热，热胜则生风，开泄腠理而让湿入，又因湿而胶固不解。风、寒、湿、热病邪留注肌肉、筋骨、关节，造成经络不通、气血运行不畅，肢体筋脉拘急、失养，为本病的基本病机。但风寒湿热病邪为患，各有侧重，风邪甚者，病邪流窜，病变游走不定；寒邪甚者，肃杀阳气，疼痛剧烈；湿邪甚者，黏着凝固，病变沉着不移；热邪甚者，煎灼阴液，热痛而红肿。

（二）正虚血瘀，经络痹阻

正气不足，是痹病的内在因素和病变的基础，《济生方》也说："皆因体虚，腠理空疏，受风寒湿气而成痹也。"正气不足，无力驱邪外出，病邪稽留而病势缠绵。痹病日久不愈，气血津液运行不畅之病变日甚，血脉瘀阻，津液凝聚，痰瘀互结，闭阻经络，出现皮肤瘀斑、关节肿胀畸形等症，甚至深入脏腑，出现脏腑痹的证候。初病属实，久病必耗伤正气而虚实夹杂，伴见气血亏虚、肝肾不足的证候。故《诸病源候论》说："由血气虚，则受风湿。"

二、诊断

（一）临床表现

肌肉、筋骨、关节疼痛为本病的主要证候特点。但疼痛的性质有酸痛、胀痛、隐痛、刺痛、冷痛、热痛或重着疼痛等。疼痛的部位，或以上肢为主或以下肢为甚，可对称发生，亦可非对称发生，或累及单个关节或多关节同病，可为游走不定或为固定不移。或局部红肿灼热，或单纯肿胀疼痛，皮色不变。或喜热熨，或乐冷敷。多为慢性久病，病势缠绵，亦可急性起病，病程较短。病重者，关节屈伸不利，甚者关节僵硬、变形，生活困难。

（二）辅助检查

实验室和 X 线等检查常有助于痹病的诊断。

三、辨证分型

1. 辨病邪偏胜　风寒湿热为病各有偏胜，根据临床主症特点，分辨主导病邪。如游走不定而痛者为风邪胜；疼痛剧烈，遇冷加重，得热则减者，寒邪为胜；重着固定，麻木不仁者湿邪为胜；病变处焮红灼热，疼痛剧烈者热邪为胜；病变处有结节、肿胀、瘀斑或肢节变形者，为痰瘀阻痹。

2. 辨别虚实　根据病程长短及全身状况辨别虚实。一般突然发病，或发病虽缓，但病程短者多为实证。反复发作，经久不愈者多虚实夹杂。疲乏少动者多气虚；面色㿠白，心悸者多血虚；肌肉麻木，肢节屈伸不利者多肝虚筋失所养；骨节变形，腰膝酸软，多肾虚骨痹不已。

行痹：肢体关节、肌肉酸痛，上下左右关节游走不定，但以上肢为多见，以寒痛为多，亦可轻微热痛，或见恶风寒，舌苔薄白或薄腻，脉多浮或浮紧。

痛痹：肢体关节疼痛较剧，甚至关节不可屈伸，遇冷痛甚，得热则减，痛处多固定，亦可游走，皮色不红，触之不热，苔薄白，脉弦紧。

著痹：肢体关节疼痛重着、酸楚，或有肿胀，痛有定处，肌肤麻木，手足困重，活动不便，苔白腻，脉濡缓。

热痹：肢体关节疼痛，痛处焮红灼热，肿胀疼痛剧烈，得冷则舒，筋脉拘急，日轻夜重，多兼有发热，口渴，烦闷不安，舌质红，苔黄腻或黄燥，脉滑数。

尪痹：肢体关节疼痛，屈伸不利，关节肿大、僵硬、变形，甚则肌肉萎缩，筋脉拘急，肘膝不得伸，或尻以代踵、脊以代头而成废人，舌质暗红，脉细涩。

气血亏虚证：四肢乏力，关节酸沉，绵绵而痛，麻木尤甚，汗出畏寒，时见心悸，纳呆，颜面微青而白，形体虚弱，舌质淡红欠润滑，苔黄或薄白，脉多沉虚而缓。

四、中药治疗

中药治疗以驱邪活络、缓急止痛为主，久病注意顾护正气。根据风寒湿热特点，风者散之，寒者温之，留者去之，热者消之，虚者补之。病初可以温药通散为主；病久者，考虑正气盛衰，可化瘀、养血以调护正气，甚者可加补益肝肾之品。

1. 行痹　治疗行痹选用宣痹达经汤、防风汤、桂枝芍药知母汤等。若以肩肘等上肢关节为主者，为风胜于上，可选加羌活、白芷、桑枝、威灵仙、姜黄、川芎以祛风通络止痛。若以下肢关节为主者，为湿胜于下，选加独活、牛膝、防己、萆薢、松节等以祛湿止痛。以腰背关节为主者，多与肾气不足有关，酌加杜仲、桑寄生、淫羊藿、巴戟天、续断等以温补肾气。若见关节肿大，苔薄黄，邪有化热之象者，宜寒热并用，投桂枝芍药知母汤加减。或以防风汤加减，方以防风、麻黄、秦艽、葛根祛风除湿；肉桂、当归温经活血；茯苓健脾渗湿，姜、枣、甘草和中调营。

2. 痛痹　治疗痛痹常用乌头汤。或予验方温经通痹汤，方以附子、干姜、炒川椒温阳以祛寒；乌梢蛇、蜂房、土鳖虫活络通经；当归、丹参入血和营，活血通络；豨莶草、羌活祛风除湿。诸药共奏散寒通络、宣痹止痛之功。

3. 著痹　治疗著痹常用薏苡仁汤加减。若痛甚者，可用蠲痹汤（《医学心悟》）。方以薏苡仁、苍术健脾渗湿；羌活、独活、防风祛风胜湿；川乌、麻黄、桂枝温经散寒；当归、川芎养血活血；生姜、甘草健脾和中。关节肿胀者，加秦艽、萆薢、防己、木通、姜黄除湿通络。肌肤不仁，加海桐皮、豨莶草以祛风通络，或加黄芪、红花以益气通痹。

4. 热痹　治疗热痹常用白虎加桂枝汤。湿热胜者，宣痹汤加减（《温病条辨》）。方以白虎汤清热除烦；桂枝疏风通络。可加银花藤、连翘、黄柏以清热解毒；海桐皮、姜黄、木防己、威灵仙等以活血通络，祛风除湿。若皮肤有瘀斑者，酌加丹皮、生地、地肤子以清热凉血散瘀。热痹化火伤津，症见关节红肿，疼痛剧烈，入夜尤甚，壮热烦渴，舌红少津，脉弦数者，治宜清热解毒，凉血止痛，可用犀角散加减。

5. 尪痹　治疗尪痹常用补肾祛寒治尪汤或独活寄生汤加减。瘀血明显者加血竭、皂刺、乳香、没药以活血化瘀。骨节变形严重者，可加透骨草、寻骨风、自然铜、骨碎补、补骨脂以搜风壮骨。兼有低热，或自觉关节发热，去淫羊藿，加黄柏、地骨皮以退虚热。脊柱僵化变形者，可加金毛狗脊、鹿角胶、羌活以补肾壮筋骨。

6. 气血亏虚证　可用气血并补荣筋汤。方中以生薏苡仁、茯苓、生白术、首乌、当归、砂仁、熟地、黄精益气补血而荣筋；蜂房、乌梢蛇、豨莶草、络石藤、金毛狗脊、秦艽活络导滞通经，宣痹止痛；菟丝子补肝肾，强筋骨。本证亦可选用独活寄生汤。

五、针灸治疗

（一）针刺选穴

本针法根据祖传的对经络穴位的不同看法而取穴，取穴部位力求准确，行针左右对称，不单取健侧或患侧，穴位成对配合可加强其作用。同时根据整体治疗原则，首先整体取穴，选取背部的督脉和膀胱经，如肝俞、脾俞、肾俞和命门穴等，再根据患病部位局部取穴。

结合患者疼痛部位选取合适的毫针进行针灸治疗。①取百会、气海、关元，再配合邻近穴位治疗；②若患者以趾关节疼痛为主，选太冲、太溪、解溪、足临泣等穴治疗；③若患者以膝关节疼痛为主，选犊鼻、内膝眼、鹤顶、梁丘等穴治疗；④若患者以踝关节疼痛为主，选丘墟、昆仑、申脉、商丘、解溪、太冲、照海、太溪等穴治疗；⑤若患者以足背关节疼痛为主，选太冲、冲阳、解溪、足临泣等穴，再配合足三里、阳陵泉、阴陵泉等穴治疗；⑥若患者以指间或掌指关节疼痛为主，选八邪、合谷、后溪等穴治疗；⑦若患者以腕关节疼痛为主，选阳溪、外关、内关等穴治疗；⑧若患者以肘关节疼痛为主，选合谷、阳溪、上廉、手三里、曲池、中渚、外关、天井等穴治疗。气海、关元两穴每次均针灸，而其他相关穴位则每次选取4～8穴交替进行针灸。

（二）针灸方法

四肢穴位采用温针以驱寒逐湿，通利关节，针刺采用捻转提插补泻法，随后采用温针灸疗法刺激上述穴位，先拿长度>1.5寸的毫针刺入穴位，得气后，在留针过程中，每次选取疼痛或肿胀部位较甚的8～10个穴位，取2cm长的艾条套于针柄上，艾条与皮肤保持2～3cm的距离后，再从下端点燃施灸，以患者局部有温热感或温热感向一定部位传导为宜。在艾条燃烧过程中，若患者出现灼烫难以忍受，可在相应的穴区放置一个硬纸片以减小火力，待艾条烧完熄灭冷却后再取针。每次留针30分钟，1次/天，10次为1个疗程。休息2天后继续第2个疗程，治疗过程中患者不口服任何西药。

六、名中医经验

（一）特色

中医学认为，本病以肝肾亏虚为本，风、寒、湿、热毒、劳伤等为标，素体亏虚则外邪乘虚而入，邪气留滞关节，日久则筋骨失养引发诸症。针灸以疏通经络，标本同治。因痹病患者多患病日久，病情复杂，活动受限，因此针灸治疗应取穴精当、精穴疏针，以避免产生不良反应。痹病治疗更应注重精当配穴，手法补泻合宜。

（二）处方

颈痹：主穴取风池、新设、大椎、肩井、天宗、肩髃、曲池、合谷、足三里等；腰痹：主穴取肾俞、大肠俞、气海俞、秩边、环跳、委中、足三里、承山、阳陵泉、昆仑等；膝痹：主穴取梁丘、血海、犊鼻、内膝眼、足三里、阳陵泉、阴陵泉、悬钟等；尪痹：主穴取曲池、外关、合谷、梁丘、血海、犊鼻、内膝眼、足三里、昆仑、太溪、太冲等，并随症加减。

（三）验案

患者，女，67 岁，2014 年 1 月 19 日初诊。主诉：肢体关节疼痛反复发作 5 年，加重 1 周。现病史：患者自诉 5 年前出现四肢关节疼痛，每遇冬春季节加重，夏季发病少，疼痛较剧，甚至关节不可屈伸，遇冷痛甚，得热则减，痛处多固定，亦可游走，皮色不红，触之不热，苔薄白，脉弦紧。曾于西医院就诊，经系统检查后诊断为类风湿关节炎、骨关节炎。

中医诊断：痹病。辨证：痛痹。

治疗：采用温针及艾灸相结合，3 个月后复诊，症状有所缓解，嘱患者隔年继续巩固治疗 3 个月，此后患者上述症状于冬春季虽有发作，但疼痛明显缓解，同时关节活动明显增强。

（四）按语

痹者，闭塞不通也。痹病是指感受风寒湿等邪气，导致脏腑经络气血闭阻不通，引起以肢体关节疼痛酸楚、麻木沉重及脏腑功能障碍、气机升降出入不畅为特点的一类临床常见病证。针刺主要以通痹止痛为治疗大法，通过疏通经络气血，沟通内外，调和营卫之气，疗效确切。常规的方法主要是在患者的不同疼痛部位选取相应的穴位进行针刺治疗，如肘关节痛时，可选取曲池、尺泽和手三里进行针刺；当患者正处于发病的急性期时，可采用泻法对患者进行强刺激针刺治疗，也可用三棱针点刺放血；当患者病情趋于稳定，处在慢性期时，可采用中等刺激的平补平泻针刺手法；除针刺手法外，也可辅以电针加强刺激，从而增强针灸治疗的效果。本病特色是以中医经络学说为理论基础，正虚卫外不固是痹病发生的内在基础，感受外邪侵袭为引发疾病的外在条件，因此强调临证时应重视机制，主穴中肝俞、肾俞、脾俞为肝肾脾的对应俞穴，具有补益肝肾、健脾益气、活血化湿的作用；关元、气海具有培肾固本之力，促进气血充盈、调节免疫；足三里为强壮要穴，可补益气血、燥化脾湿。同时对局部关节病变周围取穴，以达到调和营卫、祛风除湿止寒、舒经活络、行血消瘀的目的。诸穴合用，内外兼治。

第十九节 小儿遗尿

遗尿是指 3 岁以上的小儿不能自主控制排尿，经常睡中小便自遗，醒后方觉的一种病证。婴幼儿时期，由于形体发育未全，脏腑娇嫩，"肾常虚"，智力未全，排尿的自控能力尚未形成；学龄儿童也常因白天游戏玩耍过度，夜晚熟睡不醒，偶然发生遗尿者。两者均非病态。年龄超过 3 岁，特别是 5 岁以上的儿童，睡中经常遗尿，轻者数日一次，重者可一夜数次，则为病态，方称遗尿症。本病发病男孩高于女孩，部分有明显的家族史。病程较长，或反复发作，重症病例白天睡眠也会发生遗尿，严重者产生自卑感，影响身心健康和生长发育。遗尿的文献记载，最早见于《内经》，如《灵枢·九针》："膀胱不约为遗溺。"明确指出遗尿是由膀胱不能约束所致。《诸病源候论》亦云："遗尿者，此由膀胱虚冷，不能约于水故也。"以后历代医家多有阐述。现代医学通过 X 线诊断，发现某些顽固性遗尿的患儿与隐性脊柱裂有关，这类患儿治疗相对困难。

治疗上以针灸、推拿、灸法、耳针及口服中药为主。针刺治疗宜健脾益气、温肾固摄，以任脉、足太阴经及背俞穴为主。

一、病因病机

多由禀赋不足、病后体弱，导致肾气不足，下元虚冷，膀胱约束无力；或病后脾肺气虚，水道制约无权，因而发生遗尿。病变部位主要在肾，病变性质以虚证为主。

《素问·经脉别论》云："饮入于胃，游溢精气，上输于脾，脾气散精，上归于肺，通调水道，下输膀胱。"说明了饮食入胃，经消化后，其中精微散布到脾，由脾上输于肺，通过肺的宣发肃降，使水道通畅，而体内多余的水分，则下输至膀胱成为尿，然后排出体外，这是水液代谢的过程。《素问·灵兰秘典论》云："膀胱者，州都之官，津液藏焉，气化则能出矣。"又云："三焦者，决渎之官，水道出焉。"且肾主水，与膀胱互为表里，膀胱的气化赖于肾气充足温煦。由此可见，尿液的生成与排泄，与肺、脾、肾、三焦、膀胱有着密切关系。

遗尿的发病机制虽主要在膀胱失于约束，然与肺、脾、肾功能失调，以及三焦气化失司都有关系。其主要病因为肾气不固、脾肺气虚、肝经湿热。

肾气不固：是遗尿的主要病因，多由先天禀赋不足引起，如早产、双胎、胎怯等，使元气失充。肾阳不足，下元虚冷，不能温养膀胱，膀胱气化功能失调，闭藏失职，不能制约尿液，而为遗尿。

脾肺气虚：素体虚弱，屡患咳喘泻利。或大病之后，脾肺俱虚。脾虚运化失职，不能转输精微，肺虚治节不行，通调水道失职，三焦气化失司，则膀胱失约，津液不藏，而成遗尿。若脾虚失养，心气不足，或痰浊内蕴，困蒙心神，亦可使小儿夜间困寐不醒而遗尿。

肝经湿热：平素性情急躁，所欲不遂，肝经郁热，或肥胖痰湿之体，肝经湿热蕴结，疏泄失常，且肝之经络环阴器，肝失疏泄，影响三焦水道的正常通利，湿热迫注膀胱而致遗尿。

此外，亦有小儿自幼没有养成夜间主动起床排尿的习惯，任其自遗，久而久之，形成习惯性遗尿。

二、临床诊断

（1）发病年龄在 3 周岁以上。
（2）睡的较深，不易唤醒，每夜或隔天发生尿床，其则每夜遗尿数次者。

（3）尿常规及尿培养无异常发现。

（4）X 线检查，部分患儿可发现隐性脊柱裂，或做泌尿道造影可见畸形。

三、辨证论治

（一）辨证要点

主症：夜间没有自主控制的排尿，轻者几天一次，重者每夜 1～2 次或更多。

兼见睡中遗尿，白天小便亦多，甚至难以控制，面色㿠白，精神疲乏，肢冷畏寒，智力迟钝，腰腿乏力，舌淡，脉沉细者，为肾阳不足；睡中遗尿，白天小便频而量少，劳累后遗尿加重，面白，气短，食欲不振，大便易溏，舌淡苔白，脉细无力者，为肺脾气虚。遗尿日久，小便清长，量多次频，兼见形寒肢冷、面白神疲、乏力自汗者是为虚寒；遗尿初起，尿黄短涩，量少灼热，形体壮实，睡眠不宁者属于实热。

虚寒者多责之于肾虚不固、气虚不摄、膀胱虚冷；实热者多责之于肝经湿热。

（二）中药治疗

本病治疗，虚证以温肾固涩、健脾补肺为主；实证以泻肝清热利湿为主，配合针灸、激光等外治法治疗。

1. 肾气不固

证候：睡中经常遗尿，甚者一夜数次，尿清而长，醒后方觉，神疲乏力，面白肢冷，腰腿酸软，智力较差。舌质淡，苔薄白，脉沉细无力。

治法：温补肾阳，固涩小便。

方药：菟丝子散加减。

常用药：菟丝子、肉苁蓉、附子温补肾阳，五味子、牡蛎益肾固涩缩小便，鸡内金消食助运以发挥温肾固涩止遗之效。可合缩泉丸协同发挥其效。神疲乏力，纳差便溏，加党参、白术、茯苓、山楂以益气健脾和中助运；智力较差者，加人参、菖蒲、远志以补心气，开心窍。

2. 脾肺气虚

证候：睡中遗尿，少气懒言，神倦乏力，面色少华，常自汗出，食欲不振，大便溏薄。舌淡，苔薄，脉细少力。

治法：益气健脾，培元固涩。

方药：补中益气汤合缩泉丸加减。

常用药：黄芪、党参、白术、炙甘草益气健脾，培土生金，升麻、柴胡升举清阳之气，当归配黄芪调补气血，陈皮理气调中，益智仁、山药、乌药温肾健脾固涩。常自汗出，加煅牡蛎、五味子以潜阳敛阴止汗；食欲不振，便溏，加砂仁、焦神曲以运脾开胃，消食止泻；痰盛身肥，加苍术、山楂、半夏以燥湿化痰；困寐不醒，加石菖蒲、麻黄以醒神开窍。

3. 肝经湿热

证候：睡中遗尿，尿黄量少，尿味臊臭，性情急躁易怒，或夜间梦语磨牙。舌红，苔黄或黄腻，脉弦数。

治法：泻肝清热利湿。

方药：龙胆泻肝汤加减。

常用药：龙胆草、黄芩、栀子清泻肝火，泽泻、木通、车前子清利膀胱湿热。当归、生地养血滋阴，配柴胡疏调肝气以柔肝。甘草调和诸药。夜寐不宁者加黄连、竹叶、连翘以清心除烦；尿味臊臭重，舌苔黄腻者，加黄柏、滑石以清利湿热。若痰湿内蕴，困寐不醒者，加胆南星、半夏、菖蒲、远志以清化痰湿，开窍醒神。若久病不愈，身体消瘦，舌红苔少，脉细数，虽有郁热但肾阴已伤者，可用知柏地黄丸以滋肾阴，清虚火。

（三）其他疗法

1. 中成药剂

（1）五子衍宗丸：每服 3～5g，1 日 3 次，用于肾虚不固证。

（2）缩泉丸：每服 3～5g，1 日 3 次，用于遗尿之虚证。

（3）补中益气丸：每服 3～5g，1 日 3 次，用于脾肺气虚证。

（4）龙胆泻肝丸：每服 3～5g，1 日 3 次，用于肝经湿热证。

2. 单方验方　夜尿警觉汤：益智仁 12g，麻黄、石菖蒲各 10g，桑螵蛸 15g，猪膀胱 1 个。将猪膀胱洗净先煎半小时，然后纳诸药再煎半小时，去渣取汁，分 2 次服。每日 1 剂，连用 4～8 剂。此汤用于肾虚痰蒙之遗尿。

3. 药物外治

（1）五倍子、何首乌各 3g，研末。用醋调敷于脐部，外用油纸，纱布覆盖，胶布固定。每晚 1 次，连用 3～5 次，用于遗尿虚证。

（2）连须葱白 3 根，生硫黄末 3 勺。先将葱白捣烂，入硫黄末捣匀为膏，睡前置药膏于脐部，外用油纸，纱布覆盖，胶布固定。每晚 1 次，晨起除去，7 天为 1 个疗程，用于遗尿虚证。

四、针灸治疗

1. 基本治疗

治法：健脾益气，温肾固摄。以任脉、足太阴经穴及背俞穴为主。

主穴：关元、中极、膀胱俞、三阴交。

配穴：肾阳虚者，加肾俞；脾肺气虚者，加气海、肺俞、足三里；夜梦多者，加百会、神门。

操作：毫针补法，配合用灸法。

方义：关元培补元气，益肾固本；中极、膀胱俞促进膀胱气化功能；三阴交可健脾益气。

针刺夜尿点（在小指掌面第 2 指关节横纹中点处），每次留针 15～20 分钟，每日或隔日 1 次，7 次为 1 个疗程。

2. 其他治疗

（1）耳针法：选膀胱、尿道、夜尿点（在肾点与内分泌点之间，食道点下方）。配穴：肾、皮质下。每次留针 30 分钟，每日或隔日 1 次。每次选 2～3 个穴位，毫针刺用轻刺激。或用揿针埋藏或用王不留行子贴压，于睡前按压以加强刺激。

（2）穴位激光照射法：选中极、膀胱俞、三阴交。用氦-氖激光仪照射相应穴位，每穴照射 5 分钟，每日 1 次。对于畏针患儿尤为适宜。

（3）穴位注射法：选中极、膀胱俞、气海、肾俞、关元、关元俞。每次选 2 穴，用当归注射液或维生素 B_1、维生素 B_{12}、胎盘注射液、硝酸士的宁等，每次每穴注入药液 2ml，隔日 1 次。

（4）皮肤针法：选夹脊穴、气海、关元、中极、膀胱俞、八髎。用皮肤针轻叩，使皮肤微微潮红，也可叩刺后加拔火罐，隔日 1 次。

（5）激光疗法：取穴关元、气海、百会、足三里、三阴交，以 1.5～2.0mW 的氦-氖激光照射。每穴照 1～2 分钟，每日或隔日 1 次，6～10 次为 1 个疗程，连用 2～3 个疗程，用于肾气不固与脾肺气虚证遗尿。

3. 按语　针灸治疗遗尿疗效较好，但对器质性病变引起者，应治疗其原发病。解除患儿心理负担，培养良好习惯，避免过度疲劳，晚间适当限制进水量。

（1）预防：自幼儿开始培养按时和睡前排尿的良好习惯。积极预防和治疗能够引起遗尿的疾病。

（2）护理：对于遗尿患儿要耐心教育引导，切忌打骂、责罚，鼓励患儿消除怕羞和紧张情绪，建立起战胜疾病的信心。每日晚饭后注意控制饮水量。在夜间经常发生遗尿的时间前，及时唤醒患儿排尿，坚持训练 1～2 周。

五、名中医经验

纪青山教授认为，遗尿主要病位在肾，治疗当予补脾益肾为基本原则。针刺取穴时，选取的穴位宜少，针刺的深度宜浅，针对病症穴位采用远近结合的方法。此外，对一些体质较弱及病势较为顽固的患者可配合采用王不留行子贴压耳穴的方法进行治疗。

（一）选穴宜少，注重浅刺

纪青山教授指出，因大部分遗尿的患者都是小儿，儿童体禀纯阳，生长发育迅速，对针感反应明显，针刺易得气，且小儿疾病其症状较为单一，主症突出，小儿脏腑娇嫩，形气未充，若选穴太多，刺激太过易伤及小儿正气，影响其正常的生长发育。故在针刺选穴时穴位宜少，且要精，必须准确诊断出患者的根本病因，因病施治。

（二）针刺宜浅，刺激较轻

浅刺法可广泛应用于全身不同部位，较深刺法安全、方便而不良反应较少。小儿病症因其形气未充，脏腑娇嫩，为稚阴稚阳之体，针刺宜浅，刺激较轻，常用毫针半刺、毛刺。治疗时手法宜轻，许多患儿配合度较低，若针刺引起疼痛则小儿更不易接受，因此对术者针灸技术要求极高，必须加强手法的练习。

（三）对症治疗，远近结合

小儿遗尿患者，在准确辨别其症状后，依据其遗尿分型以远近结合的穴位配伍进行针灸治疗。远近结合即是指针刺疾病病变部位局部的腧穴，结合距离病变部位较远端的腧穴，"经脉所过，主治所及"，以增强治疗遗尿之疗效。纪青山教授认为，遗尿多由患儿先天肾气不足，后天脾胃失养所致，故予以"补肾益脾"法进行针刺治疗。针刺时取肾俞、足三里、三阴交、关元、中极、夜尿点等穴。肾俞为肾脏的背俞穴，可补肾中阳气，足三里为胃经腧穴，可调理脾胃。关元、中极在下腹部，此二穴可调理所在的局部脏器膀胱。夜尿点又名"肾穴"，为经验效穴。此穴为远端取穴，其在小指掌面第 2 指关节横纹中央。《针灸大辞典》曰："夜尿点……可治疗夜尿多，尿频。"此方配伍远近结合，能提高治疗效果，缩短疗程。

（四）体针结合耳穴

《灵枢·邪气脏腑病形》说："十二经脉，三百六十五络，其气皆上于面而走空窍，其精阳之气上走于目而为精，其别气走于耳而为听。"《内经》云："耳者，宗脉之所聚也。"中医学指出，人是一个有机的整体，局部的病变可以影响全身，全身病变也可反映某个局部。耳郭作为整体分部的局部，它并不是完全孤立的个体，而是包含了人体的全部信息，具有整体"缩影"的特征，机体某些变化，也能通过耳郭反映出来。所以，五脏六腑的病变皆能反映于耳。对于特别不能接受体针治疗或者病情特别顽固的患者，纪青山教授选择用耳穴按压的方法进行治疗。通过用王不留行子贴压耳穴疗法可以治疗耳郭所反映出来的病证。而且耳穴贴压疗法不造成皮肤的破损，痛度适中，易被患者所接受。在采用耳穴疗法时，仍然以补肾益脾为依据。耳穴取肾、交感、尿道、皮质下、脾，以王不留行子按压于穴位上并用医用胶布固定。每日按压 3～5 次，按压时力度不宜过大，以产生酸胀感为度，每 3 天更换 1 次，10 次为 1 个疗程。

（五）病案

张某，10 岁。

初诊日期：2014 年 4 月 5 日。

主诉：尿床 5 年。

现病史：患者于 5 年前出现尿床现象，经治未愈（具体情况不详），今来我院，现症：每夜尿床 3～5 次，劳累更甚。舌淡，苔白，脉沉迟。

既往史：健康。

专科检查：无。

理化检查：骨盆 X 线片未见异常。

诊断：小儿遗尿症。

治则治法：温补脾肾，固摄止遗。

诊疗措施：针刺。取穴：三阴交（双）、夜尿点（双）、关元、气海、四神聪。刺法：夜尿点进针 0.1 寸，捻转泻法，针感传至腹部为佳；关元、气海捻转补法，针感向阴器放射为佳。三阴交采用补法。留针 30 分钟，每日 1 次。

复诊日期：2014 年 4 月 15 日。

主诉：遗尿症状消失。

治疗结果：经 10 次治疗痊愈，嘱家属以艾条灸气海、关元、肾俞以巩固疗效。

辨证分析：患者因先天禀赋不足，损及于肾致肾气不足，下元虚惫，膀胱失约而致遗尿，而舌脉等表现均符合肾阳不足之象。

按语：本案属肾阳不足患者，治以经验穴夜尿点，配合强壮穴关元、气海、三阴交，温补脾肾之阳气，标本兼治。夜尿点又称为"肾穴"，是治疗小儿遗尿的经验效穴。此方配伍远近结合，能提高治疗效果，缩短疗程。纪老在治疗小儿遗尿时注重浅刺且选穴较少，小儿因其形气未充，脏腑娇嫩，为稚阴稚阳之体，针刺宜浅，刺激较轻，常用毫针半刺、毛刺。因小儿形气不充，卫外不固，针刺过深、取穴过多易伤小儿正气，对小儿的发育造成不良影响。针灸方式上，纪老偏于采用体针和耳穴按压结合的方式。耳穴取肾、脾、交感、尿道、皮质下，用王不留行子按压在穴位上，用医用胶布固定。

小儿遗尿为临床常见病证，西医尚无有效疗法，中医以中药、针刺、推拿治疗为主，疗效确切。

《针灸甲乙经》曰"虚则遗尿"。小儿肾气不足，下元虚冷或肺脾气虚，上虚不能制下，可致膀胱约束无权，而发为遗尿，临床上治疗多用温补肾阳、补益脾肺之法，以固摄下元。振奋膀胱之气，恢复其气化功能。本案采用针刺治疗，三阴交、关元、气海为益气固摄止遗效穴，临床上亦可选用肾俞、脾俞，为肾、脾二脏的背俞穴，可治疗相应脏腑疾病，加足三里以益肾强脾；关元为任脉与足三阴经的交会穴，强壮之要穴，可固本培元，温肾助阳；膀胱俞为膀胱的背俞穴，中极为膀胱的募穴，合用为俞募配穴法，调理膀胱的固摄之力；三阴交为脾、肾、肝三条阴经中气血物质所交会处，针刺此穴可调理脾肾、温养下元；夜尿点为常用验穴，与其他穴位相配共奏补益脾肾、收摄固脱之功。夜尿点为临床经验穴，针刺时要求针感传至小腹，对手法要求极高，否则引起疼痛使小儿不易接受，因此要加强手法练习。

现代医学研究认为，遗尿多因大脑皮质发育延迟，不能抑制脊髓排尿中枢，在睡眠后逼尿肌出现无抑制性收缩，又加之患儿睡眠过深，未能在膀胱充盈时立即醒来，因而出现遗尿，纪老在临床中发现，遗尿的患儿大多身体虚弱，体质差，而且大多患儿睡眠深，不易唤醒，即使被唤醒，也不知将尿排往何处。纪老认为这往往提示脑之功能失调与遗尿有密切的联系，因此纪老在临床提倡针刺四神聪，四神聪虽为经外奇穴，但在督脉周围，其中二穴还在督脉之上，取之可镇静安神，醒脑止遗。

第二十节　胸　痹

胸痹心痛是由于正气亏虚，饮食、情志、寒邪等所引起的以痰浊、瘀血、气滞、寒凝痹阻心脉，以膻中或左胸部发作性憋闷、疼痛为主要临床表现的一种病证。轻者偶发短暂轻微的胸部沉闷或隐痛，或为发作性膻中或左胸含糊不清的不适感；重者疼痛剧烈，或呈压榨样绞痛。常伴有心悸、气短、呼吸不畅，甚至喘促、惊恐不安、面色苍白、冷汗自出等。多由劳累、饱餐、寒冷及情绪激动而诱发，亦可无明显诱因或安静时发病。

胸痹心痛是威胁中老年人生命健康的重要心系病证之一，随着现代社会生活方式及饮食结构的改变，发病人数有逐渐增加的趋势，因而本病越来越引起人们的重视。由于本病表现为本虚标实，有着复杂的临床表现及病理变化，而中医药治疗从整体出发，具有综合作用的优势，因而受到广泛的关注。

胸痹心痛相当于西医学的缺血性心脏病心绞痛，胸痹心痛重症（即真心痛）相当于西医学的缺血性心脏病心肌梗死。西医学其他疾病表现为膻中及左胸部发作性憋闷、疼痛为主症时也可参照本节辨证论治。针灸治法，可调理心气、安神定悸，以手厥阴、手少阴经穴为主。中医治疗上以针灸、穴位注射、灸法、耳针及口服中药为主。

一、病因病机

（一）年老体虚

本病多发于中老年人，年过半百，肾气渐衰。肾阳虚衰则不能鼓动五脏之阳，引起心气不足或心阳不振，血脉失于阳之温煦、气之鼓动，则气血运行滞涩不畅，发为心痛；若肾阴亏虚，则不能滋养五脏之阴，阴亏则火旺，灼津为痰，痰热上犯于心，心脉痹阻，则为心痛。

（二）饮食不当

恣食肥甘厚味或经常饱餐过度，日久损伤脾胃，运化失司，酿湿生痰，上犯心胸，清阳不展，气机不畅，心脉痹阻，遂成本病；或痰郁化火，火热又可炼液为痰，灼血为瘀，痰瘀交阻，痹阻心脉而成心痛。

（三）情志失调

忧思伤脾，脾虚气结，运化失司，津液不行输布，聚而为痰，痰阻气机，气血运行不畅，心脉痹阻，发为胸痹心痛。或郁怒伤肝，肝郁气滞，郁久化火，灼津成痰，气滞痰浊痹阻心脉，而成胸痹心痛。沈金鳌《杂病源流犀烛·心病源流》认为七情除"喜之气能散外，余皆足令心气郁结而为痛也"。由于肝气通于心气，肝气滞则心气涩，所以七情太过，是引发本病的常见原因。

（四）寒邪内侵

素体阳虚，胸阳不振，阴寒之邪乘虚而入，寒凝气滞，胸阳不展，血行不畅，而发本病。《素问·举痛论》曰："寒气入经而稽迟，泣而不行，客于脉外则血少，客于脉中则气不通，故卒然而痛。"《诸病源候论·心腹痛病诸候》曰："心腹痛者，由腑脏虚弱，风寒客于其间故也。"《医门法律·中寒门》云："胸痹心痛，然总因阳虚，故阴得乘之。"阐述了本病由阳虚感寒而发作，故天气变化、骤遇寒凉而诱发胸痹心痛。

胸痹心痛的病机关键在于外感或内伤引起心脉痹阻，其病位在心，但与肝、脾、肾三脏功能的失调有密切的关系。因心主血脉的正常功能，有赖于肝主疏泄、脾主运化、肾藏精主水等功能正常。其病性有虚实两个方面，常常为本虚标实，虚实夹杂。虚者多见气虚、阳虚、阴虚、血虚，尤以气虚、阳虚多见；实者不外气滞、寒凝、痰浊、血瘀，并可交互为患，其中又以血瘀、痰浊多见。但虚实两个方面均以心脉痹阻不畅、不通则痛为病机的关键。发作期以标实表现为主，血瘀、痰浊为突出；缓解期主要有心、脾、肾气血阴阳之亏虚，其中又以心气虚、心阳虚最为常见。以上病因病机可同时并存，交互为患，病情进一步发展，可见下述病变：瘀血闭阻心脉，心胸猝然大痛，而发为真心痛；心阳阻遏，心气不足，鼓动无力，而表现为心动悸，脉结代，甚至脉微欲绝；心肾阳衰，水邪泛滥，凌心射肺而为咳喘、水肿，多为病情深重的表现，要注意结合有关病种相互参照，辨证论治。

二、诊断

（一）临床表现

本病以胸闷、心痛、短气为主要证候特征。《金匮要略·胸痹心痛短气病脉证治》首次将胸闷、心痛、短气三症同时提出，表明张仲景对本病认识的深入。本病多发于 40 岁以上的中老年人，表现为胸骨后或左胸发作性闷痛、不适，甚至剧痛向左肩背沿手少阴心经循行部位放射，持续时间短暂，常由情志刺激、饮食过饱、感受寒冷、劳倦过度而诱发，亦可在安静时或夜间无明显诱因而发病。多伴有短气乏力、自汗心悸，甚至喘促，脉结代。多数患者休息或除去诱因后症状可以缓解。

胸痹心痛以胸骨后或心前区发作性闷痛为主，亦可表现为灼痛、绞痛、刺痛或隐痛、含糊不清的不适感等，持续时间多为数秒钟至十几分钟。若疼痛剧烈，持续时间可长达 30 分钟以上，休息或服药后仍不能缓解，伴有面色苍白、汗出、肢冷、脉结代，甚至旦发夕死，夕发旦死，为真心痛的证候特征。

本病舌象、脉象表现多种多样，但因临床以气虚、阳虚、血瘀、痰浊的病机为多，故以相应的舌象、脉象多见。

（1）左侧胸膺或膻中处突发憋闷而痛，疼痛性质为灼痛、绞痛、刺痛或隐痛、含糊不清的不适感等，疼痛常可窜及肩背、前臂、咽喉、胃脘部等，甚者可沿着手少阴、手厥阴经循行部位窜至中指或小指，常兼心悸。

（2）突然发病，时作时止，反复发作。持续时间短暂，一般几秒至数十分钟，经休息或服药后可迅速缓解。

（3）多见于中年以上，常因情志波动、气候变化、多饮暴食、劳累过度等而诱发，亦有无明显诱因或安静时发病者。

（4）心电图应列为必备的常规检查，必要时可作动态心电图、标测心电图和心功能测定、运动试验心电图。休息时心电图表现为明显心肌缺血，心电图运动试验阳性，有助于诊断本病。

若疼痛剧烈，持续时间长，达 30 分钟以上，含化硝酸甘油片后难以缓解，可见汗出肢冷，面色苍白，唇甲青紫，手足青冷至肘膝关节处，甚至旦发夕死、夕发旦死，相当于急性心肌梗死，常合并心律失常、心功能不全及休克，多为真心痛表现，应配合心电图动态观察及血清酶学、白细胞总数、血沉等检查，以进一步明确诊断。

（二）鉴别诊断

（1）胃痛：疼痛部位在上腹胃脘部，局部可有压痛，以胀痛、灼痛为主，持续时间较长，常因饮食不当而诱发，并多伴有泛酸、嗳气、恶心、呕吐、纳呆、泄泻等消化系统症状。配合 B 超、胃肠造影、胃镜、淀粉酶等检查，可以鉴别。某些心肌梗死亦表现为胃痛，应予以警惕。

（2）胸痛：疼痛部位在胸部，疼痛随呼吸、运动、转侧而加剧，常合并咳嗽、咯痰、喘息等呼吸系症状。胸部 X 线检查等可助鉴别。

（3）胁痛：疼痛部位以右胁部为主，可有肋缘下压痛，可合并厌油、黄疸、发热等，常因情志不舒而诱发。胆囊造影、胃镜、肝功能、淀粉酶检查等有助于鉴别。

三、辨证治疗

"心痛"病名最早见于马王堆古汉墓出土的《五十二病方》。"胸痹"病名最早见于《内经》，对本病的病因、一般症状及真心痛的表现均有记载。《素问·脏气法时论》曰："心病者，胸中痛，胁支满，胁下痛，膺背肩胛间痛，两臂内痛。"《灵枢·厥病》曰："真心痛，手足青至节，心痛甚，旦发夕死，夕发旦死。"《金匮要略·胸痹心痛短气病脉证治》认为心痛是胸痹的表现，"胸痹缓急"，即心痛时发时缓为其特点，其病机以阳微阴弦为主，以辛温通阳或温补阳气为治疗大法，代表方剂如瓜蒌薤白半夏汤、瓜蒌薤白白酒汤及人参汤等。后世医家丰富了本病的治法，如元代危亦林《世医得效方》用苏合香丸芳香温通治卒暴心痛。明代王肯堂《证治准绳·心痛胃脘痛》明确指出心痛、胸痛、胃脘痛之别，对胸痹心痛的诊断是一大突破，在诸痛门中用失笑散及大剂量红花、桃仁、降香活血理气止痛治死血心痛。清代陈念祖《时方歌括》用丹参饮活血行气治疗心腹诸痛。清代王清任《医林改错》用血府逐瘀汤活血化瘀通络治胸痹心痛等，对本病均有较好疗效。

（一）辨证要点

（1）辨疼痛部位：局限于胸膺部位，多为气滞或血瘀；放射至肩背、咽喉、脘腹，甚至臂膊、手指者，为痹阻较著；胸痛彻背、背痛彻心者，多为寒凝心脉或阳气暴脱。

（2）辨疼痛性质：是辨别胸痹心痛的寒热虚实，在气在血的主要参考，临证时再结合其他症状、脉象而作出准确判断。属寒者，疼痛如绞，遇寒则发，或得冷加剧；属热者，胸闷、灼痛，得热痛甚；属虚者，痛势较缓，其痛绵绵或隐隐作痛，喜揉喜按；属实者，痛势较剧，其痛如刺、如绞；属气滞者，闷重而痛轻；属血瘀者，痛如针刺，痛有定处。

（3）辨疼痛程度：疼痛持续时间短暂，瞬间即逝者多轻，持续不止者多重，若持续数小时甚至数日不休者常为重病或危候。一般疼痛发作次数与病情轻重程度成正比，即偶发者轻，频发者重。但亦有发作次数不多而病情较重的情况，必须结合临床表现，具体分析判断。若疼痛遇劳发作，休息或服药后能缓解者为顺证，若服药后难以缓解者常为危候。

（二）治疗原则

针对本病本虚标实、虚实夹杂及发作期以标实为主、缓解期以本虚为主的病机特点，其治疗应补其不足，泻其有余。本虚宜补，权衡心之气血阴阳之不足，有无兼见肝、脾、肾之亏虚，调阴阳补气血，调整脏腑之偏衰，尤应重视补心气、温心阳；标实当泻，针对气滞、血瘀、寒凝、痰浊进行理气、活血、温通、化痰，尤重活血通络、理气化痰。补虚与祛邪的目的都在于使心脉气血流通，通则不痛，故活血通络法在不同的证型中可视病情，随证配合。由于本病多为虚实夹杂，故要做到补虚勿忘邪实，祛实勿忘本虚，权衡标本虚实之多少，确定补泻法度之适宜。同时，在胸痹心痛的治疗中，尤其在真心痛的治疗时，在发病的前三四天内，警惕并预防脱证的发生，对减少死亡率、提高治愈率更为重要。必须辨清证候之顺逆，一旦发现脱证之先兆，如疼痛剧烈，持续不解，四肢厥冷，自汗淋漓，神萎或烦躁，气短喘促，脉或速，或迟，或结，或代，或脉微欲绝等，必须尽早使用益气固脱之品，并中西医结合救治。

（三）分证论治

1. 寒凝心脉

症状：卒然心痛如绞，或心痛彻背，背痛彻心，或感寒痛甚，心悸气短，形寒肢冷，冷汗自出。苔薄白，脉沉紧或促。多因气候骤冷或感寒而发病或加重。

治法：温经散寒，活血通痹。

方药：当归四逆汤。

方以桂枝、细辛温散寒邪，通阳止痛；当归、芍药养血活血；芍药、甘草缓急止痛；通草通利血脉；大枣健脾益气。全方共呈温经散寒、活血通痹之效。可加瓜蒌、薤白，通阳开痹。疼痛较著者，可加延胡索、郁金以活血理气定痛。

若疼痛剧烈，心痛彻背，背痛彻心，痛无休止，伴有身寒肢冷、气短喘息、脉沉紧或沉微者，为阴寒极盛，胸痹心痛重证，治宜温阳逐寒止痛，方用乌头赤石脂丸。

苏合香丸或冠心苏合香丸，芳香化浊，理气温通开窍，发作时含化可即速止痛。

阳虚之人，虚寒内生，同气相召而易感寒邪，而寒邪又可进一步耗伤阳气，故寒凝心脉时临床常伴阳虚之象，宜配合温补阳气之剂，以温阳散寒，不可一味用辛散寒邪之法，以免耗伤阳气。

2. 气滞心胸

症状：心胸满闷不适，隐痛阵发，痛无定处，时欲太息，遇情志不遂时容易诱发或加重，或兼有脘腹胀闷，得嗳气或矢气则舒。苔薄或薄腻，脉细弦。

治法：疏调气机，和血疏脉。

方药：柴胡疏肝散。

本方由四逆散（枳实改枳壳）加香附、川芎、陈皮组成，四逆散能疏肝理气，其中柴胡与枳壳相配可升降气机，白芍与甘草同用可缓急疏脉止痛，加香附、陈皮以增强理气解郁之功，香附又为气中血药，川芎为血中气药，故可活血且能调畅气机。全方共奏疏调气机、和血疏脉的功效。

若兼有脘胀、嗳气、纳少等脾虚气滞的表现，可用逍遥散疏肝行气，理脾和血。若气郁日久化热、心烦易怒、口干、便秘、舌红苔黄、脉数者，用丹栀逍遥散疏肝清热。如胸闷心痛明显，为气滞血瘀之象，可合用失笑散，以增强活血行瘀、散结止痛之作用。

气滞心胸之胸痹心痛，可根据病情需要，选用木香、沉香、降香、檀香、延胡索、厚朴、枳实等芳香理气及破气之品，但不宜久用，以免耗散正气。如气滞兼见阴虚者可选用佛手、香橼等理气而不伤阴之品。

3. 痰浊闭阻

症状：胸闷重而心痛轻，形体肥胖，痰多气短，遇阴雨天而易发作或加重，伴有倦怠乏力，纳呆便溏，口黏，恶心，咯吐痰涎。苔白腻或白滑，脉滑。

治法：通阳泻浊，豁痰开结。

方药：瓜蒌薤白半夏汤加味。

方以瓜蒌、薤白化痰通阳，行气止痛；半夏理气化痰。常加枳实、陈皮以行气滞，破痰结；加石菖蒲以化浊开窍；加桂枝以温阳化气通脉；加干姜、细辛以温阳化饮，散寒止痛。全方加味后共奏通阳化饮、泻浊化痰、散结止痛之功效。

若患者痰黏稠，色黄，大便干，苔黄腻，脉滑数，为痰浊郁而化热之象，用黄连温胆汤清热化痰。因痰阻气机，可引起气滞血瘀，另外，痰热与瘀血往往互结为患，故要考虑到血脉滞涩的可能，常配伍郁金、川芎以理气活血、化瘀通脉。

若痰浊闭塞心脉，卒然剧痛，可用苏合香丸之芳香以温通止痛；因于痰热闭塞心脉者用猴枣散以清热化痰，开窍镇惊止痛。

胸痹心痛，痰浊闭阻可酌情选用天竺黄、天南星、半夏、瓜蒌、竹茹、苍术、桔梗、莱菔子、浙贝母等化痰散结之品，且由于脾为生痰之源，临床应适当配合健脾化湿之品。

4. 瘀血痹阻

症状：心胸疼痛剧烈，如刺如绞，痛有定处，甚则心痛彻背，背痛彻心，或痛引肩背，伴有胸闷，日久不愈，可因暴怒而加重。舌质暗红，或紫暗，有瘀斑，舌下瘀筋，苔薄，脉涩或结、代、促。

治法：活血化瘀，通脉止痛。

方药：血府逐瘀汤。

血府逐瘀汤由桃红四物汤合四逆散加牛膝、桔梗组成。以桃仁、红花、川芎、赤芍、牛膝活血祛瘀而通血脉；柴胡、桔梗、枳壳、甘草调气疏肝；当归、生地补血调肝，活血而不耗血，理气而不伤阴。

寒（外感寒邪或阳虚生内寒）则收引、气滞血瘀、气虚血行滞涩等都可引起血瘀，故本型在临床最常见，并在以血瘀为主症的同时出现相应的兼症。兼寒者，可加细辛、桂枝等温通散寒之品；兼气滞者，可加沉香、檀香辛香理气止痛之品；兼气虚者，加黄芪、党参、白术等补中益气之品。

若瘀血痹阻重证，表现为胸痛剧烈，可加乳香、没药、郁金、延胡索、降香、丹参等以加强活血理气止痛的作用。

活血化瘀法是胸痹心痛常用的治法，可选用三七、川芎、丹参、当归、红花、苏木、赤芍、泽兰、牛膝、桃仁、鸡血藤、益母草、水蛭、王不留行、丹皮、山楂等活血化瘀药物，但必须在辨证的基础上配伍使用，才能获得良效。另外，使用活血化瘀法时要注意种类、剂量，并注意有无出血倾向或征象，一旦发现，立即停用，并予以相应处理。

5. 心气不足

症状：心胸阵阵隐痛，胸闷气短，动则益甚，心中动悸，倦怠乏力，神疲懒言，面色㿠白，或易出汗。舌质淡红，舌体胖且边有齿痕，苔薄白，脉细缓或结代。

治法：补养心气，鼓动心脉。

方药：保元汤。

方以人参、黄芪大补元气，扶助心气；甘草炙用，甘温益气，通经利脉，行血气；肉桂辛热补阳，温通血脉；或以桂枝易肉桂，有通阳、行瘀之功；生姜温中。可加丹参或当归以养血活血。

若兼见心悸气短，头昏乏力，胸闷隐痛，口干咽干，心烦失眠，舌红或有齿痕者，为气阴两虚，可用养心汤以养心宁神。方中当归、生地、熟地、麦冬滋阴补血；人参、五味子、炙甘草补益心气；酸枣仁、柏子仁、茯神养心安神。

补心气药常用人参、党参、黄芪、大枣、太子参等，如气虚显著可少佐肉桂以补少火而益气。亦可加用麦冬、玉竹、黄精等益气养阴之品。

6. 心阴亏损

症状：心胸疼痛时作，或灼痛，或隐痛，心悸怔忡，五心烦热，口燥咽干，潮热盗汗，舌红少泽，苔薄或剥，脉细数或结代。

治法：滋阴清热，养心安神。

方药：天王补心丹。

本方以生地、玄参、天冬、麦冬、丹参、当归滋阴养血而泻虚火；人参、茯苓、柏子仁、酸枣仁、五味子、远志补心气，养心神；朱砂重镇安神；桔梗载药上行，直达病所，为引。

若阴不敛阳，虚火内扰心神，心烦不寐，舌尖红少津者，可用酸枣仁汤以清热除烦安神；如不效者，再予黄连阿胶汤以滋阴清火，宁心安神。若阴虚导致阴阳气血失和，心悸怔忡症状明显、脉结代者，用炙甘草汤，方中重用生地，配以阿胶、麦冬、麻仁滋阴补血，以养心阴；人参、大枣补气益胃，资脉之本源；桂枝、生姜行心阳。诸药同用，使阴血得充，阴阳调和，心脉通畅。

若心肾阴虚，兼见头晕，耳鸣，口干，烦热，心悸不宁，腰膝酸软，用左归饮以补益肾阴，或河车大造丸以滋肾养阴清热。若阴虚阳亢，风阳上扰，加珍珠母、磁石、石决明等重镇潜阳之品，或用羚羊钩藤汤加减。如心肾真阴欲竭，当用大剂西洋参、鲜生地、石斛、麦冬、山萸肉等以急救真阴，并佐用生牡蛎、乌梅肉、五味子、甘草等酸甘化阴之品以敛其阴。

7. 心阳不振

症状：胸闷或心痛较著，气短，心悸怔忡，自汗、动则更甚，神倦怯寒，面色㿠白，四肢欠温或肿胀。舌质淡胖，苔白腻，脉沉细迟。

治法：补益阳气，温振心阳。

方药：参附汤合桂枝甘草汤。

方中人参、附子大补元气，温补真阳；桂枝、甘草温阳化气，振奋心阳，两方共奏补益阳气、温振心阳之功。若阳虚寒凝心脉，心痛较剧者，可酌加鹿角片、川椒、吴茱萸、荜茇、高良姜、细辛、川乌、赤石脂。若阳虚寒凝而兼气滞血瘀者，可选用薤白、沉香、降香、檀香、焦延胡索、乳香、没药等偏于温性的理气活血药物。

若心肾阳虚，可合肾气丸治疗，方以附子、桂枝（或肉桂）补水中之火，用六味地黄丸壮水之主，从阴引阳，合为温补心肾而消阴翳。心肾阳虚兼见水饮凌心射肺，而出现水肿、喘促、心悸，用真武汤温阳化气行水，以附子补肾阳而祛寒邪，与芍药合用，能入阴破结，敛阴和阳，茯苓、白术健脾利水，生姜温散水气。若心肾阳虚，虚阳欲脱厥逆者，用四逆加人参汤以温阳益气，回阳救逆。若见大汗淋漓、脉微欲绝等亡阳证，应用参附龙牡汤，并加用大剂山萸肉以温阳益气，回阳固脱。

胸痹心痛属内科急症，其发病急、变化快，易恶化为真心痛，在急性发作期应以消除疼痛为首要任务，可选用或合并运用以下措施。病情严重者，应积极配合西医救治。

（1）速效救心丸（川芎、冰片等）每日3次，每次4～6粒含服，急性发作时每次10～15粒。功效：活血理气，增加冠脉流量，缓解心绞痛，治疗冠心病胸闷憋气，心前区疼痛。

（2）苏合香丸（《太平惠民和剂局方》）每服1～4丸，疼痛时用。功效：芳香温通，理气止痛，治疗胸痹心痛，寒凝气滞证。

（3）苏冰滴丸（苏合香、冰片）含服，每次2～4粒，每日3次。功效：芳香开窍，理气止痛，治疗胸痹心痛，真心痛属寒凝气滞证。

（4）冠心苏合丸（苏合香、冰片、朱砂、木香、檀香）每服1丸（3g）。功效：芳香止痛，用于胸痹心痛气滞寒凝者，亦可用于真心痛。

（5）寒证心痛气雾剂（肉桂、香附等）温经散寒，理气止痛，用于心痛苔白者，每次舌下喷雾1～2次。

（6）热证心痛气雾剂（丹皮、川芎等）凉血清热，活血止痛，用于心痛苔黄者，每次舌下喷雾1～2次。

（7）麝香保心丸（麝香、蟾酥、人参等）芳香温通，益气强心，每次含服或吞服1～2粒。

（8）活心丸（人参、灵芝、麝香、熊胆等）养心活血，每次含服或吞服1～2丸。

（9）心绞痛宁膏（丹参、红花等）活血化瘀，芳香开窍，敷贴心前区。

（10）配合选用川芎嗪注射液、丹参注射液、生脉注射液静脉滴注。

四、针灸治疗

（一）针灸

1. 基本治疗

治法：调理心气，安神定悸。以手厥阴、手少阴经穴为主。

主穴：内关、郄门、神门、厥阴俞巨阙。

配穴：心胆虚怯者，加胆俞；心脾两虚者，加脾俞、足三里；阴虚火旺者，加肾俞、太溪；水气凌心者，加膻中、气海；心脉瘀阻者，加膻中、膈俞；善惊者，加大陵；多汗者，加膏肓；烦热者，加劳宫；耳鸣者，加中渚、太溪；浮肿者，加水分、中极。

操作：毫针平补平泻法。

方义：心包经内关及郄穴郄门可调理心气、疏导气血。心经原穴神门，宁心安神定悸。心包之背俞穴厥阴俞配心之募穴巨阙，可益心气、宁心神，调理气机。诸穴配合以收镇惊宁神之效。

2. 其他治疗

（1）穴位注射法：能起到穴位、药物、针刺三结合的作用。常用药物有复方丹参注射液，也可用维生素 B_1 或维生素 B_{12} 注射液，选穴参照基本治疗，每穴注射 0.5ml，隔日 1 次。

（2）耳针法：选交感、神门、心、脾、肝、胆、肾，毫针用轻刺激。亦可用撳针埋藏或用王不留行籽贴压。

（二）艾灸

灸疗法操作简便，成本低廉，借助艾叶之药力，以温和持久的火力，通过腧穴-经络-脏腑系统的传导，可起到温通经络、助阳散寒的作用，适用于虚寒性患者。艾灸可以通达胸中之阳气，散阴寒之凝结。陈日新教授创制了热敏灸技术，用于治疗寒、瘀、虚证的胸痹，疗效显著。韩雪梅等采用雀啄灸百会、膻中、内关、丰隆、足三里，配合口服阿司匹林肠溶片治疗冠心病 6 个月，证明艾灸预处理对缺血的心肌具有保护作用，对冠心病防治有较理想的效果。实验研究证明，艾灸可以提高动物体内内源性保护物质的活性，从而增强对缺血的心肌细胞的保护作用。艾灸是防治冠心病心绞痛的有效方法，操作简便，成本低廉，按照中医"治未病"的理论思想，结合心绞痛发病急、老年患者众多的特点，可以在群体中进行相关医疗知识的普及，以未病先防，既病防变。

（三）穴位贴敷

穴位贴敷法通过活血化瘀、温阳散寒、行气化痰等药物的合理配伍，既能发挥药物的治疗作用，又具有腧穴的调节作用，取穴可选内关、心俞、膻中、至阳、丰隆、三阴交、血海，可以明显减轻心绞痛的疼痛程度、减少发作次数，缩短心绞痛的发作持续时间，改善临床症状。

（四）按语

（1）临床选穴以心经或者心包经的特定穴为主，常用穴主要有内关、心俞、膻中、厥阴俞、足三里、郄门、膈俞、巨阙、神门、三阴交等。以上穴位中，内关、心俞、膻中的使用较常见，在临床针灸治疗心绞痛最为常用，其中内关穴是公认的治疗本病的首选穴。辨证选穴规律主要为血瘀型加膈俞、血海、地机，偏重痰浊加丰隆、足三里，阴虚加三阴交、太溪，气虚加足三里、气海，阳虚加关元、大椎、命门，气滞者加太冲、阳陵泉等。特定穴应用广泛，其中应用最多的是背俞穴，其次是五输穴，体现出临床更加注重辨病论治。单穴治疗心绞痛，首选内关穴。俞募配穴在双穴及三穴处方中有所体现，但使用频次相对较少，络穴与其他特定穴配伍较常出现，这与内关穴的高频次应用有关。俞募配穴在四穴及以上的处方中较为常用。心绞痛发作时多选用内关、膻中和至阳穴。

（2）针刺是临床治疗心绞痛应用最多的针灸疗法，采取灵活的辨病与辨证相结合的治疗体系，且更加注重辨病论治；平补平泻法是针灸治疗心绞痛最常用的补泻方法，具体补泻手法以捻转补泻最为常用，其次是提插补泻。穴位贴敷法适用于阳虚为本、痰瘀为标的患者。穴位按压是心绞痛发作时较好的急救措施。

五、名中医经验

（一）纪青山教授经验

临床治疗胸痛时，纪青山教授常取膻中、膈俞、心俞。膻中是任脉第 17 穴，为心包募穴、八会穴中气之会穴，位于胸部前正中线上两乳头连线的中点，连于心系。《难经·二十九难》曰"阴维为病苦心痛"。胸部是上焦心肺所在，任脉在胸部的腧穴主要用于治疗呼吸、循环方面的疾病。膻中功善补气理气，具有宽胸理气的功效，用于治疗气虚、短气、心痛、心悸等症。《备急千金要方》曰："胸痹心痛，灸膻中百壮。"膈俞位于背部，当第7胸椎下旁开1.5寸，邻近膈膜，为足太阳膀胱经腧穴，为八会穴中血之会穴。如陈修园所说："诸经之血皆从膈膜而上下，又心主血，肝藏血，心位膈上，肝位膈下，交通于膈膜，故血会于膈俞。"临床可以通治一切血证。《龙门药方》中记载"疗心痛方：又灸法从颈椎骨数下至第七节上灸三十壮"。《医学纲目·心痛》卷十六："灸心痛背上穴：心俞，膈俞。"二穴合用，既可祛瘀生新，又可振奋阳气。共奏益心气、助心阳、蠲心痹之功。在临床中，应用此法治疗冠心病，疗效显著。说明针刺治疗冠心病可缓解或解除心绞痛，改善心肌缺血状态，在急性期应中西医结合抢救治疗，以免耽误病情，错过抢救时机。

病案　胡某，男，58岁，退休工人。

初诊日期：2014年5月13日。

主诉：胸痛3天。

现病史：患者自觉中庭穴处胸骨与皮肤之间疼痛约3天，查：纤维胃镜示胃炎；心电图示ST-T改变。按照胃病治疗1个月未见明显改善，后自取药物心宝丸症状略减轻，现步行较长时间时，中庭穴处胸骨与皮肤之间疼痛，疼痛面积如核桃大，疼痛与按压无关。针尖向下平刺中庭穴，进针1寸，留针30分钟。

现症：胸部疼痛剧烈，活动受限。

既往史：健康。

专科检查：胸廓挤压试验（-），胸壁挤压试验（-）。

理化检查：纤维胃镜示胃炎；心电图示ST-T改变。

诊断：胸痹。

治则治法：行气活血，通络止痛。

诊疗措施：膻中透中庭、内关、足三里、太溪，左右交替取穴，留针30分钟，每日1次。

按语：治疗本病除了取膻中以宽胸理气之外，还应取心经的募穴巨阙以调气通阳；内关、通里为手厥阴心包经和手少阴心经的络穴，神门为手少阴心经的原穴，具有理气通络止心痛的功效。又因为本案患者兼有言语低微、面色苍白无华的症状，加足三里、三阴交以调补肝肾，和胃降逆，行气化痰。诸穴合用以达通络止痛之功。

（二）行气活血治疗胸痹

"气为血之帅，血为气之母"，"气行则血行，气滞则血凝"。瘀血的产生，与气机运行障碍有密切的关系。膻中为八会穴之气会，又是宗气聚集之处，宗气者"贯心脉，行呼吸"。活血行气是治疗冠心病的重要法则，前文研究结果显示，膻中与膈俞，是临床针灸治疗冠心病心绞痛的重要腧穴。

刘元峰等采用补肾活血针法治疗稳定型心绞痛，即根据病情寒热虚实之不同，采取不同针刺补泻手法，针对患者心肾亏虚兼有心血瘀阻的证候特点，肾俞、心俞、内关用捻转补法，膈俞用捻转泻法；心肾阳虚、阴寒凝滞者，针灸并用以温阳散寒。谢占清针刺不稳定型心绞痛患者用公孙、内关，进针得气后施以小幅度、高频率捻转手法，经过2个疗程治疗，结果显示，针刺可以降低不稳定型心绞痛患者心脏事件的发生率，改善预后，尤其对中医辨证为血瘀型患者有显著效果，具有重要意义。

（三）从脾胃论治胸痹

脾胃与心通过经脉密切联系。《灵枢·经脉》云："脾足太阴之脉，起于大指之端……连舌本，散舌下，其支者，复从胃，别上膈，注心中。"《素问·平人气象论》云："胃之大络，名曰虚里，贯膈络肺，出于左乳下，其动应衣，脉宗气也。"脾胃经脉气血逆乱，会导致胸痹心痛的发生。《灵枢·杂病》云："心痛，腹胀，音音然，大便不利，取足太阴。"《灵枢·厥病》云："胃心痛，取之大都、太白。"通过针刺脾胃经的腧穴，调畅经脉逆乱之气血，治疗胸痹。综述，临床针灸治疗冠心病心绞痛，脾胃经腧穴是重要的选择。

邓铁涛提出"心脾相关"学说，指出脾胃功能失调不仅直接影响心脏功能，还会引发其他脏腑功能失调，进而加重气血阴阳失衡，直接或间接影响疾病的发生发展。邓铁提出"心脾相关"、"痰瘀相关"学说，认为痰是瘀的初级阶段，瘀是痰的进一步发展。沈绍功指出随着生活水平的提高，今人多好食肥甘厚腻之品而好逸少动，违背"起居有常"之养生之道，导致痰浊内生，痰瘀互结。治疗方法当由"活血化瘀"转为"痰瘀同治"，即以行气化痰为主，佐以活血、清热之药。这提示我们应当注重丰隆、足三里、膈俞等穴位的配伍应用。路志正认为脾胃功能受损是胸痹发生的关键因素，治疗胸痹当从调理脾胃入手。季建军从调理脾胃入手治疗冠心病，对于脾胃虚弱者，以六君子汤合丹参饮为主方；中阳不足，心脉痹阻者以附子理中汤加减。历代医家治疗胸痹取穴足三里、三阴交、丰隆，频次较多，可见以上三穴对冠心病心绞痛具有良好的治疗作用，体现了调理脾胃对于治疗胸痹有重要意义。李创鹏等采用针刺补肾培土法治疗冠心病心绞痛，对照组给予常规西药，治疗组在对照组的基础上采用针刺法，俯卧位取肾俞、心俞、脾俞、厥阴俞，采用平补平泻法，仰卧位取内关、关元、太溪、气海、三阴交、足三里，采用徐疾补法，每日1次，12次为1个疗程，治疗2个疗程，治疗组在临床疗效方面有效率为86.11%。

第七章 骨外科病

第一节 肱骨外上髁炎

肱骨外上髁炎，又名肘外侧疼痛综合征，是以肘关节外侧疼痛，用力握拳及前臂作旋前伸肘动作（如绞毛巾、扫地等）时可加重，局部有多处压痛，而外观无异常为主要临床表现。疼痛有时向前臂放射。因网球运动员常见此病，故又称"网球肘"。

一、病因病机

肱骨外上髁部附着有桡侧腕长伸肌、桡侧腕短伸肌、肱桡肌、旋后肌等，主要功能为伸腕、伸指，其次使前臂旋后。腕背或前臂旋前过度都会使附着于肱骨外上髁部的腕伸肌腱、筋膜受到牵拉而致伤。气血虚弱、血不荣筋、肌肉失去温煦、筋骨失于濡养为其内因。本病多见于家庭主妇、打字员、电脑操作人员、文秘人员及网球运员，本病的病理变化较为复杂，常有肌纤维在外上髁部分的撕裂、关节滑膜嵌顿、滑膜炎、支配伸肌的神经分支的神经炎。

本病的病理变化较为复杂，常有肌纤维在外上髁部分的撕裂、嵌顿炎、环状韧带变性及肱骨外上髁骨膜炎等局部反应，多有局部组织的充血水肿或渗出粘连等。

二、诊断

（一）临床表现

患者多无明确外伤史，绝大多数是中年人，表现为肘外侧疼痛酸重无力、疼痛逐渐加重，如提重物、扭毛巾、扫地等。疼痛可向上臂及前臂放射，晨起时肘关节有僵硬现象，劳累或阴雨天加重，静息时疼痛减轻。肱骨外上髁、环状韧带或肱桡关节间隙处有明显压痛点，肘关节无红肿，局部可微热，病程长者可有轻度肌萎缩。做抗阻力腕关节背伸和前臂旋后动作可引起患处疼痛加重，腕伸肌紧张试验阳性。

（二）辅助检查

X线检查：一般无异常表现。病程长者可见肱骨外上髁处轻度骨膜反应或可见钙化阴影。

（三）鉴别诊断

本病与肱桡滑膜囊炎、神经根型颈椎病相鉴别。肱桡滑膜囊炎除局部压痛外，还有肘部旋前、旋后受限。前臂旋前引起剧烈疼痛，压痛较肱骨外上髁炎为轻。局部可有肿胀和触痛，穿刺针吸可见积液。神经根型颈椎病则表现为上肢外侧疼痛，多为放射性痛、手及前臂有感觉障碍区，无局限性压痛。

（四）主要治疗方法

以手法治疗为主，配合药物、理疗、针灸、小针刀和水针疗法等治疗。急性期应使用颈腕带悬吊制动 1～2 周，后期配合手法治疗。治疗期间应避免腕部背伸及前臂过度旋转等易造成前臂伸肌群牵拉的活动。手法治疗，在肘外侧痛点部作揉捻法，使局部有发热感，然后用拇指作按法点按曲池、外关等穴位，使之"得气"，以起到行气活血、舒通经络的作用。用拨络法弹拨刺激桡侧腕伸肌等，以达到剥离局部粘连的作用，如有明显压痛点可用拇指剥筋。

三、辨证分型

本病多由于风寒湿热邪入侵或者慢性劳损，损伤局部经脉，致局部气血运行不畅，瘀血停于局部，不通则痛。

1. 风寒阻络　肘部酸痛麻木，屈伸不利，遇寒加重，得温痛缓。舌苔薄白或白滑，脉弦紧或浮紧。

2.湿热内蕴　肘外侧疼痛，有热感，局部压痛明显，活动后疼痛减轻，伴口渴不欲饮。舌苔黄腻，脉濡数。

3.气血亏虚　起病时间较长，肘部酸痛反复发作，提物无力，肘外侧压痛，喜按喜揉，并见少气懒言，面色苍白。舌淡苔白，脉沉细。

4.瘀血阻络　肘外侧疼痛日久，逐渐加重，拒按，活动后疼痛加重。舌暗或舌下瘀青，脉涩。

四、针灸治疗

针灸治疗取阿是穴、手三里、曲池、外关、尺泽、少海及痛点，隔日 1 次，毫针规格为 0.25mm×40mm，留针 30 分钟。

（1）风寒阻络：加曲池、阿是穴。

针法：直径 0.25cm，长度 40mm 毫针刺入，曲池、阿是穴用平补平泻手法，针尾灸艾段温针，灸两壮。

（2）湿热内蕴：加曲池、丰隆、阿是穴。

针法：直径 0.25cm，长度 40mm 毫针刺入，曲池、丰隆穴用提插泻法，阿是穴用平补平泻手法，留针 30 分钟，出针时摇大针孔，拔罐放血。

（3）气血亏虚：加曲池、中脘、下脘、气海、关元、阿是穴。

针法：直径 0.25cm，长度 40mm 毫针刺入，曲池、中脘、下脘、气海、关元用提插补法，阿是穴用平补平泻手法，留针 30 分钟。

（4）瘀血阻络：加曲池、阿是穴。

针法：直径 0.25cm，长度 40mm。毫针刺入，曲池、阿是穴用平补平泻手法，留针 30 分钟，阿是穴出针时单向捻转，滞针，然后快速出针。

五、中药治疗

1. 风寒阻络

治则：祛风散寒通络。

方药：防风汤。

防风 9g，当归 9g，赤茯苓 9g，杏仁 6g，黄芩 3g，秦艽 9g，葛根 9g，麻黄 3g，肉桂 9g，生姜 3g，甘草 6g，大枣 3g。

2. 湿热内蕴

治则：清热化湿止痛。

方药：四妙丸。

苍术 12g，黄柏 6g，怀牛膝 9g，薏苡仁 15g。

3. 气血亏虚

治则：益气血，补肝肾，止痹痛。

方药：独活寄生汤。

独活 9g，寄生 6g，杜仲 6g，牛膝 6g，细辛 6g，秦艽 6g，茯苓 6g，肉桂心 6g，川芎 6g，防风 6g，人参 6g，甘草 6g，当归 6g，芍药 6g，干地黄 6g。

4. 瘀血阻络

治则：活血化瘀，通络止痛。

方药：身痛逐瘀汤。

秦艽 3g，川芎 6g，桃仁 9g，红花 9g，甘草 6g，羌活 3g，没药 6g，当归 9g，五灵脂 6g，香附 3g，牛膝 9g，地龙 6g。

药物治疗内治法根据辨证论治的原则，加减应用。外用青鹏软膏揉擦或用热醋外敷及海桐皮汤熏洗患处。

六、其他治疗

（1）物理疗法：可采用超短波、磁疗、蜡疗、光疗、离子透入疗法等，以减轻疼痛促进炎症吸收。

（2）用梅花针叩打患处，再加拔火罐，3～4 天 1 次。或以水针疗法行痛点局部注射；对一些顽固性肱骨外上髁炎患者，可试用小针刀疗法。

（3）固定与功能锻炼：尽量避免剧烈活动，疼痛发作期应减少活动，必要时可作适当固定。

（4）手术疗法：本病绝大多数病例经非手术疗法均能治愈，极少数治疗无效者，痛苦较大，影响本职工作或生活十分不便时，可考虑施行前臂伸肌起点切开术。切除自伸肌总腱穿出的血管、神经束，或作桡侧腕短伸肌肌腱延长术。

（5）灸法

1）悬灸：分为温和灸、回旋灸、雀啄灸，术者手持艾条，将艾条的一端点燃，直接悬于施灸部位之上，与之保持一定距离，使热力较为温和地作用于施灸部位。其中肘髎、曲池、尺泽、手三里、合谷等腧穴可采用温和灸、回旋灸，每穴距皮肤 2～3cm，施灸 10～15 分钟，以皮肤红晕为度，每日治疗 1 次；膈俞、血海等腧穴可采用雀啄灸，于施灸部位上距皮肤 2～3cm 处，对准穴位，上下移动，使之像鸟雀啄食样，一起一落，忽近忽远地施灸，每穴距皮肤 2～3cm，施灸 15～20 分钟，以皮肤红晕为度，每日治疗 1 次。

2）直接灸法：足三里穴可采用直接灸法，首先在穴位皮肤局部可先涂大蒜汁、凡士林、甘油等以增加黏附或刺激作用，然后将艾炷粘贴其上，自艾炷尖端点燃艾。在艾燃烧至局部皮肤潮红、灼痛时，施术者即用镊子移去艾炷，更换另一艾炷，连续灸 3～5 壮，隔日 1 次。

3）隔物灸法：曲池、手三里、合谷等腧穴可选用隔物灸法，用鲜姜切成直径为 2～3cm、厚为

0.14～0.16cm 的薄片，中间以针刺数孔，然后置于应灸的腧穴部位或患处，再将艾炷放在姜片上点燃施灸。当艾炷燃尽，易炷再灸，连续灸 3～5 壮，隔日 1 次。

4）温针灸法：肘髎、曲池、尺泽等腧穴针刺得气，选用 1～2 个腧穴施以温针灸，将 2～3g 艾绒包裹于毫针针柄顶端捏紧呈团状，或将 1～3cm 长短的艾条段插在针柄上，点燃艾条，待艾绒或艾条燃尽无热度后除去灰烬。连续施灸 1～3 壮，留针 30 分钟，每日 1 次。

5）局部封闭：取醋酸泼尼松龙或醋酸氢化可的松 12.5mg，加 2%利多卡因 2ml 混合液 3ml 备用，让患者屈肘至 90°，在肱骨外上髁处找到明显压痛点，局部彻底消毒后，选用 7 号针头准确插入痛点处，垂直进针达骨膜，患者有明显酸胀感后，将上述混合液先行推注 0.5ml，再将针头退出约 0.5cm，注入封闭液 1.5ml。然后再调转针头方向准确插入肱骨下端内上侧痛点，注入余下的 1ml 药液，然后轻揉 5～6 次，按压注药点，待药物吸收后，医者另一手可握住四肢腕部做肘关节的被动屈曲，以上动作反复 8～10 次后并快速屈伸患肘，在无痛条件下，使粘连组织松解，改善血液循环，加速组织修复，通利关节，一般 7 天封闭 1 次，1 次为 1 个疗程，个别未愈者可进行第 2 个疗程。

七、名中医经验

（一）特色

本病由于外伤撞击肘部，未及时治疗，迁延日久，瘀血阻滞经脉，"不通则痛"、"痛则不通"，加之长时间的肘关节屈伸、旋前运动，致使筋膜损伤。前臂在反复做拧、拉旋转动作，使肘部筋脉劳损迁延，致慢性劳损。正如《医宗金鉴·正骨心法要旨》说，"跌打损伤之症，专从血论……或有瘀血停积，或为亡血过多"，"皮下破而内损者，多有瘀血，每致失血过多"。因此，辨证为瘀血内停，阻滞经脉。故而选用桃红四物汤加延胡索、羌活、白芷。方中用四物汤有活血养血作用，加桃仁、红花并入血分而逐瘀行血，延胡索活血而止痛，羌活引药上行。全方共用，则瘀血消散，气血得以流通而愈。

火针是由特制金属制成的针具，烧红，迅速刺入穴位或病灶，并迅速退出以治疗疾病的方法。此法具有温通经脉、散寒止痛功效，临床多用于治疗慢性软组织损伤、骨性关节炎、带状疱疹、痤疮和局部化脓性疾病。

（二）处方

桃红四物汤加减：当归、白芍、熟地、桃仁、延胡索、羌活、白芷各 12g，川芎 8g，甘草、红花各 5g。水煎，分 3 次服，每日 1 剂，并外敷止痛膏，口服 5 剂而愈。

（三）验案

病案一　李某，男，32 岁，初诊主诉右肘关节疼痛 3 月余，现疼痛加重，持物无力，经多方治疗效果不佳。患者从事木工行业，曾回忆半年前在工作中，右臂外展撞及肘部，当即感觉疼痛，没有在意，后来右肘部疼痛逐渐加重至今。查：右肘关节处无红肿，活动自如，肱骨外上髁有压痛，前臂旋转活动时患处疼痛，余未见异常。西医诊断：肱骨外上髁炎。中医诊断：伤筋，辨证为瘀血阻滞型。以桃红四物汤加减：当归、白芍、熟地、桃仁、延胡索、羌活、白芷各 12g，川芎 8g，甘草、红花各 5g。水煎，分 3 次服，每日 1 剂，并外敷止痛膏，口服 5 剂而愈。

病案二　张某，男，45 岁。右侧肱骨外上髁处疼痛，活动受限 7 天。平时爱打羽毛球，无明显外伤史。查左肱骨外上髁处压痛明显，伸肌腱牵拉试验阳性，局部皮肤无破损，无放射性疼痛。辅助检查 X 线未见明显异常。中医诊断为痹证（痛痹）。西医诊断为右肱骨外上髁炎。即予火针治疗。患肢平放于桌面，尽量屈肘，取压痛最明显的肱骨外上髁尖部为操作点，用记号笔做好标记，用安尔碘局部消毒。左手持点燃的酒精灯，右手持 28 号 1.5 寸火针，尽量靠近施治点。将针在酒精灯外焰处烧至白亮，迅速对准施术部位垂直点刺，刺入约 0.3cm，迅即出针。出针后用无菌棉球按压针孔，以减轻疼痛并防止出血。以同样的方法在以原针刺点为圆心、直径约 1cm 的范围内任选两处进行点刺，以加强刺激。针处避免洗浴，如局部微发痒、发热属正常现象，勿搔抓。1 个月后复诊，右肱骨外上髁处疼痛已消失，且未见复发。查右肱骨外上髁处压痛不明显，伸肌腱牵拉试验阴性。

（四）按语

（1）本病发病与慢性损伤有关，中老年人常常由劳累引起，因此劳动强度不宜过大，不要长时间拎提重物。平时注意肘关节的活动，增强肌力，有助于防止本病的发生。

（2）疼痛发作期应减少活动，必要时可作适当固定，可选择三角巾悬吊或前臂石膏固定 3 周左右。

（3）疼痛明显缓解后应解除固定并逐渐开始肘关节活动，但要避免进行使伸肌总腱受到明显牵拉的动作。

第二节　腱　鞘　囊　肿

腱鞘这种组织结构在人体内许多部位都可以见到。在劳损或外伤的诱发下，某部破损成疝，形成异常的囊性肿物即腱鞘囊肿，中医学称为"腕筋结"、"腕筋瘤"、"筋聚"、"筋结"等，好发于腕背侧及足背部，其他如指、趾背面与掌面及腘窝等部位亦可发生。左右手差异不大，多为单发，也有多发，多见于青壮年，女性多于男性，非手术治疗者易复发。腕部腱鞘囊肿是手部常见肿物，占软组织肿物的 50%～70%；可见于任何年龄阶段，但多发于 20～40 岁。其发病率存在显著的性别差异，女性发病率可为男性的三倍。腕部腱鞘囊肿大多位于腕背侧。从整体上看，一般表现为直径 1～2cm、表面光滑、质韧，与皮肤无粘连，且有可推动的隆起；仅有约 20% 的患者有疼痛症状，而半数患者无明显临床症状。

一、病因病机

由于劳损或外伤，累及筋脉，血行不畅，气机壅遏，气血郁聚不散，筋膜聚结，津液内停，发为囊肿。

腱鞘囊肿在解剖方面具有一定的特点，腱鞘囊肿由囊壁、蒂部和囊液构成，通常蒂与关节相通，60%～70% 的腕部腱鞘囊肿发生在腕背侧、并含有与关节相通的蒂，通过一个弯曲的腔连接囊肿和关节腔。可为单腔或多腔，有光滑、透亮的上皮，腕背部腱鞘囊肿蒂部主要位于舟月韧带退行性病变区的腕背关节囊处。根据囊肿与舟三角韧带、桡三角韧带的位置关系，将腕背部腱鞘囊肿分为四型。Ⅰ型：囊肿部分或全部位于舟月韧带内，囊肿可向关节囊处生长或向腕骨内生长；Ⅱ型：囊肿位于舟月韧带背侧纤维层内，舟月韧带完整；Ⅲ型：囊肿蒂部长短不一，蒂部通过桡三角韧带和舟三角韧带的间隙，该型囊肿可以向腕关节桡侧或尺侧生长或在伸指肌腱深面或在桡侧伸腕肌腱与拇长伸肌腱之间；Ⅳ型：囊肿蒂部在舟三角韧带下向远侧端生长。纪老师在临床上对多例腕部腱鞘囊肿进行系统解剖和组织学研究，认为囊肿的蒂部位于滑膜和韧带囊之间的关节软骨外侧；在桡腕关节，囊肿蒂部植入点位于舟骨、月骨相邻边缘，腕背部腱鞘囊肿也可发生于腕背关节囊其他位置，尤其可在头状骨处。

纪老师还发现，蒂根部有单向活瓣的功能，囊液只能从关节腔内流入囊肿内而不能逆流。这种单向活瓣被认为是由许多位于蒂周围的"微小囊肿"（后来被认为是隐匿性囊肿）形成的，这些"微小囊肿"与大囊肿相沟通，被认为是弯曲的蒂腔的一部分，并与关节相通，在囊肿形成过程中起重要作用。通过电子显微镜发现，囊壁是由许多随机取向的胶原蛋白片摞叠构成，其中可见少量功能活跃的成纤维细胞或间充质细胞。囊液主要由透明质酸构成，还含有少量氨基葡萄糖、球蛋白等。与关节液相比，囊液的产生机制不同，也略黏稠；而囊壁可能由压缩的周围组织形成。

在病理生理方面，通过腕关节、腱鞘囊肿造影出现，在关节和腱鞘囊肿之间存在防止关节液逆流的单向瓣膜结构，该结构是腱鞘囊肿形成的必需条件。从组织学上证实了关节囊与腱鞘囊肿之间弯曲管腔的存在，2例成功的连续切片显示了管腔不断变化的形状、直径、分支。提示其管腔没有真正的内皮质，扁平的成纤维细胞和星形细胞覆盖管腔表面，同时管腔周围存在许多更为纤细的管腔，部分管腔壁的纤维退化，尤其在分支交汇处，少部分管腔分支的末端结缔组织转化为黏液形态。腱鞘囊肿呈分支样、树状在结缔组织内发展。造影和组织学均证明了该管腔的存在，同时通过组织切片，证明了囊壁内有小囊肿，认为小囊肿相连接构成了单向瓣膜结构管腔。腱鞘囊肿囊壁由多层排列杂乱的胶原纤维组成，没有内皮细胞衬里，囊壁外观呈海绵状，没有表现退化或坏死。对比手指黏液囊肿和腱鞘囊肿发现，尽管两者发生部位不同，通过光学和电子显微镜观察，两者却有相同表现，因此认为两者是由相同原因导致的。纪老师通过大量临床研究发现，囊壁内存在类似平滑肌细胞的间质细胞，这种退化的细胞内存在大量内质网、空泡和高尔基复合体，其同时发现囊肿内表面存在崩解的胶原纤维和细胞碎片，个别位置还发现处于凋亡阶段的细胞。囊肿内黏液成分主要包括透明质酸、少量氨基葡萄糖、白蛋白和球蛋白。这种黏液与关节液相比，生物化学性质比较黏稠。在囊肿黏液基质中存在大量崩解的胶原、弹性纤维和细胞碎片。黏液的生成机制还未阐明，关于其生成机制假说：①来源于腕关节，关节的活动将黏液泵入囊肿内；②来自关节外的变性过程；③来源于囊壁内的间质细胞。黏液的形成可能来自于上述假说中的一种或者联合机制。随着关节镜技术的发展，在手术切除囊肿的同时还可以观察腕关节的病理损伤。腕背腱鞘囊肿与腕骨松弛存在很大关系。腕背腱鞘囊肿不单单是局部病变引起的变化，可能与整个关节的病理改变有关。

腱鞘囊肿发病原因尚不明确，但有约 10%的患者在发生腱鞘囊肿前有过相应部位的反复微小创伤史。鉴于腱鞘囊肿的病因理论庞杂，纪老师指出，腱鞘囊肿是关节源性的滑膜组织疝，根据胶原纤维和基质细胞积聚现象，认为腱鞘囊肿是由于慢性损伤造成纤维结缔组织的黏液样变性而形成，而腱鞘囊肿与关节囊相通则是由后期关节囊退变所造成的。腱鞘囊肿形成的假设：①急性或慢性关节压力增高导致关节囊破裂，滑液通过裂缝进入到周围组织，随后流出的滑液和周围组织互相作用产生胶状囊液和囊壁。②关节内压力导致关节外结缔组织的黏液样变性，随后囊液积聚，囊肿形成，最终囊肿通过蒂与关节相通。③关节内压力刺激间充质细胞分泌黏液素。假设形成共同的最终途径：积聚的黏液素互相聚合，形成主要的囊肿。后来一些学者认为预先存在的关节病变是关节囊破裂的潜在因素；腱鞘内积聚的透明且高黏稠度的高浓度透明质酸与黏多糖也是囊肿形成的原因，而囊韧带的反复微小创伤则会刺激滑膜囊表面成纤维细胞分泌透明质酸。

现代医学对腱鞘囊肿发病机制的认识尚不十分清楚，腕背腱鞘囊肿的形成机制经历了关节疝、关节囊裂痕、外伤、单向瓣膜结构及退行性病变等不同形式。单从腕背腱鞘囊肿本身的病理生理角度来看，该囊肿属于退化性囊肿。目前现有的观点如下：①多数人认为是由关节囊、腱鞘或韧带上的结缔组织因营养不良等原因而发生黏液样变性或胶样变性所致。②有人认为关节囊或腱鞘在某个薄弱处向外膨出,加之滑液的流入而形成疝状物。③还有人认为是外力作用于关节囊或腱鞘,造成其薄弱处的破损,关节囊内或腱鞘内的滑液经破损处漏出,停留在软组织层中,周围逐渐形成囊壁,囊肿腔可借漏孔处与关节囊或腱鞘腔相通,滑液也可相互流动。囊肿的腔多为单房性,也可为多房性,囊壁属致密的纤维组织,内层可有滑膜细胞,囊内存有无色、透明或半透明的黏液,比正常滑膜液黏稠,病程长者则呈胶冻状。

二、诊断

(一)临床表现

逐渐出现局部圆形肿胀,疼痛不明显。表面光滑,病程短,囊肿较大者按之柔软,有波动感,病程长者按之硬韧,轻度压痛,皮温皮色无大变化,邻近软组织受牵拉时可刺激疼痛。与皮肤无粘连,周围境界清楚,但肿块基底固定,几乎没有活动。发生于腘窝内的,直膝时可如鸡蛋大,屈膝时在深处不易摸清楚。部分腱鞘囊肿可自行消退,但时间较长。

(二)辅助检查

X线检查无异常,可彩超检查,穿刺可抽出透明胶状黏液。

三、辨证分型

(1)气滞型:多为发病初期,肿物按之柔软,有波动感,可移动,时大时小,局部有疼痛及胀感。舌红,脉弦。

(2)瘀结型:病程长,多有反复发作病史,肿块较小,但触之硬韧,疼痛,移动度差,局部活动不同程度受限。舌质暗红,脉弦滑。

四、中药治疗

(1)中药外治:早期可用海桐皮汤水煎后局部熏洗,如囊壁已破,囊肿变小,局部仍较肥厚者可搽茴香酒或展筋丹。

(2)中药内治

1)气滞型

治则:行气导滞散结。

方药:导痰汤加失笑散。

2)瘀结型

治则:活血祛瘀散结。

方药:活络效灵丹。

五、针灸治疗

治法:以局部祛风散寒、温经通络、祛瘀散结为主。多取病变局部腧穴或阿是穴,采用多针浅刺或围刺等方法，用泻法。以阿是穴为主。

主穴：阿是穴。

方义：针刺局部阿是穴可活血化瘀、软坚散结、减少渗出，有利于囊液吸收、排出。

操作：先在囊肿顶部中点垂直刺入 1 针，后沿囊肿边缘做对称斜刺 4 针，使五针成梅花状，五针均刺于囊肿的中心，以刺破囊壁为度。期间留针 30 分钟，每隔 5 分钟提插捻转 1 次。出针后用酒精棉球在针孔周围挤压，把液体挤出囊外，后用绷带做环形加压包扎。嘱患者针后 24 小时内勿沾水及局部过度用力，3 天后取下绷带。一次未愈者，每隔 6 天再如上法治疗。

六、其他疗法

1. 电针法

处方：囊肿点。

操作：囊肿局部皮肤以 75% 酒精消毒，在囊肿四周刺 3～4 针，针尖要穿透囊肿壁斜向囊肿基部，其正中部加刺 1 针至基部。接通 G6805 治疗仪，用断续波，电流量以患者能忍受为度，留针 15 分钟。针后用酒精棉球加压按摩 3 分钟。每日 1 次。

2. 棱针法

处方：囊肿最高点。

操作：局部常规消毒，用三棱针从囊肿最高点迅速刺入，刺破肿块后，马上用力挤压，囊肿内胶状黏液可随之从刺破的针孔溢出，囊肿即刻见消。随后用消毒后的干棉球放在原囊肿部位，视囊肿大小放 1 分、2 分或 5 分硬币于棉球上，胶布加压包扎 3～5 日。

3. 火针法

处方：囊肿点。

操作：局部常规消毒后，用 26 号毫针在火焰上烧红，对准部位疾进疾出，在囊肿中央直刺 1 针，再自前后左右各向中央斜刺 1 针，深度以刺至囊肿基底部为最佳。然后用消毒干棉球在针孔四周挤压，可见无色或褐色的胶状黏液，黏液出净后，用消毒干棉球敷盖在囊肿部位上面，加压固定，3 日治疗 1 次。

4. 指针法

处方：囊肿局部。

操作：用拇指指腹按压在囊肿上，小囊肿用单拇指，大囊肿用双拇指，其余四指握住患者肢体，由小到大均匀加力揉挤，呈螺旋形疏导。当指下感到囊肿较前变软时，便猛加指力，挤压囊肿，至指下有囊肿破溃感受时，再由大到小地均匀减力，并以囊肿中心为圆心，向四周作划圆状揉按疏导 70 次。

5. 穴位埋线法

处方：囊肿点。

操作：彻底清洁消毒囊肿部位皮肤后，用 1% 利多卡因局部麻醉，经皮肤穿入 2 条 0 号丝线至囊肿内，两条丝线互成直角，并在皮肤表面打结。如囊肿较大，穿入缝线后可抽吸出内容物，用消毒敷料覆盖囊肿后，用纱布绷带稍加压包扎，一般性囊肿不必加压。一般 2 周后拆除缝线。

6. 穴位注射法

处方：囊肿局部。

操作：用当归注射液 2ml，泼尼松龙 12.5mg，加 1% 普鲁卡因 1ml，做局部注射。由囊肿中心向四周分别注入药液，或先将囊肿锤破后再注入药液。

七、名中医经验

（一）特色

针灸治疗腱鞘囊肿疗效确切可靠，尤其是用三棱针疗法及火针疗法，三棱针疗法要注意挤压囊肿时务必一次挤尽，加压固定后，尽量减少患者的运动。还可加灸以帮助吸收。

（二）处方及验案

用三棱针直接刺中囊肿最高点，右手持针，左手按住囊肿，出针时，马上用左手用力挤压肿物不可松手，须一次将黏液挤净，然后加压固定。一般可一次痊愈。

（三）按语

囊肿生长缓慢，少数可自行消失，进行性增大者须治疗，其中又以三棱针刺法疗效快速，往往一次痊愈。经常按揉囊肿局部，弹拨患处肌腱、韧带，可活血消肿，促进恢复。

《灵枢·寿夭刚柔》云"刺布衣者，用火焠之"，又《伤寒论》有"烧针另其汗"及"火逆下之，因烧针烦躁者"的论述，今人验之于临床，用于治疗腱鞘囊肿，有着简、效、廉的特点。所谓简，即是需要的器材及操作手法简便。所谓效，即是治疗效果较好。火针利用其高温作用，直接破坏囊腔组织，杜绝其再生能力，从而减少了复发的可能性。所谓廉，即是价格低廉，多数患者都可接受。且其治疗过程中几乎无疼痛，治疗后皮肤美观、无瘢痕，为大多数患者所接受，因此临床应用也较多。

第三节　膝　痛

膝痛（膝关节骨关节炎）系由于老年或其他原因引起的关节软骨的非炎症性退行性变，并在关节边缘有骨赘形成。临床上可表现为关节疼痛、活动受限和关节畸形等症状。膝关节骨关节炎多见于中老年女性，肥胖、超重负荷是其主要致病因素。

一、病因病机

（一）中医基础理论

《阴阳十一脉灸经》是最早出现膝痛的文献，如"膝外廉痛"；《内经》中出现"膝伸不屈"、"坐而膝痛"等；《诸病源候论》有"虚劳膝冷候"等字样。《备急千金要方》在针灸的部分独立列有"膝病"。王执中在《针灸资生经》中列有"膝痛"、"脚膝痛"等。明清医家对膝痹的论述则更为详细。《普济方》在针灸的部分论有"膝痛"、"脚膝痛"等。《证治汇补》专门列有"腰膝门"。《张氏医通》等列有"膝痛"专论。

膝痛，是由于复感外邪，邪客经络，脉道受阻，气血运行不畅，发为痹病。《张氏医通》曰"……膝为筋之府，屈伸不能……筋将惫矣……膝痛无有不因肝肾虚者……虚则风寒湿气袭之"、"身半以下者，湿中之也。故治膝胫之病，又须以去湿为主。大抵痛在筋者，多挟风热，则屈不伸而肿，二妙散加羌、防、升、柴；兼阴虚者则热而不肿，虎潜丸，或二妙散加牛膝、肉桂；因卧湿地，流入脚膝，痹弱疼重，千金独活寄生汤"，另外，膝痹一般病程较长，反复发作。痹病日久，耗损气血，伤及肝肾。不荣筋骨，肌肉关节酸痛，屈伸不利。正如《嵩厓尊生全书》所云："膝属脾肝肾……膝痛皆三阴亏损之症。"中医学认为，本病由年老体虚，气血不足，或因感受寒湿之邪，经脉瘀阻，不能荣养关节所致。

（二）现代医学研究

本病的病理基础是关节软骨的改变，一般认为由软骨的磨损超过软骨的修复能力所致。由创伤、肥胖等因素导致膝关节软骨、软骨下皮质、关节周围肌肉承受过度的压力；或由老年性退行性变、骨质疏松等因素，导致膝关节软骨、软骨下皮质、关节周围肌肉发生异常，从而使膝关节软骨发生变性。早期在光镜下可见软骨细胞减少，脂肪退行性变和胶原纤维的改变，其后在软骨表面可见多数软化灶，软骨失去光泽，颜色变黄，表面粗糙不平，进而出现裂隙，表面剥落糜烂，引起软骨下骨质暴露，脱落的小碎片可引起滑膜炎症。关节面及周围的骨质增生构成 X 线片上的骨硬化和骨赘及骨囊性变。关节滑膜可因软骨和骨质破坏，代谢物脱落入关节腔而呈现轻度增生性改变，包括滑膜细胞的增生和淋巴细胞的浸润，其程度不如类风湿关节炎明显。严重的骨关节炎的关节囊壁有纤维化，周围肌腱亦受损。

二、诊断

（一）临床表现

本病起病缓慢，症状多出现在 50 岁以后，随着年龄的增长而发病者增多。膝关节疼痛，并伴有压痛、骨性肥大、骨性摩擦音，少数患者有畸形。关节的疼痛与活动有关，在休息后疼痛可缓解；在关节静止久后再活动，局部出现短暂的僵硬感，持续时间不超过 30 分钟，活动后消失；病情严重者即使休息时都有关节痛和活动受限。

（二）辅助检查

（1）X 线检查，关节间隙变狭窄，软骨下骨质硬化，关节缘有骨赘形成，软骨下骨质出现囊性变，股骨头呈扁平样改变和关节半脱位。

（2）关节液检查符合骨关节炎，膝眼饱满，浮髌试验阳性。

三、辨证分型

（1）风寒湿痹：膝关节窜痛，活动不利，遇寒加重。得温痛减，动则痛彻，日轻夜重。苔薄白，脉弦滑或弦紧。

（2）经脉失养：膝关节酸痛乏力日久，肌肉萎缩，活动不利，关节僵直，动作受限，酸痛部得温则减，受凉加剧。舌质淡或有瘀点，脉细弱。

四、中药治疗

（一）秦汉晋唐时期

《神农本草经》载牛膝主"膝痛不可屈伸"。《诸病源候论》中重视外治法，采用汤熨针石治疗本病，治"脾肾肝三经受于风寒湿，停于腿膝"的熏蒸方等。《备急千金要方》承《针灸甲乙经》针灸治疗本病，曰"阳辅、阳交、阳陵泉主髀枢膝骨痹不仁"、"风市主两膝挛痛"、"太冲主膝内踝前痛"，中封主"膝肿，内踝前痛；梁丘、曲泉、阳关、主筋挛，膝不得屈伸"，"犊鼻主膝中痛，不仁"，"解溪、条口、丘墟、太白主膝股肿"，"合阳主膝股重"，阴市、伏兔主膝中寒，"侠溪、阳关主膝外廉痛"，"光明主膝痛胫热不能行"，《针灸资生经》从之。并运用独活寄生汤治疗"由肾气虚弱，卧冷湿地当风所得之……喜流入脚膝"等。《外台秘要》用独活续断汤治"肾气虚弱，卧冷湿地……久久流入脚膝"。

（二）宋金元时期

《太平圣惠方》列有川椒丸、补益干漆丸、石斛丸等9首"治虚劳膝冷方"。宋代陈直《养老奉亲书》用三圣丸"治腰膝冷痛"。《圣济总录》列有木瓜煎丸、虎骨酒、乌头煎丸等22首"补虚理腰膝"的方剂。《三因极一病证方论》用抱龙丸治"风湿进袭，流注腿膝"；四蒸木瓜丸治"脚膝疼痛"；"川膝煎治肝肾虚，为风寒湿毒所中，流注腿膝，历节疼痛"。宋代陈自明《妇人大全良方》曰："腰膝痛者，寄生汤、养肾散；瘀血滞者，如神汤、舒筋汤。"李杲用开结导饮丸治"腰膝重痛"；在《东垣试效方》中用苍术复煎散治膝膑痛无力。在《兰室秘藏》中用黄柏知母酒治"年老之人足膝疼痛"。元代许国祯《御药院方》用补阴丹治"脚膝痹弱"；乳香没药丸治"脚膝或肿或痛"。

（三）明清时期

《普济方》承《太平圣惠方》、《博济方》、《圣济总录》等列有羚羊角散、槟榔散、五加皮散等13首"肝风毒流注入脚膝筋脉疼痛"方；有槟榔散、郁李仁散、商陆散等11首"水气脚膝浮肿"方；有牛膝木瓜丸、肾附丸、鹿角丸等41首"补虚理腰膝"方。李时珍《本草纲目》用五加皮酒治"腰膝酸痛"；戊戌酒治"腰膝冷痛"。《医方考》用独活寄生汤治"腰膝作痛"。《证治准绳》承《医学纲目》用和血散痛汤治"膝痛，左膝痛了右膝痛"；用茯苓汤治疗支饮所致"膝冷成痹"；用活血应痛丸治风湿下注，脚膝重痛少力。张介宾《景岳全书》用大营煎治"腰膝筋骨疼痛"。万表《万氏家抄方》用药烧酒治"腰膝疼痛"。

（四）近现代时期

近代王季儒对于"膝关节有积液者加木通、防己、甘草，以风药胜湿"。胡毓恒认为："退行性骨关节病重在肝肾，喜用骨碎补、鹿含草。"对于"膝关节骨质增生者再加牛膝、独活"。张鸣鹤对于"膝关节痛，活动后加重者，用全蝎"。《娄多峰论治痹病精华》用萆薢归膝汤、老寒腿方治膝痹等。《中国中医秘方大全》用枳马丹、二术苓皮汤"治膝关节滑膜炎"；双苓利水方"治膝关节积液"。《中国现代名医验方荟海》用三仙骨痹丸治骨痹证之病在膝者，膝腿沉重，步履难行，或疼痛难忍；云蛇汤治膝关节滑膜炎属肾阳不足、阴寒凝滞证；沙蒺藜方治膝关节损伤，半月板损伤疼痛。《痹证专辑》用益肾蠲痹丸"治身体尪羸，汗出怯冷，腰膝酸软，关节疼痛反复发作"。

（五）分型治疗

（1）风寒湿痹型可用蠲痹汤加独活、桂枝、秦艽、川芎、海风藤等。

（2）经脉失养型可用生脉散加白术、当归、丹参等。

五、针灸治疗

《内经》最早提出针刺治疗本病。《素问·骨空论》曰："寒膝伸不屈，治其楗；坐而膝痛，治其机；立而暑解，治其骸关；膝痛，痛及拇指，治其腘；坐而膝痛如物隐者，治其关；膝痛不可屈伸，治其背内"。

治法：以经络辨证和脏腑辨证为依据，治宜除湿散寒、祛风活血、通络止痛。发作期以活血通络、祛风散寒除湿为主，缓解期以补气益血、补益肝肾、健脾除湿、强筋壮骨为主，兼顾治标和治本。多取足三阴、足三阳经穴，其中以足太阴经和足阳明经穴为主。局部取穴，配合使用特定穴。

主穴：阳陵泉、血海、梁丘、内膝眼、犊鼻、阿是穴。

配穴：风寒湿痹者，加阴陵泉；经脉失养者，加悬钟、大杼、足三里、三阴交。并可根据肝、脾、肾偏虚状况分别选用三阴交、太溪、肾俞、肝俞、脾俞等。

方义：内膝眼、犊鼻、阿是穴，疏通局部气血以止痛。《灵枢·杂病》曰："膝中痛，取犊鼻，以员利针，发而间之，针大如氂，刺膝无疑。"《针灸甲乙经》曰："膝内廉痛引髌，不可屈伸……膝关主之"、"膝不能屈伸，不可以行，梁丘主之；膝寒痹不仁，不可屈伸，髀关主之"、"膝外廉痛，不可屈伸，胫痹不仁，阳关主之；髀痹引膝股外廉痛，不仁，筋急，阳陵泉主之"。《备急千金要方》曰："阳辅、阳交、阳陵泉主髀枢膝骨痹不仁。""梁丘、曲泉、阳关、主筋挛，膝不得屈伸"，"犊鼻主膝中痛，不仁"，"解溪、条口、丘墟、太白主膝股肿"。

操作：内膝眼、犊鼻可相互透刺，血海、梁丘针尖可斜向膝关节方向。局部有酸、麻、沉、胀感则疗效显著。急性期用泻法，缓解期用平补平泻法或补法。留针30~40分钟，10分钟行针1次。每日1次，10次为1个疗程。

六、其他疗法

1. 艾灸疗法

处方：阿是穴、足三里。

操作：①艾条灸，每次每穴15~20分钟，以局部皮肤红润、有温热感、无灼痛为宜，每日1次，7次为1个疗程。灸疗时，膝关节可配合做小范围有规律的缓慢运动。②温针灸，每次每穴3壮，每日1次，7次为1个疗程。

2. 拔罐疗法

处方：膝关节局部及附近肌肉丰厚处。

操作：在上述部位拔罐，留罐5~15分钟，隔日1次，3次为1个疗程。多在针刺后配合使用，有时可见罐内有少量渗液。

3. 电针疗法

处方：同"针灸治疗"。

操作：每次选用1对同经腧穴加电针，采用疏密波，刺激强度不宜太大，使患者局部有麻胀感，以肌肉产生微小颤动而不感到疼痛为度，留针30分钟。每日1次，10次为1个疗程。

4. 腧穴注射疗法

处方：阿是穴、内膝眼、犊鼻。

操作：取当归注射液或威灵仙注射液，每穴注入0.5~1ml。

七、转归及预后

膝痹病程较长，易反复发作。膝痹的转归及预后与起病原因、素体强弱等因素有关。本病初期外邪或瘀血痹阻较著，若治疗及时，则预后较好；久则以肝肾不足、气血亏虚等为主，此时常为虚证或虚实夹杂之证，并迁延反复，但若调治适当，仍可不影响工作和生活；由于本病病位在膝，若护理不当，如过早负重或久行等可致本病反复难愈，甚则有少数患者呈严重进行性关节损害，而最终导致膝关节畸形和功能障碍，则预后较差。

八、名中医经验

针灸治疗该病的疗效确切，多选取膝关节局部经穴，以达到舒通局部气血、温经散寒、祛瘀通滞的目的。常使用温针法和电针法，同时可配合推拿、中药内服以提高疗效。

处方及验案：取鹤顶、膝眼、阳陵泉、血海、梁丘、犊鼻、足三里、膈俞、悬钟、太溪、阿是穴。

可针上加灸，或使用电针，或针后加拔火罐。留针 20～30 分钟，每日 1 次，7 天为 1 个疗程，疗程间隔休息 7 天。经治疗后，患者疼痛可明显减轻。

按语：阳陵泉是足少阳胆经脉气所发。《难经·四十五难》云："筋会，阳陵泉。"《灵枢·邪气脏腑病形》曰："……筋急可取阳陵泉。"《灵枢·经脉》曰："足少阳胆经是动则病：是主骨所生病者……膝外至胫、绝骨……及诸节皆痛。"《灵枢·经筋》曰："足少阳经筋，其病……膝不可屈伸，腘筋急……"《针灸大成》曰："膝伸不得屈……内外廉不仁，脚冷无血色……此筋中风寒湿三邪侵袭也，取此阳陵泉穴。"

太溪穴是足少阴脉气所发，为其原穴。太溪穴又名吕细或内昆仑。太溪穴定位《灵枢·本输》曰："肾出于涌泉……注于太溪，太溪，内踝之后……陷中者也，为俞。"有补肾壮骨、益阴补髓等作用。悬钟穴为足少阳脉气所发，也是八会穴中的髓会，有主骨生髓之功。《神应经》曰："膝胻股肿，委中、三里、阳辅、解溪、承山""两膝红肿疼痛，膝关、委中、三里、阴市"。《针灸大成》记载"太溪主治……痹，手足厥冷"。

足三里穴是足阳明胃经脉气所发，《灵枢·四时气》记载，著痹停留而无法祛除，阴寒积聚而不去，应当取足三里穴。《灵枢·官能》曰："厥而寒甚……寒过于膝，当取下陵足三里穴。"《针灸十四经穴治疗诀》曰："膝关节痛，阴陵泉，梁丘穴下犊鼻寻，委中曲泉三阴交，足三里上用针行。"

膈俞穴是足太阳膀胱经脉气所发，为八会穴之血会。《难经》曰："血会膈俞……盖膈俞上为心俞，心主血，膈俞下为肝俞，肝藏血，故膈俞为八会之血会。"《针灸甲乙经》云："……虚则痹，膈俞及偏历主之。"《备急千金要方》曰："膈俞，主……皮肉骨痛"。血海穴与膈俞穴同具有通经活络、养血补血、祛瘀止痛的作用，同时配伍针刺刺激，可使祛瘀活络等功效更为显著。

膝痹治疗，当辨虚实、病邪、辨证论治。病初，邪盛证实者当以祛邪活血通络为原则；久病，邪少正虚者当以滋补肝肾、益气养血、蠲痹通络为原则。由于本病病位在膝，故治疗时应注意加用补肝肾、壮筋骨及膝部的引经药。另外，本病治疗应重视针灸、推拿等疗法，配合功能锻炼。此外，膝痹伴发膝部经筋痹者，应兼顾治疗。治疗本病应注意选取局部穴位，嘱患者防寒湿、保暖。可配合相关功能锻炼，尽量减少上下楼梯、跑步等有可能磨损关节软骨的运动。

第四节 踝 扭 伤

踝关节扭伤主要是指踝关节内侧副韧带、外侧副韧带和下胫腓韧带的损伤。一般是骑车、上下楼突然跌倒或道路不平时由踝关节不稳定而使其过度向内或向外翻转所致。临床分为内翻型和外翻型两种，以前者多见。本病可发生于任何年龄，以青壮年常见。运动员在进行田径、球类和体操等身体训练时，尤易发生此病。此外，踏空、高坠等均可导致踝关节扭伤。本病属于中医学"筋伤"范畴，为踝部筋伤，由于外伤致局部筋肉受损，血离经脉，经气不得畅行，而致血瘀气滞，经络受阻，不通则痛，出现局部疼痛肿胀。祖国医学认为，筋脉受损，经络阻滞，气血瘀滞为其机制，治宜疏通经络，以行气活血、消肿止痛为主。根据《素问·调经论》"病在筋，调之以筋"，《内经》曰"凡跌仆闪挫，或恼怒气滞，血凝作痛，宜活血顺气"。治疗上以针灸、推拿、外敷熏洗及口服中药为主。

一、病因病机

踝关节是人体负重最大的屈戌关节，又在远心端，一旦肌腱、韧带等损伤，气血瘀滞，关节内微环境发生改变，造成炎症渗出水肿，致痛物质堆积，从而影响局部新陈代谢、自身修复能力及关节内应力，易导致病情迁延难愈。踝关节结构较为复杂，与周围关节韧带纵横交错，踝关节外侧副韧带中距腓前韧带起自外踝前面，向前内侧行，止于距骨颈，是防止距骨向前移动的重要结构。距腓前韧带损伤后，踝关节旋转、内收均不稳定，如治疗不当，韧带松弛，可反复扭伤，形成创伤性关节炎。由于外侧不稳，关节内侧负荷增加，又可导致距骨和胫骨关节内侧部分退行性关节炎。另外，踝关节与跗趾关节紧邻，也常并发跗趾关节损伤。久而局部抵抗力降低，风寒湿邪乘虚侵入经络，致使气血闭阻不能畅行，肌肉筋骨失去濡养，从而引起踝部酸困疼痛、屈伸不利、功能障碍等症状，给日常生活带来不便。故及时有效地治疗急性踝扭伤，不容忽视。

踝关节扭伤的主要病因是前外侧的胫腓前韧带、内侧的三角韧带、内外侧副韧带等的损伤。多发生在行走过程中因道路不平或阻碍物致不慎跌倒，或空中落地、站立不稳，下楼或下坡时失脚踏空，体育运动中撞跌摔地时，足部突然受到内翻或外翻的暴力所引起。踝关节的扭伤可引起软组织的急性损伤，当其处于跖屈位时，距腓前韧带与胫骨之纵轴走行一致，而且处于紧张状态，故在跖屈位受到内翻暴力时，首先发生距腓前韧带损伤；当踝关节于 0 度位受到内翻暴力时，可单纯发生跟腓韧带损伤，也可以是继发于距腓前韧带损伤之后，由外力继续作用所致。距腓后韧带在外踝三组韧带中较为坚强，损伤极少发生，仅于踝关节极度背屈位而又受到内翻暴力时才会损伤。外翻断裂时则合并有多踝或腓骨下端骨折，并可同时有下胫腓韧带损伤。

急性踝关节扭伤，又称新伤，指受伤在 2 周以内，一般有明显外伤史。由于软组织修复的自然进程要 2～3 周，若急性扭伤未能及时正确治疗，过早负重活动，或未彻底治疗又再次受伤，导致韧带修复不良、松弛，则演变为慢性踝关节扭伤。慢性踝关节扭伤，又称旧伤，指受伤在 2～3 周以上，包括陈旧性扭伤和慢性劳损两类。陈旧性扭伤指由急性扭伤拖延而成者。慢性劳损或称劳伤，因关节长期劳累过度或多次微细的创伤积累而成。其病因主要为外伤失治、慢性劳损或者损伤的韧带未能修复，加之受寒湿之邪侵袭；病机则是气滞血瘀，经络痹阻，筋脉失养，即"不通则痛、不荣则痛"。《素问·阴阳应象大论》曰："先痛而后肿者，气伤形也，先肿而后痛者，形伤气也。"指出损伤后，局部经络受损，瘀血内阻，气血之道不得宣通，故为肿为痛。《素问·五脏生成》说：

"足受血而能步,掌受血而能握,指受血而能摄。"说明筋赖血以温养,气血瘀阻又可导致筋肉失养而发生"筋强、筋粗、筋痿、筋柔"等。

二、诊断

（一）临床表现

踝关节扭伤之后踝部立即出现肿胀疼痛,不能走路或可勉强行走。伤后 2～3 日局部即可出现紫癜血斑。内翻扭伤时,多在外踝前下方肿胀,压痛明显。若将足做内翻动作时,则外踝前下方发生剧痛。外翻扭伤时,在内踝前下方肿胀,压痛明显。若将足做外翻动作时,则内踝前下方发生剧痛。轻者韧带受到过度的牵引而引起损伤反应;重者则引起完全或不完全的韧带断裂及关节脱位,若不及时处理或处理不当时,局部渗出液与瘀血积聚,造成损伤组织愈合不良或结缔组织过度增生。以上因素均可导致局部的粘连、关节不稳和其他继发性病理变化。

（二）辅助检查

扭伤处显著压痛和活动受限。在屈膝位足底向上做纵轴叩击实验时,如踝部疼痛剧烈,则可有踝部骨折的存在。为排除骨折、脱位,并借以诊断韧带有无断裂,可做 X 线和磁共振成像检查。摄片时应做与受伤姿势相同的内翻或外翻位,一侧韧带撕裂显示患侧关节间隙增宽,下胫腓韧带断裂,则显示内、外踝间距增宽。

三、辨证分型

(1) 血瘀气滞证:损伤早期,踝关节疼痛,活动时加剧,局部明显肿胀及皮下瘀斑,关节活动受限。舌红边瘀点,脉弦。

(2) 筋脉失养证:损伤后期,关节持续隐痛,轻度肿胀,或可触及硬结,步行欠力。舌淡,苔白,脉弦细。

四、中药治疗

(1) 中药外用:损伤初期肿胀明显者,可外敷消瘀止痛药膏、七厘散、奇正消痛贴等。损伤后期宜用骨伤洗药,每日熏洗 2 次。

(2) 中药内治:损伤初期局部肿胀明显者,可进行中药汤剂内服以活血化瘀、消肿止痛,如桃红四物汤;肿胀较轻者可服用中成药,如三七伤药片、七厘散、伤科七味片、筋骨痛消丸等。西药可服用复方氯唑沙宗片等,以松弛痉挛的肌肉。

五、针灸治疗

治法:以受伤局部取穴为主,配合远端取穴。肿胀及瘀血明显者可用刺络放血法,属陈旧伤者可用灸法。以局部穴为主。

主穴:阿是穴、申脉、丘墟、昆仑、照海、解溪。

方义:取局部腧穴和阿是穴可祛瘀消肿、通络止痛。

配穴：可根据受伤部位的经络所在，配合循经远端取穴。

操作：选取适合体位，毫针常规刺法。急性期用泻法，留针15~20分钟即可；恢复期用补法或平补平泻法，留针30分钟。每5~10分钟行针1次，每日1次，5次为1个疗程。

传统针刺法以受伤局部腧穴为主。最常用的穴位包括阿是穴、丘墟、申脉、照海、解溪、太溪、昆仑、商丘、中封、太冲、悬钟、阳陵泉、足三里等。"以痛为腧"始自《内经》，唐代《备急千金要方》中载"有阿是之法，言人有病痛，即令捏其上，若果当其上，不问孔穴，即得快或痛，云阿是，灸刺皆验"。压痛点是脏腑经络病变在体表的反应，常为损伤部位，取之直达病所，泻其邪气。现代研究表明，针刺阿是穴可促进局部炎症渗出的吸收，达到消肿止痛的作用。局部取穴多为足三阳经的原穴、输穴、经穴、合穴，针刺之能开源启流、调节局部气血运行，起到活血散瘀、通经活络、行气止痛、改善症状的作用。《灵枢·本脏》说："经脉者，所以行气血营阴阳，濡筋骨，利关节者也。"阳陵泉为八会穴之筋会，为主治软组织损伤病变的重要穴位。悬钟是髓会之处，可以强筋健骨。跷脉起于内、外踝的申脉、照海，上行于下肢内、外侧至头面，具有交通一身阴阳之气、调节肢体运动的作用，使下肢灵活矫健。并且申脉、照海为八脉交会穴，分别通阳跷、阴跷，取之可调阴阳，行气活血，舒筋活络。"经脉所过、主治所及"，配穴多为循经取穴。腰痛点与脏腑相关的十二正经在手部有三阴三阳等六经循经该处，足之三阴三阳经虽不能抵达该处，但通过经别、络脉、交会和手足同经"相应"、"相通"的联系而相互关联。故针刺腰痛点能达到疏通经络、调和气血的目的。配太冲是根据《流注指要赋》中"且如行步难移，太冲最奇"的经旨。后溪为八脉交会穴之一，通督脉，虽然手太阳小肠经与督脉均不循行于足踝，但手太阳小肠经与足太阳膀胱经存在着流注关系，足太阳膀胱经行于足踝部，上下相应，且"督脉为阳脉之海"，气行则血行，瘀肿自然消散，另外，后溪穴为手太阳经输穴，"输主体重节痛"，取之快速捻针，并配合踝关节主动活动，对止痛和恢复踝关节活动有显著疗效。

六、其他治法

（一）毫针法

处方一：丘墟透照海。

操作：使患足处于稍内翻位，于患足进针处常规消毒，毫针从丘墟刺入，针尖指向照海，缓慢提插进针，以患者有强烈的酸麻胀痛感为度。当在照海处可隐约摸到针尖，但针尖仍处于皮下时，即停止进针。于针柄处置艾条施温针灸法，换灸2次，每日或隔日1次。治疗10次左右即可。

而缪刺与巨刺法可以避免患处局部取穴的弊端，并且能使患者在针刺的同时能主动活动患足，达到疏通经脉气血、缓解疼痛之目的，所以在临床上也经常被使用。巨刺法为《灵枢·官针》九刺之一，"巨刺者，左取右，右取左"。缪刺见于《素问·调经论》及《素问·缪刺论》。《素问·调经论》曰"身形有痛，九候莫病，则缪刺之。"《素问·缪刺论》则言"络病者，其痛与经脉缪处，故命曰缪。"两者均为左病取右，右病取左的交叉刺法。《素问·离合真邪论》指出，气血盛衰，左右倾移，以上治下，以左治右。人体经络内外相通，互相制约，互相调节，经络气血左右内外相倾移，体表某一部位出现疼痛时，气血在其前后左右有偏盛偏衰之变化，阴阳必不平衡，或左盛右虚，或右盛左虚。经与络之间也会有经盛络虚，或经虚络盛之变。踝扭伤疼痛是由于气血瘀滞经络不通，以实证居多。采用交叉取穴，是为了调整机体左右气血的偏盛偏衰，使之达于平衡。巨刺、缪刺法适用于踝扭伤早期。时间越早，患处敏感压痛部位越清楚，巨刺、缪刺部位就越准确，疗效就越好，时间越长，气血瘀滞，疼痛面扩大，不易找准压痛点，疗效就越差。

处方二：健侧外关。

操作：以规格为 0.25mm×40mm 的毫针，快速刺入皮下，进针至 0.5～1.0 寸，患者得气后行平补平泻手法，以患者能耐受为度。留针过程中行针 2～3 次，并让患者自行做旋转踝关节的动作。每日或隔日治疗 1 次。

处方三：中渚、阳池。

操作：取患侧中渚穴与阳池穴，于常规消毒后快速进针直达皮下，待患者产生酸胀感后留针 20 分钟，留针期间辅以自行揉按，活动患部的动作。

处方四：大陵、内庭、侠溪、阿是穴。

操作：取健侧大陵、内庭、侠溪及疼痛局部，以规格为 0.25mm×40mm 的毫针快速刺入皮下，至 0.5～1.0 寸停针，有酸麻胀重等针感时即行平补平泻法，以患者能耐受为度，留针 20～30 分钟，行针期间嘱咐患者以踝关节旋转运动相配合。

处方五：第 2 掌骨桡侧末端"足端踝穴"。

操作：患者取坐位，将与病足同侧的手握空拳，放松肌肉，将虎口朝上，取足踝穴常规消毒后，垂直刺入 0.6～0.8 寸，并同时活动踝关节。

处方六：神门、阳谷、阿是穴。

操作：仰掌取神门、屈腕取阳谷，均取患处对侧穴位。常规消毒，0.25mm×40mm 毫针快速刺入。

穴位：针神门时，以神门透大陵，针尖指向大陵；针阳谷时，以阳谷透阳池，针尖向阳池方向斜刺。阿是穴采取平补平泻手法。提插捻针，得气后留针，并令患者作跳跃动作，以增强疗效。

处方七：阳池、阿是穴。

操作：取患者同侧阳池穴及局部阿是穴，常规消毒后快速进针，得气后留针，患者可配合自我按摩，使扭伤局部血液循环改善，瘀血消散，则疼痛自除。

处方八：冲阳、足三里、八风穴、阿是穴。

操作：取患侧八风穴，配合冲阳，得气后留针 30 分钟，阿是穴行平补平泻法。

处方九：同侧腕关节对应点。

操作：常规消毒后，斜刺进针，得气后反复刮针柄，并活动受伤关节。

（二）耳针法

处方：耳穴踝、膝、神门、皮质下、肾上腺。

操作：外踝扭伤加健侧腕骨，骨踝扭伤加患侧阳溪透太渊。瘀血肿痛者加耳尖穴，筋伤重者配肝，内伤者配脾。严格消毒后，以速刺法垂直刺入皮下 0.2～0.3 寸，以局部产生胀感、耳郭渐有热感为度，同时令患者活动扭伤的踝部，并逐步增大活动幅度。出针后，可由耳尖放血数滴，以增强治疗效果。

"人体是一个有机整体，耳穴和脏腑经络关系密切"。《灵枢·口问》曰："耳者宗脉之所聚也。"耳穴是耳部皮肤表面与人体脏腑经络、组织器官、四肢百骸相互沟通的部分，也是脉气输注所在。取耳穴神门、踝部、皮质下，可舒筋活络，消肿止痛。

（三）棱针法

取穴：红肿处，压痛点。

操作方法：在受伤部位瘀血明显处；用三棱针点刺出血，然后加拔火罐。

在各种刺法中，最常用的是刺血法。踝扭伤是因损伤引起的局部瘀血肿胀，故可通过刺血促使瘀血、水肿得以排除，起到"菀陈则除之"、"无令恶血得入于经，以成其疾"、疏通其气血、祛瘀生新、通经活络的作用。取"通则不痛"之理，临床多用三棱针散刺或梅花针叩刺。刺络后结合拔罐，能吸出更多的瘀血，从而使仍留在局部病变处的少量瘀血得以更快地吸收，使局部血液循环得以改善，损伤组织修复加快，从而加速局部肿胀和自觉症状的消失，恢复踝关节的活动功能。

1. 扬刺法 "扬刺者，正纳一。傍纳四而浮之，以治寒气之博大者也"。因踝关节扭伤后多有明显的痛点，筋脉拘急，肿胀面积较大，所以取阿是穴为针刺中心，在其上、下、左、右各浅刺一针，其扬刺法针刺作用面积大，改善局部血液循环，大大加速了炎症渗出的吸收速度。有利于组织的修复，防止组织粘连，从而尽早恢复正常的关节活动。降低发展为慢性踝关节损伤或伤残的概率。

现代软组织损伤学中以减轻局部无菌性炎症、松解粘连为关键，病变局部均为肌肉组织较为薄弱之处，不能施行大幅度手法以加强针感。《医学入门》云"药之不及，针之不到，必须灸之"。艾灸可温通经络，逐寒祛湿，是药物治疗和物理治疗的结合运用。温针灸是针刺与艾灸的结合，可以提高刺激量，能够利用温热的作用加速局部血液循环及新陈代谢，促进渗出液的吸收，起到了消肿、止痛、散瘀、利关节之效，利于正常组织的恢复再生，可缩短疗程。

2. 火刺法 火针疗疾早在《灵枢·官针》中就有记载，"焠刺者，刺燔针则取痹也"，火针属于温经疗法范围，具有温阳祛寒、疏通气血的功效。"燔针劫刺，以知为数，以痛为腧"，火针切忌刺太深，治疗当天不能洗澡，禁食鱼腥、生冷食物。

3. 巨刺法 为《灵枢·官针》九刺之一，"凡刺有九……八曰巨刺，巨刺者，左取右，右取左"。其源于经络学说，以经络病变为其主治。由于经脉之气"阴阳之贯，如环无端"（《灵枢·营卫生会》），故一旦邪犯经脉某部，经脉壅滞，经气受阻，其上、下、左、右之经气就会失去平衡。此时，邪气"左注右，右注左，上下左右，与经相干，而布于四末"，以致"左盛则右病，右盛则左病，亦有移易者，左痛未已右脉先病，如此者，必巨刺之"（《素问·缪刺论》）。至于《灵枢·经筋》所言"治在燔针劫刺，以知为数，以痛为腧"，系指筋病之治疗常法，而巨刺乃为其变法，两者相辅相成，以臻完善。

七、名中医经验

（一）特色

太溪是足少阴肾经的原穴、输穴，根据"肾主骨"，"输主体重节痛"，故太溪可以治踝关节疼痛；昆仑是足太阳膀胱经的经穴，膀胱经"主筋所生病"，故有舒筋活血化瘀之功效；太溪是足阳明胃经经穴，为其经气所行之处，有通络利节之用；申脉为足太阳膀胱经之穴，也是阳跷脉的起点穴，申脉有治疗足外翻之功效，照海是足少阴肾经之穴，为阴跷脉的起点穴，照海有治疗足内翻之功效，两穴同时作用，有调节经脉气血阴阳平衡的作用，同时两穴也常常是阿是穴所在，几个穴位相互合用，有行气活血、舒筋通络、消肿止痛的作用，故可用于治疗踝关节扭伤，且治疗效果比较显著。

（二）处方及验案

取穴申脉、照海、解溪、太溪、昆仑。患者取正卧位，常规消毒穴区皮肤后用取 0.25mm×40mm

毫针进行针刺，手法予以捻转泻法。每隔 3～5 分钟行针 1 次，留针 15 分钟。如扭伤部位无明显肿胀或病程超过 1 天，配合 TDP 理疗灯照射患处，若扭伤部位明显肿胀，取针时可予以摇大针孔放血 3～5 滴，每日 1 次。针刺期间应嘱患者尽可能减少患肢活动，避免长时间站立和行走，更不宜剧烈运动，休息时适当抬高患肢，在冷天时要注意患肢保暖，以免加重病情或转为慢性。

（三）按语

踝关节扭伤 48 小时内可以使用木板、石膏或者支具保护，使伤处不受进一步伤害。同时停止任何体育活动及患肢行走，避免受伤踝关节负重，可冷敷肿痛部位 20 分钟，将小腿和踝关节抬起高过心脏水平继而用弹力绷带加压包扎，预防严重的踝关节肿胀。后期可进行相应康复锻炼以增强踝关节的稳定性，若出现韧带断裂、骨折、脱位等，应迅速交骨科处理。

针灸在踝扭伤的中医治疗中占有特殊的地位，是一种积极有效而且被广泛使用的疗法。《灵枢·九针十二原》曰"欲以微针通其经脉，调其血气，营其逆顺出入之会"，从而达到通则不痛的目的。针刺所产生的镇痛主要是参与了中枢神经介质的改变，如 5-羟色胺、内啡肽、乙酰胆碱等物质在针刺镇痛中起着重要作用。现代医学研究已证明，针灸人体某一部位时，神经冲动从神经末梢到脊髓中枢、脑干和丘脑，并刺激大脑产生 5-羟色胺和内源性吗啡样的镇痛物质、使致痛物质血浆游离 5-羟色胺含量显著下降，从而产生镇痛作用。针灸不仅可以使"邪有所出"，缓解损伤部位疼痛，促进局部瘀血吸收，还可抑制交感神经的兴奋性产生升温反应，使血管扩张、血流量增加，增强红细胞免疫功能，有利于机体的免疫清除。

第五节 湿 疮

湿疮是一种超敏性炎症性皮肤病，因皮损总有湿烂、渗液、结痂而得名。本病的特点是皮疹多形态，对称分布，有渗出倾向，自觉瘙痒，反复发作，易成慢性。男女老幼皆可罹患，以先天禀赋不耐者为多。根据病程可分为急性、亚急性、慢性三型。急性期皮损红肿，常有渗出；慢性期皮损以肥厚、苔藓样变为主。

中医古代文献依据其皮损特点、发病部位而有不同的名称。若泛发全身，浸淫遍体者，称"浸淫疮"；以身起红粟，瘙痒出血为主者，称"血风疮"或"粟疮"；发于耳部者，称"旋耳疮"；发于乳头者，称"乳头风"；发于手部者，称"痛疮"；发于脐部者，称"脐疮"；发于阴囊者，称"肾囊风"或"绣球风"。现统称为湿疮。

《医宗金鉴·外科心法要诀》记载，"浸淫疮，此证初生如疥，瘙痒无时，蔓延不止，抓津黄水，浸淫成片，由心火、脾湿受风而成"。"血风疮，此证由肝脾二经湿热，外受风邪，袭于皮肤，郁于肺经，致遍身生疮，形如粟米，瘙痒无度。抓破时，津脂水浸淫成片，令人烦躁、口渴、瘙痒，日轻夜甚"。

本病相当于西医的湿疹。

一、病因病机

湿疮的发生，总由禀赋不耐，风、湿、热邪阻滞肌肤所致。

（1）先天禀赋不耐，皮肤腠理不固，易受外界风湿热邪侵袭而发病。

（2）饮食不节，过食辛辣肥甘厚味及荤腥动风之品，或过食生冷，损伤脾胃，脾失健运，湿从内生，蕴久化热，郁于血分，充于腠理，外发肌肤而发病。

（3）湿热久羁，耗伤阴血，血虚化燥生风而致肌肤失养，肥厚粗糙。急性期，以湿热为主，常夹有风邪；亚急性期多脾虚湿蕴，郁而化热；慢性期，湿热未清，血虚风燥。

西医学认为湿疹发病原因复杂，是多种内外诱发因素相互作用而发生的迟发型超敏反应（变态反应）。体内诱因包括慢性感染病灶，内分泌及代谢改变，神经精神因素、遗传因素、个体易感性等；体外诱发因素包括食物、吸入物、生活环境、动物皮毛、各种化学物质等。

二、诊断

（一）临床表现

根据病程和皮损特点，一般分为急性、亚急性、慢性三型。初发可为任何一型，各型可相互转化。根据皮疹形态，有渗出倾向，对称分布，瘙痒剧烈，反复发作，慢性期皮损肥厚、苔藓化等特征诊断。

1. 急性湿疮（急性湿疹）

（1）起病较快，可发于身体的任何部位，亦可泛发全身，以面部、耳、手足、前臂、小腿等处多见，对称分布。

（2）皮损多形性，潮红肿胀斑片、密集丘疹、丘疱疹、小水疱，常融合成片；可因搔抓导致糜烂、渗液及结痂，甚至继发感染化脓。皮损中心较重，外周散在分布，边界不清。

（3）瘙痒剧烈。

（4）可转为亚急性、慢性，愈合易复发。

2. 亚急性湿疮

（1）常因急性期未能及时治疗，或处理失当，致病程迁延；亦可初发即呈亚急性。

（2）较急性期皮损红肿及渗出减轻，以丘疹、结痂、鳞屑为主，仅有少量丘疱疹及轻度糜烂。

（3）自觉瘙痒。

（4）可转为慢性湿疮；再次接触诱因或治疗不当，亦可导致急性发作。

3. 慢性湿疮（慢性湿疹）

（1）常由亚急性湿疹反复发作转变而来；也可起病即为慢性。

（2）好发于手、足、小腿、腘窝、乳房、外阴、肛门等处，多对称发病。

（3）患部皮肤增厚粗糙，或呈苔藓样变，暗红或紫褐色，常伴有抓痕、血痂、鳞屑及色素沉着。

（4）阵发性瘙痒，夜间或精神紧张、饮酒、食辛辣发物时加剧。

（5）病程较长，反复发作，时轻时重。

4. 特定部位湿疮 某些特定部位湿疮，临床表现有一定的特异性。

（1）旋耳疮（耳部湿疹）：多发生在耳后皱褶处，也可见耳轮上部及外耳道，皮损表现为红斑、渗出、结痂及皲裂，常两侧对称。

（2）头部湿疮（头部湿疹）：多由染发剂、生发剂、洗发剂等刺激所引起，呈弥漫性，甚至累及整个头皮，表现为红斑、渗出、结痂，痂多时可将头发黏结成团，或化脓感染，发生臭味，甚至可使头发脱落。

（3）乳头风（乳房湿疹）：主要见于女性。乳头及乳晕红肿，糜烂、渗出，上覆以鳞屑及黄色痂皮，自觉瘙痒，可出现皲裂、疼痛。

（4）脐疮（脐部湿疹）：脐窝及周围鲜红或暗红色斑片，或有糜烂、结痂，常有臭味，自觉瘙痒，病程较长。

（5）手湿疮（手部湿疹）：由于手接触致病因素机会较多，故手部湿疮极为常见，好发于手掌及指端，可蔓延至手背和手腕部，皮损多表现为暗红斑、水肿、脱屑；慢性时肥厚粗糙，冬季易皲裂，病程较长，顽固难愈。

（6）肾囊风（阴囊湿疹）：为湿疮中较常见的一种。局限于阴囊皮肤，有时可延至肛周，甚至阴茎部。急性期表现为皮肤肿胀、潮红、轻度糜烂、渗出、结痂；日久皮肤浸润变厚，色素加深，上覆鳞屑，瘙痒剧烈，夜间更甚，常影响睡眠和工作。

（7）小腿湿疮（小腿湿疹）：好发于小腿下 1/3 内侧，常伴有浅表静脉曲张，皮损呈暗红色斑片、小丘疹、丘疱疹、糜烂、渗出、结痂；日久皮肤变厚，色素沉着，可伴发小腿溃疡。

（8）钱币状湿疮（钱币状湿疹）：是湿疮的一种特殊类型，因其皮损似钱币状而得名，好发于手足背、四肢伸侧。皮损为红色小丘疹或丘疱疹，密集融合成钱币状斑片，渗出较多；慢性期皮损肥厚，表面有结痂及鳞屑，周围散发丘疹、水疱，长呈"卫星状"。自觉瘙痒剧烈，反复发作，不易治愈。

（9）自身敏感性湿疮：患者原有湿疮损害，常见的是钱币状湿疮或小腿湿疮。由于较多的渗出、结痂或继发感染，以致组织分解产物或细菌产物被机体作为自身抗原吸收，而引起超敏反应。表现为原有皮损的周围或全身泛发丘疹、丘疱疹或小水疱。

（二）辅助检查

（1）查血常规可见白细胞减少。

（2）用 Tzanck 细胞学检查法：疱底涂片可见有巨细胞。

（3）组织病理：表皮内或表皮下可见水疱或脓疱，有网状变性和气球变性，常有多核上皮细胞，真皮有大量炎细胞浸润，以中性白细胞为主。急性湿疹表现为表皮内海绵形成，真皮浅层毛细血管扩张，血管周围有淋巴细胞浸润，少数为中性和嗜酸粒细胞；慢性湿疹表现为角化过度与角化不全，棘层肥厚明显，真皮浅层毛细血管壁增厚，胶原纤维变粗。

（三）鉴别诊断

（1）牛皮癣（神经性皮炎）：须与慢性湿疮相鉴别。牛皮癣皮损好发于颈项、肘、尾部。典型损害为苔藓样变，边界清楚，干燥而无渗出倾向。

（2）鹅掌风、脚湿气（手癣、足癣）：须与手足部的湿疮相鉴别。鹅掌风、脚湿气多从单侧发病，好发于掌跖或指趾间，有小水疱、脱屑等，向对侧传染蔓延，多伴有甲损害，真菌镜检阳性。

三、辨证分型

（一）内治疗法

1. 湿热浸淫证

证候：发病急，皮损潮红灼热，丘疱疹密集，瘙痒剧烈，抓破脂水淋漓，浸淫成片；伴心烦口渴，身热不扬，大便干，小便短赤；舌质红，苔黄腻，脉滑数。

治法：清热利湿止痒。

方药：龙胆泻肝汤加减。渗液多者，加马齿苋、滑石、茵陈；红肿明显者，加丹皮、赤芍；瘙痒重者，加白鲜皮、地肤子、苦参；出现脓疱加金银花、连翘、黄连。

2. 脾虚湿蕴证

证候：发病较缓，皮损为淡红色斑片、水肿、丘疹或丘疱疹、结痂、鳞屑，自觉瘙痒，搔抓后糜烂渗出；伴纳少，疲惫，腹胀便溏；舌质淡胖，苔白或腻，脉濡缓。

治法：健脾除湿止痒。

方药：除湿胃苓汤加减。皮损色红者，加丹皮、黄芩；纳呆脘满者，加陈皮、鸡内金；发于上肢加桑枝；发于下肢者加牛膝、萆薢。

3. 血虚风燥证

证候：病程迁延，反复发作，皮损粗糙肥厚，脱屑，表面有抓痕、血痂，颜色暗红或色素沉着，阵发性瘙痒，夜间加重；伴有口干不欲饮，纳差，腹胀；舌质淡，苔白，脉弦细。

治法：养血润肤，祛风止痒。

方药：当归饮子加减。皮损肥厚者，加秦艽、丹参、鸡血藤；夜间痒甚，失眠多梦，加首乌藤、珍珠母。

4. 中成药

龙胆泻肝丸：清肝胆，利湿热，适用于湿疮湿热浸淫证。

四妙丸：清热除湿，适用于亚急性湿疮湿热证。

参苓白术丸：健脾除湿，适用于湿疮脾虚湿蕴证。

湿毒清胶囊：养血润燥，化湿解毒，祛风止痒，适用于湿疮血虚风燥证。

（二）外治疗法

（1）急性湿疮：以红斑、丘疹为主，水疱较少，无渗出时，用三黄洗剂外搽；或选用苦参、黄柏、地肤子、荆芥等煎汤，待凉后外洗，每日2～3次。水疱糜烂、渗出明显时，选用黄柏、生地榆、马齿苋、苦参等煎汤，冷湿敷；或用黄柏溶液湿敷；每次20～30分钟，每日2～3次。湿敷后，用青黛散加甘草油或植物油调，外涂患处。结痂较厚时，选用黄连膏、青黛膏涂搽。

（2）亚急性湿疮：选用三黄洗剂、青黛散加甘草油或植物油调、黄连锌氧油、5%黑豆馏油软膏外搽。

（3）慢性湿疮：选用青黛膏、湿毒膏、润肌膏、10%～20%黑豆馏油软膏等，涂搽，加中药熏洗、热烘疗法效果更好。中药熏洗选用蛇床子、威灵仙、紫草、当归等。

四、针灸治疗

（1）治法：清热利湿。以手阳明、足太阴经穴为主。

（2）主穴：曲池、阴陵泉、血海、阿是穴、风市。

（3）配穴：湿热浸淫配合谷、内庭；脾虚湿蕴配足三里、脾俞；血虚风燥配膈俞、三阴交。阴囊湿疹配箕门、曲泉、蠡沟；肛门湿疹配长强；肘、膝窝湿疹配尺泽、委中；面部湿疹配风池、颧髎。

（4）方义：曲池清泻阳明热邪；阴陵泉清化湿浊；血海活血祛风；患部阿是穴用毫针，规格为0.25mm×40mm，围刺可疏调局部经络之气，配合风市以祛风止痒。

（5）其他治疗

1）穴位注射法：曲池、肺俞、大椎、血海、足三里。苦参注射液或板蓝根注射液、当归注射液 4ml，每次选 2 穴，各注射 2ml。

2）皮肤针法：大椎、大杼至白环俞。叩刺强度中等，至皮肤潮红为度。

五、名中医经验

（一）特色

以《外科正宗·血风疮》"血风疮，乃风热、湿热、血热三者交感而生。发则瘙痒无度破流脂水，日渐沿开。甚者内服消风散加牛膝、黄柏，外搽解毒雄黄散或如意金黄散俱可敷之。如年久紫黑坚硬，气血不行者，用针砭去黑血，先以神灯照法熏之，以解郁毒，次以前药敷之方效"、《证治准绳·疡医》"浸淫疮者，浅搔之，蔓延长不止，瘙痒者，初如疥。搔之转生，汁相连着是也"为依据。

（二）处方

自拟祛风清炎汤。

（三）验案

纪青山教授认为，湿疹的病机属于湿热偏盛，内蕴血热，郁结于肌肤。治疗以清热利湿、凉血消风为基本法则。治以龙胆泻肝汤化裁，自拟祛风清炎汤加减治疗湿疹、神经性皮炎、脂溢性皮炎湿热型。祛风清炎汤由龙胆草、黄芩、黄连、生槐花、丹皮、生地、紫花地丁、苦参、白鲜皮、地肤子、六一散组成。若患者瘙痒剧烈，则加全虫、海桐皮，以息风止痒；心中烦热显著者，加黄连、炒山栀，以清心除烦；皮疹色鲜红，舌质红赤为血热较重，加玳瑁以加强凉血解毒之功。如婴儿有湿疹，面、颈、躯干散发密集丘疹，红斑显著，舌尖红赤，苔黄，一般属于心火偏旺，则上方去龙胆草、生槐花、赤芍，加莲子心、连翘心、山栀心以清泻心火。

（四）按语

（1）本方药治疗本病能较好缓解症状。

（2）忌食鱼虾、浓茶、咖啡、辛辣等食物，远离过敏原。避免精神紧张，防止过度劳累。

（3）本病的诱发因素多，预防的重点应尽可能寻找并去除发病原因。避免各种外界刺激，如热水烫洗、搔抓、肥皂水洗涤，以防感染及病情加重。忌食辛辣、海鲜、牛羊肉等发物。

（4）急性湿疮或慢性湿疮急性发作期间，应暂缓注射各种疫苗。

（5）对于不同时期的湿疹皮损，药物剂型的选择须符合外用药的使用原则：急性期无渗液或渗出不多者可用糖皮质激素霜剂，渗出多者可用 3%硼酸溶液冷湿敷消毒、抗炎、收敛，渗出减少后用糖皮质激素霜剂与油剂交替使用；亚急性期可选用糖皮质激素乳剂、糊剂，为防止和控制继发性感染，可加用抗生素；慢性期可选用羌月乳膏或硬膏、涂膜剂；顽固性局限性皮损可用糖皮质激素局部封包。

第六节　肩关节周围炎

肩关节周围炎，简称肩周炎，是指肩关节周围肌肉、肌腱、关节囊等软组织的慢性无菌性炎症，以肩部疼痛、功能受限为主要临床表现，又称肩凝症、漏肩风、五十肩、冻结肩等。

本病多见于 50 岁左右的中老年人，女性多于男性，有自愈倾向，早期以疼痛为主，日轻夜重，中后期以功能障碍为主，并可伴有肌萎缩。

一、病因病理

（一）劳损外伤

肩关节在各种活动中，周围软组织受到上肢重力和外力的牵拉、扭转后容易引起损伤和劳损。损伤后，软组织充血、水肿、渗出、增厚等炎性改变，未能及时治疗、休息和注意功能锻炼，久之则可发生肩关节软组织内组织液渗出，以致肩关节粘连，甚至肌腱钙化，出现肩部疼痛，活动受限而形成本病。

（二）年老体衰

中医学认为人到中年（即"女子七七，男子七八"）之后，肝肾精气开始衰退，气血亏虚，血脉运行迟涩，不能濡养筋骨，筋脉失其所养，筋脉拘急不用而出现本病。

（三）外感风寒湿邪

本病的发生与外感风寒湿邪有密切关系。湿邪凝滞，长期滞留于关节，导致关节活动不利。患者久居湿地或露肩当风，风寒湿邪客于血脉筋肉、关节，血受寒则凝滞，使筋脉失养，脉络拘急而产生疼痛，进而导致关节屈伸不利。

二、诊断

（一）临床特点

肩关节是人体活动度最大的关节，可以完成较复杂的大范围的活动，如前屈、后伸、旋前、旋后、内收、外展。

肩部由肩肱关节、肩锁关节、胸锁关节、肩胛胸壁间关节、肩峰肱骨间关节等关节组成。肩部运动是各关节的协调运动，任何关节受伤都将不同程度地影响肩的活动功能。

肩肱关节即狭义的肩关节，是上肢最大的关节，也是最灵活的关节，由肱骨头和肩胛骨的关节盂构成，因为肩胛盂小、肱骨头大而圆、关节囊较松弛，所以盂肱关节的活动度最大，加上肩胛骨的升降旋转并沿胸壁绕动（内收及外展），活动范围就更大了。因此，在运动时肩可以完成较复杂的大范围的动作，肩关节较易受伤。

参与肩关节运动的肌肉包括以下内容。

前屈：三角肌前部纤维、胸大肌、喙肱肌、肱二头肌。

后伸：三角肌后部纤维及背阔肌。

外展：三角肌中部纤维及冈上肌。

内收：胸大肌及背阔肌、大圆肌、三角肌前后部纤维、喙肱肌、肱三头肌长头。

外旋：冈下肌、小圆肌、三角肌后部纤维。

内旋：肩胛下肌、大圆肌、三角肌前部纤维、胸大肌及背阔肌。

（二）临床表现

（1）疼痛：早期为阵发性疼痛，逐渐发展为持续性疼痛，进行性加重，呈钝痛、刀割样痛，昼轻夜重，常因天气变化及劳累而诱发。肩部受到牵拉时，能引起剧烈疼痛，可放射至前臂或手部、颈、背部。

（2）活动受限：肩关节各向的主动和被动活动均受限，以外展、外旋、后伸障碍最显著。疾病后期，肩关节外展时可出现典型的"扛肩"现象。

（3）肌萎缩：病程较长者，三角肌等可以发生不同程度的失用性萎缩，出现肩峰突起，上臂上举、后伸不利等症状。

（三）临床分期

（1）疼痛期：又称为早期、急性期，该期主要的临床表现为疼痛剧烈，夜间加重，明显影响睡眠。压痛范围较为广泛，在肩峰下、冈上肌、结节间沟等部位均有压痛，并伴有局限性的肌肉痉挛和轻度的肩关节活动受限。

（2）粘连期：即冻结期。该期疼痛有所减轻，压痛范围更为广泛，肩关节功能活动严重受限，由于肩关节周围软组织广泛粘连、挛缩，呈"冻结"状态，故称为"冻结期"。此期，肩关节各方向的活动范围明显缩小，以外展、外旋、上举、后伸等最为显著，严重影响日常生活，如梳头、穿脱衣服、洗脸等动作均有明显受限。做外展及前屈运动时，出现"扛肩"现象，严重者可见三角肌、冈上肌、冈下肌等肌肉的失用性萎缩现象，以三角肌为著。

（3）恢复期：又称末期。该期疼痛逐渐消减，肩关节的活动范围逐渐增加，因肩关节周围关节囊等软组织的挛缩、粘连逐渐消除，大多数患者的肩关节功能恢复到正常或接近正常，但肌肉的萎缩及肩关节的功能则需要较长时间的锻炼才能恢复正常。虽然肩周炎是自限性疾病，但完全恢复需要相当长的时间。

（四）鉴别诊断

（1）颈椎病：可出现一侧肩痛，肩关节活动功能多不受限，同时有颈部活动时手有麻木感，通过神经牵拉挤压试验及影像学检查可以明确诊断。

（2）冈上肌肌腱炎、肱二头肌肌腱炎、肩部滑囊炎等疾病：肩部疼痛范围不广泛，有局限性疼痛和压痛，肩关节活动多为单方向受限。

（3）类风湿关节炎：除肩关节功能障碍外，其他关节均已受累，伴有实验室检查及影像学检查变化。

（4）心、肺、胆道疾病引起的肩部牵涉痛，因原发病长期不愈使肩部肌肉持续性痉挛、缺血而形成炎性病灶，进而转变为真正的肩周炎，对于此类肩周炎，需要辨别其原发疾病，以免贻误病情。

（5）骨肿瘤：临床须区分原发骨肿瘤（多见于青少年）和转移癌（年老患者多见），全身消耗性症状明显，可通过血液学和影像学检查鉴别。

（五）诊断要点

（1）多见于50岁左右中老年人，可有肩部外伤、劳损、感受风寒湿邪的病史。

（2）有肩关节疼痛、活动功能障碍等典型症状，肩关节周围有压痛点，后期可出现"扛肩"现象。

（3）影像学检查一般无异常改变，后期可出现骨质疏松、冈上肌腱钙化、肱骨大结节处有密度增高的阴影、关节间隙变窄或增宽等征象。

三、辨证论治

（一）辨证

主症：肩部疼痛、酸重，呈静止痛，有时可向颈部和整个上肢放射，常因感受风寒、天气变化及劳累而诱发或加重，日轻夜重，肩前、后及外侧均有压痛；主动和被动外展、后伸、上举等功能明显受限。病变早期以肩部疼痛为主，后期以肩关节活动受限为主。病情迁延日久，可出现肩部肌萎缩。

手阳明经证：以肩前区疼痛为主，后伸疼痛加剧。

手少阳经证：以肩外侧疼痛为主，外展疼痛加剧。

手太阳经证：以肩后侧疼痛为主，肩内收时疼痛加剧。

手太阴经证：以肩前近腋部疼痛为主且压痛明显。

（二）中医治疗

1. 基本治疗

治法：通经活络，舒经止痛。以局部穴位为主，配合循经远端取穴。

主穴：肩前、肩髃、肩髎、肩贞、阿是穴、曲池、阳陵泉。

配穴：手阳明经证配合谷；手少阳经证配外关；手太阳经证配后溪；手太阴经证配列缺。

方义：肩髃、肩髎、肩贞，分别为手阳明经、手少阳经、手太阳经穴，加奇穴肩前和阿是穴，均为局部选穴，配远端曲池、阳陵泉，远近配穴，可疏通肩部经络气血，行气活血而止痛。

操作：先刺远端穴，行针后鼓励患者运动肩关节；肩部穴位要求有强烈的针感，可加灸法、电针治疗。

2. 其他治疗　刺络拔罐法：阿是穴。皮肤针叩刺使少量出血，加拔罐。

穴位注射法：阿是穴。用利多卡因，或维生素 B_{12} 注射液，或当归注射液，每穴注射 1ml，隔日 1 次。

（三）西医治疗

1. 疾病康复训练

（1）梳头练习：患者每日进行梳头练习或模仿梳头动作，增强肩关节前屈功能的训练，解除肩关节前侧粘连。

（2）爬墙锻炼：患者以示、中指指端抵住墙面，并进行爬墙练习，直至爬到最高处，不能继续时停止，可面对墙体，练习肩关节前屈功能，亦可侧方爬行，练习肩关节外展功能。

（3）甩手锻炼：患者以腰为中心，双侧肩关节放松，拧腰转髋，双上肢前后交替击打胸腹部和腰背部，击打高度视肩关节恢复程度而定，击打力度适中。

（4）体后拉手锻炼：患者健侧上肢在健侧肩后手握毛巾一端，患侧上肢内旋至腰部，患侧手握住手巾另一端，健侧手用力上提，使患侧肩部充分内旋，加强粘连的分解，锻炼患侧肩关节，促进病情恢复。

（5）外旋锻炼：患者屈肘 90° 并抵住胁肋部，以手扶住墙体或门框等固定物，躯干向健侧旋转，使患侧肩关节外旋。

（6）甩鞭训练：患者患侧手握长度适中软鞭，进行挥动练习，根据肩关节的恢复情况，可进行多个角度的挥动练习。

2. 注意事项 练习上述动作时，要注意运动量，以免造成肩关节及其周围软组织损伤。

（1）治疗前可先进行影像学检查，以排除骨关节本身病变。

（2）注意局部保暖，防止外伤及受凉，以免加重病情，影响治疗效果。

（3）治疗期间，患者须配合进行适当的肩部功能锻炼，促进病情恢复。

四、针灸治疗

（一）治疗原则

针灸治疗原则为松解粘连，滑利关节，解痉止痛。

（二）穴位处方

1. 针刺疗法

取穴：漏肩穴、肩三针、中渚、天宗、条口、承山。漏肩穴：位于胫骨粗隆下缘的水平线上，胫骨内侧后缘凹陷中。肩三针：包括肩髃、肩前、肩后（肩前、肩后分别位于腋前、后纹头直上1.5 寸处）。

操作方法：首先选用同侧漏肩穴，直刺 1~1.5 寸，得气后用泻法，同时嘱患者活动患肢。针中渚穴，向心方向斜刺 1~1.2 寸，用泻法。针天宗穴，斜向肩部刺入 1 寸，使针感传到肩部。针肩三针，三个穴位皆直刺 1~1.5 寸，用泻法，10 次为 1 个疗程。透刺条口、承山，两个穴位皆刺入 1~1.5 寸，针尖相对，使局部酸胀，针用泻法。

2. 水针疗法

取穴：肩髃、肩前、肩后。

操作方法：药物可选用维生素 B_1 100mg/2ml 注射液，注射入肩前、肩髃二穴，其余的腧穴轮流选用，每日 1 次。也可选用醋酸泼尼松龙混悬剂，每次注 1 穴，每穴注 1ml。1 周 1 次，可轮流注入肩前、肩髃、肩后穴。

3. 电针疗法

取穴：中渚、天宗、巨骨、肩三针、臂臑、曲池。

操作方法：先刺中渚，使感传向肩部放散，再针天宗，使感传向肩背部放散，并有热感。肩三针、臂臑、曲池针刺时，可出现向前臂放射感。

刺激量：一般刺激量为弱、中、强三种，根据病情和患者接受情况，可采取不同强度针刺治疗和用电针仪通电 20~30 分钟。

疗效标准：优良，肩部疼痛消失，肩关节活动正常，内收、抬高、外展、后伸皆达到正常范围；好转，肩部疼痛比治疗前有明显减轻，关节活动亦有明显改善，可以参加一般的劳动；无效，肩部疼痛和肩部活动范围与治疗前无明显改善。

4. 温针灸疗法

对于风寒湿侵袭、年老体弱者可选用本法。

取穴：肩三针、臂臑（在臂外侧，三角肌止点处，当曲池与肩髃连线上，曲池上 7 寸）。

操作方法：在肩髃、肩前、肩后、臂臑，针刺 1～1.5 寸，刺入穴位得气后，在留针过程中，于针柄上或裹以纯艾绒的艾团，或取约 2cm 长之艾条一段，套在针柄之上，距皮肤 2～3cm，再从其下端点燃施灸。在燃烧过程中，如患者觉灼烫难忍，可在该穴区置一硬纸片，以减弱热刺激，每次灸 2～3 壮。

五、名中医经验

病案一　刘某，男，48 岁，教师。

初诊日期：2016 年 10 月 25 日。

现病史：右肩疼痛不能抬高、内收、外展、后伸、穿衣疼痛，白天疼痛轻，夜间疼痛重，每遇到天气变化、受凉则加重，睡眠时患肩不能压在下面，不得翻身，已有 3 个月之久，虽服过中西药，但效果不显，逐渐加重，影响工作。局部有广泛的压痛，局部不红不肿。

既往史：体健，否认有高血压、糖尿病及心脏病病史，无肺结核、肝炎等传染病病史。无手术、外伤及输血史，否认药物、食物过敏史。

查体：体温 36.2℃，脉搏 82 次/分，呼吸 18 次/分，血压 122/83mmHg。右肩关节周围广泛性压痛，尤以肱二头肌长头肌腱、结节间沟处、三角肌前后缘、背阔肌压痛明显，关节局部无红肿，右肩关节前屈 35°、外展 80°、后伸 10°、内旋 5°、外旋 5°，右侧上肢无压痛及麻木，肌力及肌张力正常，生理反射正常，病理反射未引出。舌质淡白，苔薄黄，脉弦。

辅助检查：左肩 X 线示右侧肩关节周围炎。

初步诊断：中医诊断为肩凝症（风寒湿证）；西医诊断为右侧肩关节周围炎。

取穴：中渚、外关、天宗、巨骨、肩三针。

操作：针刺上述穴位，行针至局部酸胀，以向肩关节深处放射为宜，于肩髃、肩前、肩后穴加用温灸，每次 20～30 分钟。

经过 3 个疗程的治疗而愈（每疗程为 10 天），于 2017 年 5 月随访，未见复发。

按语：肩三针由肩髃穴、肩前穴、肩后穴组成，结合巨骨穴、天宗穴，可以通畅肩周血脉，肩髃、肩髎分别为手阳明大肠经及手少阳三焦经上的穴位，而肩前穴则为经外奇穴，巨骨穴在肩胛区，锁骨肩峰端与肩胛冈之间凹陷中，天宗穴位于冈下窝中点，诸穴对应的解剖为斜方肌、冈上肌、冈下肌、肱二头肌、小圆肌、三角肌等肩周肌群及韧带，故通过针灸的刺激，一方面可以调节和改善局部的气血循环，调节局部的新陈代谢，激活体内的内源性吗啡样物质，起到较强的镇痛作用；另一方面，能够松解局部软组织的粘连，滑利关节。取中渚穴、外关穴等，通过远治作用，增强气血的流通，促进肩周功能的恢复。

病案二　李某，女，52 岁，长春市民。

初诊日期：2018 年 8 月 12 日。

现病史：左侧肩周疼痛、活动不利 3 个月。3 个月前无明显诱因发生左肩关节疼痛并逐渐加重，活动不利，左上肢不能完成梳头、洗脸等日常活动，不能完成上举、后旋、外展等动作，如活动度稍大则剧痛难忍，夜间剧痛，夜寐差。在多家诊所及医院治疗无效而病情加剧。

既往史：高血压病史 1 年。无糖尿病及心脏病病史，无肺结核、肝炎等传染病病史。无手术、外伤及输血史，否认药物、食物过敏史。

查体：体温 36.3℃，脉搏 78 次/分，呼吸 16 次/分，血压 130/84mmHg。左肩关节肩峰端外侧缘、结节间沟处、三角肌前后缘、冈上肌、冈下肌压痛明显，关节局部无红肿，前屈 25°、外展 60°、后伸 10°、内旋 5°、外旋 5°，左侧上肢无压痛及麻木，肌力及肌张力正常，生理反射正常，病理反射未引出。舌质淡白，苔薄黄，脉弦滑。

辅助检查：左肩 X 线示左侧肩关节周围炎。

中医诊断：肩凝症（肝肾不足）。

西医诊断：左侧肩关节周围炎。

取穴：中渚、外关、天宗、秉风、臂臑、肩三针、条口、承山、漏肩穴。

操作：针刺上述穴位，行针至局部酸胀，以向肩关节深处放射为宜，于天宗及肩髃穴加用电针仪，给予连续波，通电 20～30 分钟。

经过 4 个疗程的治疗而愈（每疗程为 10 天），于 2019 年 1 月随访，未见复发。

按语：选取肩三针、臂臑、秉风、天宗等穴位，一方面调整肩周气血循行，另一方面松解粘连的筋肉，以滑利关节、通络止痛；选取中渚、外关等上肢部穴位，意在疏通上肢的气血，进一步加强肩周气血循行；条口、承山均为膝关节以下穴位，均为治疗肩关节疾病的特效穴，条口与承山分别属足阳明胃经和足太阳膀胱经，"胃足阳明之脉，起于鼻上交頞中，旁纳（一本作约字）太阳之脉……循喉咙，入缺盆……"，"膀胱足太阳之脉，起于目内眦……其支者……还出别下项，循肩膊内……其支者，从髆内左右别下贯胛，夹脊内……"。足太阳膀胱经相交于肩部，二经脉经气相通，上行同交于肩，所以，条口与承山可通过远治作用一同治疗本病。漏肩穴为老师临床治疗本病之经验穴，故临床治疗本病常采用此穴，取得良好疗效。

第七节 颈 椎 病

颈椎病是由于人体颈椎发生退行性改变或风、寒、湿等邪气闭阻项部经络，影响气血运行，导致颈项部僵直疼痛，上肢疼痛、麻木，头痛、头晕、耳鸣、视物不清等症状的一种综合征，又称为"颈肩综合征"。

本病属于中医学"项痹"范畴，是中老年人的常见病、多发病。由于社会的发展变化，颈椎病发病率年轻化趋势逐渐明显。

一、病因病理

颈椎病是一种颈椎退行性疾病，引起颈椎病的原因很多。颈椎的退行性改变是颈椎病发生的内在因素，各种急慢性颈部损伤是导致颈椎病的外部因素。

（一）退行性改变

人体在 30 岁以后开始出现椎间盘、椎体、椎间小关节等的退行性改变。颈椎间盘因退变而变薄，上下椎体力学平衡失调，椎体周围的韧带及关节囊逐渐松弛，使颈椎脊柱失稳，而活动度增大刺激周围的骨膜和韧带，导致椎体缘及小关节部出现骨质增生。膨出的椎间盘、增生的骨刺等形成混合性突出物向前方突出，一般不引起临床症状；向椎体侧方、后外侧、后方突出，可刺激压迫椎动脉、神经根、脊髓等，造成眩晕、肢体疼痛麻木、功能障碍等临床体征。

（二）外伤

如颈部的扭伤、挫伤等，可直接损害颈部的肌肉、韧带、关节而诱发颈椎病。

（三）劳损

慢性劳损多由于长期低头工作，使颈部经常处于一种持续性体位，引起颈部肌肉、韧带、筋膜与关节等的过度劳损，引起颈部软组织的缺血或瘀血状态，进而导致颈椎病的发生，这也是目前临床最多见的病因。

（四）外感六淫之邪

外感风寒湿等或平素居于潮湿寒冷之所，也会导致颈项部软组织的痉挛和损伤，改变了颈椎的力学平衡，引起局部增生、缺血、瘀血等病理反应，最终导致颈椎病的发生。

（五）先天畸形

颈椎椎体的先天性病变，导致上下椎体位置、椎间孔等空间变小，对局部的血管、神经产生刺激，导致颈椎病的发生。

二、诊断

（一）临床特点

颈部脊柱由 7 节颈椎、6 个椎间盘及附属的韧带连接而成，除第 1、2 颈椎结构特殊外，第 3～7 颈椎结构基本相同。颈椎呈正常的生理前凸，颈椎两侧横突内有椎动脉通过的横突孔。椎体与椎弓共同围成椎孔，椎孔相连构成椎管，容纳脊髓，相邻的颈椎椎弓的上下切迹共同围成椎间孔。同时，与颈椎棘突、横突相连接的肌肉在不同角度和程度上决定了颈椎的运动幅度和方向。

颈椎活动功能主要以颈部屈伸、旋转活动为主，其次是侧屈活动。颈椎以中下段活动量较大，故积累性损伤及退行性变也常见于颈椎中下段，易发错缝及半脱位。

（二）临床表现

根据颈椎病的病变部位、范围及临床表现的不同，常将其分为神经根型、脊髓型、椎动脉型、交感神经型、颈型及混合型，其中以神经根型和椎动脉型较常见，但大多数患者均是以混合型出现的，其具体临床表现如下。

1. 神经根型颈椎病　多见于单侧发病，也有双侧同时或先后发病，由局部小关节的增生、紊乱，使椎间孔变窄或变小，或颈椎间盘突出压迫或刺激颈神经根而引起。

（1）以颈肩痛、颈枕痛、枕部感觉障碍等为主要症状。

（2）颈项部肌肉紧张，颈部活动受限，一侧或两侧颈、肩、臂放射痛，可伴有手指麻木，肢冷，上肢发沉、无力、持物坠落等症状。

（3）可伴头晕、头痛、耳鸣等症状，颈部后伸、咳嗽、打喷嚏时疼痛加剧，可因劳累或寒冷刺激诱发。

2. 脊髓型颈椎病　由髓核中央后突、黄韧带增厚等原因压迫脊髓而引起。

（1）以慢性进行性四肢瘫痪为特征，早期双侧或单侧下肢麻木、疼痛、僵硬、无力，活动不利、步态笨拙，走路不稳，严重者有"踏棉感"。

（2）后期出现一侧或双侧下肢麻木、疼痛、烧灼感，上肢无力、发抖、活动不利、持物不稳、容易坠落等症状。

（3）严重者可见四肢瘫痪，二便障碍，卧床不起，甚至呼吸困难；四肢肌张力高，腱反射亢进，浅反射减弱或消失，可出现感觉障碍平面、病理反射等体征。

3. 椎动脉型颈椎病　由钩椎关节增生、椎间隙变窄、椎体不稳等原因刺激或压迫椎动脉，引起大脑基底动脉、小脑下动脉和内耳动脉供血不足而产生。

常伴有颈肩痛或颈枕痛、恶心、呕吐、位置性眩晕、猝倒、耳鸣耳聋、记忆力和智力下降等临床症状，常因头部转动等而诱发或加重。

4. 交感神经型颈椎病　发病机制尚不明确，一般认为颈椎病变的刺激通过脊髓反射或脑-脊髓反射而产生交感神经症状，以交感神经兴奋的症状为主。

（1）头部症状：后枕部疼痛、发沉、头晕、头痛或偏头痛，有时伴有恶心、呕吐。

（2）眼部症状：视物模糊、视力下降、眼睛胀痛、流泪、眼睑无力、瞳孔扩大或缩小。

（3）心血管症状：心前区疼痛、心律不齐、心跳过速、胸闷或血压升高等。

（4）耳部症状：耳鸣、耳聋。

（5）肢体症状：肢凉、皮肤温度降低或手足发热、四肢酸胀。

（6）交感神经抑制症状：头昏、眼花、流泪、鼻塞、心动过缓、血压下降或胃肠蠕动增加等。

5. 颈型颈椎病　是临床上病变程度最轻的一种颈椎病，多是由于劳损导致颈椎周围软组织痉挛而引起的。

（1）早期可见颈项、肩背部的痉挛性疼痛，可出现"落枕"症状。颈项部活动不利，转动时往往和躯干一同转动。

（2）急性期过后，常常感到颈肩和上背部酸痛，不能持久伏案工作；可有头痛、后枕部疼痛和上肢无力；晨起后颈项紧张痉挛、活动不利，反复出现"落枕"。

6. 混合型颈椎病　临床上，以上各型很少单独出现，多为两型或两型以上的各种症状同时出现，即为混合型颈椎病。

（三）鉴别诊断

1. 神经根型颈椎病

颈部风湿病：病情与天气变化密切相关，服用抗风湿类药物症状可好转，无放射性疼痛，无反射改变，症状出现区不按脊神经节段分布。

落枕：起病突然，颈项疼痛剧烈、活动受限明显，以往无颈椎病病史。

前斜角肌综合征：颈项部疼痛，前斜角肌痉挛僵硬，患肢有放射痛和麻木触电感，肩部下垂时症状加重、上举时症状可减轻，艾迪森试验阳性。

2. 脊髓型颈椎病

颈部脊髓肿瘤：颈肩部、上肢及手指疼痛或麻木，逐渐发展到对侧下肢，最后达对侧上肢。同侧上肢为下运动神经元损害，下肢为上运动神经元损害。影像学检查显示压迫平面以下椎间孔增大、椎体或椎弓受到破坏。

脊髓空洞症：好发于青年人，痛觉与其他深浅感觉分离，尤以温度觉的减退或消失明显。

3. 椎动脉型颈椎病

梅尼埃病：平时可见头痛、眩晕、呕吐、恶心、耳鸣、耳聋、眼球震颤等症状，常因劳累、睡眠不足、情绪波动而发作。

体位性低血压：患者突然改变体位时，尤其从卧位改为立位时，突然出现头晕，颈部缓慢活动时无任何症状。

内听动脉栓塞：突发性耳鸣、耳聋及眩晕，且症状持续不减退。

4. 交感神经型颈椎病

心绞痛：有冠心病病史，发作时心前区剧烈疼痛，伴胸闷气短、冷汗，心电图异常，含服硝酸甘油后症状缓解。

神经症或自主神经功能紊乱：应用调节自主神经类药物有效，影像学检查显示颈椎无改变，神经根、脊髓无受累现象。

（四）诊断要点

1. 神经根型颈椎病

（1）在病变节段棘突间隙、棘突旁及其神经分布区可出现压痛。

（2）颈椎生理曲度减小或消失，可伴有脊柱侧弯。

（3）颈部肌肉紧张，局部有条索状或结节状反应物。

（4）椎间孔挤压及分离试验阳性。

（5）臂丛神经牵拉试验阳性。

（6）影像学检查可见颈椎生理曲度改变、颈椎间盘突出、颈椎间孔变窄、颈神经根受压等征象。

2. 脊髓型颈椎病

（1）肢体张力增高，肌力减弱。

（2）肱二、三头肌肌腱反射亢进，膝腱、跟腱反射亢进，同时还可出现髌阵挛和踝阵挛。

（3）腹壁反射和提睾反射减弱。

（4）霍夫曼征、巴宾斯基征阳性。

（5）影像学检查示颈椎间盘突出、脊髓受压等征象。

3. 椎动脉型颈椎病

（1）病变节段横突处压痛。

（2）旋颈试验阳性。

（3）影像学检查示钩椎关节侧方或关节突关节前方骨质增生。

（4）椎动脉彩超可见椎基底动脉供血不足，椎动脉变细或迂曲等征象。

4. 交感神经型颈椎病

（1）第5颈椎棘突旁压痛。

（2）影像学检查示椎体、钩椎关节骨质增生。

（3）根据临床体征排除其他疾病。

三、辨证论治

（一）辨证

1. 寒湿阻络证

主症：头痛或后枕部疼痛，颈僵、转侧不利，一侧或两侧肩臂及手指酸胀痛麻，或头痛牵涉上背痛，肌肤冷湿，畏寒喜热，颈椎旁可触及软组织肿胀结节。舌淡红，苔薄白，脉细弦。

辨证：寒湿之邪留着，痹阻经络，气血不畅，故见头痛或后枕部疼痛。因寒性收引，湿性重着，两邪相合，故颈僵、转侧不利，肌肤冷湿。寒湿为阴邪，得阳始化，故畏寒喜热。舌淡红，苔薄白，脉细弦，均为寒湿阻络之象。

治法：祛风除湿，散寒止痛。

方剂：独活寄生汤。

2. 血瘀证

主症：颈项痛如锥刺，痛势缠绵不休，按之尤甚，痛有定处，夜间加重，伴上肢麻木，头晕。舌体有少许瘀点，舌边有齿痕，苔白腻或白滑，脉弦或细涩。

辨证：瘀血内积，气血运行受阻，不通则痛，故见颈项部痛如锥刺，痛势缠绵不休，按之尤甚，痛有定处；夜间阳气内藏，阴气用事，血行较缓，瘀滞益甚，故夜间加重；血行不畅，气血不能濡养四肢及头面，故见上肢麻木，头晕；舌体有少许瘀点，舌边有齿痕，苔白腻或白滑，脉弦或细涩，均为血瘀之象。

治法：活血化瘀，通络止痛。

方剂：复元活血汤。

3. 肝肾不足

主症：头晕、眩晕，视物模糊或视物目痛，身软乏力，纳差，颈部酸痛，或双肩疼痛。遗精或遗尿，或见妇女月经不调。舌淡红或淡胖，边有齿痕，苔薄白而润，脉沉细无力。

辨证：肝肾不足，精血不能上荣头面，故见头晕、眩晕。腰为肾之府，肾主骨生髓，精髓不足，故见身软乏力；目为肝之窍，肝肾精血亏虚，失之濡养，故见视物模糊或视物目痛；肾司二便、主藏精，肾虚不能藏精，故见遗精遗尿；肝肾亏损，冲任失调，故见月经不调。舌淡红或淡胖，边有齿痕，苔薄白而润，脉沉细无力，均为肝肾亏虚之象。

治法：补肝益肾，强筋壮骨。

方剂：补肝益肾汤。

（二）西医治疗

1. 康复训练

（1）颈椎活动度训练：患者坐位，头部中立位，躯干保持正直，嘱其做缓慢的头部前屈、后伸运动及左右侧屈运动，尽可能达到最大范围，改善颈椎活动范围。

（2）医师将单手放置于患者额部、枕部或颞部，嘱患者抗阻力做头部前屈、后伸或侧屈运动，提高颈深肌群、胸锁乳突肌、肩胛提肌和骶棘肌的肌力。

（3）患者日常可以选择传统功法，如易筋经、八段锦等，坚持不懈地进行锻炼。

2. 注意事项

（1）患者应保持正确姿势，低头位工作不宜太久，防止颈部外伤、着凉，避免头顶、手持重物。

（2）注意合理使用枕头，睡姿应当以仰卧位枕托颈项部、侧卧位枕托颈及侧头部，高度以患者局部肌肉放松为宜。

（3）积极进行颈部功能锻炼，加强颈部肌肉力量，增加颈椎稳定性，缩短治疗时间，防止病情反复。

（4）若患者出现明显头晕症状，待症状缓解后方可进行运动。

四、针灸治疗

（一）治疗原则

针灸治疗原则为舒筋活血，解痉止痛。

（二）针灸处方

1. 治疗部位与取穴 风池、天柱、完骨、肩井、天宗、曲池、手三里、合谷、外关、颈夹脊穴、阿是穴等穴位。

2. 操作方法 采用针刺双侧天柱、风池、完骨、肩井穴、颈夹脊穴（颈1～7棘突下旁开0.5寸）。采用一次性无菌不锈钢针，规格为0.25mm×40mm毫针，直刺0.5～1.0寸，针刺得气后局部有酸胀感或酸麻感向肩臂部扩散，每次治疗20分钟，每日治疗1次，10次为1个疗程。每个疗程间可休息2日，共治疗2个疗程。

3. 辨病加减

（1）神经根型：患侧上肢曲池、外关、合谷等穴。

（2）椎动脉型：内关、百会、四神聪、太阳等穴。

（3）脊髓型：曲池、内关、合谷、足三里、阴陵泉、阳陵泉、三阴交等。

（4）交感神经型：内关、合谷、百会、四神聪、足三里、三阴交、太冲等。

五、名中医经验

病案一 杜某，男，77岁，长春市人。

主诉：颈项部疼痛伴左手拇、食指麻木30余年，加重20天。

现病史：该患者30余年前劳累后出现颈项部疼痛，伴有左手麻木，以拇指及食指最显著。曾就诊于多家医院，拍摄"颈椎X线片、颈椎MRI"等，诊断为"颈椎病"，并予以针灸推拿、药物等治疗，病情好转；20天前因劳累上症复现，为求中医药治疗系统诊治，特来诊。

现症：颈项部疼痛，伴肩背部酸痛，左上肢麻木，尤其以左手拇、食指明显，颈项部活动不利。饮食可，夜寐差，二便正常。

专科检查：颈椎生理曲度变直，颈部肌肉僵硬，颈椎活动受限：前屈20°，后伸15°，左旋15°，右旋15°，左屈20°，右屈20°，颈2～6棘突旁0.5cm压痛（+），双侧椎间孔挤压试验（+），叩顶试验（+），臂丛牵拉试验左侧（+）、右侧（+），旋颈试验（-），双上肢肌力正常，肱二头肌、肱三头肌肌腱反射正常，双侧霍夫曼征（-），其余病理反射未引出。

辅助检查：颈椎正侧位X线片提示颈椎退行性改变，左侧颈3～6椎间孔变窄。颈椎MRI片提示颈椎生理曲度变直，颈3～7椎间盘轻度突出。

中医诊断：项痹病（气滞血瘀）。

西医诊断：颈椎病（神经根型）。

取穴：风池、天柱、完骨、肩井、天宗、颈夹脊穴（颈3～6段）、阿是穴等穴位；患侧上肢曲池、外关、合谷、手三里。

操作：选取0.25mm×40mm针具，快速刺入穴位，捻转提插至局部酸胀，以患者耐受为宜，并在阿是穴与外关穴放置电针，予以连续波刺激，每次20分钟，每日1次，治疗20日后好转。

按语： 该患者多由肝肾不足或慢性劳损，精血不能濡养筋骨，局部脉络空虚，复感风寒湿邪，营卫气血运行不畅，经脉闭阻不通所致。针灸治疗该病的优势和特点是：止痛快，可以迅速缓解麻木症状。电针疗法可以激发机体内部的生理应急系统，通过复杂的神经体液调节，使得机体能提高痛阈，并且对神经的刺激是良性的调解。

处方中的颈夹脊穴、风池、天柱等颈项部穴位均为各经脉所过颈项所在，故治疗作用主要是疏通局部经络气血，对局部软组织有良好的解除痉挛的疗效。而肢体远端的穴位则是通过远治作用共同发挥了对颈椎病的治疗作用。

病案二 李某，女，20 岁。

主诉： 颈项部酸胀，伴头痛、头晕、恶心、呕吐 1 天。

现病史： 该患者因 1 日前伏案工作后出现头痛、头晕、恶心、呕吐、不能抬头、不能睁眼、不能转头、动则加重，只能闭目平卧，自行休息后未见缓解，故前来就诊。

现症： 颈项部酸胀，头痛、头晕、恶心、呕吐，头部不能转动、俯仰，闭目难挣，饮食、夜寐差，二便正常。

体格检查： 体温、脉搏、呼吸、血压正常，查脑 CT、腰椎穿刺、胃肠造影、血气分析、电解质检查均在正常范围。内、外耳道正常无分泌物，听力正常，无耳聋、耳鸣病史。心肺听诊（-），布鲁津斯基征（-），巴宾斯基征（-），凯尔尼格征（-）。颈椎生理曲度改变，向后反曲，软组织紧张，颈 2～6 棘突下旁开 0.5cm 压痛（+），椎间孔挤压试验（+），双侧臂丛神经牵拉试验（+），旋颈试验（+），生理反射正常，病理反射未引出。

理化检查： 颈椎 X 线片示颈椎侧位片生理曲度消失，反张成角，双斜位片示双侧椎间孔明显变窄。

取穴： 风池、天柱、完骨、翳风、肩井、天宗、合谷、颈夹脊穴（颈 3～6 段）、阿是穴、内关、百会、四神聪、太阳等穴。

操作： 选取 0.25mm×40mm 针具，快速刺入穴位，重点针刺风池、天柱、完骨、翳风，捻转提插至局部剧烈酸胀为宜，其他穴位平补平泻即可，每次 20 分钟，每日 1 次，治疗 15 日后好转。

按语： 选择风池、天柱、完骨、翳风等穴位进行针刺，可起到通经活络、行气活血等功效，因此处是椎动脉上行入脑的部位，可极大程度地促进脑供血的改善，针刺颈夹脊穴（颈 3～6 段）、阿是穴，可调节局部软组织痉挛与粘连、滑利关节、促进患椎周围血液循环，促进颈椎椎体周围的力学平衡，从而达到治愈的目的。

第八节 腰椎间盘突出症

腰椎间盘突出症是指腰椎间盘发生退行性改变以后，在慢性劳损及外伤的情况下，纤维环部分或全部破裂，压迫或刺激腰脊神经根所引起的以腰腿痛为主要特征的一系列症状和体征，是临床的常见病、多发病。

一、病因病理

（一）外伤与劳损

在日常生活和劳动中，腰部负重和活动较多，尤其脊柱前屈运动较其他活动为多，当脊柱做前屈运动时，髓核有向后移动的倾向；又因后纵韧带两侧薄弱，所以椎间盘常在后纵韧带的两侧突出，压迫脊神经，引起神经痛症状。

（二）退变

一般人在 30 岁后椎间盘开始发生退变，又因为负重和脊柱运动的机会增多，椎间盘经常受到来自各方面的挤压、牵拉和扭转应力，易使椎间盘发生脱水、纤维化、萎缩、弹力下降，使脊柱内外力学平衡失调，稳定性下降，最后导致纤维环由内向外破裂。

（三）寒冷刺激

由于腰部感受寒凉后导致腰肌痉挛，增大脊柱内部压力，促使椎间盘突出、神经根受压，局部神经根与软组织发生充血、水肿、变性而出现一系列临床症状。

二、诊断

（一）临床特点

腰椎间盘是椎体之间的连接部分，腰椎后纵韧带自第 1 腰椎平面以下逐渐变窄，腰椎间盘纤维环在后外侧较为薄弱，腰部又是承受动、静力最大的部分，故后纵韧带的变窄，造成了自然性结构方面的弱点，髓核易向后方两侧突出。在日常生活和劳动中，由于负重和脊柱运动，椎间盘经常受到来自各方面的挤压、牵拉和扭转作用，因此容易发生萎缩、弹性减弱等退行性变化，应力作用于椎间盘，极易造成纤维环破裂，髓核突出，而形成腰椎间盘突出症。

本病可见于各个年龄阶段，尤其是办公族、运动员和体力劳动者等，其发病部位以腰 4～5 为最多，腰 5～骶 1 次之，其他部位较少见。

（二）临床表现

（1）腰痛和下肢放射痛：腰部反复疼痛，逐渐向一侧下肢沿坐骨神经分布区域放射，严重者不能久坐久立，翻身转侧困难，咳嗽、打喷嚏或大便用力时，因腹压增高而疼痛加重。

（2）压痛、叩击痛：在腰 4～腰 5、腰 5～骶 1 或腰 3～腰 4 棘突间有局限性深压痛，按压痛点或叩击腰部，腰部疼痛并向患侧下肢放射。

（3）腰部活动障碍：腰部各方向活动均受限，以后伸和前屈明显。

（4）腰部畸形：脊柱可出现侧弯、腰椎前凸增大及腰椎生理曲度变小、平直甚至反弓，其中以脊柱侧弯最多见。

（5）病程较久或神经根受压严重者，常有患侧下肢麻木、怕冷，中央型突出可见鞍区麻痹。

（三）诊断要点

（1）有腰部外伤、慢性劳损或受寒湿史。大部分患者在发病前有慢性腰痛史。

（2）腰痛向臀部及下肢放射，腹压增加（如咳嗽、打喷嚏）时疼痛加重。

（3）脊柱侧弯，腰生理曲度消失，病变部位椎旁有压痛、叩击痛并向下肢放射，腰活动受限。

（4）下肢受累神经支配区有感觉过敏或迟钝，病程长者可出现肌萎缩。直腿抬高或加强试验阳性，膝、跟腱反射减弱或消失，踇趾背伸力减弱。

（5）CT 或 MRI 检查可显示椎间盘突出的部位及程度。

（四）鉴别诊断

（1）一般较剧烈，部位较局限，压痛点一般在骶棘肌的起止点处，且有局部肿胀，多无沿坐骨神经分布区的压痛，无腱反射异常、直腿抬高试验阳性，骨盆旋转试验阳性。

（2）慢性腰肌劳损：长期反复发作的腰背部疼痛，呈钝性胀痛或酸痛不适，休息或适当活动后症状减轻，劳累、天气变化则症状加重，腰部活动基本正常，不耐久坐久站，不能弯腰工作。

（3）梨状肌综合征：大部分患者有外伤史，臀部深层疼痛，逐渐沿坐骨神经分布区域出现下肢放射痛，在梨状肌处可触及条索样改变或弥漫性肿胀的肌束隆起。患侧下肢直腿抬高试验在 60° 以前疼痛明显，超过 60° 时疼痛反而减轻，梨状肌紧张试验阳性。

（4）增生性脊柱炎：一般发病年龄大，病程缓慢，早期症状腰部僵硬酸痛，不能久坐，晨起症状较重，稍活动后症状减轻，疲劳后症状又加重。腰椎生理曲度减小或消失，弯腰受限。下肢后伸试验阳性，直腿抬高一般正常。影像学检查可见到腰椎骨质增生及腰椎生理曲度改变。

三、辨证论治

（一）辨证

1. 辨经络
（1）督脉证：疼痛位于腰脊中线部，并有明显压痛。
（2）足太阳经证：疼痛位于腰脊两侧，并有明显压痛。

2. 辨证候
腰部有受寒史，阴雨风冷时加重，腰部冷痛重着、酸麻，或拘挛不可俯仰，或痛连臀腿，舌苔白腻，脉沉，为寒湿腰痛；腰部有扭挫或陈旧伤史，劳累、晨起、久坐加重，腰部两侧肌肉触之有僵硬感，痛处固定不移，舌暗，脉细涩，为瘀血腰痛；起病缓慢，隐隐作痛，或酸多痛少，乏力易倦，脉细，为肾虚腰痛。

（二）中医治疗

1. 基本治疗
治法：舒筋活络，通经止痛。以局部阿是穴及足太阳经穴为主。

主穴：肾俞、大肠俞、阿是穴、委中。

配穴：督脉证配命门、后溪；足太阳经证配昆仑。寒湿腰痛配腰阳关；瘀血腰痛配膈俞；肾虚腰痛配志室、太溪。腰骶疼痛配次髎、腰俞；腰眼部疼痛明显配腰眼。

方义："腰为肾之府"，肾俞可益肾壮腰；大肠俞、阿是穴属近部选穴，可疏调局部筋脉气血，通经止痛；"腰背委中求"，取委中可疏利膀胱经气，祛除经络之瘀滞。

操作：寒湿证加灸法；瘀血证局部加拔火罐，委中刺络放血。

2. 其他治疗
（1）皮肤针法：腰部疼痛部位。皮肤针叩刺出血，加拔火罐。适用于寒湿腰痛和瘀血腰痛。

（2）针刀疗法：腰部痛点。行针刀治疗，每周 1 次。适用于第 3 腰椎横突综合征。

（3）穴位注射法：腰部痛点。地塞米松 5ml 和利多卡因 2ml 混合液，消毒后刺入痛点，无回血后推药液，每点注射 0.5～1ml。

（三）西医治疗

1. 临床表现

（1）单侧椎间盘突出：腰痛伴一侧下肢放射痛，脊柱侧弯，腰生理前凸减小或消失，病变椎间盘患侧椎旁压痛，可沿坐骨神经向下肢放射，直腿抬高试验阳性。CT检查示椎间盘向椎管一侧突出。

（2）双侧椎间盘突出：腰痛，伴双侧下肢放射痛，腰生理前凸减少或消失，病变椎间盘两侧椎旁均有压痛，可沿坐骨神经向下肢放射，双下肢直腿抬高试验阳性。CT检查示椎间盘向左右突出，并可见游离块。

（3）中央型椎间盘突出：除出现腰腿痛的症状外，还可出现会阴部麻木和大小便功能障碍等马尾神经压迫症。CT检查示椎间盘向正中方向突出。

（4）上下型椎间盘突出：大部分患者仅有腰痛症状，X线检查病变椎间盘可见"许莫氏"结节。

2. 疾病康复训练

背肌肌力增强训练1：患者仰卧位，以双脚、双肘和头部五点支撑于床上，将腰、背、臀和下肢用力挺起稍离开床面，维持感到疲劳时，再恢复平静的仰卧位休息，按此法反复进行10分钟左右，每天早晚各锻炼1次。

背肌肌力增强训练2：患者俯卧位，让下肢、头及上身同时抬离床面（开始时可分阶段进行，如单侧下肢、双侧下肢、头及上身），至疲劳时放下，如此反复进行10分钟左右，以患者能耐受为度，每天早晚各锻炼1次。

3. 注意事项

（1）患者平常须注意局部保暖，睡硬板床，尽量避免弯腰转身动作。

（2）患者病情好转后，须适当进行腰背部肌肉功能锻炼，加强腰背部肌肉的力量，增加腰椎稳定性，防止病情反复。

（3）推拿治疗前应排除骨、关节疾病及推拿禁忌证，合理应用重手法，突出属中央型者，应禁止进行后伸扳法治疗。

四、针灸治疗

（一）治疗原则

针灸治疗原则为舒筋通络，松解粘连，理筋整复。

（二）针灸处方

（1）取穴：腰俞、腰阳关、命门、悬枢、筋缩、水沟、十七椎、后溪（双）。

（2）操作方法：患者取俯卧位于诊疗床上，暴露腰背部及双手部，首先取腰俞、腰阳关、命门、悬枢、筋缩、水沟、十七椎、后溪（双），用30号1.5寸毫针斜刺，分别进针0.5～1.0寸，行捻转提插手法，腰俞、腰阳关、命门、悬枢、十七椎、后溪用补法针刺，筋缩用泻法针刺，针感向上或下沿脊柱放散，得气后各留针约15分钟。起针后，如患者可以站立，在水沟向后上方斜刺，用泻法针刺，得气后，患者可以自己轻轻旋转腰部；如患者不能站立，取仰卧位，以同法针入水沟穴，以上治疗每日1次，10次为1个疗程，疗程间休息2天。

（三）针灸治疗作用分析

根据腰椎间盘突出症的发病部位位于椎管内（也就是中医经络学说督脉循行的部位）的特点，认为该病的发病部位在督脉，与膀胱经有关，而腰椎间盘突出症的主要发病部位位于督脉所过的腰椎节段；《诸病源候论》论述说："肾主腰脚，肾经虚损，风冷乘之，故腰痛也。又邪客于足少阴之络，令人腰痛引少腹，不可以仰息。诊其尺脉沉，主腰背痛寸中脉弱；腰背痛尺寸俱浮直下，此为督脉强痛"，"经脉所过，主治所及"。所以我们从督脉入手治疗腰椎间盘突出症是很直接的方法。通过针刺相关的穴位达到通督止痛的目的，则是保守治疗中最直接的方法。该方组方精确、直接，其中腰俞、腰阳关、命门、悬枢、筋缩、水沟、十七椎都位于督脉循行之处，"经脉所过，主治所及"，这些穴位都可以治疗督脉本身的疾病，后溪穴位于第5掌指关节后尺侧，横纹头赤白肉际，该穴为八脉交会穴之一，具有通督脉的作用。以上各穴通过合理的手法操作，使督脉的经气得通，所以督脉循行障碍引起的一系列临床表现可以得到改善。

五、名中医经验

病案一 王某，男，61岁，长春市人。

主诉： 腰骶痛及左下肢放射性疼痛、麻木20年，加重15天。

现病史： 患者自述于15天前无明显诱因出现腰骶部疼痛，伴左下肢放射性疼痛，劳累后加重，卧床休息后未见明显减轻，曾口服镇痛药物治疗后症状有所缓解。期间病情逐渐加重，左下肢疼痛部位集中在左臀部、大腿后侧，就诊时症见：腰骶部疼痛，伴见左下肢放射性疼痛，行走活动明显受限，纳食可，大小便正常，夜寐差。

体格检查： 体温36.2℃，脉搏76次/分，呼吸18次/分，血压126/82mmHg。发育正常，营养一般，表情痛苦，神志清楚，查体合作，强迫体位。全身皮肤黏膜无黄染，各浅表淋巴结无肿大。头颅大小、形态正常，眼睑无浮肿，双侧瞳孔等大等圆，对光反射灵敏，耳鼻无异常，口唇无发绀，咽部无充血，扁桃体无肿大。颈软无抵抗，气管居中，甲状腺无肿大，未触及包块，颈静脉无怒张。胸廓对称，呼吸运动均等，语音震颤正常，双侧叩诊清音，双肺呼吸音清晰，未闻及干、湿啰音及病理性呼吸音。心尖搏动位置正常，心浊音界不大，心率76次/分，律齐，各瓣膜听诊区未闻及病理性杂音。腹平坦，无肠型及蠕动波，未触及包块，无压痛及反跳痛，未触及肝脾，墨菲征阴性，双肾区无叩击痛。双下肢无凹陷性水肿。

专科情况： 腰椎生理前突消失，腰椎轻度侧右弯畸形。前屈50°，后伸10°，左侧屈10°，右侧屈10°，左右侧旋10°。腰4、腰5、骶1棘间及棘左侧旁开0.5cm压痛（+），左环跳穴压痛（+），腰部叩击痛（+），向左下肢放射。左下肢直腿抬高试验30°（+），右侧（-）。腹压增高且左下肢疼痛加重。左膝腱反射、跟腱反射减弱，右下肢外后侧及足底感觉减弱。踇趾背伸力减弱。骨盆挤压试验（-），双侧"4"试验（-），双侧梨状肌牵拉试验（-）。双下肢末梢血液循环正常。双下肢肌力正常。其余脊柱、四肢关节形态、功能均正常。

辅助检查： 自带MRI检查示腰4～腰5、腰5～骶1椎间盘突出，腰3～腰4椎体骨质增生。

中医诊断： 腰痛（肝肾不足）。

西医诊断： 腰椎间盘突出症。

取穴： 后溪、腰俞、腰阳关、命门、悬枢、筋缩、水沟、十七椎、委中、承山、太溪、昆仑等。

操作： 患者俯卧位，首先取腰俞、腰阳关、命门、悬枢、筋缩、水沟、十七椎、委中、承山、太溪、昆仑，用 30 号 1.5 寸毫针斜刺，分别进针 0.5～1.0 寸，行捻转提插手法，腰俞、腰阳关、命门、悬枢、十七椎用补法针刺，筋缩用泻法针刺，针感向上或下沿脊柱放散，针刺太溪、昆仑穴时，针尖相对，行针局部胀感明显，施以补法，得气后各留针约 15 分钟。起针后，在后溪（双）用泻法针刺，得气后，患者可以自己轻轻旋转腰部。

以上治疗每日 1 次，10 次为 1 个疗程，疗程间休息 2 天。

按语：本处方以督脉经穴为主，膀胱经穴为辅，同时结合后溪（即八脉交会穴之一），共同发挥沟通督脉经气的作用，使得腰部气血迅速恢复，而委中（腰背委中求）为治疗腰痛的要穴及验穴，故常规应用；而太溪、昆仑的应用，则体现了肾与膀胱相表里的理念，该患者年老体衰，故此穴组合可以补益肾气，强健腰脊。本方近治、远治结合，脏腑、经络配合，取得良好效果，该患者治疗 2 个疗程后，病情好转，活动自如。

病案二　赵某，男，32 岁。

主诉：腰及右下肢疼痛 3 个月，加重 3 天。

现病史：患者于 3 个月前无明显诱因出现腰及右下肢疼痛，曾于多家医院就诊，略有缓解，此间遇寒及劳累后加重，休息后缓解。于 3 天前搬抬重物时，症状再次加重，伴有右下肢麻木，行走不能，于某诊所静脉滴注甘露醇、理疗、针刺等治疗，未见明显缓解，故于今日来诊。

体格检查：体温 36.0℃，脉搏 82 次/分，呼吸 16 次/分，血压 120/80mmHg。发育正常，营养一般，表情痛苦，神志清楚，查体合作，强迫体位。全身皮肤黏膜无黄染，各浅表淋巴结无肿大。头颅大小、形态正常，眼睑无浮肿，双侧瞳孔等大等圆，对光反射灵敏，耳鼻无异常，口唇无发绀，咽部无充血，扁桃体无肿大。颈软无抵抗，气管居中，甲状腺无肿大，未触及包块，颈静脉无怒张。胸廓对称，呼吸运动均等，语音震颤正常，双侧叩诊清音，双肺呼吸音清晰，未闻及干、湿啰音及病理性呼吸音。心尖搏动位置正常，心浊音界不大，心率 82 次/分，律齐，各瓣膜听诊区未闻及病理性杂音。腹平坦，无肠型及蠕动波，未触及包块，无压痛及反跳痛，未触及肝脾，墨菲征阴性，双肾区无叩击痛。双下肢无凹陷性水肿。

专科情况：腰椎生理曲度消失，腰背部软组织紧张。活动度：前屈 40°，后伸 10°，左侧屈 10°，右侧屈 10°，左右侧旋 10°。腰 4、腰 5、骶 1 棘间及棘右侧旁开 0.5cm 压痛（+），腰部叩击痛（+），向右下肢放射。右下肢直腿抬高试验 30°（+），加强试验（+），右侧 60°，加强试验（-）。双侧膝腱反射、跟腱反射正常，骨盆挤压试验（-），双侧"4"字试验（-），双侧梨状肌牵拉试验（-）。双下肢末梢血液循环正常。双下肢肌力正常。其余脊柱、四肢关节形态、功能均正常。

辅助检查：CT（外院）显示腰 4～腰 5 椎间盘突出右旁中央型。

中医诊断：腰痛（气滞血瘀）。

西医诊断：腰椎间盘突出症。

取穴：腰俞、腰阳关、命门、悬枢、筋缩、水沟、十七椎、委中、承山、阿是穴等。

操作：患者俯卧位，首先取腰俞、腰阳关、命门、悬枢、筋缩、水沟、十七椎、委中、承山，用 30 号 1.5 寸毫针斜刺，分别进针 0.5～1.0 寸，行捻转提插手法，腰俞、腰阳关、命门、悬枢、十七椎用补法针刺，筋缩用泻法针刺，针感向上或下沿脊柱放散，针刺阿是穴时，行针局部胀感明显、向患处深层或远端放射，施以泻法，得气后留针约 15 分钟。

以上治疗每日 1 次，10 次为 1 个疗程，疗程间休息 2 天。

按语：本处方以督脉经穴为主，膀胱经穴为辅，有促进督脉经气循行的功效，配合阿是穴针刺，使得腰部血瘀迅速消散，该患者为青壮年，故此穴组合可以行气化瘀、通络止痛。本方通督治疗与局部散瘀行气配合，取得良好效果，该患者治疗 2 个疗程后，病情好转，活动自如。

第九节　梨状肌综合征

梨状肌综合征是指因梨状肌受损、变异或感染，使梨状肌局部充血水肿或者痉挛肥厚，刺激压迫坐骨神经而导致的臀部及一侧下肢坐骨神经分布区疼痛的一种临床综合征，又称"梨状肌损伤综合征"、"梨状肌孔狭窄综合征"。

中医将其归为"痹证"范畴，梨状肌综合征是一种较为常见的肌肉-神经病变，尤其是随着社会的发展，人们久坐及长期保持同一姿势的时间增多，此病的患病人群更是逐年上升，严重影响了人们的日常生活和工作。

一、病因病理

（1）外伤史：如闪、扭、跨越、站立、肩扛重物下蹲、负重行走等下肢外展、外旋活动发力不慎而损伤梨状肌。

（2）感受风寒湿邪：久居寒湿之地，局部受寒湿侵袭后，导致梨状肌痉挛。

（3）其他疾病：盆腔卵巢或附件炎症、骶髂关节炎症波及梨状肌而发生相应的症状。

（4）解剖变异：一部分患者梨状肌与坐骨神经解剖发生变异，易使坐骨神经受到挤压而发生各种症状。

二、诊断

（一）临床特点

梨状肌是臀部深层肌肉，起于骶椎前面，穿出坐骨大孔，而将其分成梨状肌上孔与下孔，止于股骨大转子，收缩时使大腿外旋。梨状肌上孔有臀上动脉、静脉和臀上神经通过；梨状肌下孔有阴部神经、股后皮神经、坐骨神经、臀下神经及臀下动脉静脉通过。坐骨神经走行恰好经梨状肌下孔穿出骨盆到臀部。梨状肌若受损伤或梨状肌与坐骨神经解剖发生变异就可能使坐骨神经受到挤压而发生各种症状。

（二）临床表现

（1）疼痛：臀部深层疼痛，严重者不能行走或行走一段距离后疼痛剧烈，臀部呈"刀割样"、"烧灼样"剧痛，夜不能眠，遇寒、劳累、咳嗽及大便用力增加腹压时疼痛可加剧。

（2）放射性疼痛：一侧下肢大腿后侧、小腿外侧放射性疼痛，偶有小腿外侧麻木，每遇劳累及风寒湿时加重。

（3）活动受限：患者自觉患肢变短，跛行，髋关节外展、外旋活动受限。

（三）诊断要点

（1）臀部深层疼痛，并伴随一侧下肢放射痛，指压梨状肌肌腹时压痛明显，有时压痛沿坐骨神经走行。

（2）在梨状肌走行区域上可触到呈条索状改变。

（3）"跛行步态"，髋关节外展、外旋受限，腰部活动无明显受限。

（4）梨状肌紧张试验阳性：患者仰卧，患肢屈膝屈髋90°，做内收内旋动作，如患侧下肢出现放射性疼痛，然后，再将患肢外展外旋，疼痛随即缓解，即为梨状肌紧张试验阳性。

（5）直腿抬高试验：在60°以下臀及下肢疼痛剧烈，超过60°时疼痛反而减轻，加强试验阴性。

（6）影像学检查无异常改变。

（四）鉴别诊断

（1）腰椎间盘突出症：典型的腰腿痛伴下肢放射痛，腰部活动受限，脊柱侧弯，皮肤感觉障碍等神经根受压症状，直腿抬高试验及加强试验阳性，足大趾背伸及跖屈力减弱，腹压增高则腰痛加重，屈颈试验阳性，挺腹试验阳性，下肢后伸试验阳性，腱反射及皮肤感觉改变。影像学检查可见腰椎侧弯、腰椎生理曲度减小或消失、椎间隙变窄、腰椎间盘突出等征象。

（2）骶髂关节扭伤：髂后上棘下方（骶髂关节的投影区）有明显压痛，并有深在性叩击痛。双侧臀部不等大，双侧髂后上棘不对称（或一高一矮，或一上一下），双侧下肢不等长（俯卧），双足外旋角度不等（仰卧）。骨盆分离和挤压试验阳性、"4"字试验阳性、床边试验阳性、直腿抬高试验轻度受限、足跟叩击试验阳性。影像学检查可见骶髂关节面模糊或退行性改变、双侧骶髂关节间隙不等宽、双侧髂骨耳状关节面不对称、双侧髂脊不等高、双侧髂骨翼不等宽、双侧闭孔不等大、双侧耻骨不等高等变化。

（3）坐骨结节滑囊炎：因反复劳损摩擦导致坐骨结节滑囊的充血、水肿、渗出、变性及增生性改变，表现为坐骨结节处压痛明显，在坐骨结节滑囊处可触及条索状阳性反应物，为坐骨结节滑囊增厚或纤维样改变所致。梨状肌紧张试验阴性。

患侧下肢疼痛不过膝关节，改变体位时疼痛明显，在髂脊中点下方2cm处有明显的压痛点。

（4）臀上皮神经损伤：指臀上皮神经在其行经途中的骨纤维管、筋膜的出入点、神经本身因损伤、水肿、粘连而受到卡压，引起相应神经支配部位疼痛的一组症状。梨状肌紧张试验阴性。

三、辨证论治

（一）中医治疗

1. 基本治疗

治法：通经止痛。以足太阳、足少阳经穴为主。

主穴：足太阳经证取腰夹脊、阿是穴、秩边、殷门、委中、承山、昆仑；足少阳经证取腰夹脊、阿是穴、环跳、阳陵泉、悬钟、丘墟。

配穴：寒湿证配命门、腰阳关；血瘀证配血海、三阴交；气血不足证配足三里、三阴交。

方义：腰夹脊为治疗腰腿疾病的要穴，与阿是穴合用可疏通局部气血；由于本病病位在足太阳、足少阳经，故循经取足太阳和足少阳经穴以疏导两经闭阻不通之气血，达到"通则不痛"的目的。

操作：腰臀部腧穴可适当深刺，以针感沿足太阳经或足少阳经产生向下放射感为度，不宜多次重复。寒湿证可加用灸法。

2. 其他治疗

（1）穴位注射法：阿是穴。用利多卡因，或维生素 B_1，或维生素 B_{12}，或当归注射液等，每穴注射 1～2ml，每日或隔日 1 次。

（2）电针法：根性坐骨神经痛取腰 4～腰 5 夹脊、阳陵泉或委中；干性坐骨神经痛取秩边或环跳、阳陵泉或委中。针刺后通电，用密波或疏密波，刺激量逐渐由中度到强度。

（3）刺络拔罐法：腰骶部阿是穴。用皮肤针叩刺，或用三棱针在压痛点点刺出血，并加拔火罐，适用于根性坐骨神经痛。

（二）西医治疗

1. 康复训练

（1）增加梨状肌肌力训练：患者仰卧位，患侧下肢屈髋屈膝 90°。医者面向患者站立，一手放在大腿外侧远端，另一手放在踝内侧并向外施加阻力，患者做大范围的抗阻力髋关节外展外旋运动。

（2）梨状肌拉伸训练：患侧下肢跪于床面，健侧下肢自然伸直于床边，利用体重，将患侧下肢向健侧肩部下压，使髋关节产生内收内旋的运动，将患侧梨状肌进行拉伸，以患者能够耐受为宜。

2. 注意事项

（1）急性期宜卧床休息 1～2 周，减少腰部运动。

（2）病情好转后，可做适当的梨状肌功能锻炼。

（3）注意局部保暖，避免负重及久坐、久行、久立。

四、针灸治疗

（一）治疗原则

针灸治疗原则为舒筋通络，行气止痛。

（二）针灸处方

1. 电针治疗

（1）取穴：肾俞、大肠俞、居髎、环跳、承扶、秩边、殷门、委中、承山、阿是穴等。

（2）操作方法：患者取俯卧位，嘱其放松，取患侧阿是穴、委中、环跳、秩边等穴位，常规消毒后，分别取 28 号 1.5 寸和 3.0 寸的不锈钢毫针，通过平补平泻手法对患者进行针刺，进针 1.5～2.5 寸，要求局部有酸胀、放射感为宜，尤其在对患者进行环跳、阿是穴针刺时，可有向会阴部、下肢部放射感。针刺后再连接 69805-C 型低频电子脉冲治疗仪，用连续波进行刺激，调整好电流强度与频率，以患者能耐受为度，对患者持续电针 20 分钟，每日 1 次，10 次为 1 个疗程。

（3）电针治疗作用分析：电针是中医针灸治疗方式的一种，可通过对症、对穴施行针刺治疗以解除患者病痛，电针疗法能够改善肌肉纤维的损伤情况，加速其恢复，同时催化新生肌肉纤维成熟，构建良好的纤维组织环境。但是，电刺激持续时长和频率调控直接影响治疗效果，通过临床观察发现，梨状肌综合征通过电刺激治疗，最高强度不能超过 20～30Hz，频率调整为 10～15Hz，时间控制在 20～30 分钟为宜，在此条件下，可取得较好的解除肌肉痉挛的效果，同时可高效地达到止痛和恢复活动功能的目的。

2. 温针治疗

（1）取穴：肾俞、大肠俞、居髎、环跳、承扶、秩边、殷门、委中、承山、阿是穴等。

（2）操作方法：患者取俯卧位，嘱其放松，取患侧阿是穴、委中、环跳、秩边等穴位，常规消毒后，分别取 28 号 1.5 寸和 3.0 寸的不锈钢毫针，通过平补平泻手法对患者进行针刺，进针 1.5～

2.5 寸，要求局部有酸胀、放射感为宜，尤其在对患者进行环跳、阿是穴针刺时，可向会阴部、下肢部放射。针刺后，于阿是穴、环跳穴上放置艾炷，点燃后，在穴位皮肤表面放置垫片以防止烫伤，热度以患者能耐受为主，持续 20 分钟，每日 1 次，10 次为 1 个疗程。

（3）温针治疗作用分析：温针利用针体将热能带入深处的梨状肌，能更好地起到温通气血、行气止痛之作用，促进瘀血及炎症渗出物的快速吸收、解除梨状肌的痉挛、改善髋关节的功能活动。而在梨状肌投影区的阿是穴上采用温针，则能更直接地将热量传递至患处，增强了针刺解除痉挛、祛寒除湿、行气止痛的作用，同时，可排除局部风寒湿邪，故此法对于久病患者尤为适用。

五、名中医经验

病案一 李某，男，37 岁，长春市人。

主诉：腰部酸痛，伴右下肢麻木 1 年，加重 5 天。

现病史：患者 1 年前因运动后出现右侧臀部疼痛，伴有腰部酸胀，行走困难。未予以治疗，自行休息后，病情缓解，但其间每遇劳累及风寒后加重，并逐渐出现腰部疼痛、右下肢麻木等症状；3 天前因劳累上症复现，为求中医药系统诊治，特来诊。

现症：腰部酸痛明显，伴右下肢麻木，腰部活动灵活，行走不利。饮食可，夜寐差，二便正常。

专科检查：腰椎生理曲度变直，腰部肌肉僵硬，腰椎活动度灵活，腰 3～腰 5 棘突旁 0.5cm 酸痛（+），叩击痛（-），右侧梨状肌投影区压痛（+），直腿抬高试验（-），右侧梨状肌紧张试验（+），膝腱、跟腱反射正常，病理反射未引出。

辅助检查：腰椎 MRI 提示腰椎退行性改变，腰 4～腰 5 椎间盘膨出。

中医诊断：痹症（气滞血瘀）。

西医诊断：梨状肌综合征。

取穴：肾俞、大肠俞、居髎、环跳、承扶、秩边、殷门、委中、承山、阿是穴、悬钟等。

操作方法：患者取俯卧位，嘱其放松，取患侧肾俞、大肠俞、阿是穴、委中、环跳、秩边等穴位，常规消毒后，分别取 25 号 1.5 寸和 30 号 3.0 寸的不锈钢毫针，通过平补平泻手法对患者进行针刺，进针 1.5～2.5 寸，要求局部有酸胀、放射感为宜，尤其在对患侧环跳、阿是穴针刺时，出现向会阴部、下肢部放射感时为得气最佳。针刺后，于阿是穴与悬钟、环跳与承山再连接 69805-C 型低频电子脉冲治疗仪，用连续波进行刺激，调整好电流强度与频率，以患者能耐受为度，对患者持续电针 20 分钟，每日 1 次，10 次为 1 个疗程。

按语：电针针灸具有良性调整作用，同时具有双向性和整体性的特点。电针对各种痛症有良好的止痛作用，这是它的显著特色之一，直流电能引起机体内部离子运动，从而刺激感觉神经末梢，通过神经反射引起血管扩张，使微量组织蛋白分解，释放血管活性肽，直接扩张小动脉，增加毛细血管渗透性，使受损神经段血液供应改善，间接促进神经和肌肉的修复、再生。

该患者由于外伤日久，加之局部劳损，使得局部经筋劳损拘挛，气血不能濡养筋脉，局部脉络瘀滞，气血运行不畅，经脉闭阻不通而致疼痛。针刺环跳、阿是穴、居髎、承扶等穴位，可及时解除局部经筋拘挛，促进气血恢复，恢复受压的神经的功能，迅速缓解麻木症状。而电针疗法可以通过对局部痉挛组织持续的刺激，进一步激发机体对局部的应激性反应，使局部组织持续地受到良性刺激，痉挛的肌肉得以松解，充分地获得大量血供，使得局部的肌肉及神经功能恢复。

处方中肾俞、大肠俞等腰部穴位，可以使腰部软组织的气血运行正常，营养腰部经脉，使其功能恢复，疼痛减轻；委中、承山、悬钟等穴均为治疗腰腿痛的常用有效穴，意在通过远治作用进一步调整气血循行。

病案二 郑某，女，50 岁，长春市人。

主诉：左侧臀部疼痛伴左下肢放射痛 6 个月，加重 10 天。

现病史：患者 6 个月前因做家务后出现左侧臀部剧烈疼痛，伴有左侧下肢放射痛，行走困难。曾前往某诊所就诊，经过针灸、推拿等治疗后病情缓解，但其间每遇劳累及风寒后加重；10 天前因阴雨天感受寒湿而致上症复现，为求中医药系统诊治，特来诊。

现症：左侧臀部疼痛，伴左下肢放射痛，尤其以大腿后侧、小腿外侧明显，腰部活动灵活，左侧下肢行走不利。饮食可，夜寐差，二便正常。

专科检查：腰椎生理曲度变直，腰部肌肉略僵硬，腰椎活动度灵活，压痛不明显，叩击痛（-），左侧梨状肌投影区压痛（+），直腿抬高试验（-），左侧梨状肌紧张试验（+），膝腱、跟腱反射正常，病理反射未引出。

辅助检查：骨盆正位 X 线片提示腰椎退行性改变，股骨头结构正常，骶髂关节略有退行性改变。

中医诊断：痹证（寒湿侵袭）。

西医诊断：梨状肌综合征。

取穴：肾俞、大肠俞、居髎、环跳、承扶、秩边、殷门、委中、承山、阿是穴、悬钟穴等。

操作方法：患者取俯卧位，嘱其放松，取患侧肾俞、大肠俞、阿是穴、委中、环跳、秩边等穴位，常规消毒后，分别取 25 号 1.5 寸和 30 号 3.0 寸的不锈钢毫针，通过平补平泻手法对患者进行针刺，进针 1.5～2.5 寸，要求局部有酸胀、放射感为宜，尤其在对患侧环跳、阿是穴针刺时，出现向会阴部、下肢部放射时为得气最佳。针刺后，于阿是穴、环跳、居髎放置长约 3cm 的艾炷，在局部皮肤上放置垫板防止烫伤，点燃艾炷，热量以患者能耐受为度，持续 20 分钟，每日 1 次，10 次为 1 个疗程。

按语：艾灸具有温经通络、行气活血、祛湿散寒、温补中气、回阳固托等作用。温针利用针体将热能带入人体深处，能更好地起到温通气血、消瘀散结、扶正祛邪、促进瘀血及炎症渗出物吸收、改善关节活动的作用。现代针灸研究认为，艾灸有较好的抗炎作用，且艾灸时产生的红外线可明显降低周围神经兴奋性而解痉止痛，并且其中近红外线占主要成分，能穿透较深的组织，出现某些活性物质使组织器官的代谢和产热得到加强，利于组织功能的恢复。温针灸可改善局部血管舒张功能，局部水肿病变的患者通过舒张血管、改善血液运行，使局部水肿很快得以消除，从而达到治疗疾病的目的。电针针灸具有良性调整作用，同时具有双向性和整体性的特点。

该患者由于外伤日久，加之局部感受寒湿之邪，导致寒湿之邪瘀滞局部经筋，使其拘挛日渐明显，导致局部气血不能濡养筋脉，局部经脉气血瘀滞，经脉闭阻不通而致疼痛。针刺环跳、阿是穴、居髎、承扶等穴位，可及时解除局部经筋拘挛，促进气血恢复，恢复受压的神经的功能，迅速缓解麻木症状；针刺肾俞、大肠俞等腰部穴位，可以使腰部软组织的气血运行正常，营养腰部膀胱经、督脉，间接促使其臀部气血循行，促进其功能恢复；委中、承山、悬钟等穴均为治疗腰腿痛的常用有效穴，意在通过远治作用进一步调整气血循行。而温针可以通过对局部痉挛组织持续的温热刺激，使得局部深层痉挛的肌肉组织受到持续的热量供应，使局部痉挛的肌肉充分地获得大量血供，进一步松解局部痉挛，减轻对坐骨神经的压迫和炎性刺激，最终减轻或消除局部疼痛和下肢放射痛等症。

第八章 耳鼻喉科、口腔科病

第一节 变应性鼻炎

变应性鼻炎多参考中医学"鼻鼽"进行治疗。鼻鼽是指由脏腑虚损、卫表不固所致，以突然和反复发作的鼻痒、打喷嚏、流清涕、鼻塞等为主要特征的鼻病。本病为临床上较常见和多发的疾病，可常年发病，亦可呈季节性发作。

1. 中医病名释义 《素问·脉解》曰："所谓客孙脉则头痛、鼻鼽、腹肿者，阳明并于上，上者则其孙络太阴也，故头痛、鼻鼽、腹肿也。"此外，在古代文献中尚有鼽嚏、鼽鼻、鼽水、鼻流清水等别称。《素问玄机原病式》谓"鼽者，鼻出清涕也"，"嚏，鼻中因痒而气喷作于声也"。

2. 鼻与经络的关系 鼻为血脉多聚之处。十二经脉及奇经八脉中，直接循行于鼻或鼻旁者，有手足阳明、太阳少阳，手少阴，足厥阴，督脉，任脉，阴跷脉，阳跷脉 12 条经脉。此外，尚有足太阳、足阳明经筋循行于鼻。

直接循行于鼻的 12 条经脉如下。

手阳明大肠经，其支脉从缺盆上颈，通过颊部，入下龈中，循出夹口，绕上唇，左右交叉于水沟，分布于鼻孔两侧。

足阳明胃经，起于鼻之两旁，向上行，左右相交于鼻根部，旁纳足太阳经脉，向下沿鼻外侧，入于齿中。

手太阳小肠经，其支脉从颊部至眼眶的下部到鼻，再至目内眦。

足太阳膀胱经，起于鼻旁目内眦，上额，交会于头顶。

手少阳三焦经，其支者出耳上角，以屈下颊至颐。

足少阳胆经，其支脉从目外眦，下行至大迎，折行于颐，过颊，再下行于颈。

手少阴心经，其支脉夹咽，经面部，沿鼻旁，上联目系。

足厥阴肝经，从肝上注肺，上循喉咙，入颃颡之窍，究于畜门。

督脉，由巅顶沿前额下行鼻柱，至鼻尖，到上唇。

任脉，环绕口唇，上至龈交，分左右循鼻旁，到二目下。

阴跷脉，出人迎之前，入鼻，属目内眦。

阳跷脉，从颈外侧上夹口角，循鼻外侧到达目内眦。

一、病因病机

（一）西医发病机制及病理

本病发病机制属 I 型变态反应，但涉及多种细胞及细胞因子等。概括来讲，变应性鼻炎的发病机制主要是变应原刺激机体并使之处于"致敏"（sensitization）阶段，随后当变应原再次进机体并与吸附在肥大细胞等靶细胞上的 IgE 结合后（即一个变应原与两个 IgE 分子的 Fab 端相结合，称为

"桥连"），导致肥大细胞等发生所谓"脱颗粒"（分为速发相脱颗粒和迟发相脱颗粒），最后由脱颗粒释放的各种化学物质（如组胺）作用于细胞和血管腺体等，引发一系列的临床表现。

变应性鼻炎的基本病理改变是：以组胺为主的多种介质的释放，引起鼻黏膜明显的组织反应，表现为阻力血管收缩（鼻黏膜苍白），或容量血管扩张（鼻黏膜呈浅蓝色、鼻塞）、毛细血管通透性增高（黏膜水肿），多形核细胞、单核细胞浸润，尤以嗜酸粒细胞浸润明显。副交感神经活性增高，腺体增生、分泌旺盛（鼻涕增多），感觉神经敏感性增强（喷嚏连续性发作）。这些病理变化常使鼻黏膜处于超敏感状态，使某些非特异性刺激（冷、热等）易于诱发变应性鼻炎的临床症状。

（二）中医病因病机

本病多由脏腑虚损，正气不足，腠理疏松，卫表不固，风邪、寒邪或异气侵袭，寒邪束于皮毛，阳气无从泄越，故喷而上出为嚏。

（1）肺气虚寒，卫表不固：肺气虚寒，卫表不固，则腠理疏松，风寒乘虚而入，邪聚鼻窍，邪正相搏，肺气不宣，津液停聚，遂致喷嚏、流清涕、鼻塞等，发为鼻鼽。

（2）脾气虚弱，清阳不升：脾为后天之本，化生不足，鼻窍失养，外邪或异气从口鼻侵袭，停聚鼻窍而发为鼻鼽。

（3）肾阳不足，温煦失职：肾阳不足，则摄纳无权，气不归元，温煦失职，腠理、鼻窍失于温煦，则外邪、异气易侵，而发为鼻鼽。

（4）肺经伏热，上犯鼻窍：肺经素有郁热，肃降失职，邪热上犯鼻窍，亦可发为鼻鼽。

二、诊断

（一）诊断要点

（1）病史：部分患者有过敏史或家族史。

（2）临床症状：本病发作时主要表现为鼻痒、喷嚏频频、清涕如水、鼻塞，具有突然发作和反复发作的特点。

1）鼻痒：是鼻黏膜感觉神经末梢受到刺激后发生于局部的特殊感觉。合并变应性结膜炎时也可有眼痒和结膜充血。

2）喷嚏：为反射性动作，呈阵发性发作，从几个、十几个或数十个不等。

3）鼻涕：大量清水样鼻涕，是鼻分泌亢进的特征性表现。

4）鼻塞：程度轻重不一。

5）嗅觉减退：由于鼻黏膜水肿明显，部分患者嗅觉减退。

（3）检查：在发作期鼻黏膜多为灰白或淡蓝色，亦可充血色红，鼻甲肿大，鼻道有较多水样分泌物。在间歇期以上特征不明显。

（二）鉴别诊断

本病应与伤风鼻塞相鉴别。

伤风鼻塞是因感受风邪所致的以鼻塞、流涕、打喷嚏为主要症状的鼻病，俗称"伤风"、"感冒"。西医学的急性鼻炎等可参考本病进行辨证施治。

古代医家对伤风鼻塞的论述多散载于"伤风"、"嚏"、"流涕"、"鼻塞"等病证范畴内。

《世医得效方》首次提出"伤风鼻塞"一名："茶调散治伤风鼻塞声重，兼治肺热涕浊。"《医林绳墨》进一步指出了本病的病因病机："触冒风邪，寒则伤于皮毛，而成伤风鼻塞之候，或为浊涕，或流清水。"

三、辨证分型

1. 肺气虚寒，卫表不固

主症：鼻痒，喷嚏频频，清涕如水，鼻塞，嗅觉减退，畏风怕冷，自汗，气短懒言，语声低怯，面色苍白，或咳嗽痰稀。舌质淡，舌苔薄白，脉虚弱。查：下鼻甲肿大光滑，鼻黏膜淡白或灰白，鼻道可见水样分泌物。

证候分析：肺气虚寒，卫表不固为本，风寒乘虚而入。邪正相争、争而不胜，则喷嚏频频；肺失清肃，气不摄津，津液外溢，则清涕自流不收；水湿停聚，肺卫不固，腠理疏松，故恶风自汗；因风寒束肺，肺气不宣，则咳嗽痰稀；水湿停聚鼻窍，则鼻黏膜苍白、肿胀、鼻塞不通；肺气虚弱，精微无以输布，则面色苍白、气短懒言、语声低怯；苔薄白、脉虚弱为气虚之象。

2. 脾气虚弱，清阳不升

主症：鼻痒，喷嚏突发，清涕连连，鼻塞，面色萎黄无华，消瘦，食少纳呆，腹胀便溏，四肢倦怠乏力，少气懒言。舌淡胖，边有齿痕，苔薄白，脉弱。检查见下鼻甲肿大光滑，黏膜淡白，或灰白，可有水样分泌物。

证候分析：脾气虚弱，清阳不升，鼻窍失养为本，风寒、异气乘虚而袭，正邪相争，争而不胜，则鼻痒、喷嚏频频；脾气虚弱，水湿不运，停聚鼻窍，故鼻塞、清涕连连、下鼻甲肿大、黏膜淡白；脾胃虚弱，受纳、腐熟、输布之功能失职，则腹胀便溏、食少纳呆；少气懒言、四肢倦怠乏力、舌质淡、舌体胖、舌边有齿痕、脉弱均为脾气虚之象。

3. 肾阳不足，温煦失职

主症：清涕长流，鼻痒，喷嚏频频，鼻塞，面色苍白，形寒肢冷，腰膝酸软，神疲倦怠，小便清长，或见遗精早泄。舌质淡，苔白，脉沉细。检查见鼻黏膜苍白、肿胀，鼻道有大量水样分泌物。

证候分析：肾阳不足，外邪及异气易从鼻窍、皮肤肌表入侵，正邪相争，争而不胜，则鼻痒、喷嚏频作；肾阳虚弱，气化失职，寒水上泛鼻窍，故清涕长流不止、鼻塞、下鼻甲肿大、黏膜苍白；形寒肢冷、小便清长、面色苍白、腰膝酸软、神疲倦怠、遗精早泄、舌质淡、舌苔白、脉沉细等均为肾阳虚之象。

4. 肺经伏热，上犯鼻窍

主症：鼻痒，喷嚏频作，流清涕，鼻塞，常在闷热天气发作。全身或见咳嗽，咽痒，口干烦热。舌质红，苔白或黄，脉数。检查见鼻黏膜色红或暗红，鼻甲肿胀。

证候分析：肺经郁热，肃降失职，邪热上犯鼻窍，故鼻痒、喷嚏频作、流清涕、鼻塞；肺热上炎，故咳嗽、咽痒；邪热煎熬津液，故口干烦热；舌质红、苔白或黄、脉数为内热之象。

四、中药治疗

1. 肺气虚寒，卫表不固

治法：温肺散寒，益气固表。

方药：温肺止流丹加减。方中以细辛、荆芥疏风散寒；人参、甘草、诃子补肺敛气；桔梗、鱼脑石散结除涕。此方气味温和，功能暖肺，而性疏散，又能祛邪。鼻痒甚，可酌加僵蚕、蝉蜕；若畏风怕冷、清涕如水者，可酌加桂枝、干姜、大枣等。临床上亦可用玉屏风散合苍耳子散加减。

2. 脾气虚弱，清阳不升

治法：益气健脾，升阳通窍。

方药：补中益气汤加减。方中人参、黄芪、白术、炙甘草健脾益气；陈皮理气健脾，使补而不滞；当归养血；升麻、柴胡升举中阳。若腹胀便溏、清涕如水、点滴而下者，可酌加山药、干姜、砂仁等；若畏风怕冷，遇寒则喷嚏频频者，可酌加防风、桂枝等。

3. 肾阳不足，温煦失职

治法：温补肾阳，化气行水。

方药：真武汤加减。方中附子温肾助阳，以化气行水；茯苓、白术健脾利水；生姜温散水气；白芍酸敛止嚏。若喷嚏多、清涕长流不止者，可酌加乌梅、五味子；若遇风冷即打喷嚏、流清涕者，可加黄芪、防风、白术；兼腹胀、便溏者，可酌加黄芪、人参、砂仁。

4. 肺经伏热，上犯鼻窍

治法：清宣肺气，通利鼻窍。

方药：辛夷清肺饮加减。方中黄芩、栀子、石膏、知母、桑白皮清肺热；辛夷花、枇杷叶、升麻清宣肺气，通利鼻窍；百合、麦冬养阴润肺。合而用之，有清肺热、通鼻窍之功。

五、针灸治疗

（1）体针：选迎香、印堂、风池、风府、合谷等为主穴，以上星、足三里、口禾髎、肺俞、脾俞、肾俞、三阴交等为配穴。每次主穴、配穴各选1～2穴，用补法，留针20分钟。

（2）灸法：选足三里、命门、百会、气海、三阴交、涌泉、神阙、上星等穴，悬灸或隔姜灸，每次2～3穴，每穴20分钟。

（3）耳穴贴压：选神门、内分泌、内鼻、肺、脾、肾等穴，以王不留行子贴压以上穴位，两耳交替。

（4）穴位注射：可选迎香、合谷、风池等穴，药物可选当归注射液、丹参注射液，或维生素B_1、维丁胶性钙、胎盘组织液等。每次1穴（双侧）。每穴0.5～1ml。

（5）穴位敷贴：可用斑蝥虫打粉，取少许撒于胶布，敷贴于内关或印堂穴，12～24小时后取下（亦可视皮肤反应程度而定）。若有水疱可待其自然吸收，或可用注射器抽吸水疱。

六、按摩疗法

通过按摩以疏通经络，使气血流通，驱邪外出，宣通鼻窍。方法：患者先自行将双手大鱼际摩擦至发热，再贴于鼻梁两侧，自鼻根至迎香穴反复摩擦至局部觉热为度；或以两手中指于鼻梁两边按摩20～30次，令表里俱热，早晚各1次；再由攒竹向太阳穴推按至热，每日2～3次，患者亦可用手掌心按摩面部及颈后、枕部皮肤，每次10～15分钟；或可于每晚睡觉前，自行按摩足底涌泉穴至发热，并辅以按摩两侧足三里、三阴交等。

七、名中医经验

（一）特色

中医理论认为鼻鼽的病机主要在于肺、脾、肾脏腑虚损，正气不足，风、寒邪侵袭而发病。在治疗上多采用中医辨证理论进行分型治疗并合用针刺治疗以取得良好疗效。

（二）处方

针刺治疗配合辨证选取中药方剂治疗。针刺多采用迎香、印堂、风池、风府、合谷等为主穴，选用足三里、三阴交、肺俞、脾俞、肾俞等为配穴。留针 20 分钟，治疗多以补法为主。针具多采用 0.25mm×40mm 规格。

（三）验案

郭某，女，30 岁，普通职员。

初诊日期：2017 年 7 月 28 日。

主诉：持续性鼻塞、鼻痒、喷嚏频作、流清涕反复发作 1 年余。

病史：患者自诉 1 年前开始出现鼻塞、鼻痒、流清涕、打喷嚏等症状，遇寒冷空气及刺激性气味加重，自行服用氯雷他定片后可缓解。近来天气炎热，自觉吹空调后鼻塞、流清涕加重，频繁打喷嚏，一次 8～10 个，鼻痒甚，清涕多，自汗，畏风怕冷，面色苍白。舌质淡，苔薄白，脉弱。

既往史：健康。

专科检查：前鼻镜检查见鼻黏膜苍白水肿，双下甲明显肿大，鼻腔见大量水样分泌物。变应原皮肤试验阳性反应，尘螨（++），甘草尘埃（+++）。

诊断：鼻鼽（变应性鼻炎），证属肺气虚寒。

治则治法：温肺散寒，益气通窍。

诊疗措施：针刺。

取穴：合谷（双）、迎香（双）、印堂、百会、肺俞（双）、脾俞（双）。

刺法：合谷泻法；迎香、印堂、百会、肺俞、脾俞补法。

二诊日期：2017 年 8 月 4 日。

主诉：间歇性鼻塞，偶有鼻痒，打喷嚏，一次 4～5 个，流清涕，每日擤鼻 3～4 次。

专科检查：前鼻镜检查见鼻黏膜淡白，双下甲肿大，鼻腔见少量水样分泌物。

诊疗措施：继续针刺治疗，取穴同前。

三诊日期：2017 年 8 月 14 日。

主诉：鼻腔通气可，偶有鼻痒及打喷嚏，每次喷嚏 1～2 个，无涕。

治疗结果：患者症状基本消失，18 次治疗而愈。

辨证分析：患者由于肺气虚寒，卫表不固，故风寒乘虚而入。邪正相争、争而不胜，则喷嚏频频；肺失清肃，气不摄津，津液外溢，则清涕自流不收；水湿停聚，肺卫不固，腠理疏松，故恶风自汗；水湿停聚鼻窍，则鼻黏膜苍白、肿胀，鼻塞不通；舌质淡，苔薄白，脉弱为气虚之象。

（四）按语

督脉，为"阳脉之海"，循经于鼻，统摄和调节人体阳气并维系全身元气。百会、印堂，位于督脉循行区域，针刺之能升提督脉阳气，振奋全身之阳气，增强机体抗病能力而驱邪外出；迎香与印堂穴相配，可温阳通经、散寒通窍；加肺俞、脾俞可补益阳气。诸穴相配，能升阳散寒、温通鼻窍。

第二节 耳鸣耳聋

耳鸣是指患者自觉耳内有鸣响的感觉而周围环境中并无相应声源；耳聋是指不同程度的听力障碍，轻者听力下降，重者全然不闻外声。西医学的突发性聋、噪声性聋、药物中毒性聋、老年性聋及原因不明的感音神经性聋、混合性耳聋、耳鸣等疾病可参考本病辨证施治。

1. 中医病名释义 人们对于耳鸣的认识，最早见于《楚辞》，"耳聊啾而慌"，称耳鸣为"聊啾"。医书中首见耳鸣一词则在《内经》中，"所谓耳鸣者，阳气万物盛上而跃"，又如"人之耳中鸣者，何气使然"，在此描述的是一个症状而非疾病，耳鸣可以是某些全身疾病在耳部的表现，抑或是某种疾病的先兆。历代医籍中根据耳鸣的不同表现，将其记载为"苦鸣"、"蝉鸣"、"脑鸣"、"耳中鸣"、"耳数鸣"、"耳虚鸣"、"聊啾"等。隋代《诸病源候论》中专立"耳鸣候"，把耳鸣的病因分为风邪外袭、劳伤气血等几种，并指出耳鸣的发生机制是"风邪乘虚，随脉入耳，与气相击"，还提出"耳鸣不止，则变成聋"，认识到耳鸣可以是耳聋的先兆。此外，古代医家多将耳鸣、耳聋作为一种疾病论述，认为二者病机相通，耳鸣乃是耳聋之渐，是一病两名，这些论述表明了当时对于耳鸣的认识已有较大进步。

2. 耳与经络的关系 耳为宗脉之所聚，十二经脉与耳均有直接联系。《灵枢·口问》曰："耳者，宗脉之所聚也。"耳为宗脉之所聚，脏腑气血通过宗脉运行至耳，使耳发挥司听觉、主平衡的生理功能。《灵枢·邪气脏腑病形》曰："十二经脉三百六十五络，其血气皆上于面而走空窍……其别气走于耳而为听。"十二经脉均与耳部有直接或间接的联系，若经络不畅，气血阴阳不能上奉耳窍，则可致听觉失聪。

其中，经脉循行于耳者有手足少阳、太阳、阳明，手厥阴七条经脉。此外，络脉入耳者，有手足少阴、太阴、阳明，足厥阴、足少阳八条经脉。《素问·缪刺论》云："邪客于手足少阴、太阴，足阳明之络，此五络皆会于耳中，上络左角。"《医学心悟》曰："足厥阴肝，足少阳胆经，皆络于耳。"故厥阴肝络与耳亦有关联。《灵枢·经脉》载："三焦手少阳之脉……其支者，从膻中上出缺盆，上项，系耳后直上，出上角，以屈下颊至𬟽。其支者，从耳后入耳中，出走耳前……是动则病耳聋，浑浑焞焞，喉痹嗌肿。"《灵枢·经筋》曰："手少阳之筋……其支者，上曲牙，循耳前，属目外眦。"《灵枢·经脉》曰"小肠手太阳之脉……其支者，从缺盆循颈上颊，至目锐眦，却入耳中"，"手太阳之筋……结于耳后完骨；其支者，入耳中；直者，出耳上下，结于颔……本支者，上曲牙，循耳前"。《灵枢·经脉》中载："手阳明之别……其别者，入耳中，合于宗脉。"《灵枢·经脉》曰："胆足少阳之脉，起于目锐眦，上抵头角，下耳后……其支者，从耳后入耳中，出走耳前，至目锐眦后。"《灵枢·经筋》亦曰："足少阳之筋……直者，上出腋，贯缺盆，出太阳之前，循耳后，上额角。"《灵枢·经脉》述："膀胱足太阳之脉……其支者，从巅至耳上角。"《灵枢·经筋》曰："足太阳之筋……其支者，入腋下，上出缺盆，上结于完骨。"《灵枢·经脉》曰："胃足阳明之脉……循颊车，上耳前。"《灵枢·经筋》曰："足阳明之筋……从颊结于耳前。"

《灵枢·经别》曰："手心主之正……出循喉咙，出耳后，合少阳完骨之下。"

经络是经脉和络脉的总称，是运行全身气血、联络脏腑形体官窍、沟通上下表里内外的通道，耳鼻咽喉诸窍与脏腑的联系是通过经络的联属作用来实现的。脏腑化生的气血阴阳精气通过经络而运抵耳鼻咽喉诸窍，使诸窍不断得到气血阴阳精气濡养，从而保证各官窍生理活动的正常进行，由于经络是联系脏腑关系的通道与纽带，故一旦出现壅滞，致经气不畅，气血运行受阻，则可使脏腑官窍关系紊乱失衡。由此可见，耳鼻咽喉诸窍与经络存在着密切的关系。经络学也是人体针灸和按摩的基础，是中医学的核心理论之一。

直接循行于耳的七条经脉如下。

足少阳胆经，其分支从耳后分出，进入耳中，走耳前，至目锐眦后方。

手少阳三焦经，其分支从耳后分出，进入耳中，走耳前，至目锐眦。

手阳明大肠经，有络支别从颊下过耳前通脉会于耳中。

足阳明胃经，环绕口唇，下交承浆，分别沿下颌的后下方，经大迎，循颊车，上耳前，沿发际到前额。

手太阳小肠经，其分支从缺盆沿颈上颊，至目锐眦，入耳中。

足太阳膀胱经，其分支从巅分出，向两侧下行至耳上角。

手厥阴心包经，其脉入胸中，别属三焦，出循喉咙，出耳后，合少阳完骨之下。

在奇经八脉中，阳维脉均行至耳后等。此外，手少阴心经之络，手太阴肺经之络，足少阴肾经之络，足太阴脾经之络，皆会于耳中。从上述经络循行及络属关系来看，耳与手、足少阳经关系最为密切，二经皆从耳后入耳中，出走耳前，环行耳之前后，故有"耳病实则少阳"之说。

耳通过经络与全身各脏腑器官相联系，人体各脏器在耳部均有相应的反应区域，称为敏感点。当脏腑器官发生病变时，通过经络可显于这些敏感点，反之，观察耳部敏感点的变化又可间接了解相应脏器的病变。利用这一规律，刺激这些敏感点可调整对应脏器的功能，达到治病愈疾的目的，因此，耳诊及耳针在临床得到了普遍的应用。

一、病因病机

（一）西医发病机制及病理

耳鸣耳聋的发病机制尚未完全阐明，关于其损伤及进展理论假说较多，在此不予赘述。

（二）中医病因病机

本病有虚实之分。实者多因外邪、肝火、痰火、瘀血等实邪蒙蔽清窍；虚者多为脾、肾等脏腑虚损、清窍失养所致。

（1）外邪侵犯：起居不慎或气候突变之时，风热外邪乘机侵犯，或风寒化热，侵及耳窍，清空之窍遭受蒙蔽，失去"清能感音，空可纳音"的功能，致成耳聋、耳鸣之症，此即所谓风聋之候。

（2）肝火上扰：耳为肝胆经脉之所辖。若因情志不调，忧郁不舒，气机郁结，气郁化火，火性上炎或暴怒伤肝，逆气上冲，循经上扰清窍，可致耳鸣、耳聋。

（3）痰火壅结：饮食不节，或思虑劳倦，脾胃受伤，运化无权，津液不行，水湿内停，聚而为痰，痰郁化火。古人云："痰为火之标，火为痰之本。"故痰火往往互结而为病。痰借火而上壅，以致清窍被蒙蔽，出现耳鸣、耳聋之症。

（4）气滞血瘀：病久不愈，情志抑郁，肝气郁结，气机不畅，气滞血瘀；或因打斗、跌仆、爆震等伤及筋脉，致瘀血内停；或久病入络，致耳窍经脉瘀阻，清窍闭塞。此外，若起居失宜，突受惊吓，气血乖乱，致气血运行不畅，窍络瘀阻，亦可发为耳鸣、耳聋。

（5）肾精亏损：素体不足或病后精气失充，恣情纵欲等均可导致肾精伤耗，或老年肾精渐亏，髓海空虚，耳窍失养，而发生本病。

（6）脾胃虚弱：饮食不节、劳倦过度或思虑忧郁等，损伤脾胃，使脾胃虚弱，脾气不健，气血生化之源不足，经脉空虚，清气不升，故致耳窍失养，发生耳鸣、耳聋。

二、诊断

（一）诊断要点

（1）病史：可有耳外伤史、噪声接触史、耳毒性药物使用史、脓耳病史等。

（2）临床症状：耳鸣患者以耳鸣为主要症状，可为单侧亦可为双侧，部分患者可有听力下降；耳聋患者以听力下降为主要症状。两者兼有者，为耳鸣耳聋。

（3）检查：听力学检查、耳内镜、中耳 CT、内听道 MRI 检查有助于诊断。纯音测听可明确听力减退的程度：根据语言额定频率 500Hz、1000Hz、2000Hz 听阈均值来计算，平均听力损失 26～40dB、41～55dB、56～70dB、71～90dB 和＞90dB 依次为轻度聋、中度聋、中重度聋、重度聋和极重度聋。音叉试验、纯音听阈测试、声导抗测试、耳声发射测试、电反应测听等听力学检查可进一步区分耳聋的性质，如传导性聋、感音神经性聋、混合性聋等。

（二）鉴别诊断

（1）本病应与幻听、体声及作为症状之一的耳鸣相鉴别。幻听与耳鸣均为无声源的声音感觉，但前者为有意义的声感。如言语声、音乐声等，后者为无意义的单调鸣响声。体声与耳鸣的区别在于，体声存在客观的声源，如耳周围的血管搏动声、肌肉颤动声、呼吸气流声、头部关节活动声等，一般表现为有节奏的响声；耳鸣则为无声源的响声，一般表现为无节奏的持续鸣响。

（2）作为疾病诊断的耳聋应与作为症状之一的耳聋进行鉴别：前者多为感音神经性聋或混合性聋；后者（如耵耳、耳异物、耳胀、脓耳等病出现的耳聋）多为传导性聋。

三、辨证分型

1. 外邪侵犯

主症：耳鸣、耳聋，虽然起病较急，但症状较轻微，耳内憋气作胀和阻塞感较明显，自声增强，可伴有发热、恶寒、头痛；苔薄白，脉浮数。

证候分析：风性善行而数变，故起病较急；邪困耳窍，经气痞塞不通，故耳内胀闷、阻塞感；风热之邪阻于经络，清空之窍遭受蒙蔽，故见耳鸣、耳聋；因邪在表，声音传导受阻，故有"自声增强"的特点；风热外邪侵袭，故发热、恶寒、头痛、脉浮数。

2. 肝火上扰

主症：耳鸣耳聋发病较突然，耳鸣如闻潮声，常在郁怒之后发生或加重，可伴头痛，眩晕，面红目赤，夜寐不安，烦躁不宁，急躁易怒，胁肋胀痛等；舌红、苔黄、脉弦数有力。

证候分析：因肝性刚劲，肝火上逆，其势较猛，故耳鸣耳聋发病较突然；火扰心神，神不守舍，故夜寐不安；肝喜条达，郁怒则伤肝化火，故头痛、眩晕、面红耳赤，烦躁易怒，胁肋胀痛，舌红、苔黄、脉弦数。

3. 痰火壅结

主症：两耳内鸣响，如闻"呼呼"之声，听力下降，头昏沉重，耳内闭塞憋气感明显；伴有胸闷脘满，咳嗽痰多；舌红、苔黄腻，脉弦滑。

证候分析：因痰火上壅，蒙蔽清窍，痰性重浊，故耳鸣、耳聋，耳内闭塞憋气感明显，痰火上冒于头，痰浊属阴，浊阴不降致清阳不升，故头昏头重；肺为贮痰之器，肺位于胸，肺内有痰，故胸闷脘满，咳嗽痰多；痰火阻滞，气机不利，故舌红、苔黄腻，脉弦滑。

治法：清火化痰，和胃降浊。

4. 气滞血瘀

主症：耳鸣耳聋，病程长短不一，新病耳鸣、耳聋者，多突发；久病耳鸣、耳聋者，多逐渐加重；全身可无明显的其他症状，或有外伤史；舌暗红或有瘀点，脉细涩。

证候分析：瘀血阻滞清窍脉络，故突发耳鸣、耳聋；耳为清空之窍，若因情志郁结，气机阻滞，致血瘀耳窍，经脉阻塞，则耳鸣耳聋；心主血脉，舌乃心之苗，气血瘀阻，则舌暗红或有瘀点，脉细涩。

5. 肾精亏损

主症：耳内常闻蝉鸣之声，夜间较甚，听力逐渐下降；兼头昏目眩，腰膝酸软；舌红少苔，脉细弱或细数。

证候分析：耳鸣、耳聋为肾精亏损、不能上充于清窍，耳窍失养，兼之虚火上炎，干扰清窍。阴虚不足，故夜间尤甚。耳窍失养，失其闻五音之职，故听力逐渐下降；肾精亏损，髓海不足，清窍失养故头昏目眩；肾主骨生髓，精髓不足，不能充于骨，故腰膝酸软无力；虚火上炎，阴液衰少，故舌红、苔少，脉细数。

6. 脾胃虚弱

主症：耳鸣耳聋，劳而更甚，或在蹲下站起时较甚，耳内有突然空虚或发凉的感觉；兼有倦怠乏力，纳呆，食后腹胀，大便时溏，面色萎黄；唇舌淡红、苔薄白，脉虚弱。

证候分析：脾胃虚弱，生化之源不足，清气不能上升，耳部经脉空虚，耳窍失养，故耳鸣、耳聋；患者原已气血不足，在蹲下体位后，突然站起时气血趋于下，头部气血更为不足，故有耳内空虚或发凉感觉；脾胃虚弱，故倦怠乏力，纳呆，食后腹胀，大便时溏，面色萎黄，唇舌淡红，苔薄白，脉虚弱。

四、中药治疗

1. 外邪侵犯

治法：疏风清热，散邪通窍。

方药：银翘散加减。

2. 肝火上扰

治法：清肝泻热，开郁通窍。

方药：龙胆泻肝汤加减。

3. 痰火壅结

治法：清火化痰，和胃降浊。

方药：二陈汤加减。

方中二陈汤是治疗痰湿之常用方，可加杏仁、胆南星、瓜蒌仁、黄芩、黄连等；也可用清气化痰丸。

4. 气滞血瘀

治法：活血化瘀，通络开窍。

方药：通窍活血汤加减。

可加丹参、地龙、石菖蒲。

5. 肾精亏损

治法：补肾益精，滋阴潜阳。

方药：耳聋左慈丸加减。

方中六味地黄丸滋养肾阴，五味子安神定志，磁石重镇，能潜阳降火，石菖蒲行气通窍。肾阳亏损者用金匮肾气丸。

6. 脾胃虚弱

治法：健脾益气，升阳通窍。

方药：补中益气汤加减。

补中益气汤为补气升阳的代表方，可加石菖蒲；亦可选用归脾汤或益气聪明汤。

五、针灸疗法

（1）体针：体针局部取穴与远端辨证取穴相结合，局部取穴以耳门、听宫、听会、翳风为主，每次选取 2 穴。风邪侵袭者，可加外关、合谷、风池、大椎；痰湿困结者，可加丰隆、足三里；肝气郁结者，可加太冲、丘墟、中渚；脾胃虚弱者，可加足三里、气海、脾俞；肾元亏损者，可加肾俞、关元；心神不宁者，可加通里、神门。实证用泻法，虚证用补法，或不论虚实，一律用平补平泻法，每日针刺 1 次。

（2）耳针：选内耳、肾、神门等穴，中等刺激。

（3）穴位注射：可选听宫、翳风、完骨、瘛脉等穴。药物选用红花注射液、丹参注射液、维生素 B_2 注射液、利多卡因注射液中任一种行穴位注射，每次每穴注入 0.5～1ml。

（4）穴位贴压：王不留行子贴压内耳、脾、肾、肝、神门、皮质下、肾上腺、内分泌等耳穴，每日按摩数次。

（5）穴位敷贴：吴茱萸研末，用醋调和为糊状，贴敷于足底涌泉穴，以引火下行。

六、名中医经验

（一）特色

中医理论认为耳鸣耳聋的病因有虚有实，实者多因风邪侵袭、痰湿困结或肝气郁结，虚者多由脾胃虚弱、肾元亏损或心血不足所致。在治疗上多采用中医辨证理论进行分型治疗并合用针刺治疗以取得良好疗效。

（二）处方

针刺治疗配合辨证选取中药方剂治疗。针刺多采用耳门、听宫、听会、翳风等为主穴，选用外关、合谷、太冲、中渚、百会、四神聪等为配穴，留针20分钟。治疗多以泻法为主。针具多采用0.25mm×40mm规格。

（三）验案

肖某，女，42岁。

初诊日期：2017年9月20日。

主诉：右耳听力下降伴持续性耳鸣4天。

病史：患者于4天前无明显诱因出现右耳持续性耳鸣，右耳听力下降，自行服用"银杏叶提取物片、甲钴胺片"3天，上述症状未见明显好转，今来就诊。现症：右耳听力下降，右耳闷胀感，右耳鸣呈持续性嗡嗡声。舌质红，苔薄黄，脉弦。

既往史：健康。

专科检查：双耳郭无畸形，双耳道洁，双耳鼓膜内陷。

理化检查：声导抗示双耳A型曲线。纯音听阈测试示右耳250Hz、500Hz、1000Hz、2000Hz、4000Hz、8000Hz，气导听阈分别为60dB、55dB、40dB、30dB、20dB、15dB；左耳气导听阈均在正常范围之内。内听道MRI未见明显异常。

诊断：耳鸣耳聋。

治则治法：清肝泻火，通窍活络。

诊疗措施：针刺。

取穴：翳风（双）、听会（双）、中渚（双）、太溪（双）、太冲（双）、三阴交（双）、照海（双）。

刺法：翳风、听会、中渚、太冲，用泻法；三阴交、照海、太溪，用补法。

复诊日期：2017年9月30日。

主诉：右耳听力恢复，耳鸣消失。

治疗结果：针刺10日痊愈。

辨证分析：本病由于平素情志不畅，肝胆火旺，循经上犯，闭阻耳窍所致耳聋，而舌脉等表现均符合肝胆火旺之象。

按语：本案为肝火亢盛所致，火盛伤阴，肾水不足，取肝经穴位太冲配少阳经穴位翳风、听会、中渚以疏肝泻胆，再取三阴交、太溪、照海以滋补肾阴，标本兼治。耳鸣耳聋为临床常见多发疾病，中老年人多见，中医采用针刺或口服中药汤剂治疗疗效确切。西医学称之为神经性耳聋，因发病机制尚未明了，无对应治疗方法。本案近取翳风、听会，配以治疗耳鸣耳聋验穴中渚，再辅以太溪、太冲、三阴交、照海以滋补肝肾，标本兼治，为纪教授临床经验之法。患者还需平时做揉耳轮、鸣天鼓以保健。另外嘱患者避噪声。

第三节　急慢性喉炎

急慢性喉炎中医治疗多根据喉喑治疗。喉喑是指由外邪侵袭或脏腑虚损、喉失濡养所致的以声音嘶哑为主要特征的喉部疾病，是耳鼻咽喉科常见病、多发病，本病发生无年龄、性别差异。

西医学的慢性喉炎、声带小结、声带息肉、喉肌无力、声带麻痹等均可参考本病进行辨证施治。

1. 中医病名释义　历代医家对喉暗的认识不一，所沿用的病名很多。起病急骤者，有"暴暗"、"卒暗"之称；反复发作或迁延不愈，或久病体虚而致者，又有"久暗"、"久无音"、"久嗽声哑"、"久病失音"之称。此外尚有"暗"、"暗哑"、"声嘶"、"声喝"、"暴言难"、"卒失音"等不同的名称。

早在先秦甲骨卜辞中，已有"音有疾"、"疾言"的记载。《内经》中始用"暗"作病名，并有"暴暗"、"卒暗"等病名记载。《景岳全书》对声暗的病因病机、证候特点及辨证论治有了较全面的论述，确立了"金实不鸣"、"金破不鸣"的理论基础，对后世研究本病有着深远影响。

2. 咽喉与经络的关系　咽喉乃人体的要冲，经脉循行交会之处。在十二经脉中，除足太阳膀胱经外，其余11条经脉皆直接循经咽喉；在奇经八脉中，除督脉、带脉、阳维脉外，其余5条经脉皆循经咽喉。此外，尚有手足阳明、太阳、少阳6条经筋循行于咽喉。《中医基础理论》曰："通过膈肌，直属于肺，上至喉部，而后横行至胸部外上方。"《灵枢·经别》亦载："手太阴之正，上出缺盆，循喉咙，复合阳明。"《灵枢·经脉》曰："其支者，从缺盆上颈（注：当经咽喉）贯颊，入下齿中。"《灵枢·经别》亦曰："手阳明之正走大肠，属于肺，上循喉咙，出缺盆，合于阳明也。"《灵枢·经脉》有曰："其支者，从大迎前下人迎，循喉咙，入缺盆。"《灵枢·经别》曰："足阳明之正……上循咽，出于口。"《中医基础理论》曰："足阳明之别络……其支脉沿着胫骨外缘，向上联络头项，与各经的脉气相合，向下联络咽喉部。"其经筋，结于缺盆，上颈部，挟口旁。《灵枢·本输》曰："足阳明挟喉之动脉也。"《灵枢·经脉》亦云："足阳明之别……下络喉嗌，其病气逆，则喉痹卒暗。"《灵枢·经脉》曰："其支者，从心系上挟咽，系目系。"《灵枢·经别》亦有曰："手心主之正……上走喉咙，出于面。"《灵枢·经脉》曰："小肠手太阳之脉……入缺盆，络心，循咽，下膈……其支者，从缺盆循颈（注：当经咽喉）上颊。"《灵枢·经脉》曰："脾足太阴之脉上膈，挟咽。"《灵枢·经别》亦曰："足太阴之正……上结于咽"。《灵枢·经脉》曰："肾足少阴之脉……其直者，从肾上贯肝膈，入肺中，循喉咙。"《灵枢·经别》曰："足少阳之正……上肝贯心，以上挟咽，出颐颔中，散于面，系目系。"《灵枢·经脉》曰："属肝，络胆，上贯膈，布胁肋，循喉咙之后，上入颃颡，连目系"。《济生方》所载："脏气和平，则病不生，脏气不平，寒热壅塞，所以生病也。医治之药，热则通之，塞则温之，不热不寒，依经调之。"

直接循行于咽喉的16条经脉如下。

手太阴肺经，入肺脏，上循咽喉，横出腋下。

手阳明大肠经，从缺盆上走颈部，沿颊入下齿中。

足阳明胃经，其支者，从大迎前下人迎。循喉咙，入缺盆。

足太阴脾经，从脾脏上络于胃，横过膈，上行夹于食管两侧，循经咽喉，连舌本。

手少阴心经，其支者从心系，夹食管上循咽喉，连于目系。

手太阳小肠经，其支者从缺盆循颈，经咽喉上颊。

足少阴肾经，其直者，从肾上贯肝膈，入肺中，循喉咙，夹舌本。

手少阳三焦经，从肩上走颈，过咽喉，经耳上角到颊部，

足少阳胆经，从耳后，循颈过咽喉，下肩至缺盆；其支者，从颊车，下走颈，经咽喉，至缺盆。

手厥阴心包经，别属三焦，出循喉咙。

足厥阴肝经，属肝，络胆，上贯膈，分布于胁肋，循喉咙之后，上入颃颡。

任脉，循腹里，上关元，至咽喉，上颐，循面，入目。

冲脉，出于咽喉，别而络唇口。

阴蹻脉，循内踝上行，至咽喉，交贯冲脉。

阳跷脉，从肩部，循经颈，过咽，上夹口角。

阴维脉，从胁部上行至咽喉。

一、病因病机

喉喑有虚实之分。实证者多由外邪袭肺，或肺热壅盛，或血瘀痰凝，声门开阖不利而致，即所谓"金实不鸣"；虚证多因脏腑虚损，咽喉失养，声门开阖不利而致，即所谓"金破不鸣"。古代文献摘录：《针灸素难要旨》云："人卒然无音者，寒气客于厌，则厌不能发，发不能下，至其开阖不致，故无音。"《景岳全书》曰："风寒袭于皮毛，则热郁于内，肺金不清而闭塞喉窍，咳嗽甚而声喑者，宜参苏饮、二陈汤、小青龙汤、金水六君煎、三拗汤之类以散之。"《张氏医通》曰："若咽破声嘶而痛，是火邪遏闭伤肺，昔人所谓金实不鸣，金破亦不鸣也，古法用清咽宁肺汤，今改用生脉散合六味丸作汤，所谓壮水之主以制阳光也。"《罗氏会约医镜》："肾阴一足，则水能制火，而肺以安，庶金清而亮矣。譬之钟焉，实则不鸣，破亦不鸣，肺被火烁，是邪实其中，即形破于外，声何由而出乎，是知宜补水以降火也。"

（1）风寒袭肺：风寒外袭，肺气失宣，气机不利，风寒之邪凝聚于喉，致声门开阖不利，发为喉喑。

（2）风热犯肺：风热外袭，肺失清肃，气机不利，邪热上犯于喉，致声门开阖不利，发为喉喑。

（3）肺热壅盛：肺胃积热，灼津为痰，痰热壅肺，肺失宣降，致声门开阖不利，发为喉喑。

（4）肺肾阴虚：素体虚弱，燥热伤肺，过劳伤肾，或久病失养，以致肺肾阴亏，肺津无以上布，肾阴无以上承；又因阴虚生内热，虚火上炎，蒸灼于喉，致声门失健，开阖不利，发为喉喑。

（5）肺脾气虚：素体虚弱。过度用嗓，气耗太甚，加之久病失调，或劳倦太过，肺脾气虚，无力鼓动声门，发为喉喑。

（6）血瘀痰凝：患病日久，余邪未清，结聚于喉，阻滞脉络；或用嗓太过，耗气伤阴，喉部脉络受阻，经气郁滞不畅，气滞则血瘀痰凝，致声带肿胀或形成小结及息肉，妨碍声门开阖，则久喑难愈。

二、诊断

（一）诊断要点

（1）病史：多有声音嘶哑反复发作史。

（2）临床症状：以声音嘶哑为主要症状。轻者，仅声音发毛、变粗或声音不扬；程度较重者，可有明显的声嘶，甚至完全失音，可伴有咽喉不适。

（3）检查：声带淡红、肥厚，边缘有小结或息肉，声门闭合不全；或喉黏膜及声带干燥、变薄；或声带活动受限、固定；或声带松弛无力。

（二）鉴别诊断

（1）白喉：是指疫毒外袭、上犯咽喉所致的以咽喉疼痛不适、呼吸吞咽不利，咽喉等处出现白色假膜、不易剥脱为特征的急性传染病，属时行疫症之一。

（2）喉癣：以咽喉干痒、溃烂疼痛，腐衣叠生、形似苔藓为主要特征的咽喉疾病。本病多与肺痹并发，发病年龄以中年为多。

三、辨证分型

本病初期多为实证，临床辨证多属风寒、风热或肺热壅盛；病久则多为虚证或虚实夹杂证，临床辨证多属肺肾阴虚、肺脾气虚或血瘀痰凝。

1. 风寒袭肺

主症：猝然声音不扬，甚则嘶哑，喉黏膜淡红肿胀，声门闭合不全。鼻塞，流清涕，咳嗽，口不渴，或恶寒发热，头身痛。舌淡红，苔薄白，脉浮紧。

证候分析：风寒袭肺，壅遏肺气，肺气不宣，风寒壅闭于喉，致声门开阖不利，故猝然声音不扬，甚则嘶哑；寒主凝闭，气血凝滞于喉，故见喉黏膜及声带淡红肿胀、声门闭合不全；风寒袭肺，肺失宣降，则鼻塞、流清涕、咳嗽、口不渴；风寒外束，卫阳被郁，不得宣泄，故见恶寒发热、头身痛；舌淡苔薄白、脉浮紧为风寒在表之象。

2. 风热犯肺

主症：声音不扬，甚则嘶哑，喉黏膜及声带红肿，声门闭合不全。咽喉疼痛，干痒而咳，或发热微恶寒，头痛。舌质红，苔薄黄，脉浮数。

证候分析：风热犯肺，肺失清肃，致声门开阖不利，故声音不扬，甚则嘶哑，喉黏膜及声带红肿；风热犯肺，肺气不降，咽喉气机不利，故喉干痒而咳、咽喉疼痛；风热外袭，正邪交争，则发热恶寒、头痛；舌质红、苔薄黄、脉浮数为风热在表之象。

3. 肺热壅盛

主症：声音嘶哑，甚则失音，喉黏膜及室带、声带深红肿胀，声带上有黄白色分泌物附着，闭合不全。咽喉疼痛，咳嗽痰黄，口渴，大便秘结。舌质红，苔黄厚，脉滑数。

证候分析：肺胃积热，炼津为痰，痰热壅阻于喉，致声门开阖不利，故声音嘶哑，甚则失音；痰热壅肺，上蒸咽喉，故咽喉痛甚，喉黏膜及声带、室带深红肿胀；肺胃热盛，则见口渴、大便秘结、舌质红、苔黄厚、脉滑数等。

4. 肺肾阴虚

主症：声音嘶哑日久，咽喉干涩微痛，喉痒干咳，痰少而黏，时时清嗓，症状下午较明显。可兼有颧红唇赤、头晕耳鸣、虚烦少寐、腰膝酸软、手足心热等症状。舌红少津，脉细数。检查可见喉黏膜及室带、声带微红肿，声带边缘肥厚，或喉黏膜及声带干燥、变薄，声门闭合不全。

证候分析：肺肾阴虚，喉失濡养，致声门失健，开阖不利，则声嘶日久难愈；阴虚生内热，虚火上炎，故喉黏膜及室带、声带微红肿，咽喉干涩微痛，或喉及声带黏膜干燥、变薄；虚火炼痰，故干咳痰黏，清嗓则舒；颧红唇赤、头晕耳鸣、虚烦少寐、腰膝酸软、手足心热、舌红少津、脉细数均属阴虚火旺之象。

5. 肺脾气虚

主症：声嘶日久，语音低沉，高音费力，不能持久，劳则加重，上午症状明显。可兼有少气懒言、倦怠乏力、纳呆便溏、面色萎黄等症状。舌体胖，有齿痕，苔白，脉细弱。检查可见喉黏膜色淡不红，声带肿胀或不肿胀，松弛无力，声门闭合不全。

证候分析：肺脾气虚，无力鼓动声门，故声带松弛无力、语音低沉、高音费力、不能持久；劳则耗气，故遇劳加重；上午阳气未盛，故气虚而上午症状明显；少气懒言、倦怠乏力、纳呆便溏、面色萎黄、舌体胖有齿痕、苔白、脉细弱均为肺脾气虚之象。

6. 血瘀痰凝

主症：声嘶日久，讲话费力，喉内异物感或有痰黏着感，常须清嗓，胸闷不舒。舌质暗红或有瘀点，苔薄白或薄黄，脉细涩。检查可见喉黏膜及室带、声带、杓会厌襞暗红肥厚，或声带边缘有小结及息肉状组织突起，常有黏液附于其上。

证候分析：气滞血瘀痰凝，结聚喉咙，故声带暗红，或有小结、息肉；声门开阖不利，故声嘶难愈，讲话费力；血瘀痰凝，黏附声带，故喉内有异物感、痰黏着感；胸闷不舒是气滞之证；舌质暗红、脉细涩为血瘀之象。

四、中药治疗

1. 风寒袭肺

治法：疏风散寒，宣肺开音。

方药：三拗汤加减。方中以麻黄疏散风寒，杏仁宣降肺气，甘草利咽喉、健脾和中。可加木蝴蝶、石菖蒲以通窍开音；加苏叶、生姜以助散寒；鼻塞者可加白芷、辛夷花以通窍。

2. 风热犯肺

治法：疏风清热，利喉开音。

方药：疏风清热汤加减。本方疏散风热，清利咽喉，可加蝉蜕、木蝴蝶、胖大海以利喉开音。若痰黏难出者，可加瓜蒌皮、杏仁以化痰。

3. 肺热壅盛

治法：清热泻肺，利喉开音。

方药：泻白散加减。本方为清热泻肺之主方，可加黄芩、杏仁以加强本方清肺热、宣肺利气之功；加瓜蒌仁、浙贝母、天竺黄、竹茹以清化痰热；加蝉蜕、木蝴蝶以利喉开音；大便秘结者，可加大黄。

4. 肺肾阴虚

治法：滋阴降火，润喉开音。

方药：百合固金汤加减。方中以百合、生地黄、熟地黄滋养肺肾；麦冬、玄参滋阴生津，降火利喉；当归、白芍养血和阴；桔梗、甘草、贝母化痰利喉；可加木蝴蝶、蝉蜕以利喉开音。若虚火旺者，加黄柏、知母以降火坚阴；若以声嘶、咽喉干痒、咳嗽、燃热感为主的阴虚肺燥之证，宜予甘露饮以生津润燥。

5. 肺脾气虚

治法：补益肺脾，益气开音。

方药：补中益气汤加减。本方补益肺脾之气，养喉洪声；可加生诃子以收敛肺气、利喉开音，加石菖蒲以通窍开音。若声带肿胀，湿重痰多者，可加半夏、茯苓、扁豆以燥湿除痰、消肿开音。

6. 血瘀痰凝

治法：行气活血，化痰开音。

方药：会厌逐瘀汤加减。方中以当归、赤芍、红花、桃仁、生地活血祛瘀；枳壳、柴胡以疏肝理气，气行则血行，血行则瘀散；桔梗、甘草、玄参宣肺化痰，利喉开音。若痰多者，可加贝母、瓜蒌仁、海浮石以化痰散结。

此外，根据患者之肺肾阴虚或肺脾气虚情况，可分别配合应用百合固金汤或补中益气汤等。

五、针灸疗法

（1）针刺：可采用局部与远端取穴相结合的方法。局部取穴：人迎、水突、廉泉、天鼎、扶突，每次取 2～3 穴。远端取穴：病初起者，可取合谷、少商、商阳、尺泽，每次取 1～2 穴，用泻法；病久者，若肺脾气虚可取足三里，若肺肾阴虚可取三阴交，用平补平泻法或补法。

（2）耳针：取咽喉、声带、肺、大肠、神门、内分泌、皮质下、平喘等穴，脾虚者加取脾、胃，肾虚者加取肾，每次 3～4 穴，针刺 20 分钟。病初起，每日 1 次，久病隔日 1 次，也可用王不留行子或磁珠贴压，每次选 3～4 穴。

（3）氦-氖激光穴位照射：取喉周穴位，如人迎、水突、廉泉等，每次选 2～3 穴，局部直接照射，每次每穴照射 5 分钟。

（4）按摩：用一指禅推法和揉法在颈部做"井"字状按摩，先在双侧人迎、水突两条竖线做自上而下往返推揉 10 分钟，后又在双侧人迎、水突两条横线做自左而右往返推揉 10 分钟。注意手法宜柔和适中，舒适为度。每日早晚各 1 次。

六、名中医经验

（一）特色

中医理论认为急慢性喉炎实证者多由风寒、风热、痰热犯肺，肺气不宣，邪滞喉窍，声门开阖不利而致，虚证多由脏腑虚损，咽喉失养，声门开阖不利而致。治疗上多采用中医辨证理论进行分型治疗并合用针刺治疗以取得良好疗效。

（二）处方

治疗方面，在辨证用药的基础上应注意配合开音法的运用，并结合相应的针灸、按摩等外治疗法。急者，选取人迎、水突、廉泉、扶突；配合合谷、少商、商阳，每次取 3～5 穴，用泻法；病久者，可取是足三里、三阴交，用平补平泻法或补法。留针 20 分钟，针具多采用 0.25mm×40mm 规格。

（三）验案

宋某，女，50 岁。

初诊日期：2017 年 8 月 5 日。

主诉：声嘶 1 个月。

现病史：患者于 1 个月前因甲状腺切除术后而出现声音嘶哑，曾服用射干利咽口服液、甘桔冰梅片（具体药物不详），声嘶症状无明显缓解，遂于今日前来就诊。现症：声音嘶哑，咽干，语音低沉，高音费力，乏力。舌质淡胖，苔薄白，脉细弱。

既往史：发现甲状腺肿瘤 2 个月，手术切除 1 个月。

专科检查：纤维喉镜检查见喉黏膜色淡不红，声带灰白色，松弛无力，声门闭合见缝隙。

理化检查：血常规检查未见明显异常。

诊断：慢性喉炎。

治则治法：滋阴降火、润喉开音。

诊疗措施：针刺。

取穴：合谷、人迎、扶突、廉泉、脾俞、肺俞、膈俞。

先针刺合谷穴，强刺激，泻法，有针感后针刺人迎、扶突、廉泉，弱刺激；脾俞、肺俞、膈俞，弱刺激，补法，中途不行针；留针期间，在合谷穴行针3次，每次1分钟，留针20分钟，每日1次。

复诊日期：2017年8月20日。

主诉：针后声音痊愈。

治疗结果：一次而愈。喉镜检查室双侧声带运动及闭合可。

辨证分析：本病由于术后肺脾气虚，无力鼓动声门，故声带松弛无力、声音嘶哑；少气乏力、舌体胖、苔薄白、脉细弱均为肺脾气虚之象。

（四）按语

手阳明大肠经上行咽喉，合谷、扶突皆位于手阳明大肠经循行区域，可疏导阳明经气，以通经活络、调畅气血、养利咽喉。肺脾气虚加肺俞、脾俞以滋阴益气利喉。合谷与扶突、人迎等穴相配，上下交感，疏通经气，利喉开音。

第四节　牙　痛

牙痛是指外邪侵袭或脏腑失和所致的以牙齿疼痛为主要特征的病证。牙痛是口腔科临床最常见的症状，龋齿、牙宣、牙痈、牙咬痈、骨槽风及其他疾病都可引起不同程度的牙痛。本节所论述的是以牙齿疼痛、牙龈无明显红肿为主要特征的牙病。

西医学的牙髓炎、龋齿疼痛和其他疾病引起的牙痛可参考本病进行辨证施治。

一、病因病机

牙痛发生的原因概括起来有寒、热、虚三个方面。其病机是外感风寒或风热，引起脉络阻滞，不通则痛；胃火炽盛，循经上炎于口而牙痛；也可因肾阴虚，虚火循经上炎而疼痛。

（1）风寒外袭：暴饮冰凉，或风寒之邪，侵犯牙体，寒凝不散，经脉痹阻，不通则痛。

（2）风热上犯：口齿不洁，牙体损伤，风热乘机侵袭，热入阳明，循经上炎，伤及牙齿，邪聚不散，气滞血瘀，脉络不通，不通则痛。

（3）胃火炽盛：胃热素盛，又过食辛辣炙煿，生热化火，火热内炽，上燔齿龈，气血壅滞，不通则痛。

（4）虚火上炎：齿者骨之余，髓之所养，肾实主之，随天癸之健旺变化而盛衰。若先天禀赋不足，或久病元气受损，或年迈体弱，骨髓空虚，牙失所养，肾阴不足，虚火上炎，灼铄牙齿而为病。

二、诊断

（1）病史：可有龋齿、牙体缺损、牙周组织疾病等病史，或牙齿受到化学、物理刺激及创伤史。

（2）临床症状：以牙齿疼痛为主要症状。

（3）检查：牙体有龋洞或缺损、磨损，或牙周组织萎缩，或形成真性牙周袋，或牙齿咬合关系异常，冷刺激或热刺激检查引起疼痛，严重者有叩痛。必要时可行 X 线检查。

三、辨证分型

1. 风寒外袭

主症：牙痛或轻或重，遇寒而发，遇冷痛增。得热则缓，或见恶寒肢冷，头痛，口淡不渴。舌质淡红，苔薄白，脉浮紧。

证候分析：风寒外袭，凝于牙体。经脉痹阻，寒凝血滞，不通则痛；寒为阴邪，故得热则痛减，遇冷而痛剧；恶寒肢冷、头痛、口淡不渴、舌质淡红、苔薄白、脉浮紧皆为外感寒邪之象。

2. 风热上犯

主症：牙齿疼痛，呈阵发性，遇风发作，受热痛剧，遇冷痛减，牙龈红肿，或兼全身发热，口渴。舌质微红，苔白干或微黄，脉浮数。

证候分析：风热邪毒侵袭齿龈，气血滞留，瘀阻经脉，故牙齿疼痛，牙龈红肿；风热均为阳邪，受热则助其势，故遇风发作，受热痛剧，遇冷痛减。全身发热、口渴、舌质微红、苔白干或微黄、脉浮数均为风热表证之象。

3. 胃火炽盛

主症：牙齿疼痛剧烈，遇冷痛缓，得热痛增，牙龈红肿较甚，或出血溢脓，肿连颊腮。发热疼痛，口渴口臭，便秘尿赤。舌质红，苔黄厚，脉洪数。

证候分析：胃火炽盛，上灼齿龈，气血壅盛，龈肉腐败成脓，故见牙齿疼痛剧烈，牙龈红肿较甚，或出血溢脓，肿连颊腮。发热疼痛、口渴口臭、便秘尿赤、舌质红、苔黄厚、脉洪数均为阳明火热之象。

4. 虚火上炎

主症：牙齿隐隐作痛，或遇冷热刺激则痛，无刺激稍安，咬物无力，齿龈红肿不甚。腰膝酸软，眩晕耳鸣，咽干舌燥，五心烦热。舌质红，少苔，脉细数。检查见牙周组织退缩，牙根外露，或牙齿松动。

证候分析：肾主骨，齿为骨之余，龈为胃之络。肾阴不足，虚火上炎，热结齿龈，经行不利则齿痛隐隐，虚火灼铄齿龈故红肿不甚。腰膝酸软、眩晕耳鸣、咽干舌燥、五心烦热、舌质红、少苔、脉细数均为肾阴虚、虚火上炎之象。

四、中药治疗

1. 风寒外袭

治法：疏风散寒，温经止痛。

方药：苏叶散加减。方中苏叶、防风、桂枝、生姜疏风散寒，温经止痛；甘草和中，调和诸药。若疼痛较重，加细辛、白芷、荜茇以温经散寒止痛。

2. 风热上犯

治法：疏风清热止痛。

方药：薄荷连翘方加减。方中金银花、连翘、淡竹叶清热解毒；薄荷、牛蒡子疏风清热；绿豆衣、生地、知母凉血止痛。痛甚加制乳香、没药、赤芍、丹皮、露蜂房以活血止痛；若齿龈焮肿疼痛，酌加赤芍、丹皮以凉血消肿止痛。

3. 胃火炽盛

治法：清胃泻火，消肿止痛。

方药：清胃散加减。方中黄连清胃泻火；丹皮、生地养阴清热，凉血止痛；当归和血；升麻引药上行，升阳解毒。便秘加大黄、芒硝以通腑泻热；肿连腮颊加板蓝根、连翘、金银花、蒲公英、紫花地丁、赤芍以清热解毒、凉血消肿；龈肉红肿出血加白茅根、茜草以凉血止血；溢脓加桔梗、皂角刺、白芷、天花粉以溃脓透脓。

4. 虚火上炎

治法：滋阴补肾，降火止痛。

方药：知柏地黄汤加减。可酌加狗脊以补肾健齿。若兼脾虚，症见腰膝酸软，头晕乏力，纳差便溏，舌质淡嫩，脉沉迟，宜用左归丸加减，以补益脾肾。

五、针灸疗法

（1）针刺疗法：取合谷、下关、颊车、风池、太阳、内庭、太溪、行间、太冲、牙痛（位于掌面第3、4掌骨距掌横纹1寸处）等穴位。每次取2～3穴。风热、风寒证加大椎；胃火炽盛证加内庭；虚火上炎证加三阴交。

（2）耳针：取面颊、牙痛点，可配三焦、神门、交感、上颌、下颌、口、肾，针刺或压穴。

（3）指压法：前三齿上牙痛取迎香、水沟，下牙痛取承浆；后上牙痛取痛侧下关，后下牙痛取颊车、大迎。施以按、压、揉法，以压法为主。

六、名中医经验

（一）特色

中医学理论认为，牙痛发生的原因概括起来有寒、热、虚三个方面。在治疗上多采用中医辨证理论进行分型治疗并合用针刺治疗以取得良好疗效。

（二）处方

针刺治疗配合辨证选取中药方剂治疗。针刺多取合谷、下关、颊车、风池、太阳、内庭、太溪、行间、太冲等穴位。每次取2～3穴，留针15分钟，治疗多以泻法为主。针具多采用0.25mm×40mm规格。

（三）验案

张某，男，28岁。

初诊日期：2018年8月5日。

主诉：牙痛3天。

现病史：患者于3天前因情绪焦虑后而致右侧上牙疼痛，在家自行用药无效（具体药物不详），遂于今日前来就诊。现症：牙痛、咀嚼困难。舌红，苔黄，脉数。

既往史：健康。

专科检查：右侧上牙压痛。

理化检查：口腔科检查未见牙齿异常。

诊断：牙痛。

治则治法：清热泻火，通络止痛。

诊疗措施：针刺。

取穴：内庭（双）、下关（右）。

刺法：内庭直刺 0.5 寸，捻转泻法；下关直刺 1.5 寸，捻转泻法，使针感向面部放散。留针 15 分钟。

复诊日期：2018 年 8 月 6 日。

主诉：针后牙痛消失。

治疗结果：一次而愈。

辨证分析：本病因平素过食辛辣及肥甘厚味之品，胃腑积热，火邪循经上犯而致牙痛，而舌脉等表现均符合胃腑积热之象。

（四）按语

上牙痛为胃经经脉不通所引起，近取足阳明胃经下关，远取胃经荥穴内庭，共奏通络止痛之效。牙痛为临床常见症状，可伴发于很多疾病当中。故治疗时要注意治病求本。西医学以镇痛药为主。中医学则多用辨证中药治疗。针刺简便廉验，深受患者欢迎。本案方取下关、内庭，前者为近部选穴，疏通局部气机，通则不痛，为临床常用效穴。内庭为胃经穴位。因其入于上齿中，故刺之可治上齿之痛，用穴合理。

齿病与脏腑经络有着诸多联系，其中与脾胃、心、肾的关系尤为密切。循行于口的经脉大抵有：足阳明胃经挟口入上齿；手阳明大肠经挟口入下齿；足少阴肾经与足太阴脾经抵舌根；督脉的止点为龈交；足厥阴肝经、任脉与冲脉均环绕口唇。口的病变，既可由外感风、热、寒邪或感染"牙虫"所致，也可因内伤脾胃、肝、胆、肾等病变所累及。风热侵犯口腔，灼铄黏膜龈肉，使脉络壅塞，可引起牙痛，得热加剧，遇凉痛减，古称"风火牙痛"。风寒侵入齿中，亦可引起牙痛。古人认为感染牙虫也是牙痛的常见原因之一。若口腔不卫生，日久化热腐败，溃齿烂龈，变生龋齿，俗称牙虫。此外，重病之后，正气虚极，热毒未尽，聚于口齿者，多使牙龈作烂，甚者牙齿脱落。脾胃热盛为病：平素过食炙煿肥甘，化热蕴结脾胃，热毒循经上攻口齿唇舌，灼伤络脉，而发病。肝胆郁热为病：若肝气郁结，郁而化火，上炎伤齿，则见牙痛龈肿等症。肾虚精亏为病：肾阴虚损，无力制约阳热，虚火上炎，入齿中则牙痛。肾藏精，精生髓，髓养骨，齿为骨之余。故肾精亏则髓弱，髓弱则齿失滋养，故齿脆易裂，齿摇易落。

第五节 慢 性 咽 炎

定义：慢性咽炎为咽部黏膜、黏膜下及淋巴组织的弥漫性炎症，常为呼吸道慢性炎症的一部分。主要症状为咽部干燥，痒痛不适，咽内异物感。慢性咽炎多见于成人，病程较长，症状顽固，为咽科临床中发病率极高的一种常见病，具有反复发作，经久不愈，无明显地域性的特点。中医谓之"慢喉痹"。

1. 中医病名释义　本病在历代医籍中又称为虚火喉痹、阳虚喉痹、阴虚喉痹、帘珠喉痹等。这些病名基本是以病因及局部病变特点进行命名的。喉痹之名，初次见于《内经》，但该书中无慢咽痹的记载。汉代《伤寒论》对少阴病咽痛有所论述，说明当时人们已认识到虚火上炎可引起咽痛等咽喉不适。至元代，《丹溪心法》才真正在喉痹中论及虚火上炎可致病，并有了用养阴降火法治疗喉痹的记载。随后，《医学入门》提出了"咽喉病皆属火"的观点，并指出"火分虚实"，以及脾、肝、肾三经虚火均可致咽喉病，对后世辨证分型提供了理论依据。明代的《景岳全书》中，针对喉痹属火热证之观点，着重指出火有真假虚实之分。虚火所致之喉痹称为"阴虚喉痹"，应以壮水为主；火虚于下，无根之火上浮于咽喉者，称为"格阳喉痹"，治则应以温补命门为法。至此，慢咽痹才真正与急咽痹区分开。清代，随着大量喉科专著的问世，对慢咽痹的认识有了进一步发展，并创立了一些专科名方，如《重楼玉钥》中的养阴清肺汤，被后世广泛用于慢咽痹的治疗中。

20世纪80年代的高等医药院校教材《中医耳鼻喉科学》中，将慢咽痹以虚火喉痹为病名，系统论述了其病因病机及证治。此后的教材中，均以"慢喉痹"为名进行论述。鉴于"喉痹"之"喉"与现代解剖学部位不符，且现代中医各家大都主张应将咽与喉分开论之，故将喉痹改称为咽痹，而其中发病缓，病程长，顽固不愈者，即称为慢咽痹。

2. 咽喉与经络的关系　咽喉乃经脉循行之要冲。在十二经脉中，除足太阳膀胱经和手厥阴心包经间接通于咽喉外，其余经络均直接循行咽喉部。在奇经八脉中，任脉、冲脉、阴跷脉、阳跷脉、阴维脉也循经咽喉。直接循行至咽喉部的经脉如下。

手太阴肺经：其经循行至喉咙。如《中医基础理论》曰："通过膈肌，直属于肺，上至喉部，而后横行至胸部外上方。"《灵枢·经别》亦载："手太阴之正，上出缺盆，循喉咙，复合阳明。"

手阳明大肠经：其脉经咽喉、循喉咙。《灵枢·经脉》曰："其支者，从缺盆上颈（注：当经咽喉）贯颊，入下齿中。"《灵枢·经别》亦曰："手阳明之正走大肠，属于肺，上循喉咙，出缺盆，合于阳明也。"

足阳明胃经：其脉循行至喉咙、咽部。《灵枢·经脉》有曰："其支者，从大迎前下人迎，循喉咙，入缺盆。"《灵枢·经别》曰："足阳明之正……上循咽，出于口。"《中医基础理论》曰："足阳明之别络……其支脉沿着胫骨外缘，向上联络头项，与各经的脉气相合，向下联络咽喉部。"其经筋，结于缺盆，上颈部，挟口旁。《灵枢·本输》曰："足阳明挟喉之动脉也。"《灵枢·经脉》亦云："足阳明之别……下络喉嗌，其病气逆，则喉痹卒暗。"

足太阴脾经：其经循行至咽。如《灵枢·经脉》曰："脾足太阴之脉上膈，挟咽。"《灵枢·经别》亦曰："足太阴之正……上结于咽。"

手少阴心经：其经脉循行至咽，经别循行至喉咙。如《灵枢·经脉》曰："其支者，从心系上挟咽，系目系。"《灵枢·经别》亦有曰："手心主之正……上走喉咙，出于面。"

手太阳小肠经：其经脉循经咽喉。《灵枢·经脉》曰："小肠手太阳之脉……入缺盆，络心，循咽，下膈……其支者，从缺盆循颈（注：当经咽喉）上颊。"

足少阴肾经：其经脉循行至喉咙。如《灵枢·经脉》曰："肾足少阴之脉……其直者，从肾上贯肝膈，入肺中，循喉咙。"

手少阳三焦经：从膻中上出缺盆，上项（过咽喉），系耳后。其经别、经筋亦过项，经咽喉。

足少阳胆经：从耳后，循颈过咽喉，入缺盆；其支者，从颊车，下颈，经咽喉，入于缺盆。其经别、经筋，均经项而过咽喉。如《灵枢·经别》曰："足少阳之正……上肝贯心，以上挟咽，出颐颔中，散于面，系目系。"

足厥阴肝经：其经脉循行至喉咙、鼻咽部。如《灵枢·经脉》曰："属肝，络胆，上贯膈，布胁肋，循喉咙之后，上入颃颡，连目系。"

督脉：其支者，从小腹直上，贯心，到喉部；向上到下颌，环绕口唇。

任脉：沿胸部正中，上行至咽喉，至下颌部；环绕口唇。

冲脉：挟脐上行，散布于胸中，向上经咽喉；环绕口唇。

此外，阴跷脉、阳跷脉、阴维脉、阳维脉均经颈部而通咽喉。

咽喉为饮食、呼吸之要道，诸经并行，为经脉循行交会之要冲，自然界之清气由此进入人体，因此为一身命脉之关隘，若经络通畅，脉气流通，则咽喉通利；若脏腑失调，经气不畅，郁于咽喉，则咽喉肿痛不利。如《济生方》所载："脏气和平，则病不生，脏气不平，寒热壅塞，所以生病也。医治之药，热则通之，塞则温之，不热不寒，依经调之。"

一、病因病机

关于慢喉痹的病因，各医家对虚、热、痰、瘀学说形成了广泛共识。干祖望先生认为慢性咽炎责之于"虚"，但肺肾阴虚或肾阴不足者，临床仅占二成左右，而十有七八者均属于脾土虚弱。张赞臣先生提出慢喉痹病因多与火热之象有关，其"火热"的出现，缘于津亏，且脾、胃、肺、肾脏腑功能失调，均可影响到津液的盈亏。《中国传统医学丛书·中医耳鼻喉科学》中，提出了因虚而瘀导致咽炎的观点。

1. 肺肾阴虚，虚火灼咽　《景岳全书》说："阴虚喉痹……但察其过于酒色，或素赋阴气不足，多倦少气者是皆肾阴亏损，水不制火而然。"《喉舌备要秘旨》曰："凡阴火遂冲于上，多为喉痹……若因酒色过度，以致真水亏损者，此肾中之虚火证也，非壮水不可。"因此，素体肺肾阴亏，或急喉痹反复发作余邪留恋，或热病伤阴，或妄于劳作等皆可致肺肾阴亏，津液不足，虚火上蒸，熏灼咽喉，而发为慢喉痹。此学说在历代均得到众多医家的认可。

2. 脾胃虚弱，咽失濡养　《医学心悟》载："喉间肿痛，名曰喉痹。古人通用甘桔汤主之。然有虚火、实火之分，紧喉、慢喉之别，不可不审。虚火者，色淡，微肿，便利，脉虚细，饮食减少，此因神思过度，脾气不能中护，虚火易至上炎，乃内伤之火。"本条文便是从脾胃虚弱论述慢喉痹成因的最好例证。饮食不节，或思虑过度，或久病伤脾，致脾胃虚弱，水谷精微化生不足，咽失濡养，发为慢喉痹。

3. 脾肾阳虚，咽失温煦　《喉舌备要秘旨》曰："又有火虚于下，而格阳于上，此无根之火，即肾中之真寒证也，非温补命门不可。"《景岳全书》述："格阳喉痹，由火不归原，则无根之火客于咽喉而然。其症上热下寒，全非火证。凡察此者，但依其六脉微弱，全无滑大之意，凡下体绝无火证，腹不喜冷，即其候也。盖此证必得于色欲伤精，或泄泻伤肾，或本无实火而过服寒凉以伤阳气者，皆有此证。"综上，素体阳虚，或房劳过度，或寒凉攻伐损伤阳气，下焦虚寒咽喉失于温养，或阴寒于下，格阳于上，虚阳浮越，上犯咽喉，而致慢咽痹。此学说为后世从阳虚论治慢咽痹提供了理论依据。

4. 痰凝血瘀，结聚咽喉　饮食不节，过食肥甘厚味致脾胃受损，运化失司，水湿内停，聚而生痰，凝结咽喉；或喉痹经久不愈，余邪滞留咽喉，致经脉瘀滞，痰凝血瘀而为病。

二、诊断

（一）临床表现

以咽部局部症状为主，表现为咽部各种不适感，如干燥、痒痛、异物感、灼热感、痰黏着感、刺激性咳嗽伴恶心咯痰、时有清嗓等。

（二）体征

查体见咽黏膜慢性充血或肥厚，咽后壁和（或）舌根淋巴滤泡增生，呈串珠样分布或融合成片，可伴有咽侧索的充血或肥厚。

三、辨证分型

1. 肺肾阴虚，虚火灼咽

主症：咽部干燥、灼热、隐隐作痛、异物感，常午后加重。舌红，少苔，脉细数。

治法：滋阴清热，生津利咽。

方药：以肺阴虚为主者，选用养阴清肺汤。若淋巴滤泡增生，可加香附、川芎、枳壳、郁金等以行气活血，解郁散结；咽黏膜干燥者，可加丹参、当归、玉竹、桑椹之类以助化瘀生新，养血润燥。肾阴虚为主者，可用六味地黄丸加减。若咽部干燥灼热感明显，大便干结，此为虚火上炎，宜知柏地黄丸加减，以增清热降火之功。

2. 脾胃虚弱，咽失濡养

主症：咽部略干伴咽痒、咽痛，异物感或痰黏着感，易恶心。全身症状见神疲懒言，遇凉加重，面色萎黄，倦怠乏力，胃纳欠佳，腹胀便溏。舌淡胖或有齿痕，苔薄白，脉缓弱。

治法：补中益气，升清利咽。

方药：补中益气汤加减。若咽后壁淋巴滤泡增生，加川芎、丹参、郁金以活血行气；痰黏者加橘红、沙参、贝母、香附、枳壳以理气化痰，散结利咽；咽干者，可加增液汤；若纳差便溏者，可加砂仁、薏苡仁、茯苓、藿香以健脾利湿；易恶心者，加半夏、厚朴等以和中降逆。

3. 脾肾阳虚，咽失温煦

主症：咽微干，口干不欲饮，或喜热饮但量不多，异物感，无碍饮食。全身症见面色㿠白，语声低微，小便清长，大便溏泻，倦怠肢冷。舌淡苔白，脉沉细弱。

治法：温补脾肾，引火归原。

方药：附桂八味丸加五味子、玄参、白芍、麦冬。方中以附子、肉桂温补脾肾；阴阳互根，故配以熟地、山药、山萸肉益阴含阳；以丹皮、茯苓、泽泻利湿去浊；五味子补肾敛阳；玄参、白芍、麦冬养阴生津。诸药合用共奏温补脾肾、引火归原之功。

4. 痰凝血瘀，结聚咽喉

主症：咽部异物感、痰黏着感、干燥感，痰黏难咯，易恶心呕吐。全身可伴咽干不欲饮，胸闷不适。舌质紫暗，或有瘀斑瘀点，苔白或微黄，脉弦涩。

治法：活血化瘀，散结利咽。

方药：贝母瓜蒌散加味。可加丹皮、赤芍、桃仁、川芎以活血祛瘀散结。若咽干不适咳嗽痰黏，加杏仁、半夏、紫菀，以理气化痰；若有咽部异物感，可加香附、郁金等，活血散结。

四、中药治疗

（1）代茶饮方：双花、连翘、菊花、麦冬、锦灯笼、木蝴蝶各 5g，胖大海 2 枚，500ml 开水冲泡代茶饮。

（2）清燥救肺汤加减：桑叶 15g，石膏 10g，甘草 10g，人参 10g，胡麻仁 10g，阿胶 10g，麦冬 12g，杏仁 8g，枇杷叶 10g。

五、针灸治疗

自古以来，医籍中就有针灸治疗慢喉痹的记载。如《针灸甲乙经》中载，"喉痹，咽如梗，三间主之"、"喉痹，胸中暴逆，选取冲脉，后取三里、云门，皆泻之"。《备急千金要方》中曰，"大陵、偏历，主喉痹嗌干"，"三间、阳溪，主喉痹咽如哽"，"复溜、照海、太冲、中封，主嗌干"。以后历代医家用穴亦多从之。

随着中医学的发展，临床运用针灸治疗慢喉痹，在取穴与针法方面均有了较大进步。如盱江谢氏以点刺咽后壁的方法治疗本病，效果颇佳。方法为首先嘱患者张口，医师一手持压舌板压舌，暴露口咽部，另一手持 3～5 寸长毫针或扁桃体手术刀，以丛刺法轻浅点刺咽后壁 5 下左右，点刺淋巴滤泡各 1 下（每次选 3～5 个淋巴滤泡），点刺咽侧索各 2 下，直刺约 1mm，以疾入疾出、微微出血为度，点刺结束后嘱患者将血咯出，再配合雾化吸入治疗。还有学者单针廉泉穴，用震颤手法加强针感。亦有报道耳穴压豆治疗慢喉痹，压丸可用六神丸，选穴咽、肺、肾上腺、内分泌、神门等，隔日 1 次，双耳交替，收效显著。

1. 体针

取穴：主要选取手太阴肺经及足少阴肾经的穴位。

主穴：合谷、曲池、肺俞、足三里、太溪、照海。

配穴：内关、尺泽、列缺、复溜等。每次选取 5～6 个穴位，每日行针 1 次，每次留针 15～20 分钟，用补法。

2. 耳针取穴

可选咽喉、肺、肾上腺、神门等穴埋针，亦可用王不留行子贴压，每日按压 2～3 次，每穴 1 分钟，两耳交替进行。

3. 咽部针刀法

嘱患者坐位张口，医师左手持压舌板压舌前 2/3，右手持 0.35mm×75mm 毫针，轻浅点刺咽后壁淋巴滤泡 5～10 次，咽侧索肥厚者可再行点刺咽侧索 2～3 次，以微出血为度，嘱患者将血抿出即可，勿用力咯出。每周可行针刀治疗 2 次。

六、名中医经验

（一）特色

中药配合咽部针刀疗法。

（二）处方

（1）针刺：针刺多选取合谷、曲池、肺俞、足三里、太溪、照海等为主穴，配穴为少商、鱼际、中冲、大陵，根据辨证分型取穴。留针 20 分钟，手法以泻法为主。针具多采用 0.25mm×40mm 规格。

（2）养阴清肺汤加减。

（三）验案

孙某，女，45 岁，教师，因咽部异物感伴咽干 3 个月，于 2015 年 6 月 15 日初诊。兼症：咽部痰黏着感，手足心热，午后常见两颧潮红，偶有盗汗，舌红少苔，脉细数。查：咽黏膜慢性充血，扁桃体Ⅰ度大，其上无分泌物，咽后壁及舌根淋巴滤泡增生明显，会厌无肿胀，双声带视不清。

1. 针灸治疗

主穴：合谷、曲池、肺俞、足三里、太溪、照海。

配穴：详见"六、针灸治疗"部分。

2. 辨证治疗

辨证：肺肾阴虚型。治则：滋阴清热，生津利咽。治疗：首诊给予口服中药汤剂配合咽部针刀，方剂选用养阴清肺汤加减。1 周后复诊，诸症减轻，咽异物感稍明显，中药方中加路路通、赤芍、香附、昆布化瘀散结之品，并二次施以针刀治疗，在 1 周后复诊，诸症皆无而病愈。

第九章 妇产科病

第一节 不 孕 症

定义：女子未避孕，性生活正常，与配偶同居1年而未孕者，称为不孕症。从未妊娠者为原发性不孕，《备急千金要方》称为"全不产"；曾经有过妊娠继而未避孕1年以上未孕者为继发性不孕，《备急千金要方》称为"断绪"。

不孕之名首载于《周易》，其曰："妇三岁不孕。"《素问·骨空论》指出"督脉者……此生病……其女子不孕"，阐述其发病机制。《神农本草经》中有紫石英治疗"女子风寒在子宫，绝孕十年无子"及当归治疗"绝子"的记载。《诸病源候论》列"月水不利无子"、"月水不通无子"、"子脏冷无子"、"带下无子"、"结积无子"等"夹疾无子"病源。《备急千金要方》称"凡人无子，当为夫妻俱有五劳七伤、虚羸百病所致，故有绝嗣之殃"，提出"男服七子散，女服紫石门冬丸"，明确指出夫妇双方均可导致不孕，治法有创新。《格致余论》谓："男不可为父，得阳气之亏者也；女不可为母，得阴气之塞者也。"《丹溪心法》中述及肥盛妇人痰湿闭塞子宫和怯瘦妇人子宫干涩不能妊娠的证治，影响颇大。《广嗣纪要》提及"五不女"（螺、纹、鼓、角、脉），认识到女子先天生理缺陷和生殖器官畸形可致不孕。《景岳全书》言："种子之方，本无定轨，因人而药，各有所宜。"强调治疗不孕症应辨证论治。《傅青主女科》列有种子十条，注重从肝肾论治不孕症，创制的养精种玉汤、温胞饮、开郁种玉汤等至今为临床常用。

西医学不孕症女方因素多由排卵障碍，输卵管因素，子宫、阴道、外阴等问题所致，其他如免疫因素、男方因素、不明原因等也可参照本病辨证治疗。

一、病因病机

本病主要病机为肾气不足，冲任气血失调。

（1）肾虚：先天不足，或房劳多产，或久病大病，或年逾五七，肾气亏虚，精不化血，则冲任虚衰，难以受孕；素体阳虚或寒湿伤肾，肾阳不足，胞宫失煦，则冲任虚寒，不能成孕；肾阴素虚，或久病耗损真阴，天癸乏源，胞宫失养，冲任血海空虚，或阴虚内热，热扰冲任，乃致不孕。如《女科经纶》曰："妇人久无子者，冲任脉中伏热也……其原必起于真阴不足，真阴不足，则阳胜而内热，内热则荣血枯。"

（2）肝气郁结：情志不畅，或盼子心切，肝郁气滞，疏泄失常，气血失调，冲任失和，胎孕不受。《景岳全书》曰："产育由于血气，血气由于情怀，情怀不畅则冲任不充，冲任不充则胎孕不受。"

（3）痰湿内阻：思虑劳倦，或肝木犯脾，伤及脾阳，健运失司，水湿内停，湿聚成痰，冲任壅滞，而致不孕；或素体肥胖，嗜食肥甘，躯脂满溢；痰湿内盛，胞脉受阻，致令不孕。《傅青主女科》言："妇人有身体肥胖，痰涎甚多，不能受孕者。人以为气虚之故，谁知是湿盛之故乎……而肥胖之湿，实非外邪，乃脾土之内病也。"

（4）瘀滞胞宫：经行产后，摄生不慎，邪入胞宫致瘀；或寒凝血瘀，或热灼血瘀，或气虚运血无力致瘀，瘀滞冲任、胞宫，以致不孕。《诸病源候论》说："月水未绝，以合阴阳，精气入内，令月水不节，内生积聚，令绝子。"

二、诊断

不孕症是一种生育障碍状态，可由多种原因导致。通过夫妇双方全面检查，寻找病因，是诊断不孕症的关键。

（1）病史：询问患者年龄、婚史、同居时间、配偶健康状况、性生活情况、月经史及产育史，还须了解既往史及家族史，尤须注意有无结核、甲状腺疾病、糖尿病及盆腹腔手术史。

（2）症状：未避孕，性生活正常，同居1年或曾孕育后未避孕1年而未孕。

（3）检查

1）体格检查：观察身高、体重、第二性征发育、体毛分布及有无溢乳等。

2）妇科检查：注意内外生殖器，有无发育畸形、炎症及包块等。

3）辅助检查：①卵巢功能检查，了解排卵及黄体功能状态，包括基础体温测定、B超监测排卵、子宫颈黏液结晶检查、子宫内膜活检、血清生殖内分泌激素测定等。②输卵管通畅试验，常用子宫输卵管碘液造影术、子宫输卵管超声造影术及子宫输卵管磁共振成像。③免疫因素检查，包括生殖相关抗体，如抗精子抗体、抗子宫内膜抗体等。④宫腔镜检查，了解宫腔情况，诊断宫腔粘连、黏膜下肌瘤、内膜息肉、子宫畸形等。⑤腹腔镜检查，用于盆腔情况的诊断，直接观察子宫、输卵管、卵巢有无病变或粘连，直视下可行输卵管亚甲蓝通液，了解输卵管通畅度，且检查与治疗可同时进行。

三、辨证分型

（一）辨证要点

主要根据月经、带下、全身症状及舌脉等综合分析，审脏腑、冲任、胞宫之病位，辨气血、寒热、虚实之变化。重视辨病与辨证相结合。

（二）治疗原则

治疗以温养肾气，调理气血为主。调畅情志，而合阴阳，以利于受孕。

（三）分型论治

1. 肾虚证

（1）肾气虚证

主要证候：婚久不孕，月经不调或停闭，量多或少，色淡暗质稀；腰酸膝软，头晕耳鸣，精神疲倦，小便清长；舌淡，苔薄白，脉沉细、两尺尤甚。

证候分析：肾气不足，冲任虚衰，不能摄精成孕，而致不孕；冲任不调，血海失司，故月经不调或停闭，量或多或少；肾主骨生髓，腰为肾之府，肾虚则腰酸膝软，精神疲倦；肾开窍于耳，脑为髓海，髓海不足，则头晕耳鸣；气化失常，则小便清长，经色淡暗质稀；舌淡、苔薄白、脉沉细均为肾气虚之象。

治法：补益肾气，调补冲任。

方药：毓麟珠（《景岳全书》）。

毓麟珠：当归、熟地黄、白芍、川芎、人参、白术、茯苓、炙甘草、菟丝子、杜仲、鹿角霜、川椒。

毓麟珠主治妇人血气俱虚，经脉不调，不受孕者。方中四物汤补血，四君子汤益气；菟丝子、杜仲、鹿角霜温养肝肾；佐以川椒温督脉。全方既温养先天肾气以生精，又培补后天脾胃以生血，精血充足，胎孕乃成。

若经来量多者，加阿胶、炒艾叶以固冲止血；若经来量少不畅者，加丹参、鸡血藤以活血调经；若心烦少寐者，加柏子仁、首乌藤以养心安神；腰酸腿软甚者，加续断、桑寄生以补肾强腰。

（2）肾阳虚证

主要证候：婚久不孕，初潮延迟，月经后期，量少，色淡质稀，甚至停闭，带下量多，清稀如水；腰膝酸冷，性欲淡漠，面色晦暗，大便溏薄，小便清长；舌淡，苔白，脉沉迟。

证候分析：肾阳不足，冲任虚寒，胞宫失煦，故婚久不孕；阳虚内寒，天癸迟至，冲任血海空虚，故初潮延迟，月经后期，甚至闭经；阳虚水泛，湿注任带，故带下量多，清稀如水；肾阳虚外府失煦，则腰膝酸冷，火衰则性欲淡漠；火不暖土，脾阳不足，则大便溏薄；膀胱失约，则小便清长；肾阳虚衰，血失温养，脉络拘急，血行不畅，则面色晦暗，经少色淡质稀。舌淡，苔白，脉沉迟，均为肾阳虚之象。

治法：温肾助阳，调补冲任。

方药：温胞饮（《傅青主女科》）。

温胞饮：巴戟天、补骨脂、菟丝子、肉桂、附子、杜仲、白术、山药、芡实、人参。

温胞饮主治下部冰冷不孕。方中巴戟天、补骨脂、菟丝子、杜仲温肾助阳；肉桂、附子补益命门；人参、白术益气健脾；山药、芡实补肾涩精。全方共奏温肾助阳、暖宫助孕之功。

若小便清长，夜尿多者，加益智仁、桑螵蛸以补肾缩小便；性欲淡漠者，加紫石英、肉苁蓉以温肾填精；血肉有情之品如紫河车、龟甲、鹿茸等，具有补肾阴阳、通补奇经之效，可适时加味。

（3）肾阴虚证

主要证候：婚久不孕，月经先期，量少，色红质稠，甚或闭经，或带下量少，阴中干涩；腰酸膝软，头晕耳鸣，形体消瘦，五心烦热，失眠多梦；舌淡或舌红，少苔，脉细或细数。

证候分析：肾阴亏虚，冲任血海匮乏，胞宫失养，故致不孕；精血不足，则月经量少，甚或闭经；阴虚内热，热迫血行，故月经先期；血少津亏，阴液不充，任带失养，阴窍失濡，故带下量少，阴中干涩；腰为肾之府，肾虚则腰膝酸软；阴虚血少，清窍失荣，血不养心，故头晕耳鸣，失眠多梦；阴虚火旺，故形体消瘦，五心烦热，经色红质稠。舌淡或舌红、少苔、脉细或细数，均为肾阴虚之象。

治法：滋肾养血，调补冲任。

方药：养精种玉汤（《傅青主女科》）。

养精种玉汤：当归、白芍、熟地黄、山茱萸。

养精种玉汤主治身瘦水亏火旺不孕。方中当归、白芍养血柔肝；熟地黄补益肾精；山茱萸滋养肝肾。全方具滋肾养血填精之功。

若胁肋隐痛，两目干涩者，加女贞子、旱莲草以柔肝养阴；面色萎黄，头晕眼花者，加龟甲、紫河车以填精养血；五心烦热，午后潮热者，加加地骨皮、牡丹皮、知母以滋阴清热。

2. 肝气郁结证

主要证候：婚久不孕，月经周期先后不定，量或多或少，色暗，有血块，经行腹痛，或经前胸胁、乳房胀痛；情志抑郁，或烦躁易怒；舌淡红，苔薄白，脉弦。

证候分析：肝气郁结，疏泄失常，冲任失和，故婚久不孕；气机不畅，血海蓄溢失常，故月经周期先后不定，量或多或少；气血郁滞，则经色暗，有血块；足厥阴肝经循少腹布胁肋，肝失条达，经脉不利，故经前胸胁、乳房胀痛；肝郁气滞，血行不畅，"不通则痛"，故经行腹痛；情志不畅，郁久化火，故情志抑郁，或烦躁易怒。舌淡红、苔薄白、脉弦，均为肝郁之象。

治法：疏肝解郁，理血调经。

方药：开郁种玉汤《（傅青主女科》）。

开郁种玉汤：当归、白芍、牡丹皮、香附、白术、茯苓、天花粉。

开郁种玉汤主治肝郁不孕。方中当归、白芍养血柔肝；白术、茯苓健脾培土；牡丹皮凉血活血；香附理气解郁；天花粉清热生津。全方共成疏肝健脾、养血种子之功。

若痛经较重者，加延胡索、生蒲黄、山楂以化瘀止痛；心烦口苦者，加栀子、夏枯草以清泻肝热；胸闷纳少者，加陈皮、砂仁以健脾和胃；经前乳房胀痛明显者，加橘核、青皮、玫瑰花以理气行滞。

3. 痰湿内阻证

主要证候：婚久不孕，月经后期，甚或闭经，带下量多，色白质黏；形体肥胖，胸闷呕恶，心悸头晕；舌淡胖，苔白腻，脉滑。

证候分析：素体脾虚，聚湿成痰，或肥胖之体，躯脂满溢，痰湿内盛，壅滞冲任，故婚久不孕；痰阻冲任、胞宫，气机不畅，故月经后期，甚或闭经；湿浊下注，则带下量多，质黏稠；痰浊内阻，饮停心下，清阳不升，则胸闷呕恶，头晕心悸。舌淡胖、苔白腻、脉滑，均为痰湿内停之象。

治法：燥湿化痰，理气调经。

方药：苍附导痰丸（《叶氏女科证治》）。

苍附导痰丸：茯苓、半夏、陈皮、甘草、苍术、香附、南星、枳壳、生姜、神曲。

苍附导痰丸主治肥人经闭。方中二陈汤化痰燥湿，和胃健脾；苍术燥湿健脾；香附、枳壳理气行滞；南星燥湿化痰；神曲、生姜健脾和胃，温中化痰。全方有燥湿健脾化痰调经之功。

若带下量多者，加芡实、金樱子以固涩止带；胸闷气短者，加瓜蒌、石菖蒲以宽胸理气；心悸者，加远志以祛痰宁心；月经后期，闭经者，加丹参、泽兰以养血活血通经。

4. 瘀滞胞宫证

主要证候：婚久不孕，月经后期，量或多或少，色紫黑，有血块，可伴痛经；平素小腹或少腹疼痛，或肛门坠胀不适；舌质紫暗，边有瘀点，脉弦涩。

证候分析：瘀血内停，冲任阻滞，胞脉不通，故致不孕；冲任气血不畅，血海不能按时满溢，故月经周期延后，量少，色紫黑；瘀阻冲任，血不归经，则月经量多，有血块；血瘀气滞，"不通则痛"，故经行腹痛，或小腹、少腹疼痛，肛门坠胀不适。舌质紫暗、边有瘀点、脉弦涩，均为血瘀之象。

治法：活血化瘀，止痛调经。

方药：少腹逐瘀汤（《医林改错》）。

少腹逐瘀汤：肉桂、小茴香、干姜、当归、川芎、赤芍、蒲黄、五灵脂、没药、延胡索。

若小腹冷痛者，加吴茱萸、乌药以温经散寒；经血淋沥不止者，加茜草、三七粉以化瘀止血；下腹结块者，加鳖甲、炮山甲（代）以散结消癥。

四、中成药治疗

（1）滋肾育胎丸：每次 5g，每日 3 次，口服，适用于脾肾两虚证。

（2）右归丸：每次 1 丸，每日 3 次，口服，适用于肾阳虚证。

（3）坤泰胶囊：每次 6g，每日 2 次，口服，适用于心肾不交证。

（4）逍遥丸：每次 9g，每日 2 次，口服，适用于肝气郁结证。

（5）定坤丹：每次 3.5~7g，每日 2 次，口服，适用于气血不足证。

（6）少腹逐瘀丸：每次 1 丸，每日 2 次，口服，适用于瘀滞胞宫证。

五、针灸治疗

针灸调经法在临床中被广泛运用，疗效显著，主要是针灸从经络入手，通过调理十二脏腑的气血运行来调整人体阴阳平衡，达到祛病的目的。针灸调经促排的疗效也是有目共睹的，女性有下丘脑-垂体-卵巢轴的生理功能，通过这个轴可以调节女性的生殖功能从而使其能够正常排卵及受孕，排卵障碍患者的下丘脑-垂体-卵巢轴功能失调，不能很好地促进人体生理功能的完成，月经紊乱，排卵障碍，都会导致不孕的发生，针灸通过对这个轴的调整入手，帮助排卵障碍性不孕症患者正常排卵，发挥其重要作用，能够促使女性排卵受孕，针灸效果显著。针灸治疗具有疗效好、无明显毒副作用的优点，相对于西药，这种优势更加明显，现代大量研究显示，针灸治疗排卵障碍性不孕症的有效率远远高于西药。在流产率方面也有研究显示较之西药低。

六、名中医经验

现代研究认为，针灸对下丘脑-垂体-卵巢轴有良性的双相调节作用，同时对机体的免疫系统、交感神经系统亦有一定的调节作用。朱叶通过建立低促性性腺激素型排卵障碍大鼠模型，在中极穴、关元穴、子宫穴、三阴交进行电针治疗，持续 6 周后，测定大鼠血清卵泡刺激素（FSH）及黄体生成素（LH）水平。发现其水平较前增高，得以促进卵泡生长发育及排卵。电针对排卵障碍大鼠模型血 FSH、LH 水平有影响。赵旭辉采用梅花针叩刺关元、中极、肾俞等穴位，其治疗的 58 例患者在妊娠率上高于促排卵药物组，且不良事件的发生低，因梅花针叩刺相应穴位有培肾固本、疏肝理气、健脾化痰、化瘀散结等作用，调节下丘脑-垂体-卵巢轴，诱发排卵。罗元恺教授在治疗不孕症方面有丰富的临床经验，在辨证中尤其重视肾的主导地位，并首创肾-天癸-冲任-子宫轴理论。罗教授推崇辨病与辨证相结合，不应以一方一药概治所有，治疗上注重生活起居、情绪及饮食的调节作用，药物治疗上着眼于补肾，经后期养血滋阴，排卵前配入助阳中药，黄体功能不足者加入菟丝子、肉苁蓉、大枣等；另外还有肝郁、血瘀、痰湿、血虚等证型，应在补肾的基础上配伍相应药物。

（一）特色——中医周期疗法对不孕症的治疗

中医周期疗法，是以人的生育有赖于肾气天癸冲任之间的平衡为理论基础，以补肾为治疗基本法则，根据月经周期的阴阳转化规律，结合卵泡发育的不同阶段，给予周期性用药的一种创新的治疗方法，从而调整肾-冲任-胞宫的功能，而达到调经种子的目的。

一般学者将月经周期分为 4 个不同阶段，即经后期（卵泡期）、经间期（排卵期）、经前期（黄体期）和行经期。其具体的周期调治法如下。

（1）经后期（卵泡期）（经后第6~10日）：月经排泄后血海空虚，冲任气血不足，此时以奠定阴精之物质基础为首务，故常用滋阴与养血之品，以助卵泡发育。

方选：滋阴奠基汤。

药用：当归、赤芍、白芍、怀山药、干地黄、丹皮、茯苓、女贞子各15g，川断、菟丝子各12g，炙鳖甲、紫河车各4g。

（2）经间期（排卵期）（经后第11~17日）：此乃阴阳气血转化时期，治疗上采用在益肾的前提下，辅以活血调气之品。

方选：补肾促排卵汤。

药用：炒当归、赤芍、白芍、怀山药、山萸肉、丹皮、川断、菟丝子、鹿角片（先煎）各10g，红花、五灵脂各6g。

（3）经前期（黄体期）（经后第18~24日）：此期阴已转阳，肾气旺，天癸充，为阳气活动时期。治疗原则着重于益肾助阳，维持基础体温的高相水平。

方选：助孕汤。

药用：炒当归、赤芍、白芍、怀山药、山萸肉、丹皮、茯苓、紫石英各10g，川断、菟丝子各12g，炒柴胡5g。

（4）行经期（月经第1~5日）：此期按阴阳消长转化规律即进入"重阳必阴"阶段，基础体温急趋下降，导致月经来潮。治疗当因势利导，以活血化瘀、引血归经为主。

方选：五味调经散。

药用：丹参、赤芍、五灵脂各10g，益母草15g，艾叶6g。

（二）典型病案——原发性不孕（排卵障碍）（肾虚肝郁证）

初诊：2017年2月17日。

张某，女，30岁，已婚。

主诉：结婚2年未孕。

现病史：该患2015年2月结婚，婚后性生活正常，未避孕，未孕。平素月经周期规律，14岁初潮，周期4~5天/30~32天，量中，色红，有血块，经行小腹隐痛，经前乳房作胀，易烦躁，腰酸，神疲，末次月经为2月14日，以往测基础体温上升不良。内分泌检查示LH：9.3U/L，FSH：11.5U/L，睾酮（T）：2.0nmol/L，雌二醇（E_2）：73.9pmol/L，催乳素（PRL）：0.74nmol/L。阴道彩超示子宫及附件正常。子宫输卵管造影示正常。妇科检查无明显异常。连续测量基础体温（BBT）3个月，呈单相曲线并经B超监测未见排卵。现患者无明显不适，饮食尚可，睡眠可，二便和。查体：形体一般，神态正常，面色㿠白。舌质暗，苔薄白，脉沉迟。

诊断：原发性不孕（排卵障碍）；肾虚肝郁。

立法：补肾益精，疏肝理气。

方药：养精种玉汤+五子衍宗丸加减，适用于经后期（卵泡期）至经间期（排卵期）。

当归15g，白芍25g，熟地黄25g，山茱萸15g，菟丝子20g，女贞子15g，枸杞子15g，覆盆子10g，车前子10g，甘草10g，陈皮15g。

以上方为主，配合中医药周期治疗，监测卵泡达1.8cm时改为开郁种玉汤加减，上方加入疏肝行气活血之类，如川芎、丹参等。

方药：开郁种玉汤加减，适用于经前期（黄体期）至行经期（月经第1~5日）。

白芍 25g，香附 15g，当归 15g，白术 15g，牡丹皮 15g，茯苓 15g，川芎 10g，泽兰 15g，柴胡 10g，赤芍 15g，益母草 50g，牛膝 15g，枸杞子 15g，鹿角霜 15g。

经间期（排卵期）配合针灸促排卵：在月经第 5 天后针灸治疗，处方：关元、中极、子宫、八髎，针刺，1 次/天，连续 3 天。手法：平补平泻，中极、关元、子宫的针感以向会阴放射为佳。留针 30 分钟，每 15 分钟行针 1 次。另取神阙、三阴交、中极分别用艾条悬灸 30 分钟，以局部潮红为度。治疗 3 个月后患者基础体温上升，月经正常，诸症缓解。内分泌检查示 LH: 6.9U/L，FSH: 7.5U/L，T: 0.61nmol/L，E_2: 94.6pmol/L，PRL: 0.52nmol/L。2017 年 7 月怀孕。

按语：患者 30 岁，结婚 2 年未孕，诊断：原发性不孕（排卵障碍）。在女子的生理周期中，血的作用非常重要，月经的规律与否和气血的充足与否有很大关系，血是女性生理功能正常的根本保障，肝藏血，肝是血储存和生发所在，肝主疏泄，对于血输布经络全身，调节周期规律有很重要的作用，所以肝的功能对女子来说非常重要。古代医家著作对肝的调节作用、肝对女性生理功能的平衡有着很多的论述。《素问·上古天真论》指出，女子天癸和月经如期而至，月经周期的规律对于女性生殖来说有非常重要的意义，能使女性有规律排出卵泡，促使患者受孕繁衍生殖。开郁种玉汤为治疗女性肝郁不孕的传统效方，治疗排卵障碍性不孕症有奇效。方中当归、白芍养血柔肝；白术、茯苓健脾培土；赤芍、益母草活血调经；枸杞子滋阴补血；牛膝引药下行，为肝肾引经药，使瘀结消散；柴胡、香附疏肝解郁、理气调中；牡丹皮凉血活血；川芎、泽兰入厥阴经能行血利水。全方滋而不腻，尽管有滋补的药，但是并不阻滞气机，动静相应，全方阴阳双补，有动有静，气血双补，最终使阴阳调和，而能成孕。如此针药并用，相辅相成，共奏填精补肾、疏肝解郁、活血化瘀、调整冲任之功。

第二节　绝经前后诸证

定义：绝经前后诸证是指妇女在绝经期前后，出现烘热汗出，烦躁易怒，潮热面红，失眠健忘，精神倦怠，头晕目眩，耳鸣心悸，腰背酸痛，手足心热，或伴月经紊乱等与绝经有关的症状。

古代医籍对本病无专篇记载，对其症状的描述可散见于"脏躁"、"百合病"、"老年血崩"等病证中，如《金匮要略·妇人杂病脉证并治》指出："妇人脏躁，喜悲伤欲哭，象如神灵所作，数欠伸。"

西医学围绝经期综合征、双侧卵巢切除或放射治疗后卵巢功能衰竭出现围绝经期综合征表现者，可参照本病辨证治疗。

一、病因病机

本病的发生与妇女绝经前后的生理特点密切相关。七七之年，肾气渐衰、天癸渐竭、二脉逐渐亏虚，月经将断而至绝经，在此生理转折时期，受身体内外环境的影响，如素体阴阳有所偏衰，素性抑郁，宿有痼疾，或家庭、社会等环境变化，易导致肾阴阳平衡失调而发病。

"肾为先天之本"，又"五脏相移，穷必及肾"，故肾之阴阳失调，每易波及其他脏腑。而其他脏腑病变，久则必然累及肾，故本病之本在肾，常累及心、肝、脾等脏，致使本病证候复杂。

（1）肾阴虚：肾阴素虚，精亏血少，绝经前后，天癸渐竭，精血衰少；或忧思不解，积念在心，营阴暗耗；或房事多产，精血耗伤，肾阴更虚；真阴亏损，冲任衰少，脏腑失养，遂致绝经前后诸证。

（2）肾阳虚：素体肾阳虚衰，绝经前后，肾气更虚；或房事不节，损伤肾气；命门火衰冲任失调，脏腑失于温煦，遂致绝经前后诸证。

（3）肾阴阳两虚：肾藏元阴而寓元阳，若阴损及阳，或阳损及阴，真阴真阳不足，不能濡养、温煦脏腑，冲任失调，遂致绝经前后诸证。

（4）心肾不交：绝经前后，肾水不足，不能上济于心，心火独亢，热扰心神，出现心肾不交，遂致绝经前后诸证。

二、诊断

（1）病史：本病发病年龄多在45~55岁，若在40岁以前发病者，应考虑为"卵巢早衰"。发病前有无工作、生活的特殊改变，有无精神创伤史及双侧卵巢切除手术或放射治疗史。

（2）症状：月经紊乱或停闭，随之出现烘热汗出，潮热面红，烦躁易怒，头晕耳鸣，心悸失眠，腰背酸楚，面浮肢肿，皮肤蚁行样感，情志不宁等症状。

（3）检查

1）妇科检查：子宫大小正常或偏小，可见阴道分泌物减少。

2）辅助检查：行血清 FSH 和 E_2 值测定以了解卵巢功能。或行血清 AMH 检查以了解卵巢功能。

三、辨证分型

1. 肾阴虚证

主要证候：绝经前后，头晕耳鸣，腰酸腿软，烘热汗出，五心烦热，失眠多梦，口燥咽干，或皮肤瘙痒，月经周期紊乱，量少或多，经色鲜红；舌红，苔少，脉细数。

证候分析：绝经前后，天癸渐竭，肾阴不足，精血衰少，髓海失养，故头晕耳鸣；腰为肾府，肾主骨，肾之精亏血少，故腰酸腿软；肾阴不足，阴不维阳，虚阳上越，故烘热汗出；水亏不能上制心火，心神不宁，故失眠多梦；肾阴不足，阴虚内热，津液不足，故五心烦热，口燥咽干；精亏血少，肌肤失养，血燥生风，故皮肤瘙痒；肾虚天癸渐竭，冲任失调，血海蓄溢失常，故月经周期紊乱，经量少或多，色鲜红。舌红，苔少，脉细数，为肾阴虚之征。

治法：滋肾益阴，育阴潜阳。

方药：六味地黄丸（《小儿药证直诀》）加生龟甲、生牡蛎、石决明。

六味地黄丸：熟地黄、山药、山茱萸、茯苓、牡丹皮、泽泻。

六味地黄丸主治小儿先天不足，发育迟缓。方中熟地黄、山茱萸、龟甲滋阴补肾；山药、茯苓健脾和中；生牡蛎、石决明平肝潜阳；牡丹皮、泽泻清泻虚热。全方共奏滋阴补肾、育阴潜阳之功。

若出现双目干涩等肝肾阴虚证时，宜滋肾养肝、平肝潜阳，以杞菊地黄丸（《医级》）加减；若头痛、眩晕较甚者，加天麻、钩藤、珍珠母以增平肝息风潜镇之效；若肾阴亏，伴情志不遂，以致肝郁化热者，症见头晕目眩，口苦咽干，心胸烦闷，口渴饮冷，便秘溲赤，治宜滋阴疏肝，方用一贯煎（沙参、麦冬、当归、生地黄、川楝子、枸杞子）；若头晕目眩、耳鸣严重，加何首乌、黄精、肉苁蓉以滋肾填精益髓。

2. 肾阳虚证

主要证候：绝经前后，头晕耳鸣，腰痛如折，腹冷阴坠，形寒肢冷，小便频数或失禁；带下量多，月经不调，量多或少，色淡质稀，精神萎靡，面色晦暗；舌淡，苔白滑，脉沉细而迟。

证候分析：绝经前后，肾气渐衰，肾主骨生髓，腰为肾府，肾虚则髓海、外府失养，故头晕耳鸣，腰痛如折；肾阳虚下焦失于温煦，故腹冷阴坠；膀胱气化失常，关门不固，故使小便频数或失禁；气化失常，水湿内停，下注冲任，损伤带脉，约固无力，故带下量多；肾阳虚冲任失司，故月经不调，量多或少；血失阳气温化，故色淡质稀；肾阳虚惫，命门火衰，阳气不能外达，经脉失于温煦，故形寒肢冷，精神萎靡，面色晦暗。舌淡，苔白滑，脉沉细而迟，为肾阳虚衰之征。

治法：温肾壮阳，填精养血。

方药：右归丸（《景岳全书》）。

右归丸：附子、肉桂、熟地黄、山药、山茱萸、枸杞子、菟丝子、鹿角胶、当归、杜仲。

若肾阳虚不能温运脾土，致脾肾阳虚者，症见腰膝酸软，食少腹胀，四肢倦怠，或四肢浮肿，大便溏薄，舌淡胖，苔薄白，脉沉细缓，治宜温肾健脾，方用健固汤（人参、白术、茯苓、薏苡仁、巴戟天）加补骨脂、淫羊藿、山药。

3. 肾阴阳俱虚证

主要证候：绝经前后，乍寒乍热，烘热汗出，月经紊乱，量少或多，头晕耳鸣，健忘，腰背冷痛；舌淡，苔薄，脉沉弱。

证候分析：绝经前后，肾气渐衰，阴阳失调，营卫不和，则乍寒乍热，烘热汗出；冲任失调，则月经紊乱，量少或多；肾虚精亏，脑髓失养，则头晕耳鸣，健忘；肾阳不足，失于温煦，则腰痛。舌淡，苔薄，脉沉弱，均为肾阴阳俱虚之征。

治法：阴阳双补。

方药：二仙汤（《中医方剂临床手册》）合二至丸（《医方集解》）加何首乌、龙骨、牡蛎。

二仙汤：仙茅、淫羊藿、当归、巴戟天、黄柏、知母。

二至丸：女贞子、旱莲草。

二仙汤主治绝经前后诸证、闭经等肾阴阳两虚者。方中仙茅、淫羊藿、巴戟天温补肾阳；知母、黄柏滋肾坚阴；当归养血和血；旱莲草、女贞子滋肝肾之阴；加何首乌补肾育阴，生龙牡滋阴潜阳敛汗。全方共奏温阳补肾、滋阴降火、潜阳敛汗之功。如便溏者，去当归，加茯苓、炒白术以健脾止泻。

4. 心肾不交证

主要证候：绝经前后，心烦失眠，心悸易惊，甚至情志失常，月经周期紊乱，量少或多，经色鲜红，头晕健忘，腰酸乏力；舌红，苔少，脉细数。

证候分析：绝经前后，肾水不足，不能上制心火，心火过旺，故心烦失眠，心悸易惊，情志失常；肾虚天癸渐竭，冲任失调，血海蓄溢失常，故月经周期紊乱，经量少或多，色鲜红；天癸渐竭，肾阴不足，精血衰少，髓海失养，故头晕健忘；腰为肾府，肾主骨，肾之精亏血少，故腰酸乏力。舌红、苔少、脉细数，为心肾不交之征。

治法：滋阴补血，养心安神。

方药：天王补心丹（《摄生秘剖》）。

天王补心丹：人参、玄参、当归、天冬、麦冬、丹参、茯苓、五味子、远志、桔梗、酸枣仁、生地黄、朱砂、柏子仁。

天王补心丹主治阴虚血少，神志不安。方中生地黄、玄参、天冬、麦冬滋肾养阴液；人参、茯苓益心气；丹参、当归养心血；远志、柏子仁、酸枣仁、五味子养心安神，除烦安眠；桔梗载药上行；朱砂为衣，安心神。全方共奏滋阴降火、养心安神之功。

四、中成药治疗

（1）六味地黄丸：每次 6g，每日 2 次，口服，适用于肾阴虚证。

（2）知柏地黄丸：每次 6g，每日 2 次，口服，适用于阴虚火旺证。

（3）杞菊地黄丸：每次 6g，每日 2 次，口服，适用于肝肾阴亏证。

（4）坤泰胶囊：每次 2g，每日 3 次，口服，适用于心肾不交证。

五、针灸治疗

针灸治疗围绝经期综合征，其最大的优势在于，可以根据每个人不同的身体状况进行辨证施治，从而有效改善围绝经期妇女各异的症状。针刺疗法是临床治疗绝经前后诸证的主要方法之一，主要包括毫针针刺、耳穴贴压、穴位埋线、穴位注射、电针治疗及梅花针叩刺等。毫针针刺根据取穴依据不同又可分为辨证取穴、主穴加辨证取穴、主穴加随症取穴及特殊选穴。针灸治疗围绝经期综合征多选用足太阳膀胱经腧穴，其中选用最多的为肾俞穴，其后依次为肝俞、脾俞、心俞，而肺俞穴相对较少，反映出妇女围绝经期综合征与心、肝、脾、肾四脏关系最为密切。

（1）体针：肾阴虚者取肾俞、心俞、太溪、三阴交、太冲，毫针刺，用补法。肾阳虚者取关元、肾俞、脾俞、章门、足三里，毫针刺，用补法可灸。

（2）耳针：取内分泌、卵巢、神门、交感、皮质下、心、肝、脾等穴，可用耳穴埋针、埋豆，每次选用 4～5 穴，每周 2～3 次。

六、名中医经验

从肾治之：罗元恺认为本病病因以肾虚为本，有肾阴虚和肾阴阳两虚的不同，但是以肾阴虚为主，在治疗上提出阴中求阳、阳中求阴的治疗原则，对肾阴虚者，方用生地、枸杞子、山药、山茱萸、淫羊藿、鸡血藤、女贞子、何首乌、珍珠母为主以临证加减，而证属阴阳两虚者，方用熟地、枸杞子、山药、山茱萸、淫羊藿、鸡血藤、补骨脂、制何首乌、珍珠母等进行加减，方中体现了滋阴不用寒凉之药，温阳不用刚燥之药的思想。

柴松岩则在肾虚致病的基础上，对疾病的治疗提出了不同的观点，她认为肾阴不足、阴阳失调是引起围绝经期综合征不可逆的病理基础，在临床治疗上应当以调整机体阴阳平衡使之达到阴平阳秘的状态来延缓组织器官衰老的进程。同时，她提倡滋阴养血敛阴的治疗原则以保存阴液的不足，她指出本病的治疗不适宜用附子、仙茅、巴戟天等温肾助阳的药物予以治疗，治疗上也应避免过分重镇、活血、通利等的治疗。她根据五行的相生关系，倡导通过补肺金以滋生肾水的方法以达到固护阴液的作用。

从脾论治：夏桂成根据"天癸既绝，治在太阴（脾）"的治疗思想，在通过中药滋阴清心的同时，还十分重视脾胃功能的调理，滋后天以养先天，让气血津液有生化之源。在用药时，他根据患者的证候特点辨证论治，把理中汤、六君子汤、越鞠二陈汤等方药适当地加入主方中，以调理脾胃保护后天生化之源，取得了良好的疗效。

（一）特色

1. 专方专药治疗 井建梅根据患者的临床证候和体征进行辨证，并在自己多年来治疗围绝经期综合征经验的基础上，运用五子二仙益肾汤进行加减治疗，主方用药如下：生龙骨、牡蛎、首乌藤各用 30g，菟丝子、枸杞子、合欢皮各 20g，淫羊藿、覆盆子各用 15g，仙茅、知母、关黄柏、五味子、生姜各用 10g，甘草 5g，大枣 5 枚。在临床的治疗中取得了显著的治疗效果。

李勇生运用自拟方健脾清肝汤治疗 78 例围绝经期综合征女性，药以白术、陈皮、合欢皮、柴胡、菟丝子、山茱萸等取其健脾清肝宁心之意，治疗后取得了显著的治疗效果，结果显示治疗的总有效率达 96.2%。

2. 饮食疗法 围绝经期女性进行饮食调理对纠正其异常的生理变化有着很好的作用。对于大多数围绝经期女性来说，只要能够正确地认识围绝经期，平时多注意饮食的宜忌，坚持适宜的体育锻炼，就可以顺利地度过这个时期。

赵丹认为，围绝经期妇女如注意在饮食中补充大豆，有助于缓解潮热、出汗、心悸、气短、烦躁、易激动或抑郁、失眠及记忆力减退等症状。大豆异黄酮，是一种从大豆原料中提取的大豆活性成分，它能与身体各系统、器官组织细胞表面的雌激素受体结合，充分补充人体缺乏的雌激素，与其他调节女性内分泌的药物相比，大豆异黄酮是天然雌激素，到目前为止，尚未发现有明显毒副作用。大豆异黄酮还具有雌激素的作用，以及温和、双向调节的特点。当人体内雌激素水平下降时，大豆异黄酮占据雌激素受体，发挥弱雌激素效应，当体内激素水平高时，大豆异黄酮又以"竞争"方式占据受体位置，同样发挥雌激素效应，在总体上发挥着平抑体内雌激素水平的功能。王萍指出，宜选择的食物有白木耳、百合、莲子、阿胶、桑椹。中医学认为白木耳能润肺生津、益气滋阴；百合润肺；莲子益肾固精、补脾、养心安神；桑椹滋淀肝肾、养血祛风；阿胶滋阴养血、补益冲任。另外，还应该多吃新鲜蔬菜水果等。女性围绝经期应忌食可乐、咖啡、浓茶、白酒等兴奋型饮料；忌食肥肉，各种蛋黄、鱼子、猪脑、羊脑等高脂肪食物。

（二）典型病案——绝经前后诸证（心肾不交证）

初诊：2017 年 11 月 12 日。

孙某，女，50 岁，已婚。

主诉：绝经 1 年，失眠多梦 1 年。

现病史：该患末次月经为 2016 年 11 月份，现停经 1 年未行，近 1 年自述失眠多梦，每天睡觉约 3 个小时，伴有腰酸乏力，心烦，心悸气短，时有烘热，汗出不明显，饮食正常，大便秘结，2～3 天一行，小便和。查体：形体较瘦，神态正常，面色㿠白少华；舌质红，苔少，脉细。昨日查心电图提示 S-T 段下移。

诊断：绝经前后诸证（心肾不交）。

立法：滋阴补血，养心安神。

针灸处方：百会、关元、太溪（双）、三阴交（双）、太冲（双）、内关（双）、神门（双）、合谷（双）、足三里（双）。

具体操作方法：令患者仰卧，放松身体，充分暴露所要施针部位，局部予以常规消毒，与患者充分沟通后进针。取 25～50mm 的毫针进行针刺，针刺深度视患者肥瘦及可刺穴位深浅而定，百会向后平刺 0.5～0.8 寸；关元、三阴交直刺 1～1.5 寸；足三里直刺 1～2 寸；三穴均施捻转补法；内关、神门、合谷、太溪、太冲直刺 0.5～1 寸，均施以平补平泻法。配穴按虚补实泻法操作。留针 30 分钟，每日 1 次，10 次为 1 个疗程。每月 1 个疗程，连续 3 个月。

方药：天王补心丹加减。

太子参 15g，生地黄 15g，当归 15g，白芍 20g，丹参 15g，山萸肉 15g，女贞子 20g，墨旱莲 15g，百合 15g，首乌藤 30g，酸枣仁 15g，远志 10g，麦冬 15g，五味子 15g，甘草 10g，生白术 25g。

上方 6 剂，每剂水煎取汁 300ml，150ml 早晚分服。

2017 年 11 月 25 日二诊：失眠多梦有所改善，睡眠时间稍延长，每天 4～5 小时，心悸气短缓解，仍有腰酸乏力，心烦，饮食可，大便尚可，小便和。查体：舌质红，苔少，脉细数。处置：继服前方减生白术 25g，加炒白术 15g，服 10 剂复诊，嘱不适随诊。

2017 年 12 月 16 日三诊：患者自述服药后，症状均有缓解，睡眠时间延长约 5 个小时，继服前方 10 剂，症状改善显著。服药 3 个月，服药期间嘱其调整心态，生活起居有序，积极参加体育锻炼。随访至今，无明显临床症状。

按语：祖国医学认为，绝经前后诸证的发生与肾虚关系密切，肾精不足，冲任亏虚是本病的病因病机，四诊合参。该患七七之年，天癸衰，肾水亏，肾水亏虚不能上济于心火，心火炽盛，水火不济而致肾阴亏虚，心肾不交。肾虚则出现腰酸乏力；阴虚不能维阳，虚阳外越，故出现烘热；心火盛则出现心烦；心肾亏虚，心神失养，则出现心悸，失眠多梦；心火亢盛，则出现大便秘结；舌质红，苔少，脉细数均为肾阴亏虚、心肾不交之征。治疗以滋阴补血、养心安神为主。方中百会属督脉穴，位于头部，头为元神之府，可醒脑调神。关元位于人身阴阳元气交会之处，为任脉与足三阴经之交会穴。关元属任脉穴，位于腹部，关元为小肠募穴，有培元固本、滋阴益气之功，集先后天之本于一体，即承阴经之海之精，又养肝脾之气血。太溪为肾经原穴，为肾之原气经过和留止的部位，可补益肾中精气，以滋肾阴。三阴交属足太阴脾经穴，为足太阴脾经、足厥阴肝经、足少阴肾经三阴经交会穴，三阴交是治疗绝经前后诸证的要穴。太冲是足厥阴肝经以脉所注为输的输穴；阴经以俞代原，又是足厥阴肝经的原穴。内关为手厥阴心包经络穴，内通于阴维脉，为八脉交会穴之一，阴维有维系诸阴经的作用，可滋阴清火、交通心肾，故取神门、内关可宁心安神定志、调理气血。足三里为调和脾胃之良穴，具有健脾胃、补后天、通经之效。补之以养后天脾胃之功，以滋先天肾中精气。与脾经三阴交相配，可加强调理脾胃的功能，达到"补后天以益先天"的目的。合谷为手阳明大肠经原穴，为阳，主气，太冲为阴，主血，与太冲合称四关穴，为气血通行之要塞，两穴一阴一阳，一气一血，一升一降，疏肝理气调经，调理脏腑、阴阳、气血，调畅气机。中药方中生地、当归补肾养血养阴，女贞子、墨旱莲组成二至丸补肾育阴，麦冬、五味子、远志、酸枣仁合用养心阴、清心热、安心神，配丹参，共治心烦、失眠多梦、心悸怔忡，百合配首乌藤养心安神。以上诸穴配合应用加服中药汤剂共奏滋阴补血、养心安神之效。

第三节 缺 乳

缺乳：在哺乳期内，产妇乳汁甚少，或无乳可下，称为"缺乳"，又称"乳汁不足"、"乳汁不行"。

《诸病源候论》最早列有"产后乳无汁候"，其云："妇人手太阳、少阴之脉，下为月水，上为乳汁……既产则水血俱下、津液暴竭，经血不足者，故无乳汁也。"

母乳清洁卫生，温度适宜，营养均衡全面，易消化吸收，最适合婴儿的胃肠道，具有最高的生物利用率，故很少引起便秘、腹泻和过敏等不适。另外，母乳中含有瘦素和脂连蛋白等物质，可以帮助婴儿调控摄食和代谢，这些机制都可能降低母乳喂养儿在儿童期或成年期肥胖的发生率。且母乳含有重要的免疫物质，故母乳是任何母乳代用品无法替代的宝贵物质。通过母婴皮肤接触和直接哺乳可增进母子间的情感交流，其独特成分有益于婴儿的智商和心理发育。通过婴儿吸吮乳汁可刺激母亲子宫收缩，减少产后出血，加速子宫恢复，减少发生产褥感染的风险，并可以降低母亲患乳腺癌和卵巢癌的危险。此外，哺乳者的月经复潮及排卵较不哺乳者延迟，有利于延长生育间隔，起到避孕作用。母乳喂养可密切母婴关系，对母亲的社会心理是最好的调节，且经济方便，可减轻家庭负担。

本病的特点是产妇哺乳期完全无乳或乳汁甚少，不足以喂养婴儿。多发生在产后2~3日至半个月内，也可发生在整个哺乳期。

现代医学认为，乳汁的分泌和排出受神经内分泌调节的影响。妊娠期大量雌激素和孕激素及垂体催乳素、胎盘生乳素、胰岛素、皮质醇、甲状腺激素等共同促进乳腺的发育完善，做好泌乳准备，但妊娠期间并无乳汁分泌，其与大量雌、孕激素抑制乳汁生成有关。随着胎盘的娩出，产妇血中胎盘生乳素、雌孕激素水平急剧下降，解除了对乳腺泌乳细胞的抑制，乳汁开始分泌。孕激素在几日后下降，雌激素则在产后5~6日内下降至基线，故产后呈低雌激素、高催乳素水平。研究证明，垂体以脉冲式释放催乳素，产褥期的泌乳量与催乳素的基础值无关，而与哺乳后的反应性上升程度有关。同时，乳汁分泌也与哺乳时的吸吮刺激密切相关。现代医学对本病尚无较好疗效，也没有无任何毒副作用的药物。

西医学产后缺乳、泌乳过少等可参照本病辨证治疗。

一、病因病机

缺乳的主要病机为乳汁化源不足，无乳可下；或乳汁运行受阻，乳不得下。

（1）气血虚弱：素体气血亏虚，或脾胃虚弱，气血生化不足，或产后操劳过度，耗伤气血，复因分娩失血耗气，以致气血虚弱，不能化生乳汁，因而乳汁甚少或无乳可下。

（2）肝郁气滞：素性抑郁，加之产时失血，肝失所养，肝郁更甚；或产后情志不遂，肝失条达，气机不畅，致乳络不通，乳汁运行不畅，因而缺乳。

此外，精神紧张、劳逸失常、营养不良或哺乳方法不当等，均可造成乳汁分泌不足。

二、诊断

（1）病史：素体气血不足，或脾胃虚弱，或素性抑郁，或产后情志不遂，或产时、产后失血过多等。

（2）症状：哺乳期乳汁甚少，不足以喂养婴儿，或乳汁全无。

（3）检查：乳腺发育正常，乳房柔软，不胀不痛，挤出乳汁点滴而下，质稀；或乳房胀满而痛，挤压乳汁难出，质稠；或有乳腺发育不良者。此外，还应注意有无乳头凹陷和乳头皲裂造成的哺乳困难而致的乳汁壅塞不通。

三、辨证分型

（一）辨证要点

缺乳有虚实两端，如乳汁清稀，乳房柔软，属虚证，多为气血虚弱；若乳汁浓稠，乳房胀硬疼痛，属实证，多为肝郁气滞。

（二）治疗原则

治疗以调理气血、通络下乳为主。虚者补益气血，实者疏肝解郁，均宜佐以通乳之品。

（三）分型论治

1. 气血虚弱证

主要证候：产后乳少，其或全无，乳汁清稀，乳房柔软，无胀感；面色少华倦怠乏力，神疲食少；舌质淡，苔薄白，脉细弱。

证候分析：气血虚弱，乳汁化源不足，无乳可下，故乳少或全无，乳汁清稀；乳汁不充，乳腺空虚，故乳房柔软、无胀感；气虚血少，不能上荣头面、四肢，故面色少华，倦怠乏力；阳气不振，脾虚失运，故神疲食少。舌质淡、苔薄白、脉细弱，均为气血虚弱之征。

治法：补气养血，佐以通乳。

方药：通乳丹（《傅青主女科》）。

通乳丹：人参、黄芪、当归、麦冬、木通、桔梗、猪蹄。

通乳丹主治产后气血两虚，乳汁不下。方中人参、黄芪补气；当归、麦冬养血滋阴增液；桔梗、木通利气通络；猪蹄补血滋养通乳。全方共奏补气养血、通络下乳之功。

若食少便溏者，加炒白术、茯苓、炒扁豆以健脾渗湿；头晕心悸者，加阿胶、白芍、何首乌以养血安神。

2. 肝郁气滞证

主要证候：产后乳少，其或全无，乳汁浓稠，乳房胀硬、疼痛；胸胁胀满，情志抑郁，食欲不振；舌质正常，苔薄黄，脉弦或弦数。

证候分析：情志不舒，肝气郁结，气机不畅，乳络受阻，故乳汁少或全无；乳汁壅滞，运行受阻，故乳房胀满而痛，乳汁浓稠；肝经分布于胁肋，肝气郁结，疏泄不利，故胸胁胀满；肝气不舒，故情志抑郁；肝气犯胃，脾胃受累，故食欲不振。苔薄黄、脉弦或弦数，均为肝郁气滞之征。

治法：疏肝解郁，通络下乳。

方药：下乳涌泉散（《清太医院配方》）。

下乳涌泉散：柴胡、青皮、当归、白芍、川芎、生地黄、天花粉、白芷、穿山甲（代）、王不留行、漏芦、通草、桔梗、甘草。

下乳涌泉散主治产妇乳汁不行。方中柴胡、青皮疏肝解郁；当归、白芍、川芎养血行血；生地黄、天花粉补血滋阴；白芷入阳明，气芳香以散风通窍；穿山甲（代）、王不留行、漏芦通络下乳；桔梗、通草理气通络；甘草调和诸药。全方共奏疏肝理气、补血养血、通络行乳之效。

若乳房胀痛甚者，酌加橘络、丝瓜络、香附以增理气通络、行气止痛之效；乳房胀硬疼痛，局部有热感，触之有块者，加蒲公英、夏枯草、赤芍、路路通以清热散结通络；若乳房红肿掣痛，伴高热恶寒，或乳房结块有波动感者，应按"乳痈"诊治。

四、中成药治疗

（1）补血生乳颗粒：每次 4g，每日 2 次，温开水冲服，适用于气血虚弱者。

（2）下乳涌泉散：每次 1 袋（30g），水煎 2 次，煎液混合后分 2 次口服，适用于肝郁气滞者。

五、针灸治疗

针刺疗法属于外治疗法，是治疗产后缺乳的重要方法。操作简便、取穴精简、经济安全，故患者依从性较好。针灸疗法可通过局部近治作用及补虚泻实、疏通经络来促进乳汁的分泌。《针灸大成》中指出膻中、少泽二穴治疗无乳有神效，缺乳后用来催乳的针灸治疗方式，大都是以膻中、少泽为主；其具有理脾胃、调气血、补虚弱的功效。足三里为胃经合穴，是阳明经多气多血之穴。太冲是足厥阴肝经的合穴，期门是肝经的募穴，和足三里相配起到疏肝理气、宽胸开郁的作用，情志不畅者也可用之。膻中为八会穴中的气会穴，具有宽胸理气、通络催乳的作用，其经乳部，可以调畅乳部的气血。而乳根为足阳明胃经穴，其经乳部，可调畅乳部的气血，疏通阳明经气而达到催乳效果。少泽是通乳效穴。诸穴配伍而具有补脾胃、通络通乳、疏肝气的作用，使乳汁增多。

现代研究表明，针灸治疗产后缺乳主要在于可通过良性地双向调节下丘脑-垂体轴的功能，促进催产素、催乳素分泌增多，从而有利于乳汁的分泌。

六、名中医经验

近现代针灸名师在其相关著作中，亦有关于本病治疗方法及机制的记载。如贺普仁教授认为补益气血、疏肝理气是生乳、催乳、通乳的重要法则。在选穴时选用膻中、合谷、少泽为主穴。贺普仁教授认为，膻中为气之会，性善调气，取之调和气血，生化乳汁；少泽为小肠经井穴，小肠主液，脉气所发，为通乳生乳之经验要穴；乳房属阳明，故取手阳明经原穴合谷以疏导阳明经气而催乳。在针灸的同时，若哺乳方法不当，应先予以纠正，否则会影响治疗的效果。郑魁山教授指出，乳汁不足先活络，健脾催乳。主穴选用膻中、少泽。其认为取任脉经气之会穴膻中，刺时针尖向乳房两侧横刺，使针感向整个前胸扩散；少泽是增加乳汁分泌的经验穴，用捻转法留针 10～20 分钟。对于胃气不足者，先针主穴，配膺窗、乳根、中脘、足三里、三阴交，用补法。对肝气郁滞者先针主穴，配屋翳、膺窗、乳根、肝俞、阿是穴，用平补平泻法。

（一）特色

1. 食疗法 气血的化生源于水谷精微，水谷来源于饮食，饮食对乳汁的质与量及母婴健康均有直接影响。饮食不当或营养不足是导致缺乳的原因之一，治疗从调养饮食着手，既能补养气血以充乳源，又能温通经络以促乳行。我国向来有重视产后饮食调理的传统，并积累了丰富的经验。常用通乳食材如花生、木瓜、黄豆、冬葵子、王不留行、猪蹄、鲫鱼、豆腐等。中国民间各地各种产后催乳、通乳的食疗方应有尽有，如猪脚汤、花生炖猪蹄、鲫鱼豆腐汤、当归生姜羊肉汤等。

食疗方如黄豆猪脚。材料：猪脚 2 个，黄豆半斤，花生仁半斤。做法：猪脚去毛剃净、清洗后与花生、黄豆同放至锅中煮，用小火煮熟后再以调味。功效：补气养血、通乳，适于产后气血虚弱及缺乳妇女食用。

又如鲜鲫鱼汤。材料：鲫鱼一条（约有一斤半），做法：将鱼杀好、洗净、放入锅中加水适量，不加调味料慢煮 1 小时，鱼汤出现乳白色时即可食用。功效：通脉下乳、补益脾胃，适于气血虚弱导致乳汁不足之妇女食用。

还有的催乳方单用一种食物或一味药物制作而成。例如，用熬制的大猪骨汤煎通草 10g，或是将晒干的生南瓜子剥壳以后捣成碎末，用温开水冲服；或者是将黑芝麻炒熟，捣成碎末，用温水或者猪蹄汤冲服；还可每日煮花生糖水喝。这些都可以增加产妇的营养或者疏通乳络，从而帮助增加泌乳。

2. 推拿按摩疗法 柔和的乳房按摩有利于刺激排乳反射，乳头、乳晕、乳管是神经末梢丰富的部位，有触觉受体，通过按摩刺激乳头、乳晕，将产生的兴奋上传到大脑底部的垂体前叶和后叶，引起催产素和催乳素的分泌，加强了泌乳反射，从而增加了乳汁的分泌。

狄晓芸用穴位按摩配合乳房按摩治疗 246 例产妇，对照组给予常规护理和乳房按摩，观察组在对照组的基础上增加按摩少泽、合谷、膻中三个穴位，疗效显著，结果证明穴位按摩具有使产妇乳汁分泌始动时间提前、泌乳量增加的作用。

3. 刮痧疗法 是以脏腑经络学说为理论指导的中医非药物疗法，流传了数千年，是中医特色疗法中的佼佼者。

孙红运用刮痧通络法治疗产后缺乳，选取督脉和膀胱经第 1 侧线，既补养气血，又活血化瘀，重点刮拭乳房在肩胛骨上的投影点，约为天宗穴处，简便易行，无痛苦，疗效甚佳。

4. 综合疗法 临床治疗除单用某种疗法之外，还可以多种治疗方法综合运用，也可取得好的效果，如中药内服与针刺、乳房按摩、药膳等结合。

高中云等采用针药结合疗法 [针刺取穴膻中、足三里、脾俞。自拟增乳汤：黄芪 30g，党参 20g，熟地 15g，赤芍 10g，白术 20g，山药 20g，通草 15g，穿山甲（代）10g，路路通 15g，丝瓜络 15g，桔梗 10g] 治疗气血亏虚型产后缺乳 30 例，疗效显著优于自拟增乳汤对照组。结论：自拟增乳汤配合针刺共奏益气养血、通络下乳之功，疗效显著。

（二）典型病案——缺乳（肝郁气滞证）

初诊：2017 年 12 月 1 日。

孙某，女，25 岁，已婚。

主诉：产后 13 天乳汁不足，加重 8 天。

现病史：该患于 2017 年 11 月 19 日顺产一男孩，产后第 4 天有乳胀，少量乳汁分泌，质稠，余后几天乳汁逐渐减少，第 8 天开始出现乳汁全无，无乳胀感。5 天前来本院检查，各项理化检查均未见异常，口服中药汤剂后乳汁较前稍增多，但仍不能满足婴儿需要。现症：乳汁少量分泌，质稠，乳房胀硬疼痛，恶露量少，色白，腹痛腰酸，食欲不振，睡眠可，大便干结、2~3 日一行，小便和。既往史：无特殊。G_1P_1，哺乳期，现工具避孕，无生育要求。查体：形体一般，神态抑郁，面色㿠白；舌质淡，苔薄黄，脉弦细。

诊断：缺乳（肝郁气滞）。

立法：疏肝解郁，补血增液，通络下乳。

针灸处方：主穴选取膻中、少泽（双）、气海、内关（双）、太冲（双）、期门（双）。

具体操作方法：令患者仰卧，放松身体，充分暴露所要施针部位，与患者充分沟通后进针。

针刺膻中：皮肤常规消毒后，从膻中稍下方沿皮肤进针，针尖向下斜刺 0.3~0.5 寸，轻轻捻转，针感明显时留针。

针刺气海：皮肤常规消毒后，直刺 0.8~1.0 寸，轻轻捻转，针感明显时留针。

钟刺少泽穴：皮肤常规消毒后，浅刺 0.1 寸。余穴毫针直刺 0.5~1.5 寸，获得酸、麻、胀感为度。

手法：虚证，弱刺激，施补法。实证，强刺激，施泻法。每次留针约 30 分钟，每日 1 次。

方药：下乳涌泉散加减。

柴胡 10g，当归 20g，川芎 15g，白芍 10g，穿山甲 10g（先煎，代），生地黄 20g，丝瓜络 15g，漏芦 10g, 桔梗 10g, 王不留行 15g, 通草 10g, 甘草 10g, 路路通 15g, 青皮 10g。

上方 5 剂, 每剂猪蹄汤煎取汁 300ml, 150ml 早晚分服。

初诊针灸加中药口服 5 剂 7 天后复诊, 乳汁较前明显增加, 基本能满足婴儿的需要, 继续给予原方针灸 7 天、中药原方 5 剂以巩固疗效, 完全能满足需要, 不用添加代乳品。

按语: 本病属中医学"缺乳"或"乳汁不足"范畴。缺乳病名始于《诸病源候论》, 认为缺乳皆因津液暴竭、经血不足而致。缺乳的主要病机为乳汁生化不足或乳络不畅。女性分娩失血耗气, 以致气血亏虚、乳汁生化乏源。产妇情绪波动影响肝气疏泄, 不仅会抑制催乳素的分泌, 而且会导致乳管痉挛、水肿, 乳管不通, 乳汁滞留。从现代医学的角度讲, 由于产后体内激素水平的变化, 产妇多易有产后抑郁症状, 从而影响乳汁分泌。若肝失条达, 气机不畅, 亦可使乳脉不通, 乳汁运行不畅, 故无乳。乳腺络脉从未产生过乳汁, 为使乳络开启, 故应用通络下乳之针药。膻中为任脉走行上最接近乳房的穴位, 且穴下是心包及心, 针刺时最能行胸部及乳房部气血, 可就近取穴。又因膻中为宗气所聚之处, 为治疗气病要穴, 统治一切气病。气血同源, 故具有行气活血之效。治疗本病时, 常与少泽相配, 疏畅气机, 旺盛乳汁。少泽穴, 小肠经与心经相接续之处, 手太阳小肠经井穴, 为经气之所出, 为历代医家治疗本病的要穴。内关具有理气和胃、宣通中气的作用。太冲为肝经原穴, 对于肝气郁结型患者针刺本穴使用泻法可起到疏肝解郁、行气调血的功效。期门为肝经之募穴, 为气血运行周期之门户。三穴共同发挥疏肝理气、解郁通乳的作用。中药方中柴胡疏肝解郁, 穿山甲(代)通络下乳, 共为君药。柴胡味苦、辛, 性微寒, 归肝、胆经, 有疏散退热、疏肝解郁、升阳举陷、条达肝气的功效, 醋柴胡可增强疏肝解郁功效。穿山甲(代)味咸, 归肝、胃经, 其性善走窜, 能疏通气血而下乳, 为通经下乳的要药。青皮、王不留行、漏芦、通草、丝瓜络、路路通为臣药。青皮味苦、辛, 性温, 归肝、胆、胃经, 疏肝理气, 消积化滞, 辛散温通, 苦泄下行而奏疏肝理气、散结止痛之功。青皮助柴胡疏肝解郁; 漏芦、通草增加穿山甲(代)通络下乳之力。通草味甘、淡, 性微寒, 归肺、胃经, 清热利湿、通气下乳, 常与猪蹄、穿山甲(代)、川芎、甘草等配伍。漏芦味苦、性寒, 归胃经, 清热解毒、消痈散结、通经下乳, 尤为治乳痈之良药。王不留行味苦、性平, 归肝、胃经, 活血通经, 下乳, 消痈, 利尿通淋。丝瓜络味甘、性平, 归胃、肺、肝经, 有祛风、通络、活血、下乳的功效, 用于治疗痹痛拘挛、胸胁胀痛、乳汁不通、乳痈肿痛。路路通味苦、性平。归肝、肾经, 有祛风活络、利水、通经的作用, 用于治疗关节痹痛、麻木痉挛、水肿胀满、乳少、经闭。当归、白芍、川芎、生地黄、花粉为佐药。当归、白芍养肝血, 与柴胡同用, 补肝体而助肝用, 使血和则肝和, 血充则肝柔。当归味辛、甘, 性温, 归心、肝、脾经, 取其养血和血之功。白芍苦、酸、甘, 微寒, 归肝、脾经, 养血调经, 平肝止痛, 敛阴止汗。川芎味辛, 性温, 归肝、胆、心包经, 可活血行气, 祛风止痛, 辛香行散, 温通血脉, 既能活血化瘀以调经, 又能行气开郁而止痛, 前人称其为"血中之气药"。生地黄味甘、苦, 性寒, 归心、肝、肾经, 清热凉血, 养阴生津, 入营分、血分, 为"清热凉血养阴生津之要药"。天花粉味甘、微苦, 性微寒, 归肺、胃经, 清热生津, 消肿排脓。桔梗、甘草为使药。桔梗味苦、性辛、平, 归肺经, 宣肺祛痰, 利咽, 排脓, 辛散苦泄, 宣开肺气, 祛痰利气, 无论属寒属热皆可应用。甘草味甘、性平, 归心、脾、肺、胃经, 调和诸药, 缓解诸药烈性, 以防药性猛烈耗气伤正。诸药合用, 共奏疏肝解郁、补血增液、通络下乳之功。

第四节 痛 经

痛经是指妇女正值经期或经行前后, 出现周期性小腹疼痛, 或伴腰骶酸痛, 甚至剧痛晕厥, 影响正常工作及生活的疾病。痛经是临床常见病，亦称"经行腹痛"。

有关痛经的记载，最早见于《金匮要略·妇人杂病脉证并治》，其曰："带下，经水不利，少腹满痛，经一月再见者，土瓜根散主之。"指出瘀血内阻而致经行不畅，少腹胀痛，1个月后周期性再出现的痛经特点，并用活血化瘀的土瓜根散治疗。《诸病源候论》首立"月水来腹痛候"，认为"妇人月水来腹痛者，由劳伤气血，以致体虚，受风冷之气，客于胞络，损冲任之脉……其经血虚，受风冷，故月水将来之际，血气动于风冷，风冷与血气相击，故令痛也"，为研究本病的病因病机奠定了理论基础。《景岳全书》有云："经行腹痛，证有虚实。实者或因寒滞，或因血滞，或因气滞，或因热滞；虚者有因血虚，有因气虚。然实痛者，多痛于未行之前，经通而痛自减；虚痛者，于既行之后，血去而痛未止，或血去而痛益甚。大都可按可揉者为虚，拒按拒揉者为实。"详细归纳了本病的常见病因，且提出了根据疼痛的时间、性质、程度辨虚实的见解，对后世临证颇有启迪。

一、病因病机

痛经病因有生活所伤、情志不和、六淫为害，痛经的病位在冲任与胞宫，其发生与冲任、胞宫的周期性生理变化密切相关。病因病机可概括为"不荣则痛"或"不通则痛"，其证重在明辨虚实寒热。若素体肝肾亏损，气血虚弱，经期前后，血海满而溢泄，气血骤虚，冲任、胞宫失养，则"不荣则痛"；若由肝郁气滞、寒邪凝滞、湿热郁结等因素导致瘀血阻络，客于胞宫，损伤冲任，气血运行不畅，则"不通而痛"。

（1）寒凝血瘀：经期产后，感受寒邪，或过食生冷，或迁居寒冷之地，寒邪客于胞宫，血得寒则凝，以致瘀阻冲任，血行失畅。经前、经期气血下注冲任，加重胞脉气血瘀滞，"不通则痛"，发为痛经。

（2）气滞血瘀：素性抑郁，忧思郁怒，肝郁气滞，气滞血瘀，滞于冲任、胞宫而作痛；若血不循经滞于胞宫，日久成瘀，阻碍气机流畅。气滞与血瘀相互为病，最终导致"经水不利"而腹痛发作。《张氏医通》云："经行之际……若郁怒则气逆，气逆则血滞于腰腿心腹背胁之间，遇经行时则痛而加重。"

（3）湿热蕴结：素体湿热内蕴，或经期、产后调养不慎，感受湿热邪气，与血相搏，流注下焦，蕴结胞中，气血凝滞，"不通则痛"，发为痛经。

（4）气血虚弱：脾胃素虚，化源匮乏，或大病久病或失血过多，气血不足，胞脉空虚，经期或行经后气血亏虚益甚，故冲任、胞宫失于濡养而发病；兼气虚推动无力，血行迟缓，冲任经脉不利，亦可发病。正如《景岳全书》云："凡人之气血犹源泉也，盛则流畅，少则壅滞，故气血不虚则不滞。"

（5）肝肾亏损：素禀虚弱，或房劳多产，或久病耗损，导致肝肾亏虚，精亏血少，水不涵木；经后血海空虚，冲任、胞宫失去濡养，"不荣则痛"发为痛经。如《傅青主女科》中所述："妇人有少腹疼于行经之后者，人以为气血之虚也，谁知是肾气之涸乎。"

痛经发病因素较为复杂，而且相互交错或重复出现，常非单一因素所致。如肾气亏虚，精血亏少，血为气之母，精血不足，则气血虚弱；又如素禀虚弱，肝肾阴虚，水不涵木，肝气郁滞，气血不行而发病。

二、诊断

（1）病史：既往有经行腹痛史；精神过度紧张，经期产后冒雨涉水、过食寒凉，或有不节房事等情况；子宫内膜异位症、子宫腺肌病、盆腔炎性疾病、宫颈狭窄等病史或妇科手术史。

（2）症状：腹痛多发生在经行前1～2天，行经第1天达高峰，疼痛多呈阵发性、痉挛性，或呈胀痛或伴下坠感。疼痛常可放射至腰骶部、肛门、阴道及大腿内侧。痛甚者可伴面色苍白，出冷汗，手足发凉，恶心呕吐，甚至晕厥等。也有少数于经血将净或经净后1～2天始觉腹痛或腰腹痛者。

（3）检查

1）妇科检查：功能性痛经者，检查多无明显异常。部分患者可见子宫体极度屈曲，或宫颈口狭窄。子宫内膜异位症者多有痛性结节，或伴有卵巢囊肿；子宫腺肌病者子宫多呈均匀性增大，或伴有压痛；盆腔炎性疾病可有子宫或附件压痛等征象；有妇科手术史者，多有子宫粘连、活动受限等。

2）辅助检查：①盆腔B超检查有助于诊断子宫内膜异位症、子宫腺肌病、盆腔炎性疾病，排除妊娠、生殖器肿瘤等。②血液检查，如血常规白细胞计数是否增高，有助于诊断盆腔炎性疾病。另外，盆腔MRI检查、腹腔镜、子宫输卵管碘油造影、宫腔镜等检查有助于明确痛经的病因。

三、辨证分型

1. 寒凝血瘀证

主要证候：经前或经期，小腹冷痛拒按，得热痛减，或周期后延，经血量少，色暗有块；畏寒肢冷，面色青白；舌暗，苔白，脉沉紧。

证候分析：寒客胞宫，血为寒凝，瘀滞冲任，血行不畅，故经前或经期小腹冷痛；寒得热化，瘀滞暂通，故得热痛减；寒凝血瘀，冲任失畅，可见周期后延，经色暗而有块；寒邪内盛，阻遏阳气，故畏寒肢冷，面色青白。舌暗、苔白、脉沉紧，均为寒凝血瘀之候。

治法：温经散寒，化瘀止痛。

方药：少腹逐瘀汤（《医林改错》）。

少腹逐瘀汤：肉桂、小茴香、干姜、当归、川芎、赤芍、蒲黄、五灵脂、没药、延胡索。

若小腹冷痛较甚，加艾叶、吴茱萸以散寒止痛；若寒凝气闭，痛甚而厥，四肢冰凉，冷汗淋漓，加附子、细辛、巴戟天以回阳散寒；若伴肢体酸重不适，苔白腻，或有冒雨、涉水、久居阴湿之地史，乃寒湿为患，应酌加苍术、茯苓、薏苡仁、羌活以健脾除湿。

2. 气滞血瘀证

主要证候：经前或经期，小腹胀痛拒按，月经量少，经行不畅，色紫暗有块，块下痛减，胸胁、乳房胀痛；舌紫暗，或有瘀点，脉弦涩。

证候分析：肝失条达，冲任气血郁滞，经血不利，"不通则痛"，故经前或经期小腹胀痛拒按；冲任气滞血瘀，故经量少，经行不畅，色暗有块；块下气血暂通，则疼痛减轻；肝郁气滞，经血不利，故胸胁、乳房胀痛。舌紫暗，或有瘀点，脉弦涩，均是气滞血瘀之候。

治法：行气活血，化瘀止痛。

方药：膈下逐瘀汤（《医林改错》）。

膈下逐瘀汤：当归、川芎、赤芍、桃仁、红花、枳壳、延胡索、五灵脂、乌药、香附、牡丹皮、甘草。

若肝气夹冲气犯胃，痛而恶心呕吐者，加吴茱萸、法半夏、陈皮以和胃降逆；小腹坠胀不适或前后阴坠胀不适，加柴胡、升麻以行气升阳；郁而化热，心烦口苦，舌红苔黄，脉数者，加栀子、郁金以清热泻火。

3. 湿热蕴结证

主要证候：经前或经期，小腹疼痛或胀痛不适，有灼热感，或痛连腰骶，或平时小腹痛，经前加剧，月经量多或经期长，色暗红，质稠或有血块；平素带下量多，色黄稠臭秽，或伴低热，小便黄赤；舌红，苔黄腻，脉滑数或濡数。

证候分析：湿热蕴结冲任，阻滞气血运行，经前或经期气血下注冲任，加重气血壅滞，故见小腹疼痛或胀痛，有灼热感，痛连腰骶，或平时小腹痛，经前加剧；湿热损伤冲任，迫血妄行，故见经量多，或经期长；血为热灼，故色暗红，质稠或有血块；湿热下注，伤于带脉，带脉失约，故带下量多，黄稠臭秽；湿热熏蒸，故低热，小便黄赤。舌红，苔黄腻，脉滑数或濡数，均为湿热蕴结之候。

治法：清热除湿，化瘀止痛。

方药：清热调血汤（《古今医鉴》）加车前子、败酱草、薏苡仁。

清热调血汤：黄连、牡丹皮、生地黄、白芍、当归、川芎、红花、桃仁、延胡索、莪术、香附。

若月经过多或经期延长者，酌加槐花、地榆、马齿苋以清热止血；带下量多者，酌加黄柏、樗白皮以清热除湿。

4. 气血虚弱证

主要证候：经期或经后，小腹隐痛喜按，月经量少，色淡质稀；神疲乏力，头晕心悸，面色苍白，失眠多梦；舌质淡，苔薄，脉细弱。

证候分析：气血不足，冲任亦虚，经行之后，血海更虚，胞宫、冲任失于濡养，故经期或经后小腹隐隐作痛，喜按；气血两虚，血海未满而溢，故经量少，色淡质稀；气虚中阳不振，故神疲乏力；血虚则无以养心神、荣头面，故见头晕心悸，失眠多梦，面色苍白。舌淡、苔薄、脉细弱，均是气血两虚之候。

治法：益气养血，调经止痛。

方药：圣愈汤（《医宗金鉴·妇科心法要诀》）。

圣愈汤：人参、黄芪、熟地黄、白芍、当归、川芎。

若月经夹有血块者，酌加蒲黄、五灵脂以活血止痛；若伴有经行便溏，腹痛严重者，可去当归，加茯苓、炒白术以健脾止泻；失眠多梦，心脾虚者，酌加远志、合欢皮、首乌藤，以养心安神；若伴畏寒肢冷，腰腹冷痛，可加肉桂、小茴香、艾叶以散寒止痛。

5. 肝肾亏损证

主要证候：经期或经后，小腹绵绵作痛，喜按，伴腰骶酸痛，月经量少，色淡暗，质稀；头晕耳鸣，面色晦暗，失眠健忘，或伴潮热；舌质淡红，苔薄白，脉沉细。

证候分析：肾气虚损，精血本已不足，经期或经后，血海更虚，胞宫、冲任失养，故小腹隐隐作痛，喜按，腰骶酸痛；肾虚冲任不足，血海满溢不多，故月经量少，色淡质稀；肾精亏虚，不能上荣头窍，故头晕耳鸣，面色晦暗，失眠健忘；肾水亏于下，肝木失养，则肝阳亢于上，故可伴潮热。舌淡红、苔薄白、脉沉细，均为肝肾亏损之象。

治法：补养肝肾，调经止痛。

方药：益肾调经汤（《中医妇科治疗学》）。

益肾调经汤：巴戟天、杜仲、续断、乌药、艾叶、当归、熟地黄、白芍、益母草。

益肾调经汤主治"经来色淡量少，经后少腹疼痛，两胁作胀，腰部酸软"。方中巴戟天、杜仲、续断补肾壮腰，强筋止痛；乌药温肾散寒，艾叶温经暖宫；当归、熟地黄、白芍滋阴养血，益母草活血调经。诸药合用，肾气实、筋骨坚，阴血充沛，子宫、冲任得以濡煦，则疼痛自止。

四、中成药治疗

（1）元胡止痛片：每次 3 片，每日 3 次，口服，适用于气滞血瘀证。
（2）少腹逐瘀胶囊：每次 3 粒，每日 3 次，口服，适用于寒凝血瘀证。
（3）八珍益母丸：每次 6g，每日 2 次，口服，适用于气血虚弱兼有瘀滞证。
（4）散结镇痛胶囊：每次 3 粒，每日 3 次，口服，适用于血瘀证。

五、针灸治疗

（1）实证：毫针泻法，寒邪甚者可用艾灸。主穴：三阴交、中极。配穴：寒凝者加归来、地机；气滞者加太冲；腹胀者加天枢、气海；胁痛者加阳陵泉、光明；胸闷者加内关。

（2）虚证：毫针补法，可加用灸法。主穴：三阴交、足三里、气海。配穴：气血亏虚加脾俞、胃俞；肝肾不足加太溪、肝俞、肾俞；头晕耳鸣加悬钟。

现代针灸治疗痛经应用最多的配穴法是俞募配穴法，但经典的俞募穴相配出现的次数相对较少，俞募穴多以单个俞穴或募穴配合原穴或下合穴为多。分部配穴以局部取穴和远端取穴相配合，所以在胸腹、腰背、四肢取的穴位比较多，而在与痛经关系不密切的头面部取穴就比较少。辨证取穴有以下特点：气滞血瘀型的痛经常用配穴为太冲、三阴交、气海、血海；寒湿凝滞型的痛经常用配穴为三阴交、关元、中极；气血不足型的痛经常用配穴为足三里、气海、脾俞；肾气亏虚型的痛经常用配穴为肾俞、肝俞；湿热蕴结型的痛经常用配穴为丰隆、阴陵泉。治疗痛经的处方以多穴处方为主。原因是现代医家强调以辨病为主、辨证与辨病相结合的原则，出现了辨证分型治疗。

六、名中医经验

中医妇科名家治疗痛经以"不通则痛，不荣则痛"为指导原则。血瘀证为痛经的主要证型，活血化瘀法为痛经的主要治法；虚证在痛经中也占有一定比例，痛经伴有虚证者应配伍适量补虚药。

痛经以实证为主，其中原发性痛经可有实证、虚证及虚实夹杂证，选用方剂以经方为主；继发性痛经以实证和虚实夹杂证为主，选用方剂以经验方为主，并常配合散结的药物使用。

治疗痛经常用中药有当归、白芍、川芎、香附、延胡索、赤芍、甘草、五灵脂等，常用经方有四物汤、温经汤、失笑散、少腹逐瘀汤、四逆散、金铃子散、逍遥散等。典型的经验方有内异 1 方、内异 2 方、内异 3 方、加味没竭汤、白莲散结汤、内异止痛汤、活血祛瘀化癥汤等。

（一）特色

女性的月经周期可以分为四期，月经期、经后期、经间期、经前期。月经期：血海由满而溢，血室正开，子宫泄而不藏，经血下泄。经后期：子宫、胞脉相对空虚，阴血不足，血室已闭，子宫藏而不泄，阴精渐长。经间期：重阴必阳，在肾中阳气的鼓动下，阴阳转化，阴精化生阳气，出现氤氲之候。经前期：阳气渐长，子宫、胞脉气血满盈，气行则血行。故现在诸多医家认为治疗痛经应顺应血海的气血变化，适时调经，则气血和，痛经止。如夏桂成结合自己多年的临床经验及现代女性生殖内分泌学，创造性地提出了心（脑）-肾-子宫生殖学说、补肾调整月经周期理论等。认为痛经是由经间期阴阳消长转化不利或经前期阳长不及所致。治疗上采用以月经周期演变为基础，具有因势利导、顺水推舟作用的调周法。行经期活血调经，重在祛瘀，方选越鞠丸加五味调经散加减；经后初期养血滋阴，以阴助阴，方选归芍地黄汤加越鞠丸加减；经后中期养血滋阴，佐以助阳，方选滋肾生肝饮加异功散加减；经后末期滋阴助阳，阴阳并重，方选补天五子种玉丹加减；经间排卵期活血补肾，重在促新，方选补肾促排卵汤加减；经前期补肾助阳，维持阳长，方选毓麟珠加越鞠丸加减；经前后半期助阳健脾，疏肝理气。其中重点在于排卵期和经前期，尤其是排卵期。常用方为补肾促排卵汤加异功散加减。

（二）典型病案——痛经（寒凝血瘀证）

初诊日期：2017 年 5 月 20 日。

王某，女，20 岁，未婚。

主诉：经行腹痛 6 年，加重 1 年。

现病史：该患者 14 岁初潮，既往月经规律，月经 7 天/28～30 天，量中，色暗红，有血块，小腹隐痛，近 6 年自述经行第 1～2 天小腹冷痛甚，以小腹正中为主，得温痛减，遇冷加重，伴有腰酸痛，近 1 年经期腹痛甚，伴有面色苍白，四肢发凉，冷汗出。痛时需服布洛芬等镇痛药方才暂缓，严重影响其正常学习与生活。小腹坠痛，得热痛缓，手足凉，月经净后痛缓，末次月经为 2017 年 4 月 25 日，7 天前彩超检查未见明显异常。现患者无明显不适，睡眠良好，食欲尚可，二便正常。查体：形体一般，神态正常，面色㿠白；舌质青紫，苔薄白，脉沉迟。

诊断：痛经（寒凝血瘀）。

立法：温经散寒，化瘀止痛。

针灸处方：三阴交、次髎、地机、子宫。

令患者仰卧，放松身体，充分暴露所要施针部位，局部予以常规消毒，与患者充分沟通后进针。

采用常规针刺法，留针 1 小时，每日 1 次。月经前 1 周开始治疗，连续 10 天，至月经期第 3 天停止。

方药：少腹逐瘀汤加减。

小茴香 15g，肉桂 10g，炮姜 10g，当归 15g，川芎 10g，赤芍 10g，蒲黄 10g，五灵脂 15g，延胡索 10g，乌药 15g，炙甘草 10g。

上方 7 剂，每剂水煎取汁 300ml，150ml 早晚分服。于次日开始服药，连服 10 天，服至月经期第 3 天停用；嘱患者经期忌食生冷食物，保证充足睡眠，不适随诊。

二诊日期：末次月经为 2017 年 5 月 23 日。患者自述针灸加服药 1 个疗程后，经前期及行经期小腹冷痛明显缓解，月经血量稍增加，血块减少，其余症状均见减轻，但仍有腰酸腹坠感。舌淡暗，苔白，脉沉迟。处置：继续口服原方，于月经前 1 周给药 7 剂，连服 10 天，服至月经期第 3 天停药，同时进行针灸治疗，治疗同上。上述 3 个周期后复诊，不适随诊。

三诊日期：末次月经为 2017 年 7 月 21 日。患者自述服药后，经期腹痛明显减轻，不影响正常的工作与生活，无全身症状，疼痛时间明显缩短，经血量适中，血块消失，血色正常，睡眠可，饮食尚可，二便正常；舌质暗，苔薄，脉沉。经治疗 3 个疗程，患者症状明显改善，其治疗效果显著。嘱患者经期避免重体力劳动，注意保暖，保证足够休息和睡眠，忌食生冷寒凉食物，随季节寒冷变化及时添加衣物，保持心情舒畅，消除紧张情绪，进行规律而适度的体育锻炼，预防痛经复发。

按语：本患者为青春期少女，肾气渐盛未充之期，查其面色㿠白，舌质青紫，苔薄白，脉沉迟，属素体脾肾阳虚之体。阳虚则阴寒内盛，寒则血脉收引凝滞，血行不畅；又下焦阳气不足，胞宫、冲任失于温养。未行经之期，患者冲任、血海气血变化不剧，处于相对平和状态，故仅见阳虚等证候。经期血海由满盈而溢泄，血脉凝滞，经血排泄不畅，故见不通则痛；血海因排泄经血而空虚，又素体阳虚，使下焦胞宫、冲任失于温养而不荣则痛。故症见经行腹痛甚，而喜温喜按。寒凝经脉，血行迟滞，加之阳虚血失温养，故见经血色暗有块。三阴交为足太阴、厥阴、少阴的交会穴。足三阴经与任脉相通，交于关元、中极等穴，故三阴交通过足三阴经与任脉相通；冲脉在腹部与足少阴肾经相并而行，故三阴交通过足少阴肾经与冲脉相通；冲、任二脉皆起于胞宫，冲为血海，任为阴脉之海，共同调节胞宫气血，故三阴交通过冲、任二脉与胞宫相通。针刺三阴交能够通过足三阴经调节冲、任二脉，调理胞宫，使气血流通，经脉得以濡养，从而使痛经症状消失。次髎穴位于腰骶部，与肾、督脉关系密切，可强腰壮肾，调补冲、任，调经理气，行血散瘀，是治疗妇科疾病的要穴。针刺膀胱经的次髎穴，可以激发督脉元阳和调节肾精以温暖胞宫，能疏通冲、任使胞脉通畅而达到"通则不痛"。地机为足太阴脾经郄穴，具有健脾胃、调经带的功用。足太阴脾经在循行过程中抵小腹，与冲、任诸经关系密切，郄穴是经脉气血深聚之处的腧穴，有疏导气血、调理脏腑之功能。取脾经的郄穴地机治疗痛经，可以通过针刺穴位调脾经经气，疏通气血而止痛。子宫穴的功效为调经理气，升提下陷。刺激子宫穴是直接针对女性生殖器的调理手法，疗效显著，具有活血化瘀、理气止痛的作用。少腹逐瘀汤载于晚清名医王清任所著的《医林改错》，具有活血祛瘀、温经止痛的功效，患者素体阳气不足，方中肉桂具有温肾扶阳、散寒止痛、温通经脉的功效，为君药。川芎活血行气，辛香行散，祛风止痛，温通经脉，有"血中气药"之称。白芍养血调经，柔肝止痛。白芍、炙甘草酸甘化阴；五灵脂、蒲黄、赤芍能发挥活血通络、祛瘀止痛的功效。《神农本草经》记载，赤芍"主邪气腹痛，除血痹，破坚积，寒热瘀痕，止痛"。小茴香善温肝暖肾，理气止痛。以上诸药合用，温经散寒，活血祛瘀，祛除寒邪，瘀血去，痛经解，病自愈。临床以温性药物治疗，血得热则行，通而不痛，温性药物如炮姜、肉桂、小茴香，温性能开，温之则化，温之则行，符合"寒者温之"、"通则不痛"的原则。研究表明，温类药物多能兴奋中枢神经，改善循环，具有镇痛、镇静、消炎、扩张血管等作用，解除由于寒邪凝滞所致的各种痛证。如此针药并用，相辅相成，共奏温经散寒、化瘀止痛、调理冲任之功。

参 考 文 献

安徽中医学院，上海中医学院. 1987. 针灸学辞典 [M]. 上海：上海科学技术出版社，348.

薄智云. 2012. 腹针疗法 [M]. 北京：中国中医药出版社：129-134.

常小荣，赵钊，潘思安，等. 2014. 论《针灸甲乙经》特定穴的学术价值 [J]. 湖南中医药大学学报，34（7）：1-3.

陈春海，周翔，孙嘉逸，等. 2016. 纪青山运用"郄募配穴法"治疗急症胃痛临床经验 [J]. 中国民间疗法，24（8）：16-17.

陈德成，杨观虎，王富春，等. 2016. "动筋针法"的靶点治疗 [J]. 中国针灸，36（11）：1177-1180.

陈芳，陈俊军. 2009. 针灸治疗排卵障碍性不孕症的临床研究概况 [J]. 中医药导报，15（3）：92-94.

陈凤霞. 2014. 针灸治疗乳脂不足 45 例 [J]. 中国针灸，28.

陈佑邦. 1990. 中国针灸治疗学 [M]. 北京：中国科学技术出版社：119.

承淡安. 2006. 中国针灸治疗学 [M]. 福州：福建科学技术出版社：193.

狄晓芸. 2011. 穴位按摩配合乳房按摩对产后乳汁分泌的影响 [J]. 中国中医药现代远程教育，9（10）：43-44.

董静，杨学惠，郑德松，等. 2017. 头体针缪刺法结合康复训练治疗脑卒中后肩手综合征的随机对照研究 [J]. 成都中医药大学学报，40（1）：40-43.

杜宇征. 2010. 石学敏院士针刺治疗急症、疑难病症学术思想浅析 [J]. 中国针灸，30（12）：1025-1028.

高隽，朱国庆. 2000. 5-羟色胺与睡眠和抑郁症的关系 [J]. 国外医学：精神病学分册，27（3）：148.

高希言. 2006. 针灸学临床 [M]. 北京：人民军医出版社：215.

高中云，张晓琳，等. 2012. 针药结合治疗气血亏虚型缺乳 30 例 [J]. 针灸临床杂志，28（4）.

耿嘉纬，付洁，张巨明，等. 1993. 柴松岩治疗更年期综合征经验介绍 [J]. 北京中医杂志，（1）：7-8.

龚可，张世俊，毛毅，等. 2014. 灼灸足三里针刺足底穴对中风患者下肢功能恢复的疗效观察 [J]. 黑龙江中医药，43（2）：63-64.

谷宁飞，陈会娟，杜其敏，等. 2018. 中医内外同治综合疗法治疗女性更年期失眠的临床疗效 [J]. 医学综述，24（24）：4983-4987.

顾维明. 1999. 产后催乳食疗十方 [J]. 陕西中医函授，（6）：25.

韩雪梅，夏宝林，李科全. 2013. 艾灸预处理配合西药防治冠心病的临床效果 [J]. 中华全科医学，11（8）：1258-1259.

何宁宁，尹尧丽，何丽，等. 2017. 不同灸法对胃经不同部位温度影响 [J]. 辽宁中医药大学学报，19（2）：96-98.

何赛萍. 2006. 调节脏腑气机治疗失眠症 [J]. 浙江中医杂志，41（6）：346-347.

何世鹰. 2000. 标本、根结、气街理论及其临床应用 [A] //中国针灸学会. 中国特种针法应用与针灸临床学术交流大会论文集. 北京：中国特种针法应用与针灸临床学术交流会.

何裕民，沈红艺，倪红梅，等. 2008. 亚健康的范畴研究 [J]. 医学与哲学，29（1）：24.

贺普仁. 2011. 普仁明堂示三通 [M]. 北京：科学技术文献出版社，187-188.

胡乐星，齐瑞，严隽陶. 2014. 经络理论中根结标本发展及应用浅析 [J]. 浙江中医药大学学报，38（8）：1012-1016.

皇甫谧. 2006. 针灸甲乙经 [M]. 北京：人民卫生出版社.

黄涛，孔健，黄鑫，等.2008.有关得气的误解：从历史回顾到实验研究［J］.中国针灸，28（2）：105-109.

姬乐，陈晓锋，陆惠.2016.在 fMRI 下观察腹针治疗中风后肌力变化的临床研究［J/OL］.中华临床医师杂志（电子版），6：52-53.

季建军.1998.从"脾胃之本"论治冠心病探析［J］.甘肃中医，11（6）：2-3.

井建梅，韩洪武.2008.自拟五子二仙益肾汤治疗围绝经期综合征 100 例疗效观察［J］.河北中医药学报，23（3）：30.

李创鹏，张艳玲，刘培中，等.2005.针刺补肾培土法治疗冠心病心绞痛 70 例［J］.中国中医药信息杂志，12（1）：76，79.

李虎.2016.近二十年针灸治疗冠心病心绞痛腧穴应用规律研究［D］.济南：山东中医药大学.

李世亭，王旭辉.2011.面肌痉挛的诊断与治疗［J］.中华神经外科疾病研究杂志，10（6）：481-484.

李淑娟，陈铭，许金森.2016.隔姜灸源流考及其临床应用［J］.中医药临床杂志，28（11）：1565-1566.

李文纯.2013.经筋刺法对脑卒中恢复期偏瘫手精细动作的影响［D］.长沙：湖南中医药大学.

李燕娜，陈万根.1996.从肝风论治运动神经元病［J］.中医药研究，13（1）：29-30.

李勇生.2010.健脾清肝方治疗更年期综合征 78 例［J］.陕西中医，31（3）：283.

李玉琴.2014.腹针对缺血性脑卒中恢复期肢体肌张力增高的临床疗效观察［D］.北京：北京中医药大学.

李跃民，李林，方家，等.2010.热敏灸配合西药治疗冠心病心绞痛 50 例［J］.江西中医药，41（12）：58-59.

梁繁荣.2006.杨继洲针灸临床辨证思维模式的研究［A］//中国针灸学会.中国针灸学会针灸文献专业委员会2006 年学术年会.北京：中国针灸学会针灸文献专业委员会 2006 年学术年会.

林舒鸿，陈嘉源.2017.十宣穴点刺放血治疗脑梗死后手指拘挛状态患者的临床效果［J］.医疗装备，30（15）：124-125.

林通国.1983.中药治疗肌萎缩侧索硬化三例［J］.广西中医药，6（2）：22-23.

刘畅，纪青山，李杰.1991."经络平衡"对面瘫治疗的作用［J］.福建中医药，（2）：23-25.

刘畅，刘冠军，纪青山.1991.经络平衡与面瘫针刺治疗的临床观察［J］.辽宁中医杂志，（3）：33-35，38.

刘蓬.2016.中医耳鼻咽喉科学［M］.北京：中国中医药出版社.

刘清国，胡玲.2012.经络腧穴学［M］.北京：中国中医药出版社：78.

刘晓铭，仲远明，王茵萍.2011.耳廓望诊的意义及前景［J］.长春中医药大学学报，27（4）：589-591.

刘洋，安小茹，王学东，等.2005.纪青山教授针灸学术思想与临证经验简介［J］.针灸临床杂志，（3）：6-7.

刘元峰，张玉娟.2012.补肾活血针法治疗稳定性心绞痛临床疗效观察［J］.黑龙江中医药，（2）：35-36.

陆寿康.1999.浅刺法的临床应用及理论意义［J］.中医杂志，40（7）：443-444.

路玫，张丽繁，袁晔，等.2011.隔姜灸、悬灸对不同穴位各时段热敏度的对比研究［J］.中国针灸，31（3）：232-235.

吕琦，张春红，李军.2013.针刺治疗进行性脊肌萎缩 1 例［J］.上海针灸杂志，32（2）：143.

罗元恺.1990.以补肾为主治疗更年期综合征临床研究［J］.中国医药学报，13.

马禄均.1994.实用中医乳房病学［M］.北京：人民卫生出版社：21.

毛洪祥.2008.慢性原发性失眠与人格及心理因素的关系［J］.中国健康心理学杂志，16（7）：787-789.

彭艳，侯丽辉，吴效科.2006.针灸治疗排卵障碍性疾病的现代研究进展［J］.中国针灸，26（10）：756-759.

齐伟，王孝成，纪青山.2011.从经典理论探析纪青山"多针浅刺法"治疗周围性面瘫［J］.吉林中医药，31（8）：736-737.

任慧琴，赵立杰，张楚，等.2016.纪青山教授疏泻厥阴法治疗外吹乳痈［J］.长春中医药大学学报，32（1）：

11-13.

桑海滨.2016.基于古今针灸文献治疗眼病的理论及组方规律的研究［D］.广州：广州中医药大学.

申鹏飞.2010.石学敏经筋刺法临证经验浅析［J］.辽宁中医杂志，37（1）：20-21.

申治富，佘天薇.2018."合治内府"的理论溯源［J］.中国中医基础医学杂志，24（5）：569-570.

沈绍功.1999.诊治冠心病的新思路［J］.中国中医急症，8（2）：51-53.

施杞，王和鸣.2001.骨伤科学［M］.北京：人民卫生出版社.

石立，韩艾.2010.醒脑开窍针刺法治疗进行性脊髓性肌萎缩1例［J］.上海针灸杂志，29（5）：314.

石学敏.2002.针灸学［M］.北京：中国中医药出版社.

石学敏.2007.针灸治疗学［M］.北京：人民卫生出版社.

石学敏.2015.脑卒中与醒脑开窍［M］.北京：科学出版社：241，268.

石瑜，吴志明，廖映烨，等.2016.论《针灸甲乙经》配穴方法对后世的影响［J］.中国中医药现代远程教育，
　　14（4）：43-45，50.

时宗泽.2018.隔姜灸的临床应用与研究进展［J］.现代中西医结合杂志，27（28）：3181-3184.

宋军，路志正.2008.路志正教授调理脾胃法治疗胸痹的经验［J］.中华中医药学刊，26（8）：1648-1650.

隋月皎，马铁明，卞镝，等.2015.恢刺结合麦粒灸治疗脑卒中上肢痉挛性偏瘫临床观察［J］.中国针灸，
　　35（5）：423-427.

孙定炯.2018.醒脑开窍针刺法结合Brunnstrom分期对脑卒中后手功能障碍的影响［J］.时珍国医国药，
　　29（7）：1656-1657.

孙国兴.1999.针灸学［M］.上海：上海科学技术出版社，153-180.

孙红.2006.刮痧通络治疗产后缺乳［J］.中国针灸学会第七届全国针灸推拿学术研讨会论文汇编，265-266.

孙华，崔丽英.2005.针灸治疗运动神经元病的现状［J］.中国临床康复，9（21）：174-175.

孙杏梅.2005.针灸治疗小儿遗尿72例［J］.吉林中医药，25（8）：31.

谈慧.2018.揿针配合功能针治疗缺血性脑卒中后手功能障碍30例疗效观察［J］.中国医药科学，8（9）：12-15.

谈慧.2018.揿针配合埋线治疗缺血性脑卒中后手功能障碍的效果［J］.中国医药导报，15（5）：76-79.

唐云华.2010.神阙灸法治疗中风偏瘫临床观察［J］.中医学报，25（6）：1216-1217.

田丙坤，邢玉瑞.2014.皇甫谧《针灸甲乙经》研究进展［J］.中国针灸，34（11）：1135-1140.

田道正.1997."隐性得气"还是"隐性针感"［J］.中国针灸，17（10）：602-603.

田德禄，蔡淦.2006.中医内科学［M］.上海：上海科学技术出版社.

田德禄.2002.中医内科学［M］.北京：人民卫生出版社.

田勇泉.2016.耳鼻咽喉头颈外科学［M］.北京：人民卫生出版社.

童晨光.2003.中下焦俞募穴与相应脏腑特异性联系通路的荧光双标法研究［D］.北京：北京中医药大学.

童惠平.2017.杨继洲医案研究［A］//中国针灸学会.2017世界针灸学术大会暨2017中国针灸学会年会论文
　　集.中国针灸学会：2.

汪洋.2012.针刺配合不同波形电针治疗阴虚火旺型失眠症44例［J］.针灸临床杂志，（12）：28-31.

汪怡新，沈梅红.2014.针灸治疗围绝经期综合征临床选穴规律探析［J］.辽宁中医药大学学报，16（2）：122-124.

王冰.1994.灵枢［M］.鲁兆麟主校.沈阳：辽宁科学技术出版社，1-9.

王富春，纪青山.1989.郄募配穴治急症举隅［J］.江西中医药，22.

王富春.2005.刺法灸法学［M］.上海：上海科学技术出版社，195.

王宏君.2015.巨刺法治疗脑卒中急性期上肢运动功能障碍的临床研究［A］.中国中西医结合学会神经科专业
　　委员会.第十一次中国中西医结合神经科学术会议论文汇编［C］.中国中西医结合学会神经科专业委员会：

中国中西医结合学会.

王民集，朱江，杨永清. 2012. 中国针灸全书［M］. 郑州：河南科学技术出版社.

王宁. 2017. 火针与不同间隔时间电针治疗中风后痉挛状态的临床研究［D］. 广州：广州中医药大学.

王萍. 2003. 综合治疗女性更年期综合征［J］. 中华现代中西医杂志，6（1）：13.

王启才. 1989. 论经络的平衡与失衡［J］. 江苏中医，（1）：21-24.

王新伟，杨晓伟，代静. 2015. 局部透刺疗法对缺血性脑卒中恢复期腕手功能障碍临床研究［J］. 辽宁中医药
  大学学报，17（12）：184-186.

王永钦. 2001. 中医耳鼻咽喉口腔科学［M］. 北京：人民卫生出版社.

王执中. 1959. 针灸资生经［M］. 上海：上海科学技术出版社，279.

温世伟，贾春华. 2019. 基于象隐喻的五行学说及其在中医理论体系中的建构作用［J］. 中医杂志，60（3）：
  181-185.

吴敦序. 1995. 中医基础理论［M］. 上海：上海科学技术出版社.

吴江，贾建平，崔丽英. 2010. 神经病学. 2版［M］. 人民卫生出版社.

吴骐亘. 2017. 齐刺神经入肌点对脑卒中恢复期上肢运动功能影响的临床研究［D］. 哈尔滨：黑龙江中医
  药大学.

吴绪平，张淑蓉，金来星. 2006. 现代针灸治疗大成［M］. 北京：中国医药科技出版社.

吴以岭. 2001. 从奇经论治运动神经元病探讨［J］. 中医杂志，42（6）：325-328.

吴中朝. 2001. 邱茂良教授针刺手法与得气精要［J］. 中国针灸，5（21）：298.

武淑珍，王红. 1990. 踝关节损伤的护理［J］. 中医正骨，2（2）：32.

夏桂成. 2003. 中医妇科理论与实践［M］. 北京：人民卫生出版社，394.

夏桂成. 2007. 中医临床妇科学［M］. 北京：北京人民出版社.

肖兵. 2014. "第九届国际母乳喂养与泌乳学术会议"纪要［J］. 中华围产医学杂志，（7）：449-450.

肖少卿. 1990. 浅谈经络平衡与失衡及其调治［J］. 江苏中医，（4）：17-20.

谢占清. 2012. 针刺公孙、内关穴对不稳定型心绞痛高危患者预后的影响［J］. 医学研究与教育，29（4）：35-42.

熊大经. 2015. 中医耳鼻咽喉科学［M］. 北京：中国中医药出版社.

徐立光，张敏. 2013. 纪青山教授治疗突发性耳聋临证经验举隅［J］. 中国民间疗法，21（11）：10.

许冠荪，王振玖，张道芹，等. 1997. 人体经络静电荷检测研究［J］. 安徽中医学院学报，（2）：46-48.

许振亚，徐振荣. 1998. 运动神经元病辨治一得［J］. 中医杂志，39（7）：405-406.

闫利琴. 2016. 艾灸在针刺治疗阴虚体质原发性失眠中的临床疗效观察［D］. 广州：广州中医药大学.

杨花蓉，胡志军. 2016. 浮针疗法联合康复训练对脑卒中偏瘫患者的作用［J］. 中国实用神经疾病杂志，19（24）：
  9-11.

杨继洲. 1984. 针灸大成校释［M］. 黑龙江省祖国医药研究所校释.北京：人民卫生出版社，186.

杨继洲. 2013. 针灸大成［M］. 北京：北京科学技术出版社.

尤昭玲. 2001. 中西医结合妇产科学［M］. 北京：中国中医药出版社，344-345.

禹佳，孙鑫，钱会南. 2014. 《针灸甲乙经》现代研究进展［J］. 中华中医药学刊，32（12）：2907-2909.

曾培，刘春. 2015. 纪青山教授从脾肾论治小儿遗尿［J］. 吉林中医药，35（5）：525.

詹曦菁，华晓宁. 2001. 针刺足三里穴对鼠红细胞免疫功能影响的实验研究［J］. 武警医学，12（5）：267-268.

张蓓蓓，丁砚兵. 2017. 面肌痉挛的中医病因病机与治疗现状分析［J］. 湖北中医杂志，39（3）：58-61.

张栋. 2004. 针灸的原理和经络研究中红外热像技术的应用［J］. 中国针灸，24（1）：38-39.

张青青，朱娇，张楚，等. 2016. 纪青山教授以子午流注纳甲法治疗风湿痹症［J］. 长春中医药大学学报，

32（1）：9-10，13.

张青元，胡淑萍. 2008. 艾灸机理研究现状与探析 [J]. 上海针灸杂志，27（5）：47-50.

张惜阴. 2004. 实用妇产科学第二版 [M]. 北京：人民卫生出版社，45.

张曦元，柴铁劬. 2017. 《针灸大成》证治思想刍议 [J]. 针灸临床杂志，33（11）：69-71.

张永臣，张春晓. 2011. 浅论《针灸甲乙经》对特定穴的贡献 [J]. 江西中医，42（346）：46-47.

张永臣，张春晓. 2012. 浅析《针灸甲乙经》对背俞穴的认识与应用 [J]. 针灸临床杂志，28（10）：201-202.

张玉珍，罗颂平. 2002. 罗元恺教授论治不孕不育症学术经验介绍 [J]. 新中医，34（4）：7-9.

张玉珍. 2011. 中医妇科学 [M]. 北京：中国中医药出版社，131-143.

张元. 2009. 夏桂成教授调周法治疗原发性痛经的经验 [J]. 陕西中医学院学报，32（6）：17-18.

张智龙. 2005. 石学敏院士御神思想管窥 [J]. 中国针灸，25（12）：867-869.

赵丹. 2006. 豆蛋白可解除更年期潮热 [J]. 健康问答，4：39.

赵刚，赵德军，白浪. 2014. 失眠的病因病理及非药物治疗 [J]. 中国疗养医学，23（3）：281.

赵宏. 2013. 田从豁教授针药治疗运动神经元病 1 例 [J]. 上海针灸杂志，32（12）：1013.

赵京生. 2016. 八脉交会穴理论分析 [J]. 中国针灸，36（3）：319-322.

赵文麟，谢晓佳，纪智，等. 2015. 《内经》十二原本义探析 [J]. 北京中医药大学学报，38（6）：369-372.

赵旭辉. 2012. 梅花针治疗排卵障碍性不孕症的效果分析 [J]. 吉林医学，33（12）：2506.

赵雪梅. 1999. 醒脑开窍针刺法配合头皮针治疗进行性延髓麻痹 30 例 [J]. 中国中医药信息杂志，6（2）：65.

赵益业，林晓忠，张敏州，等. 2007. 邓铁涛教授以心脾相关学说诊治冠心病经验介绍 [J]. 新中医，39（4）：5-6.

郑怀美. 2000. 现代妇产科学第二版 [M]. 上海：上海医科大学出版社，100-102.

郑魁山. 2000. 郑氏针灸全集 [M]. 北京：人民卫生出版社，391-392.

周诗远，石学敏. 2017. 石学敏院士针刺治疗运动神经元病经验介绍 [J]. 上海针灸杂志，36（11）：1373-1374.

周翔. 2016. 纪青山教授学术思想研究 [D]. 长春：长春中医药大学.

庄礼兴，徐世芬，庄珣. 2009. 靳三针疗法配合功能训练对脑卒中偏瘫患者上肢功能的影响 [J]. 世界针灸杂志：英文版，19（4）：1-6.

Jones DA，West RR. 1986. Effect of a lactation nurse on the success of breast-feeding a randomised controlld trial [J]. JE-pidemiol Community　Health，40：45.

Perlis M L，Pigeon W R. 2006. The neurobiology of insomnia [M] //San Diego. Neurobiology of Disease. CA: Academic Press：735-744.